——WAIKE LILUN YU ZHENLIAO JINGYAO——

外科理论与诊疗精要

主编　王艳丽　张　波　张景坤　王　成

张东兵　张卫卫　范杰后

黑龙江科学技术出版社
HEILONGJIANG SCIENCE AND TECHNOLOGY PRESS

图书在版编目（CIP）数据

外科理论与诊疗精要 / 王艳丽等主编. -- 哈尔滨：
黑龙江科学技术出版社，2024.4
ISBN 978-7-5719-2351-8

Ⅰ．①外… Ⅱ．①王… Ⅲ．①外科－疾病－诊疗
Ⅳ．①R6

中国国家版本馆CIP数据核字（2024）第068568号

外科理论与诊疗精要
WAIKE LILUN YU ZHENLIAO JINGYAO

主　　编	王艳丽　张　波　张景坤　王　成　张东兵　张卫卫　范杰后
责任编辑	包金丹
封面设计	宗　宁
出　　版	黑龙江科学技术出版社
	地址：哈尔滨市南岗区公安街70-2号　邮编：150007
	电话：（0451）53642106　传真：（0451）53642143
	网址：www.lkcbs.cn
发　　行	全国新华书店
印　　刷	黑龙江龙江传媒有限责任公司
开　　本	787 mm×1092 mm　1/16
印　　张	22.25
字　　数	560千字
版　　次	2024年4月第1版
印　　次	2024年4月第1次印刷
书　　号	ISBN 978-7-5719-2351-8
定　　价	198.00元

编委会

前　言

　　传统外科学强调动手，是一门通过手术来治疗伤病的科学。然而，手术绝非外科学的全部。在 20 世纪以后，现代外科学快速发展，涉及的范围逐渐扩大，早已远远超出了手术的范畴。现代外科学涉及的疾病面也越来越广，在几乎所有类型的疾病中，都已可见外科学在发挥影响。现今，外科医师不但要会做手术，还要研究与外科相关的基础理论，包括病因、病理、发病机制、诊断、预防等。当然，随着外科学研究范围的不断扩大，深度也随之增加。这样的结果就是外科医师的个人工作范围变得越来越小，越来越专业化，分科越来越细。在这样的形势下，为了培养出更多优秀的外科医师，我们特组织了一批长期从事临床外科工作的专家，他们结合自身经验，编写了这本《外科理论与诊疗精要》。

　　本书涵盖了临床各外科科室的疾病，针对各种常见疾病，对其病因、发病机制、病理生理等基础内容仅做了简要介绍，重点阐述了其临床表现、体格检查、辅助检查、诊断依据、鉴别诊断、治疗原则等与临床诊疗密切相关的知识。本书所讲述的疾病种类丰富，可以满足读者更广泛的查阅需求；在疾病诊断和治疗方面，汇集了当前国内各主要教学医院所普遍采用的方法与技术，充分体现了内容的实用性。本书适合各级医院的外科医师及其他相关专业工作人员使用。

　　本书由多人执笔，编者的编撰经验较少、风格不一，虽已经反复校对、多次修改，但由于时间仓促，难免会存在疏漏之处，敬请广大读者批评指正。

《外科理论与诊疗精要》编委会

2023 年 10 月

目 录

第一章 外科常用操作

第一节 无 菌 术

一、手术人员、参观人员着装要求

（1）根据身高、体型选择合适型号的刷手服。

（2）在更衣室更换刷手服。将上衣下摆放入裤子内。穿手术室专用拖鞋。

（3）戴好帽子、口罩。帽子尽量遮盖头发，特别是鬓角及发髻，以减少暴露。戴布口罩时，口罩上缘不低于鼻梁处，充分遮盖口鼻部。戴一次性口罩时，应在鼻梁处夹紧金属条，防止口罩滑落。

二、刷手的方法及要求

（1）剪短指甲，使指甲平整光滑，将袖口挽至上臂1/3以上。

（2）用消毒液、流动水将双手和前臂清洗一遍。

（3）取无菌毛刷淋上消毒液，自指尖至上臂1/3，彻底无遗漏刷洗手指、指间、手掌和手背，双手交替，用时2分钟，刷手臂时手保持高于手臂，用时1分钟，指甲及皮肤皱褶处应反复刷洗。

（4）流动水冲洗手和手臂，从指尖到肘部，向一个方向移动冲洗，注意防止肘部水返流到手部。

（5）流动水冲洗手刷，再用手刷按步骤3刷洗手及手臂2分钟，不再冲洗，将手刷弃入洗手池内。

（6）手及前臂呈上举姿势，保持在胸腰段回手术间，将手、手臂用无菌擦手巾擦干。

（7）刷手期间若被污染，应重新刷手。

三、穿无菌手术衣的注意事项

（1）穿无菌手术衣时，需有足够的空间，以免手术衣抖开过程中被污染。

（2）擦手完毕，双手提起衣领两端，轻轻向前上方抖开，并检查手术衣有无破洞。

(3)未戴手套的手不可拉衣袖或触及其他部位。

(4)穿好无菌手术衣、戴好无菌手套后,手臂应保持在胸前,高不过肩、低不过腰,双手不可交叉放于腋下。

四、戴无菌手套的方法及注意事项

(一)无触及戴手套法

(1)刷手护士穿无菌手术衣,手留在袖口内侧不伸出。

(2)隔衣袖取出一只手套,与同侧手掌心相对,手指朝向身体,手套开口置于袖口上。

(3)打开手套反折部,束住袖口,翻起反折,盖住袖口后,向后拽动衣袖,手指插入手套内。

(4)同法戴好另一只手套后,双手调整舒适。

(二)协助术者戴手套法

(1)刷手护士取一只手套,双手从手套反折处撑开手套,将手套的拇指侧朝向医师,注意避免触及医师的手。

(2)医师将手插入。

(3)同法戴另一只手套。

(三)注意事项

(1)未戴手套的手不可触及手套外面。

(2)已戴手套的手不可触及未戴手套的手。

(3)手套的上口要严密地套盖住手术衣袖。

(4)同时检查手套是否有破洞。

(5)如发现有水渗入手套内面,必须立即更换,以防止在手术过程中细菌进入切口而引起感染。

(6)协助术者戴手套时,刷手护士应戴好手套,并避免触及术者皮肤。

五、手术区皮肤消毒的原则

(1)消毒前检查皮肤清洁情况,如油垢较多或粘有胶布痕迹时,应用汽油擦净;备皮不净者,应重新备皮。

(2)消毒范围原则上以最终切口为中心向外 20 cm。

(3)医师应遵循刷手方法,刷手后方可实施消毒。

(4)消毒顺序以手术切口为中心,由内向外、从上到下,已接触边缘的消毒垫,不得返回中央涂擦,若为感染伤口或肛门区消毒,则应由外向内。

(5)医师按顺序消毒一遍后,应更换消毒钳及消毒垫后再消毒第二遍。

(6)使用后的消毒钳应放于指定位置,不可放回无菌台面上。

(7)若用碘酊消毒,待碘酊干后,应用 75% 乙醇彻底脱碘两遍,避免遗漏,以防化学烧伤皮肤。

六、无菌巾、无菌单铺置要求

(1)铺无菌巾由穿无菌衣、戴无菌手套完毕的刷手护士和已刷手的手术医师共同完成。

(2)刷手护士将无菌巾传递给手术医师,注意在传递过程中,手术医师避免触及刷手护士的手套。

（3）在距离切口四周 2～3 cm 铺置无菌巾,无菌巾一旦放下,不要再移动,必须移动时,只能由内向外。

（4）严格遵循铺巾顺序,方法视手术切口而定。原则上第一层无菌巾铺置的顺序是先遮住污染区域,然后顺序铺出手术野。例如腹部切口铺巾顺序为先铺下方,然后铺对侧,再铺上方,最后铺近侧。

（5）铺第一层治疗巾后可用巾钳固定或用皮肤保护膜覆盖。其他层次固定均用组织钳。

（6）无菌大单在展开时,刷手护士要手持单角向内翻转遮住手背,以免双手被污染。

（7）无菌大单应悬垂至手术床缘 30 cm 以下,无菌台面布单不少于 4 层。

（8）打开无菌单时,应注意无菌单不要触及无菌衣腰以下的部位。

七、手术的无菌原则

（1）手术过程中传递器械时要在医师胸前传递,隔人传递时在主刀手臂下传递。

（2）掉落到手术台平面以下的器械、物品即视为污染。

（3）同侧手术人员调换位置时,先退后一步转身,背靠背或面对面换至另一位置。

（4）手术中如手套破损或触及有菌区,应更换手套。衣袖触及有菌区则套无菌袖套或更换手术衣。

（5）无菌区被浸湿,应加盖 4 层以上无菌单。

（6）切开污染脏器前,用纱垫保护周围组织,以防污染。

（7）皮肤切开及缝合前、后,要用消毒液涂擦切口皮肤一次。

（8）接触有腔器官的器械与物品均视为污染。

（9）污染与非污染的器械、敷料应分别放置。

（10）无菌台上物品一旦被污染或怀疑被污染应立即更换。

八、手术伤口的分类

按手术部位有无细菌的污染或感染,可将手术分为以下三大类。

（一）无菌手术

无菌手术是指经过消毒处理,手术部位内没有细菌的手术。但实际上,多数所谓无菌手术,并非绝对无菌,只是细菌很少或接近无菌。这类手术局部感染发生率低,一般可达到一期愈合。

（二）污染手术

经过消毒处理,手术部位内仍有细菌,但未发展成感染。例如开放性损伤的清创术、择期性胃切除术、单纯性阑尾切除术等。根据手术局部原有的细菌数量不同,又可分为轻度污染和重度污染两种,后者术后感染率高于前者。

（三）感染手术

手术部位已发生感染（如痈、脓肿）,伤口一般需要引流的手术。大多为二期愈合。

九、手术室一般规则

（1）严格执行无菌操作原则,除参加手术的医护人员及与手术相关的工作人员和学生,其他人员未经许可不得进入手术室。

（2）进入手术室的人员必须换上手术室的专用衣、帽、拖鞋、口罩等。

（3）手术时工作人员暂离手术室外出时，如到病房看患者、接送患者、送病理标本或取血时，必须更换外出的衣和鞋。

（4）手术室内需保持肃静，严禁吸烟。

（5）参加手术的人员必须先进行无菌手术，后进行感染手术。

（6）手术间内要保持肃静，谈话仅限于与手术有关的内容，严禁闲聊谈笑。

（7）手术间内外走廊的门要保持关闭状态，以保证手术间层流的正常运作。

十、参观手术规则

（1）院外人员需经医院有关部门批准后方能按照指定日期、时间、人数及指定的手术进行参观。

（2）每个手术间参观人数一般限于2～3人，且只限在指定的手术间内，不得随意进入其他手术间。特殊感染、夜间急症手术谢绝参观。

（3）参观者要注意减少走动，注意不能触及或跨越无菌区，参观者要与术者保持15 cm以上的距离。

十一、洁净手术间的等级标准

洁净手术间的等级标准见表1-1。

表1-1 洁净手术间的等级标准

等级	手术室名称	手术区空气洁净度级别
I	特别洁净手术室	100级
II	标准洁净手术室	1 000级
III	一般洁净手术室	10 000级
IV	准洁净手术室	300 000级

十二、各等级洁净手术室适用手术

（1）I级特别洁净手术室：适用于关节置换、器官移植及脑外科、心脏外科和眼科等手术中的无菌手术。

（2）II级标准洁净手术室：适用于胸外科、整形外科、泌尿外科、肝胆胰外科、骨外科和普通外科中的一类切口无菌手术。

（3）III级一般洁净手术室：适用于普通外科、妇产科等手术。

（4）IV级准洁净手术室：适用于肛肠外科及污染类手术。

十三、洁净手术室的温度及湿度

室内应有冷暖空调，温度保持在20～25 ℃，相对湿度为50%～60%。

（王艳丽）

第二节　显　　露

手术野充分显露是保证手术顺利进行的先决条件。特别是深部手术,良好的显露不仅使术野解剖清楚,而且便于手术操作,增加手术安全性。手术野显露程度虽与患者的体位、照明、麻醉时肌肉松弛情况等诸多因素有关,但选择适当的切口和做好组织分离是显露手术野的基本要求。

一、切口

正确选择手术切口是显露手术野的重要步骤,理想的手术切口应符合下列要求。

(1)要充分显露手术野,便于手术操作。原则上切口应尽量接近病变部位,同时能适应实际需要,便于延长和扩大。

(2)操作简单,组织损伤小。

(3)有利于切口愈合、瘢痕减小及功能恢复。

(4)切口最好和皮肤皱纹平行,尤其面部和颈部手术更为重要,此切口不仅缝合时张力低,而且愈合后瘢痕小。

(5)较深部位切口应与局部血管、神经走行近于平行,可避免对其损伤。

(6)要避开负重部位,如肩部和足部手术的切口设计应避开负重部位,以免劳动时引起疼痛。

组织切开要用手术刀,执刀方法主要有持弓式、指压式、执笔式和反挑式四种。

根据不同切口需要选用不同执刀方法。在切开时,手术刀需与皮肤垂直,用力适当,力求一次切开一层组织,避免偏斜或拉锯式多次切开,造成边缘不整齐而影响愈合。深部筋膜、腱鞘的切开,应先剪一小口,再用止血钳分离张开后剪开,以防损伤深部血管和神经。切开腹膜或胸膜时要防止内脏损伤,切开肌肉多采用顺肌纤维方向钝性分开。

二、分离

分离是显露深部组织、游离病变等的重要操作。分离的范围视手术的需要,按照正常组织间隙进行,这样不仅容易分离,且损伤轻,出血少。常用方法有两种。

(一)锐性分离

用锐利的刀或剪进行的分离。常用于较致密的组织,如腱鞘、瘢痕组织、恶性肿瘤手术中分离。一般用刀刃在直视下沿组织间隙做垂直的短距离的切开或用闭合的剪刀伸入组织间隙内。但不要过深,然后张开分离,仔细观察无重要组织后再剪开。此法组织损伤小,但要求在直视下进行,动作应精细准确。

(二)钝性分离

用刀柄、止血钳、剥离纱球或手指等插入组织间隙内,用适当的力量推开周围组织。常用于正常肌肉、筋膜、腹膜后、脏器间及良性肿瘤包膜外疏松组织的分离。该法分离速度快,可在非直视下进行,但力量要适当,避免粗暴动作造成不必要地组织撕裂或重要组织的损伤。在实际操作中,上述两种方法常配合使用。

(王艳丽)

第三节 止 血

组织切开分离或病变切除等操作过程中均会导致出血,彻底止血不仅能减少失血量,保证患者安全,而且能使手术野显露清楚,便于手术操作,有时因止血不彻底造成组织血肿、继发感染等并发症。常用的止血方法有以下几种。

一、局部压迫止血法

局部压迫止血法是常用的止血初步措施。当毛细血管渗血或小血管出血,暂时用手指或纱布压迫出血处,如凝血功能正常,出血多可自止。对较大血管出血,暂时压迫出血处,待清除术野积血,看清出血点后再予以处理。有时对较大血管破裂出血或毛细血管的弥漫渗血,患者全身情况危急,而用其他止血方法困难或无效时,也可用纱布局部填塞压迫止血,但纱布不能长期留在体内,一般 5 天后取出,取出时间过早可再次出血,过晚容易继发感染。

二、结扎止血法

结扎止血法是最常用、最可靠的止血方法。在组织切开或分离时,如血管已断裂出血,可用血管钳的尖端快速准确地夹住出血部位的血管,或用纱布暂时压迫,待看清出血点后再予以钳夹。如已看到血管或预知有血管时可先用血管钳夹住血管两端,在其中间切断,然后用丝线结扎出血血管。切忌盲目乱夹造成组织损伤或大出血。常用的结扎方法有两种。

(一)单纯结扎
用缝线绕过血管钳下面血管或组织而结扎,适用于微小血管出血。

(二)缝合结扎
用缝线通过缝针穿过血管端和组织,绕过一侧,再绕过另一侧打结,也可绕过一侧后再穿过血管和组织,于另一侧打结。适用于较大血管重要部位的止血。对较大血管的出血,上述两种方法常合并使用,先在血管的断端做一单纯结扎,再在其远端做一贯穿缝合结扎,更为安全可靠。

三、电凝止血法

电凝止血法是用电灼器通过电流使组织发生凝固的原理达到止血目的。电灼器可以直接电灼出血点,也可先用血管钳夹住出血点,再用电灼器接触血管钳止血。此法止血迅速,常用于面积较广的表浅部位的止血。应用电凝止血时需注意以下两点。

(1)用乙醚麻醉的手术使用该法时,应先关闭麻醉机,以免发生爆炸。

(2)患者皮肤不宜与金属物品接触,以防电伤。

(3)凝血组织可脱落发生再次出血,所以不用于较大血管出血和深部组织出血。

四、其他止血法

用于一般方法难于止住的创面或骨髓腔等部位的渗血,可采用局部止血物品,如吸收性明胶海绵、淀粉海绵、止血纱布、骨蜡等。这些药物可以吸收或被包裹,用于体腔内止血,不必取出。

(王艳丽)

第四节 打结与剪线

一、打结

打结是手术操作中最常用和最基本的技术之一。止血、缝合都需要结扎,结扎是否牢靠,与打结技术是否正确有密切关系。不正确的打结易发生结扎松动、滑脱、继发性出血。因此,外科医师必须熟练地掌握打结技术,做到既简单又迅速可靠。

(一)常用的打结方法

常用的打结方法有以下几种。

1.方结

由两个方向相反的单结组成。该结方法简单,打结速度快,打成后不易松动或滑脱,是手术中最常用的结。

2.外科结

将第一结扣线重绕两次,然后打第二结扣,该结摩擦面比较大,不易松开,但比较费时,一般不采用。

3.三重结

打成方结后,再打一个与第一结扣方向相同的结,加强其牢固性,常用于较大血管或组织的结扎。在使用肠线、尼龙线打结时,因易出现松动、滑脱,也常使用三重结。

4.顺结

由两个方向完全相同的结扣组成。该结扣容易松开滑脱,除浅表部位的结扎止血外,一般不宜使用。

(二)打结技术

1.单手打结法

一般由左手持缝线,右手打结。单手打结速度快、简便,但如两手用力不当,易成滑结。

2.双手打结法

即用双手分别打一结扣,为最可靠的打结法。但所需线较长,速度较慢。常用于深层部位的结扎。

3.持钳打结法

用左手持线,右手持钳进行打结。常用于缝线过短或狭小手术野的中小血管的结扎。

(三)注意事项

打结方法很多,不论采用何种方法,都应注意下列事项。

(1)拉线的方向应顺结扎方向,否则易在结扎处折断或结扎不牢。

(2)双手用力必须相等,否则易成滑结。

(3)在打第二结扣之前,注意第一结扣不要松开,必要时可用一把血管钳压住第一结扣,待第二结扣收紧时,再移去血管钳。

二、剪线

为了防止结扣松开,在剪线时需留一段线头。留线的长短取决于缝线的类型、粗细和结扣的多少。通常丝线留 1～2 mm,肠线和尼龙线留 3～4 mm。粗线可留长些,细线短些;深部结扎可留长些,浅部短些;结扎次数少者要留长些,结扎次数多者可短些;剪线方法是在直视下将剪刀尖端稍张开,沿拉线向下滑至结扣处,向上倾斜 25°～45°,然后剪断缝线,倾斜度的大小,取决于留线头的长短。

（王　成）

第五节　缝合与拆线

组织切开、断裂或恢复空腔脏器的连续性,除特殊情况外,一般均需缝合后才能达一期愈合。在正常愈合能力下,愈合是否完善,常取决于缝合方法和操作技术是否正确。目前常用的缝合法基本上可以分为两大类,即手工缝合法和器械缝合法。

一、手工缝合法

该法应用灵活,不需要特殊设备和材料,可根据不同性质的切口选用不同的缝线和缝合方法,手工缝合是手术中最常用的缝合法。

手工缝合常用的缝线有铬质肠线、丝线、尼龙线和金属线四种。各种缝线各有其优缺点,可根据手术的需要,选用合适的缝线。一般来说,无菌切口或污染很轻的切口多选用丝线。丝线不能被组织吸收,如发生感染,因异物作用,容易形成经久不愈的窦道,直至取出线头或线头脱出才能愈合;胆管、泌尿道的黏膜缝合及感染或污染严重的创口缝合,选用肠线。肠线在缝合后10～20天被组织吸收,不产生异物作用;整形手术的缝合和小血管吻合常采用尼龙线,组织反应小,抗张力强;神经、肌腱应用无创线及肌腱缝线;腹壁张力大的缝合常用金属线。

手工缝合方法基本上可分为单纯缝合、内翻缝合和外翻缝合三类,每类中又可分为间断式和连续式两种。

(一)单纯缝合法

操作简单,将切开的组织边缘对正缝合即可。间断式或双间断式缝合("8"字缝合)多用于缝合皮肤、皮下组织、筋膜和肌腱等组织;连续式缝合常用于腹膜、胃肠道吻合的内层缝合;另一种连续式缝合亦称连续交锁式缝合或称毯边式缝合,多用于胃肠道吻合的后壁内层缝合,有较好的止血作用。为使对合整齐,缝合时应使切口两边缘的针距和进针深度尽量相等。

(二)内翻缝合法

将缝合组织的边缘向内翻入缝合,使其外面光滑而有良好的对合。多用于胃肠道的吻合,可减少感染和促进愈合。胃肠道吻合的内层缝合可用肠线做连续内翻缝合,也可用丝线做间断内翻缝合;外层缝合多用丝线做褥式内翻缝合。小范围的内翻,如阑尾根部残端的包埋可用荷包缝合法。

（三）外翻缝合法

将缝合的组织边缘向外翻出缝合，使其内面光滑。多用于血管的吻合和腹膜的缝合，以减少血管内血栓形成和腹膜与腹腔内容物粘连。

手工缝合方法很多，不论采用何种，均应注意下列事项。

（1）应按组织的解剖层次分层进行缝合，缝合的组织间要求对位正，不夹有其他组织，少留残腔。

（2）结扎缝线的松紧度要适当，以切口的边缘紧密相接为宜，过紧影响血液循环，过松则使组织对合不良，影响愈合。

（3）缝合时针间距离以不发生裂隙为宜。例如，皮肤缝合针距通常掌握在 1.0～1.5 cm，进出针与切口边缘的距离以 0.5～1.0 cm 为宜。

（4）对切口边缘对合张力大者，可采用减张缝合。

二、器械缝合法

根据钉书器的原理制成一定形状的器械，将组织钉合或吻合称为器械缝合法。用此法代替手工缝合，可省时省力，且组织对合整齐。但由于手术区的解剖关系和各种器官不同，限制了器械的使用范围。目前常用的缝合器主要用于消化道手术，如管状吻合器、残端闭合器、荷包缝合器等。使用前需详细了解器械的结构、性能和使用方法，才能取得良好效果。

三、拆线

皮肤缝合线需要拆除，因全身不同部位的愈合能力及局部的张力强度不同，所以拆线的时间也不一样。一般来说，胸、腹、会阴部手术后 7 天拆线；头、面、颈部手术后 5～6 天拆线；四肢、关节部位手术及年老体弱、营养状态差或有增加切口局部张力因素存在者可在手术后 9～12 天拆线或分期进行拆线。

拆线时先用碘酊、乙醇消毒切口，然后用镊子提起线结，用剪刀在线结下靠近皮肤处剪断缝线，随即抽出。这样可使露在皮肤外面的一段线不经皮下组织抽出，可防止皮下组织孔道感染。抽出缝线后，局部再用乙醇涂擦一遍，然后用无菌纱布覆盖，切口有明显感染时，可提前拆除部分或全部缝线。

（张景坤）

第二章 两腺外科

第一节 结节性甲状腺肿

一、概述

由于甲状腺非炎性和肿瘤性原因阻碍甲状腺激素合成,而导致垂体前叶分泌多量促甲状腺激素,使甲状腺代偿性肿大,称为单纯性甲状腺肿。甲状腺可呈对称性或多结节性肿大,女性多见。也可呈地方性分布,常因缺碘所致,又称地方性甲状腺肿。当病灶持续存在或反复恶化及缓解时,甲状腺不规则增生或再生,逐渐形成结节,则称为结节性甲状腺肿,为甲状腺外科的常见疾病。

二、临床表现

(1)甲状腺肿大,开始呈弥漫性、对称性,后出现单个或多个大小不等、质地不一的结节,呈不对称性。

(2)甲状腺结节可发生囊性变、坏死、出血、纤维化或钙化,囊内出血或囊性变可在短期内迅速增大,出现疼痛。

(3)结节生长缓慢,可随吞咽上下移动。随腺体增大和结节增多,可出现压迫症状。①气管压迫:出现堵塞感,呼吸不畅,甚至呼吸困难。气管可狭窄、弯曲移位或软化。②食管压迫:巨大甲状腺肿可伸入气管和食管之间,造成吞咽困难。③喉返神经压迫:出现声音嘶哑。④颈交感神经压迫:可出现 Horner 综合征(眼球下陷,瞳孔变小,眼睑下垂)。⑤上腔静脉压迫:上腔静脉综合征(单侧面部、颈部或上肢水肿),往往由于胸骨后甲状腺肿压迫所致。

(4)部分患者可合并甲状腺功能亢进(毒性多结节性甲状腺肿),可出现甲状腺功能亢进症状,但比 Graves 病症状轻。

(5)部分病例的结节可恶变,出现质硬结节,甚至颈部淋巴结肿大。

三、诊断要点

(1)多见于地方性甲状腺肿流行区,病程长,可数年或十数年。多见于成年女性。

（2）甲状腺内可扪及单个或多个大小不等、质地不一的结节，甲状腺肿结节巨大者可伴有压迫症状，如气管压迫、声嘶、Horner 综合征等。

（3）少数可发生癌变，表现为近期肿块迅速增长，并出现恶性变体征。

（4）合并甲状腺功能亢进病例可表现为甲状腺功能亢进症状。

（5）甲状腺功能基本正常，合并甲状腺功能亢进病例可出现 T_3、T_4 增高，^{131}I 吸收率增高。

（6）尿碘排泄减少，一般低于 100 ng/L，血浆蛋白结合碘（PBI）降低。

（7）甲状腺球蛋白（Tg）升高，为衡量碘缺乏的敏感指针。

（8）B 超检查可确定甲状腺的结节大小，证实甲状腺内囊性、实性或混合性多发结节的存在。B 超引导下细针穿刺细胞学检查，诊断准确性更高。

（9）放射性核素扫描可评估甲状腺功能状态，多数结节性甲状腺肿表现为温结节和凉结节。如出现热结节，表示该结节有自主功能。如发生冷结节，则应警惕恶性结节的存在。

（10）CT、MRI 检查有利于胸骨后甲状腺肿或纵隔甲状腺肿的诊断。

四、治疗方案及原则

（1）青春发育期或妊娠期的生理性甲状腺肿，可以不给予药物治疗，也无须手术治疗。应多食含碘丰富的食物。

（2）25 岁以前年轻人弥漫性单纯性甲状腺肿者，可给以少量甲状腺素，以抑制垂体前叶促甲状腺激素的分泌。常用剂量为左甲状腺素 50～100 µg/d 或甲状腺素片 60～120 mg/d，连服 3～6 个月。

（3）手术指征：①结节性甲状腺肿并有坏死、囊性变、出血、钙化者；②腺叶过于肿大，压迫气管、食管、喉返神经或交感神经节而引起临床症状者；③胸骨后甲状腺肿；④巨大甲状腺肿，影响工作生活者；⑤结节性甲状腺肿继发甲状腺功能亢进者，应按甲状腺功能亢进术前严格准备后再行手术；⑥结节性甲状腺肿疑有恶变者；⑦为美观要求，患者迫切要求手术。

手术方式应根据结节多少、大小、分布而决定。一般可行甲状腺叶次全切除术或全切除术，也可行近全甲状腺切除术。如术中对可疑结节行冰冻切片检查证实为恶性，应行甲状腺全切除。

（范杰后）

第二节　甲状腺功能亢进症

甲状腺功能亢进症（简称甲亢）指多种疾病导致甲状腺合成和分泌甲状腺激素过多，致血液循环中甲状腺激素水平升高，临床常表现为怕热多汗，多食易饥而体重下降，大便次数增多，心悸乏力等。甲状腺毒症指血液循环中甲状腺激素水平升高出现甲亢类似的症状，但除甲亢外，尚包括其他原因导致的血液循环中甲状腺激素水平升高，如外源性甲状腺激素摄入不当、各种甲状腺炎破坏使甲状腺滤泡中激素释放入血过多而甲状腺本身合成激素减少等。

其中 Graves 病又称弥漫性甲状腺肿伴甲亢，约占甲亢的 85%，本节予以重点讨论。另简单阐述毒性结节性甲状腺肿和甲状腺高功能腺瘤。

一、弥漫性甲状腺肿伴甲亢

弥漫性甲状腺肿伴甲亢又称 Graves 病(Graves disease,GD)。1835 年 Robert Graves 首先描述了该综合征,包括高代谢、弥漫性甲状腺肿、突眼和皮肤局部的黏液性水肿等。

(一)病因及发病机制

该病的确切病因尚不全清楚,目前认为在一定的遗传易感性基础上,环境因素如感染、应激、性别、性腺激素、妊娠、药物和辐射等诱发人体免疫功能异常,使抑制性 T 细胞功能降低和辅助性 T 细胞不适当增敏,使 B 细胞产生针对自身甲状腺成分的抗体,主要为 TSH 受体抗体(TRAb),故疾病本质为甲状腺器官特异性自身免疫性疾病。TRAb 为多克隆抗体,与甲状腺滤泡上皮细胞膜上的 TSH 受体结合后,激活信号复合体,发挥不同作用。根据结合方式和作用的不同,抗体可进一步分类。

(1)甲状腺刺激性抗体(TSAb):刺激甲状腺组织增生、合成和释放甲状腺激素过多,而血液循环升高的甲状腺激素反馈抑制垂体分泌 TSH,表现为血清 TSH 水平显著降低。

(2)甲状腺阻断型或拮抗型抗体(TBAb),阻断 TSH 的作用。

(3)中性抗体,生物活性呈中性,既不刺激受体,也不阻断 TSH 作用。不同患者或同一患者在不同时期占主导地位的抗体亚型可发生变化,从而导致甲状腺功能的变化。

多数 GD 患者 TSAb 占主导地位,故表现为甲状腺肿大伴功能亢进。小部分患者表现为甲状腺功能正常甚至甲状腺功能减退。目前认为甲状腺本身通过腺体内浸润的 β 细胞成为甲状腺自身抗体合成的场所。

Graves 病患者发生突眼和常见于胫前的黏液性水肿与眶后、胫前局部皮肤的成纤维细胞和脂肪细胞高表达 TSH 受体有关。局部高表达 TSH 受体在高浓度血清 TRAb 情况下,发生免疫应答,导致局部细胞因子释放、淋巴细胞浸润和成纤维细胞释放葡糖胺聚糖增加和积聚,进一步导致水肿和细胞功能损伤。

(二)病理解剖与病理生理

GD 患者的甲状腺呈弥漫性肿大,血管丰富、扩张。滤泡上皮细胞增生呈柱状,有弥漫性淋巴细胞浸润。浸润性突眼患者其球后结缔组织增加、眼外肌增粗水肿,含有较多黏多糖、透明质酸沉积和淋巴细胞及浆细胞浸润。骨骼肌和心肌也有类似表现。垂体无明显改变。少数患者下肢有胫前对称性黏液性水肿。

甲状腺激素有促进产热作用,并与儿茶酚胺有相互作用,从而引起基础代谢率升高和营养物质、肌肉组织的过度消耗,加强对神经、心血管和胃肠道的兴奋。

(三)临床表现

GD 在女性更为多见,患者男女之比为 1:(7~10);高发年龄为 21~50 岁。该病起病缓慢,典型者高代谢症候群、眼征和甲状腺肿大表现明显。

1.甲状腺毒症的临床表现

各种病因所致的甲状腺毒症的症状和体征相似,可累及全身各个系统(表 2-1)。临床表现与患者年龄、甲状腺毒症的严重性、持续时间、个体对过多甲状腺激素的易感性等相关。老年患者的症状可较隐匿,仅表现为乏力、体重下降,称淡漠型甲状腺功能亢进症。亚洲男性可表现为发作性低钾麻痹。其中 GD 甲亢患者往往缓慢隐匿起病,逐步加重,病程常长于 3 个月。而其他原因所致一过性甲状腺毒症患者如亚急性甲状腺炎等往往病情先重后轻,且病程较短。

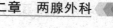

表 2-1 甲状腺毒症的症状与体征（按发生率从高到低排序）

症状	体征
多动、兴奋、焦虑	心动过速、老年患者心房颤动
怕热和多汗	震颤
心悸	甲状腺肿大
疲乏和无力	皮肤温暖、湿润
食欲亢进但体重下降	肌无力、近端肌病
大便次数增多	眼睑挛缩
多尿	男性乳房发育
月经稀少、性欲低下	

2.甲状腺肿大

甲状腺肿大为 GD 的主要临床表现或就诊时的主诉。双侧对称性甲状腺呈弥漫肿大，质软，无明显结节感。少数（约 10%）肿大不明显或不对称。在甲状腺上下特别是上部可扪及血管震颤并闻及血管杂音。

3.眼征

眼睑挛缩、眼裂增大、眼球内聚不佳、下视时上眼睑不随眼球下降、上视时前额皮肤不能皱起等症状可见于所有甲状腺毒症患者，主要机制是高甲状腺激素水平时交感神经兴奋使眼外肌和上睑肌张力增高。

GD 相关眼症为浸润性突眼，为 GD 所特有，又称 Graves 眼病，独立于甲状腺毒症，可与甲亢同时出现，也可早于或晚于甲亢发生；可以是单侧，也可以是双侧眼病。临床表现轻者为异物感、易流泪；眶周、眼睑、结膜等水肿、结膜充血、眼球突出、复视、眼球运动障碍；严重者眼睑不能闭合致角膜暴露继发溃疡、视力下降、视野缺损等。

4.黏液性水肿

黏液性水肿为 GD 特有的病变，见于不到 5% 的 GD 患者，常合并浸润性突眼。表现局灶性的皮肤隆起，呈橘皮样或结节样非凹陷性硬肿，初期为粉红色或紫色，后期为色素沉着，呈褐色。与周围皮肤有一定的边界。常见于胫前，但也可见于其他任何部位。

5.其他

GD 患者长期甲状腺毒症未得到控制时可表现出杵状指。

（四）诊断与鉴别诊断

对于有上述临床症状与体征者应作进一步甲状腺相关检查。诊断步骤：①明确是否存在甲状腺毒症；②明确是否为甲亢；③明确甲亢病因为 Graves 病。对表现为典型浸润性突眼和/或局部皮肤黏液性水肿的甲亢患者基本上可确诊为 GD。

1.检测血清甲状腺激素水平

有任何临床疑似甲状腺毒症症状的患者或甲状腺肿大等患者应进行包括 TT_3、TT_4、FT_3 和 FT_4 在内的血清甲状腺激素水平检测。如果血清 TT_3、TT_4、FT_3 和 FT_4 升高，即可确认为甲状腺毒症。

2.吸碘率测定

甲亢患者表现为甲状腺功能活跃,除碘甲亢外,吸碘率升高。但并非所有的甲状腺毒症患者均需进行该测试。建议在病程短于 3 个月,病情较轻或伴有其他发热、甲状腺痛等症状的患者中进行。GD 患者吸碘率升高。

3.TSH 测定

GD 甲亢患者 TSH 明显降低,为最敏感的指标,其变化早于甲状腺激素水平的升高。通过 TSH 测定可鉴别 TSH 瘤、中枢性甲状腺激素抵抗综合征所致甲亢,后两者 TSH 正常或升高。

4.甲状腺自身抗体的检测

甲状腺自身抗体的检测包括 TRAb、甲状腺过氧化物酶抗体和甲状腺球蛋白抗体,阳性者提示甲状腺自身免疫性疾病,有助于诊断 GD,特别是 TRAb。而高功能腺瘤、结节性甲状腺肿伴甲亢患者常为阴性。

5.其他

碘甲亢患者,通过确认碘摄入病史即可鉴别。甲状腺超声检查可帮助判断甲状腺的结构和功能,显示甲状腺大小、是否存在结节,上动脉流速的测定可部分反映甲状腺的功能状况。GD 甲亢患者往往为弥漫性肿大伴上动脉流速增加,部分患者可合并结节;高功能腺瘤可见单一性结节;结节性甲状腺肿伴甲亢患者则甲状腺明显肿大伴多发结节。甲状腺核素显像也可有效判断甲状腺的摄碘或摄锝功能,GD 患者表现为弥漫性摄取功能亢进,而高功能腺瘤表现为孤立性热结节,结节性甲状腺肿伴甲亢患者可为多发热结节。而其他一过性甲状腺毒血症患者显示摄碘或锝功能低下。

(五)治疗

GD 甲亢的治疗包括一般治疗和针对甲状腺激素过多合成的治疗。一般治疗包括注意休息、适当营养、β 受体阻滞剂减慢心率改善心悸症状等。针对甲状腺素过多合成和分泌的治疗方法包括抗甲状腺药物、^{131}I 核素治疗和手术治疗。每种治疗方法不同,各有利弊(表 2-2),临床上适合不同的患者。

表 2-2 不同 GD 甲亢治疗方法的利和弊

治疗方法	利	弊
ATDs	非甲状腺破坏性治疗,疗效确切;药物性甲状腺功能减退可逆;避免手术风险和辐射暴露	治疗时间长,治疗期间需密切监测调整剂量;可能因药物不良反应而停药;停药后复发率高
^{131}I	确切控制甲亢;时间较短;避免手术风险;避免 ATDs 可能的不良反应	甲状腺破坏性治疗,不可逆性甲状腺功能减退风险;可能加重 GD 眼病
手术	迅速确切控制甲状腺毒症;避免辐射暴露;避免 ATDs 可能的不良反应	手术准备工作复杂;手术并发症,如喉返神经损伤、甲状旁腺功能减退等;甲亢不缓解或甲状腺功能减退可能;甲状腺危象风险

GD 甲亢特殊情况如甲状腺危象、合并妊娠等特殊情况,浸润性突眼和黏液性水肿的治疗不包括在本节内。

1.抗甲状腺药物治疗(ATDs)

国内可选药物包括甲巯咪唑和丙硫氧嘧啶。两者作用机制基本相同,通过抑制甲状腺内过

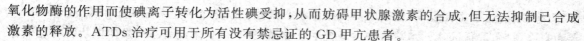

氧化物酶的作用而使碘离子转化为活性碘受抑,从而妨碍甲状腺激素的合成,但无法抑制已合成激素的释放。ATDs 治疗可用于所有没有禁忌证的 GD 甲亢患者。

2.^{131}I 治疗

甲状腺具有高度选择性聚^{131}I 能力,^{131}I 衰变时放出 γ 和 β 射线,其中占 99% 的 β 射线在组织内射程仅 2 mm,破坏甲状腺滤泡上皮细胞的同时不影响周围组织,从而达到治疗目的。

^{131}I 治疗可作为成人 GD 甲亢的首选治疗方法之一,尤其适用于下述情形:对 ATDs 过敏或出现其他不良反应;ATDs 疗效差或多次复发;有手术禁忌证或手术风险高;有颈部手术或外照射史;病程较长;老年患者(特别是有心血管疾病高危因素者);合并肝功能损伤;合并白细胞或血小板计数减少;合并心脏病等。

禁忌证包括:妊娠、哺乳;GD 患者确诊或临床怀疑甲状腺癌(此时首选手术治疗);不能遵循放射性治疗安全指导;在未来 6 个月内计划妊娠的女性也不适用。育龄期女性在^{131}I 治疗前应注意排除妊娠。甲亢伴中度、重度活动性 Graves 眼病或威胁视力的活动性 Graves 眼病患者,建议选用 ATDs 或手术治疗。

3.手术治疗

甲亢手术治疗的病死率<0.1%,并发症低,复发率约 3%,可迅速和持久达到甲状腺功能正常,并有避免放射性碘及抗甲状腺药物带来的长期并发症和获得病理组织学证据等独特优点,手术能快速有效地控制并治愈甲亢;但仍有一定的复发率和并发症,所以应掌握其适应证和禁忌证。

(1)手术适应证:甲状腺肿大明显或伴有压迫症状者;中至重度以上甲亢者(有甲状腺危象者可考虑紧急手术);抗甲状腺药物无效、停药后复发、有不良反应而不能耐受或不能坚持长期服药者;胸骨后甲状腺肿伴甲亢者;中期妊娠又不适合用抗甲状腺药物者。若甲状腺巨大、伴有结节的甲亢妊娠妇女(或近期有妊娠计划)常需大剂量抗甲状腺药物才有作用,所以宁可采用手术,但妊娠早期和后期尽量避免,而选择在妊娠中期。超声检查提示有恶性占位者。

(2)手术禁忌证:青少年(<20 岁),轻度肿大,症状不明显者;严重突眼者手术后突眼可能加重,手术应不予以考虑;年老体弱有严重心、肝和肾等并发症不能耐受手术者;术后复发因粘连而使再次手术并发症增加、切除腺体体积难以估计而不作为首选。但对药物无效又不愿意接受放射治疗(简称放疗)者有再次手术的报道,术前用超声检查了解两侧腺体残留的大小,此次手术腺叶各留 2 g 左右。

(3)手术方法:切除甲状腺的范围即保留多少甲状腺体积尚无一致的看法。若行次全切除即每侧保留 6~8 g 甲状腺组织,术后复发率为 23.8%;而扩大切除,即保留约 4 g 的复发率为 9.4%;近全切除,即保留<2 g 者的复发率为 0。各组之间复发时间无差异。但切除范围越大发生甲状腺功能减退即术后需长期服用甲状腺片替代的概率越大。如甲状腺共保留 7.3 g 或若双侧甲状腺下动脉均结扎者保留 9.8 g 者可不需长期替代。考虑到甲状腺手术不仅可以迅速控制其功能,还能使自身抗体水平下降,而且甲状腺功能减退的治疗远比甲亢复发容易处理,所以建议切除范围适当扩大,即次全切除还不够,每侧应保留 5 g 以下。当然也应考虑甲亢的严重程度、甲状腺的体积和患者的年龄。巨大而严重的甲亢切除比例应该大一些,年轻患者考虑适当多保留甲状腺组织以适应发育期的需要。对极少数或个别 Graves 病突眼显著者,选用甲状腺全切除术,其好处是可降低 TSH 受体自身抗体和其他甲状腺抗体,减轻眶后脂肪结缔组织浸润,防止眼病加剧以致牵拉视神经而导致萎缩,引起失明、重度突眼以及角膜长期显露而受损导致的失

明。当然也防止了甲亢复发,但需终身服用甲状腺素片。毕竟个别患者选用本手术,要详细向患者和家属说明,取得同意。术前检查血清抗甲状腺微粒体抗体,阳性者术后发生甲状腺功能减退的病例增多。因此,此类患者术中应适当多保留甲状腺组织。

(4)甲状腺危象防治:甲状腺危象指甲亢的病理生理发生了致命性加重,大量甲状腺素进入血液循环,增强了儿茶酚胺的作用,而机体却对这种变化缺乏适应能力。近年来由于强调充分做好手术前的准备工作,术后发生的甲状腺危象已大为减少。手术引起的甲状腺危象大多发生于术后 12～48 小时内,典型的临床症状为 39 ℃ 以上的高热,心率加快达 160 次/分,脉搏弱,大汗,躁动不安、谵妄以至昏迷,常伴有呕吐、水泻症状。如不积极治疗,患者往往迅速死亡。死亡原因多为高热虚脱,心力衰竭,肺水肿和水、电解质紊乱。还有少数患者主要表现为神志淡漠、嗜睡、无力、体温低、心率慢,最后昏迷死亡,称为淡漠型甲状腺危象。此种严重并发症的发病机制迄今仍不很明确,但与术前准备不足,甲亢未能很好控制密切相关。

治疗包括两个方面:①降低循环中的甲状腺素水平,但现已经很少主张使用;②降低外周组织对儿茶酚胺的反应性。

二、毒性结节性甲状腺肿

本病又称 Plummer 病,在多年非毒性结节性甲状腺肿的基础上,隐匿缓慢出现功能亢进。该病特点:随时间演变的结构和功能的异质性、功能的自主性。具体发病机制不详。碘摄入增加是可能诱因之一。

(一)临床表现

该病多见于中老年人,女性多见;有多年结节性甲状腺肿的病史;甲状腺毒症症状较轻或不明显,老年患者心血管表现可较为突出,包括心房颤动、心力衰竭等。本病不伴浸润性突眼和黏液性水肿。触诊甲状腺多数肿大,伴结节感;部分患者肿大不明显,但可触及结节。血清甲状腺激素水平检测可见 TSH 水平降低,T_4 水平正常或略微升高,T_3 的升高幅度通常超过 T_4。超声可见甲状腺肿大伴多发结节。甲状腺核素显像显示甲状腺肿伴多区域的摄取值不等(升高及降低),24 小时吸碘率不一定升高。

(二)治疗

毒性结节性甲状腺肿可选择手术治疗。手术治疗前须用 ATDs 将甲状腺激素水平控制基本正常。

三、毒性甲状腺腺瘤

毒性甲状腺腺瘤亦称高功能腺瘤,指甲状腺体内有单个(少见多发)的不受脑垂体控制的自主性高功能腺瘤,而其周围甲状腺组织则因 TSH 受反馈抑制呈相对萎缩状态。

(一)发病机制

主要与 TSH 受体基因发生体细胞突变相关。发病年龄多为中年以后,甲亢症状一般较轻,某些仅有心动过速、消瘦、乏力和腹泻。不伴浸润性突眼。

(二)辅助检查

实验室检查显示 TSH 降低伴或不伴 T_3、T_4、FT_3 和 FT_4 升高;TRAb、TSAb 多为阴性;甲状腺超声多显示单结节;核素扫描可见热结节,周围组织仅部分显示或不显示。

（三）治疗

可选择 ^{131}I 治疗或手术治疗。手术治疗前须用 ATDs 将甲状腺激素水平控制基本正常，术前不需要碘准备。

（柴善义）

第三节 甲状腺炎

甲状腺炎在临床上并不是单一的疾病，而是由多种病因引起的甲状腺炎症性疾病的统称，临床上并不少见。通常把甲状腺炎分为三大类，即急性甲状腺炎、亚急性甲状腺炎和慢性甲状腺炎。它们的病因各异，并具有不同的临床特征和病理变化，应充分认识各自的特点，以防误诊、误治的发生。把甲状腺炎当作肿瘤而行不必要的甲状腺切除手术是临床上常犯的错误。

一、急性化脓性甲状腺炎

由于甲状腺血流丰富，且自身含碘量丰富，因此具有很强的抵御感染的能力，临床上急性化脓性甲状腺炎相当罕见。然而一旦发生，往往病程非常凶险，甚至危及生命。此病儿童多于成人，感染源多数是由颈部的其他感染病灶直接扩展而来，如持续存在的下咽部梨状窝瘘可使儿童甲状腺对感染的易感性增加，少数可能是细菌经由血行途径进入甲状腺而形成脓肿。致病菌一般为金黄色葡萄球菌、溶血性链球菌或肺炎球菌。感染可发生在正常甲状腺，呈现出弥漫性的特征，也可发生在甲状腺原有结节内，形成局限性炎症。炎症如未能控制而继续发展，可使组织坏死并形成脓肿。脓肿可穿破到周围组织中，一旦向后方破入纵隔或气管，可导致死亡。

本病起病急骤，全身表现为高热、寒战，局部可出现颈前区皮肤红肿、皮温升高等炎症表现，并出现颈部疼痛，头部转动或后仰时疼痛加重。如脓肿较大，可使气管受压，患者出现气急、吸气性呼吸困难。体检可扪及甲状腺肿大，触痛明显。实验室检查常见血白细胞和中性粒细胞比例升高。脓肿形成后，超声检查可显示甲状腺增大、腺内可见蜂窝状强回声区和无回声区相混合的肿块，肿块内透声差。可见弱回声点漂浮，亦可见甲状腺内无回声区，内有絮状、点状回声，边界不清，甲状腺周围可见边界不清的低密度带。CT 检查可显示甲状腺肿大，其内有单发或者多发液性暗区，甲状腺外侧有广泛的低密度影。如病灶较大，可使气管明显偏向健侧。核素扫描甲状腺区可出现放射性分布稀疏的图像或"冷结节"。甲状腺功能多数正常，感染严重者降低。

因该病罕见，临床上对其认识不足，故时有误诊。做出正确诊断的关键在于提高对本病的认识。本病需与颈部其他炎症性病变鉴别，如急性咽喉炎、化脓性扁桃体炎、急性腮腺炎、颈椎前间隙脓肿等，还需与亚急性甲状腺炎进行鉴别。超声引导下对甲状腺内的液性病灶进行穿刺，抽出脓液则可明确诊断。

对本病的治疗原则：一是早期、足量应用抗生素，有可能使炎症消退；二是如有脓肿形成，应及时引流。引流首选介入超声穿刺引流，有时可多点穿刺。如穿刺引流效果不佳，应及时手术切开引流。手术应在全麻下进行，多采取常规甲状腺手术切口，显露甲状腺后先穿刺抽脓，确定脓肿的位置后可用电刀切开表面的甲状腺组织，将脓液吸出。妥善止血后，置 T 管或乳胶管引流。如果脓肿已经穿破到周围组织中，应将组织间隙的脓液清洗干净，伤口开放引流，待感染完全控

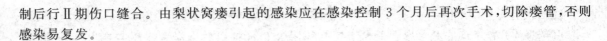

制后行Ⅱ期伤口缝合。由梨状窝瘘引起的感染应在感染控制 3 个月后再次手术，切除瘘管，否则感染易复发。

二、亚急性甲状腺炎

与急性化脓性甲状腺炎不同，亚急性甲状腺炎是一种非化脓性甲状腺炎性疾病，又称肉芽肿性、巨细胞性甲状腺炎。该症 1904 年首先由 De Quervain 描述，故又称为 De Quervain 病。多见于 20～50 岁女性，女性发病是男性的 4 倍以上。

（一）病因

本病的发病原因至今尚未完全确定，因常继发于流行性感冒、扁桃体炎和病毒性腮腺炎，故一般认为其病因可能与病毒感染或变态反应有关。患者血中可检出病毒抗体，最常见的是柯萨奇病毒抗体，其次是腺病毒、流感病毒及腮腺炎病毒抗体。一些合并流行性腮腺炎的亚急性甲状腺炎患者的甲状腺组织内可以培养出流行性腮腺炎病毒，说明某些亚急性甲状腺炎是由流行性腮腺炎病毒感染所致。另外，有报道认为亚急性甲状腺炎与人白细胞抗原 HLA-Bw35 有关，提示对病毒的易感染性具有遗传因素。

（二）病理

巨检标本可见甲状腺明显肿大，组织充血和水肿、质地较实。双叶可不对称，常以一叶肿大为主，但以后往往会累及另一侧腺叶，故本病又称为"匍行性"甲状腺炎。感染使甲状腺滤泡破坏，释放出的胶体可引起甲状腺组织内的异物样反应。切面上可见透明的胶质，其中有散在的灰色病灶。显微镜下见甲状腺实质组织退化和纤维组织增生，有大量慢性炎症细胞、组织细胞和吞有胶性颗粒的巨细胞，在退化的甲状腺滤泡周围见有肉芽组织形成。这种病变与结核结节相似，故本病又称为巨细胞性、肉芽肿性或假结核性甲状腺炎。

（三）临床表现

亚急性甲状腺炎按其自然病程可分为四期，即急性期（甲亢期）、缓解早期（甲状腺功能正常期）、缓解期（甲状腺功能减退期）、恢复期（甲状腺体功能正常期）。病程一般持续 2～3 个月。由于患者就诊时处于疾病的不同时期，临床表现可有很大不同，有些患者可有典型症状，而有些病例症状不明显，易被误诊。常见的临床表现包括下列几方面。

1.上呼吸道感染或流感症状

如咽痛、发热、肌肉酸痛等。

2.甲亢症状

可出现烦躁不安、心悸、多汗、怕热等症状。该症状是由于甲状腺滤泡破坏，甲状腺激素释放入血而致。

3.甲状腺病变的局部表现

表现为颈前区肿痛，疼痛向颌下、耳后放射，咀嚼和吞咽时疼痛加剧。体检可发现甲状腺一侧叶或双侧叶肿大，质坚韧、压痛明显、表面高低不平，与周围组织无粘连，甲状腺可随吞咽而上下活动。周围淋巴结不肿大。

4.眼征

有些患者可出现眼征，如眼眶疼痛、突眼、上眼睑收缩等。

5.实验室检查

检查结果可见血沉增快，基础代谢率升高，血清蛋白结合碘值升高，^{131}I 摄取率降低，T_3、

T_4值升高,TSH 值降低。这种血清蛋白结合碘升高和^{131}I 吸收率降低的分离现象是亚急性甲状腺炎急性期的重要特征之一。

6.B 超检查

检查结果显示甲状腺体积增大,呈低回声改变,可无明显结节样回声,甲状腺边界模糊。血流信号可无改变,CT 与 MRI 检查可发现甲状腺肿大,增强后组织呈不均匀改变。

7.甲状腺核素影像特征

甲状腺核素影像特征为甲状腺不显影或轻度显影,影像有时会模糊不清、形态失常、放射性分布稀疏不均匀等;也可表现为"冷结节",这是由于局灶放射性核素不吸收所致。有研究发现,核素扫描时唾液腺部位的放射性分布相对增强,唾液腺/甲状腺吸收率比值明显增高,该比值可作为一项有用的指标,对诊断有一定的意义。

当患者出现诸如上呼吸道感染和甲亢高代谢症状,甲状腺部位疼痛并向周围放射,触有结节、血清蛋白结合碘值升高而^{131}I 摄取率明显下降等典型症状和体征时,应考虑此病。少数病例临床表现不典型,可以仅表现为甲状腺肿大或结节形成,或仅有轻度甲亢症状,甲状腺不肿大或轻度肿大,也无疼痛。但如果血清蛋白结合碘值升高,^{131}I 摄取率降低,T_3、T_4值升高,TSH 值降低,也可诊断为此病。该病早期应与咽喉炎、扁桃体炎、上呼吸道感染、急性化脓性甲状腺炎鉴别;病程中期需与慢性淋巴细胞性甲状腺炎鉴别,后者一般没有发热,血清甲状腺过氧化物酶(TPO)、抗甲状腺球蛋白抗体(TGA)升高,细针穿刺可见大量淋巴细胞;病程后期应与甲状腺癌相鉴别,后者无甲亢表现,细针穿刺可见到恶性肿瘤细胞。

(四)治疗

本病有自限性,可自发地缓解消失,但多数仍需药物治疗,临床多采用类固醇药物和甲状腺制剂治疗。

1.常用的类固醇药物为泼尼松

每天 20～40 mg,分次口服,持续 2～4 周,症状缓解后减量维持 1～2 个月。亦可先用氢化可的松,每天 100～200 mg,静脉滴注,1～2 天后改用口服泼尼松,2 周后逐渐减少药量,维持用药 1～2 个月。

2.甲状腺片

每天 40～120 mg,或甲状腺素片每天 50～100 μg,症状缓解后减量,维持 1～2 个月。

3.本病多不需要手术治疗

对伴有甲状腺肿瘤者,需切除病变的甲状腺。

4.本病本身并不需要抗生素治疗

但如果合并其他细菌性感染者,可根据情况选用敏感抗生素。

三、慢性甲状腺炎

慢性甲状腺炎主要分两种,一是慢性淋巴细胞性甲状腺炎,二是硬化性甲状腺炎,予以分别叙述。

(一)慢性淋巴细胞性甲状腺炎

慢性淋巴细胞性甲状腺炎由日本人桥本(Hashimoto,1912)根据组织学特征首先报道,故又称为桥本甲状腺炎。

1.病因

慢性淋巴细胞性甲状腺炎是一种自身免疫性疾病,发病机制可能为机体的免疫耐受遭受破坏,从而产生了针对自体甲状腺的免疫应答反应。在多数患者的血清和甲状腺组织内含有针对甲状腺抗原的抗体,如抗甲状腺球蛋白抗体(anti-TGAb)、抗甲状腺微粒体抗体(TMA-Ab)和抗甲状腺过氧化物酶抗体(TPO-Ab)等。遗传因素在本病的发病过程中也可能存在一定的作用,因为同一家族中发病的情况很多见。研究发现,其遗传因子为人类白细胞抗原 HLA 基因复合体,位于第 6 号染色体短臂,编码产物为 HLA Ⅰ 类分子和 HLA Ⅱ 类分子,两者可刺激 T 细胞产生细胞毒作用和产生各种细胞因子。此外,该病可能与环境因素有一些关系,比如过量摄入碘可使自身免疫性甲状腺炎恶化。流行病学发现,高碘地区的居民血清中抗甲状腺球蛋白抗体的浓度较高。由于本病以女性多见,有人认为可能与雌激素也有关系。

2.病理

巨检标本可见甲状腺多呈弥漫性肿大,表面光滑或呈细结节状。质地坚韧,包膜完整,无粘连。切面上呈灰白或灰黄色,无光泽。镜下病变主要表现为三方面:①滤泡破坏、萎缩,滤泡腔内胶质含量减少,滤泡上皮细胞胞浆呈明显的嗜酸染色反应,称为嗜酸性细胞;②细胞间质内淋巴细胞和浆细胞浸润,进而在甲状腺内形成具有生发中心的淋巴滤泡;③间质内有纤维组织增生,并形成间隔。根据病变中淋巴细胞浸润和纤维组织增生比例的不同,可分为 3 种病理类型。淋巴样型:以淋巴细胞浸润为主,纤维组织增生不明显;纤维型:以纤维结缔组织增生为主,淋巴细胞浸润不十分明显;纤维-淋巴样型:淋巴组织和纤维结缔组织均有增生。

3.临床表现

本病主要见于 40 岁左右的中年妇女,男性少见,男女之比约为 1∶20。本病病变演变缓慢,起病后少数患者可无任何症状。多数患者往往有下列表现。

(1)颈部非特异症状:可有颈前区不适,局部有疼痛和压痛,严重者可有压迫症状,出现呼吸或吞咽困难。多系肿大的甲状腺压迫气管或食管所致。极少压迫喉返神经,故无声音嘶哑。

(2)大多数患者有甲状腺肿大,多呈弥漫性,但也有表现为结节样不对称性。病变常累及双侧腺体,但部分患者为单侧肿大,可能为发病的早期。甲状腺质较硬,如橡皮样,表面一般是平坦的,但也可呈结节样改变。与周围组织无粘连,可随吞咽上下移动。

(3)多数患者有甲状腺功能方面的变化,在病程早期可有轻度甲亢表现,而到病程后期则出现甲状腺功能减退的表现。约 60% 的患者以甲状腺功能减退为首发症状。

4.辅助检查

(1)血清抗甲状腺球蛋白抗体(TG-Ab)的测定是诊断的主要手段,其阳性率可达 60% 左右。而抗甲状腺过氧化物酶抗体(TPO-Ab)的阳性率更高。两者之一升高即可基本诊断。

(2)甲状腺功能检查:在疾病的不同阶段,检查的结果可有不同,早期 T_3、T_4 值升高,TSH 值降低,而后期则可能相反。部分患者可伴血沉增快、抗核抗体滴度增高。

(3)影像学检查:超声多显示甲状腺弥漫性病变。CT、MRI 检查无特征性表现,无助于本病的诊断,仅可作为病变范围及疗效的评估。

(4)核素扫描:甲状腺放射性分布往往不均匀,有片状稀疏区。

(5)穿刺细胞学及病理检查:可见甲状腺间质内多量的淋巴细胞和浆细胞浸润。

5.诊断和鉴别诊断

本病的诊断要结合临床表现、实验室检查和细胞病理学检查三方面的情况来决定,仅有临床症状而无实验室和细胞病理学方面的依据则不能做出诊断,其中细胞病理学检查是确诊的依据。对于临床上考虑为本病者,应行实验室检查,如果放免法测定的 TG-Ab 和 TPO-Ab 值均>50%便有诊断意义。若临床表现不典型,两者结果≥60%也可确诊。近来,TG-Ab 的临床意义已大大逊于 TMA-Ab 及 TPO-Ab。多数认为后两者,甚至只要 TPO-Ab 的滴度增高便有诊断意义。进一步行细针穿刺细胞学检查,若间质内见到多量淋巴细胞和浆细胞浸润则可确定诊断。细针穿刺细胞学检查是诊断慢性甲状腺炎简便、有效的方法。但必须满足以下 3 个条件:①标本量足够;②由经验丰富的细胞学专家读片;③穿刺到所指定的病变部位,否则常可误诊或漏诊。该病应与甲状腺癌进行鉴别。慢性淋巴细胞性甲状腺炎与甲状腺癌可以同时存在,两者之间的关系尚不明确。但在两者的病灶内发现 PI3K/Akt 高表达,提示慢性淋巴细胞性甲状腺炎与分化型甲状腺癌的发生存在某些相似的分子机制。临床上常发现,因甲状腺癌而切除的甲状腺标本癌旁组织呈慢性淋巴细胞性甲状腺炎改变。而慢性淋巴细胞性甲状腺炎患者在随访过程中有部分可以出现甲状腺癌,其发生概率是正常人的 3 倍。慢性淋巴细胞性甲状腺炎的甲状腺多呈双侧弥漫性增大,质地韧而不坚。而甲状腺癌的病灶多呈孤立性,质地坚硬。穿刺细胞学检查可资鉴别。如在慢性淋巴细胞性甲状腺炎的基础上出现单发结节或出现细小钙化,应警惕发生甲状腺癌的可能。

慢性淋巴细胞性甲状腺炎常常合并存在其他自身免疫性疾病,如重症肌无力、原发性胆管硬化、红斑狼疮等,在诊断时应当引起注意,以免漏诊。

6.治疗

本病发展缓慢,可以维持多年不变,少数病例自行缓解,多数患者最终将发展成甲状腺功能减退。如无临床症状,无甲状腺功能减退,TSH(或 S-TSH)也不增高可不治疗,定期随访即可。如已有甲状腺功能减退或 TSH 值增高,提示存在亚临床型甲状腺功能减退,应给予治疗。原则是长期的甲状腺激素替代疗法。目前常用的口服药物有两类,一是甲状腺干燥制剂,为牛和猪的甲状腺提取物,各种制剂中甲状腺激素含量可能不同。二是合成的 T_4 制剂,即左甲状腺素片,剂量恒定,半衰期长。应用时先从小剂量开始,甲状腺干燥制剂每天 20 mg,左甲状腺素片 25 μg,以后逐渐加量,使 TSH 值维持在正常水平的低限,使 T_3 和 T_4 值维持在正常范围。确定维持量后,一般每 3~6 个月复查甲状腺功能,并根据甲状腺功能情况调整药物剂量。一般不建议应用类固醇药物,当单独应用甲状腺制剂后甲状腺缩小不明显,疼痛和压迫症状未改善时可考虑合并使用。类固醇激素可使甲状腺缩小,硬度减轻,甲状腺抗体效价下降,一般用量为泼尼松 30~40 mg/d,1 个月后减量到 5~10 mg/d,病情稳定后即可停用。

单纯性慢性淋巴细胞性甲状腺炎不采用手术治疗,因手术切除甲状腺可使原有的甲状腺功能减退进一步加重。但有下列情况可考虑手术治疗:①口服甲状腺制剂后甲状腺不缩小,仍有压迫症状;②有可疑结节、癌变或伴随其他肿瘤;③肿块过大、影响生活和外观;④肿块短期内增大明显。术前了解有无甲状腺功能减退,然后决定处理方案。仅有压迫症状,以解除压迫为目的,仅需作峡部切除或部分腺叶切除。疑有甲状腺癌或其他恶性肿瘤时,应做术中活检,一旦证实为癌时,按甲状腺癌选择术式。如不能排除恶性肿瘤或肿块过大时,也可考虑做腺叶切除或腺叶大部切除术。

已有桥本甲状腺炎的基础上,肿块突然增大,此时很可能已转化为恶性淋巴瘤,建议毫不犹豫手术:理论上细针或粗针穿刺可能获得诊断,但如果因此延误,肿块发展很快会短期内致气管压迫、呼吸困难。此种患者手术难度极大,建议行单侧腺叶+峡部切除,既可获得诊断、又可解除气管的压迫。

因诊断为其他甲状腺结节而手术时,如果从大体病理上怀疑为慢性淋巴细胞性甲状腺炎时,应切取峡部做冷冻切片,并详细探查双侧甲状腺有无其他病变及可疑结节,一旦确诊为无伴随病的慢性淋巴细胞性甲状腺炎时,只作峡部切除,以免术后甲状腺功能减退。

(二)硬化性甲状腺炎

本病极为罕见,是以甲状腺实质组织的萎缩和广泛纤维化以及常累及邻近组织为特征的疾病。首先由 Riedel 描述,所以又称为 Riedel 甲状腺炎,还有其他的一些名称,如纤维性甲状腺炎、慢性木样甲状腺炎和侵袭性甲状腺炎等。本病原因不明确,有人提出是其他甲状腺炎的终末表现;也有人认为本病属原发性,可能是一组被称为炎性纤维性硬化疾病的一种表现形式。常合并存在其他纤维性硬化疾病,如纵隔和腹膜纤维化、硬化性胆管炎等。病变常累及甲状腺的两叶,滤泡和上皮细胞明显萎缩;滤泡结构大量破坏、被广泛玻璃样变性的纤维组织替代;在大量增生的纤维组织中仅见若干分散的、小的萎缩滤泡;血管周围有淋巴细胞和浆细胞浸润,常出现纤维组织包裹的静脉管壁炎。病变常累及周围的筋膜、肌肉、脂肪和神经组织。本病多见于中、老年女性。起病缓慢,无特殊症状。主要表现为甲状腺肿块,质地坚硬,边界不清,甲状腺因与周围组织有致密粘连而固定,局部很少有明显的疼痛或压痛。常出现压迫症状,引起吞咽困难、声音嘶哑和呼吸困难,严重时可以出现重度通气障碍。甲状腺肿大的程度和压迫症状的程度常不对称,腺体肿大不明显而其压迫症状较为突出的特点有助于诊断。附近淋巴结不肿大。甲状腺功能一般正常,严重者可有甲状腺功能减退。抗甲状腺抗体效价多数在正常范围,少数病例可出现一过性滴度升高。碘摄取率降低,核素扫描病变区可出现"冷"结节。本病应与甲状腺癌和慢性淋巴细胞性甲状腺炎相鉴别。慢性淋巴细胞性甲状腺炎虽累及整个甲状腺,但不侵犯周围组织,且甲状腺破坏程度轻,甲状腺内有多量淋巴细胞浸润和淋巴滤泡形成。根据这些特点可资鉴别。

本病治疗应给予口服甲状腺制剂。尚可考虑应用类固醇药物,有助于减轻压迫症状。有人推荐使用他莫昔芬,40 mg/d,分两次口服,1~2 周后可望甲状腺变软,压迫症状随之减轻。3 个月内甲状腺缩小,1 年后虽被压迫的喉返神经麻痹不能恢复,发声却可改善。如药物不良反应明显,可减量维持使用。如气管压迫症状明显,可切除或切开甲状腺峡部以缓解症状。不能排除甲状腺癌时,应做活检。

（张　波）

第四节　甲状腺结节

一、病因

甲状腺癌常以甲状腺结节为其明显表现,因此,区别结节性质的良、恶性有重要意义。引起甲状腺结节的常见病,如下。

(一)单纯性甲状腺肿

病史一般较长,往往在不知不觉中渐渐长大,而于检查时偶然被发现。结节是腺体在增生和代偿过程中发展而成的,大多数呈多结节性甲状腺肿,少数为单个结节性。大部分结节为胶性,其中有因发生出血、坏死而形成囊肿;久病者部分区域内可有较多纤维化或钙化,甚至骨化,由于结节的病理性质不同,它们的大小、坚度、外形不一。甲状腺出血往往有骤发肿痛史,腺内有囊肿样肿块;有胶性结节者,质地较硬;有钙化及骨化者,质地坚硬。

(二)甲状腺炎

1.亚急性甲状腺炎

结节的大小视病变范围而定。质地常较硬。有典型的病史,包括起病较急,有发热、咽痛及显著甲状腺区疼痛和压痛等表现。急性期,甲状腺摄^{131}I率降低,显像多呈"冷结节",血清 T_3 和 T_4 升高,呈"分离"现象,有助于诊断。

2.慢性淋巴细胞性甲状腺炎

慢性淋巴细胞性甲状腺炎为对称弥漫性甲状腺肿,无结节;有时由于肿大不对称和表面有分叶,可状似结节,硬如橡皮,无压痛。此病起病缓慢,呈慢性发展过程,但与甲状腺癌可同时并发,临床上不易做出鉴别,须引起注意。抗甲状腺球蛋白和微粒体抗体滴度常升高。甲状腺细针穿吸细胞学检查有助诊断。

3.侵袭性纤维性甲状腺炎

结节坚硬且与腺体外邻近组织粘着固定。起病和发展过程缓慢,可有局部隐痛和压痛,伴以明显压迫症状,其临床表现如甲状腺癌,但局部淋巴结不大,摄^{131}I率正常或偏低。

(三)甲状腺腺瘤

由甲状腺腺瘤或多发的胶性结节所致。单个或多个,可与甲状腺肿同时并存或单独出现。腺瘤一般呈圆或椭圆形,直径常在 3 cm 以内,质地大多比周围的甲状腺组织为硬,无压痛。在扫描图上示摄^{131}I功能为正常、增加或减低;甲状腺摄^{131}I率可正常或偏高。腺瘤发展慢,临床上大多无症状,但部分患者发生功能亢进症状。

(四)甲状腺囊肿

囊肿内含血液或清澈液体,与周围甲状腺组织分界清楚,可相当坚硬,直径很少>3～4 cm。一般无压痛,无摄^{131}I能力,故在扫描图上系一种"冷"的结节,B 型超声波检查常有助诊断。临床上除甲状腺肿大和结节外,大多无功能方面的改变。

(五)甲状腺癌

甲状腺癌可见于任何年龄(从婴儿直至老年人),高峰出现于 49～69 岁的年龄阶段,女性发病数比男性高约 3 倍,恶性程度高的甲状腺癌少见于<40 岁的人,但年龄>40 岁后,甲状腺癌发生转移和死亡数上升。其病理分型为以下几种。

1.乳头状癌

乳头状癌见于各种年龄,为低度恶性癌,生长慢。患者多因肿大的颈淋巴结(转移性癌)前来就诊,该时甲状腺内的原发性癌肿可不显著。

2.滤泡细胞癌

滤泡细胞癌多见于中、老年者,趋向于经血流转移,故多见远处转移,而颈淋巴结转移不多见。其恶性程度低,其在甲状腺内的癌可相似于一般的腺瘤,历 10～20 年而不发生转移。

3.未分化癌

未分化癌主要见于老年。常为一侧甲状腺块物,无压痛,表面不规则,坚硬,并且固定不动,边界不清楚。恶性程度高,生长快,常浸润至邻近颈部结构。并向颈淋巴结、肺、骨等处转移。

4.髓样癌

髓样癌起源于甲状腺组织内的 C 细胞。见于各种年龄(5~80 岁),较小的肿瘤几乎总是位于一叶的上后部分。此癌好发生钙化,其他甲状腺肿瘤如发生钙化,往往在 X 线片上显影浅淡,但均匀,髓样癌的钙化与之不同,则以浓密和不均匀分布为特征。此外,测到血清降钙素升高,有助诊断。

二、区别结节良恶性的原则

结节性质有各种各样,在临床上区别结节为良、恶性,有时相当困难。由于癌的发病数在单个结节性甲状腺肿远比多结节性甲状腺肿为高。有报告多达约 10%的单个结节为癌,因而,有人主张凡是单个结节,应一概作预防性手术切除,以避免漏诊或延迟对甲状腺癌的诊断。也有相反的意见,认为既然良性结节远比恶性结节多见,应当先给予抑制量的甲状腺激素治疗,经过若干时间,如结节不明显缩小,或继续长大者,则作手术切除。大多数学者认为这样简单化的处理是不妥当的,应根据患者的具体情况,作具体的分析,而后分情况给予不同的处理,例如结节坚硬、不规则、生长快、明显为癌的表现,应予及早手术切除;单个"冷结节",癌的发生率较高,若结节质地坚硬、固定或经甲状腺制剂抑制治疗无缩小,反而增大,宜予手术治疗;单个"热结节",一般良性,宜先作内科处理。临床上,区别结节的良、恶时,以下几点可供参考:

(1)年龄和性别:甲状腺癌可发生于任何年龄,但多见于年龄大的人,发病数以女比男多见。

(2)甲状腺癌的发病数:单个结节远比多结节性甲状腺肿多见。

(3)一个质地较软,光滑,可活动的结节,大多为良性(未分化癌如有坏死或出血,可相当软)。一个坚硬、固定、不痛的结节,当以恶性的机会大(但有例外)。

(4)钙化的结节,癌的可能性小。

(5)生长快的结节提示为癌肿,但急骤长大伴疼痛的甲状腺肿是腺瘤内出血或急性甲状腺炎,而非癌肿。

(6)甲状腺肿,而同时邻近颈淋巴结肿大者,应考虑为癌。

(7)经足量甲状腺激素抑制治疗 2~4 个月,结节无明显缩小或反而增大者,应考虑为癌。

(8)甲状腺结节引起显著压迫症状或声音嘶哑者,应作手术治疗。

(9)甲状腺扫描示单个"热结节",常为良性伴功能亢进;"温结节"多见于良性肿瘤,但由于受显像仪器分辨率的影响或其表面有正常甲状腺组织的覆盖。一个很小的、无摄^{131}I功能的"冷结节",在显像图上有时会显示"温结节",造成假象,分析结果时,宜加注意。单个"冷结节",有癌的可能,但不一定是癌。如结节内发生出血、囊肿性等改变,也可为"冷结节"。甲状腺癌一般不像正常甲状腺组织那样能浓集^{131}I,因而在甲状腺扫描图上常呈现为低或无功能的"温"或"冷"结节,但极个别由于甲状腺癌可发生于高功能性的结节中,因此,存在高功能的结节,并不能完全除外恶性的可能性。

(10)其他特殊检查:血清降钙素升高,常见于髓样癌;抗甲状腺球蛋白和抗微粒体抗体滴度升高有利于诊断慢性淋巴细胞性甲状腺炎,具有相对特异性。其他尚有超声波显像、甲状腺癌阳性显像(如^{201}Tl)等;血清甲状腺球蛋白 RIA 对诊断甲状腺癌转移有重要参考价值。

(11)甲状腺细针抽吸细胞学检查有助单发甲状腺结节良、恶性的鉴别,对慢性淋巴细胞甲状腺炎尤有帮助。

(张　波)

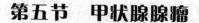

第五节　甲状腺腺瘤

甲状腺腺瘤是起源于甲状腺滤泡细胞的良性肿瘤,目前认为本病多为单克隆性,是由与甲状腺癌相似的刺激所致。临床分滤泡状和乳头状实性腺瘤两种,前者多见。常为甲状腺囊内单个边界清楚的结节,有完整的包膜。

一、病因及发病机制

甲状腺腺瘤的病因未明,可能与性别、遗传因素、射线照射、TSH 过度刺激有关,也可能与地方性甲状腺肿疾病有关。

(一)性别

甲状腺腺瘤在女性的发病率为男性的 5~6 倍,提示可能性别因素与发病有关,但目前没有发现雌激素刺激肿瘤细胞生长的证据。

(二)癌基因

甲状腺腺瘤中可发现癌基因 $c-myc$ 的表达。腺瘤中还可发现癌基因 H-ras 第 12、13、61 密码子的活化突变和过度表达。高功能腺瘤中还可发现 TSH-G 蛋白腺嘌呤环化酶信号传导通路所涉及蛋白的突变,包括 TSH 受体跨膜功能区的胞外和跨膜段的突变和刺激型 GTP 结合蛋白的突变。上述发现均表明腺瘤的发病可能与癌基因有关,但上述基因突变仅见于少部分腺瘤中。

(三)家族性肿瘤

甲状腺腺瘤可见于一些家族性肿瘤综合征中,包括 Cowden 病和 Catney 联合体病等。

(四)外部射线照射

幼年时期头、颈、胸部曾经进行过 X 线照射治疗的人群,其甲状腺癌发病率约增高 100 倍,而甲状腺腺瘤的发病率也明显增高。

(五)TSH 过度刺激

在部分甲状腺腺瘤患者可发现其血 TSH 水平增高,可能与其发病有关。实验发现,TSH 可刺激正常甲状腺细胞表达前癌基因 $c-myc$,从而促使细胞增生。

二、病理类型

(一)滤泡状腺瘤

滤泡状腺瘤是最常见的一种甲状腺良性肿瘤,根据其腺瘤实质组织的构成分为以下几种。

1.胚胎型腺瘤

由实体性细胞巢和细胞条索构成,无明显的滤泡和胶体形成。瘤细胞多为立方形,体积不大,细胞大小一致。胞质少,嗜碱性,边界不甚清;胞核大,染色质多,位于细胞中央。间质很少,多有水肿。包膜和血管不受侵犯。

2.胎儿型腺瘤

主要由体积较小而均匀一致的小滤泡构成。滤泡可含或不含胶质。滤泡细胞较小,呈立方形,胞核染色深,其形态、大小和染色可有变异。滤泡分散于疏松水肿的结缔组织中,间质内有丰富的薄壁血管,常见出血和囊性变。

3.胶性腺瘤

又称巨滤泡性腺瘤,最多见,瘤组织由成熟滤泡构成,其细胞形态和胶质含量皆和正常甲状腺相似。但滤泡大小悬殊,排列紧密,亦可融合成囊。

4.单纯性腺瘤

滤泡形态和胶质含量与正常甲状腺相似。但滤泡排列较紧密,呈多角形,间质很少。

5.嗜酸性腺瘤

又称 Hurthle 细胞瘤。瘤细胞大,呈多角形,胞质内含嗜酸颗粒,排列成条或成簇,偶成滤泡或乳头状。

(二)乳头状腺瘤

良性乳头状腺瘤少见,多呈囊性,故又称乳头状囊腺病。甲状腺腺瘤中,具有乳头状结构者有较大的恶性倾向,良性乳头状腺瘤少见,多呈囊性,故又称乳头状囊腺瘤。乳头由单层立方或低柱状细胞覆于血管及结缔组织来构成,细胞形态和正常静止期的甲状腺上皮相似,乳头较短,分支较少,有时见乳头中含有胶质细胞。乳头突入大小不等的囊腔内,腔内有丰富的胶质。瘤细胞较小,形态一致,无明显多形性和核分裂象。甲状腺腺瘤中,具有乳头状结构者有较大的恶性倾向。

(三)不典型腺瘤

比较少见,腺瘤包膜完整,质地坚韧,切面细腻而无胶质光泽。镜下细胞丰富,密集,常呈片块状、巢状排列,结构不规则,多不形成滤泡。间质甚少。细胞具有明显的异形性,形状、大小不一致,可呈长方形、梭形;胞核也不规则,染色较深,亦可见有丝分裂象,故常疑为癌变,但无包膜、血管及淋巴管浸润。

(四)甲状腺囊肿

根据内容物不同可分为胶性囊肿、浆液性囊肿、坏死性囊肿、出血性囊肿。

(五)功能自主性甲状腺腺瘤

瘤实质区可见陈旧性出血、坏死、囊性变、玻璃样变、纤维化、钙化。瘤组织边界清楚,周围甲状腺组织常萎缩。

三、临床表现

甲状腺腺瘤可发生于任何年龄,但以青年女性多见;多数无自觉症状,往往在无意中发现颈前区肿块;大多为单个,无痛,包膜感明显,可随吞咽移动。肿瘤增长缓慢,一旦肿瘤内出血或囊变,体积可突然增大,且伴有疼痛和压痛,但过一时期又会缩小,甚至消失。少数增大的肿瘤逐渐压迫周围组织,引起气管移位,但气管狭窄罕见;患者会感到呼吸不畅,特别是平卧时为甚。胸骨后的甲状腺腺瘤压迫气管和大血管后可引起呼吸困难和上腔静脉压迫症。少数腺瘤可因钙化斑块使瘤体变得坚硬。典型的甲状腺腺瘤很容易作出临床诊断,甲状腺功能检查一般正常;核素扫描常显示温结节,但如有囊变或出血就显示冷结节。自主性高功能甲状腺腺瘤可表现不同程度的甲亢症状。

四、实验室及相关辅助检查

(一)甲状腺功能检查

血清 TT_3、FT_3、TT_4、FT_4、TSH 值均正常。自主性高功能甲状腺腺瘤患者血清 TT_3、FT_3、TT_4、FT_4 值增高,TSH 值降低。

（二）X线检查

如腺瘤较大，颈胸部X线检查可见气管受压移位，部分患者可见瘤体内钙化等。

（三）核素扫描

90％的腺瘤不能聚集放射性锝或碘，核素扫描多显示为"冷结节"，少数腺瘤有聚集放射性碘的能力，核素扫描示"温结节"；自主性高功能腺瘤表现为放射性浓聚的"热结节"；腺瘤发生出血、坏死等囊性变时则均呈"冷结节"。

（四）B超检查

对诊断甲状腺腺瘤有较大价值，超声显示腺瘤和周围组织有明显界限，有助于辨别单发或多发，囊性或实性。

（五）甲状腺穿刺活检

有助于诊断，特别在区分良恶性病变时有较大价值，但属创伤性检查，不易常规进行。

五、诊断与鉴别诊断

甲状腺腺瘤的诊断可参考以下要点：①颈前单发结节，少数亦可为多发的圆形或椭圆形结节，表面光滑、质韧，随吞咽活动，多无自觉症状；②甲状腺功能检查正常；③颈部淋巴结无肿大；④服用甲状腺激素3～6个月后，肿块不缩小或更明显突出。

甲状腺腺瘤需要与以下疾病相鉴别。

（1）结节性甲状腺肿：甲状腺腺瘤主要与结节性甲状腺肿相鉴别。后者虽有单发结节，但甲状腺多呈普遍肿大，在此情况下易于鉴别。一般来说，腺瘤的单发结节长期病程之间仍属单发，而结节性甲状腺肿经长期病程之后多成为多发结节。另外，甲状腺肿流行地区多诊断为结节性甲状腺肿，非流行地区多诊断为甲状腺腺瘤。在病理上，甲状腺腺瘤的单发结节有完整包膜，界限清楚。而结节性甲状腺肿的单发结节无完整包膜，界限也不清楚。

（2）甲状腺癌：甲状腺腺瘤还应与甲状腺癌相鉴别，后者可表现为甲状腺质硬，结节表面凹凸不平，边界不清，颈淋巴结肿大，并可伴有声嘶、霍纳综合征等。

六、治疗

（一）甲状腺激素治疗

能抑制垂体TSH的分泌，减少TSH对甲状腺腺瘤的刺激，从而使腺瘤逐渐缩小，甚至消失。从小剂量开始，逐渐加量。可用左甲状腺素50～150 μg/d或干甲状腺片40～120 mg/d，治疗3～4个月。适于多发性结节或温结节、热结节等单结节患者。如效果不佳，应考虑手术治疗。

（二）手术治疗

甲状腺腺瘤有癌变可能的患者、或引起甲亢者，应行手术切除腺瘤。伴有甲亢的高功能腺瘤，需要先用抗甲状腺药物控制甲亢，待甲状腺功能正常后，行腺瘤切除术，可使甲亢得到治愈。

对于甲状腺腺瘤，手术切除是最有效的治疗方法，无论肿瘤大小，目前多主张做患侧腺叶切除或腺叶次全切除而不宜行腺瘤摘除术。其原因是临床上甲状腺腺瘤和某些甲状腺癌特别是早期甲状腺癌难以区别。另外约25％的甲状腺腺瘤为多发，临床上往往仅能查到较大的腺瘤，单纯腺瘤摘除会遗留小的腺瘤，日后造成复发。因甲状腺腺瘤有引起甲亢（发生率约为20％）和恶变（发生率约为10％）的可能，故应早期行包括腺瘤的患侧，甲状腺大部或部分（腺瘤小）切除。切除标本必须立即行冷冻切片检查，以判定有无恶变。

（张 波）

第六节 甲 状 腺 癌

甲状腺癌是最常见的内分泌恶性肿瘤。按照组织学特征,起源于甲状腺滤泡细胞可以分为分化型甲状腺癌和未分化甲状腺癌,占所有甲状腺癌的95%以上。分化型甲状腺癌包括乳头状甲状腺癌和滤泡型甲状腺癌,这类甲状腺癌通常是可治愈的。相反,未分化甲状腺癌来势凶猛,预后很差。近年来,甲状腺癌发病率逐年上升。年龄是一个影响甲状腺癌的重要因素,>45岁的患者预后较差。甲状腺癌多见于女性,但男性患者预后较差。另外的危险因素包括颈部放疗史,直径>4 cm的肿瘤,原发灶外侵,淋巴结及远处转移。

起源于甲状腺滤泡旁C细胞的恶性肿瘤称为甲状腺髓样癌,占所有甲状腺癌的3%左右,其分为散发性髓样癌、家族性髓样癌、MEN综合征。

一、概述

(一)甲状腺癌分期

2010年甲状腺癌UICC分期如下。

1.TNM分期

(1)T分期。

T_x:无法对原发肿瘤做出估计。

T_0:未发现原发肿瘤。

T_1:原发肿瘤≤2 cm,局限于甲状腺内。

T_2:2 cm<原发肿瘤≤4 cm,局限于甲状腺内。

T_3:肿瘤>4 cm,肿瘤局限在甲状腺内或有少量延伸到甲状腺外。

T_{4a}:肿瘤蔓延至甲状腺包膜以外,并侵犯皮下软组织、喉、气管、食管或喉返神经。

T_{4b}:肿瘤侵犯椎前筋膜、或包绕颈动脉或纵隔血管。

未分化癌均为 T_4。

T_{4a}:未分化癌,肿瘤限于甲状腺内,尚可外科切除。

T_{4b}:未分化癌,肿瘤已侵出包膜,外科难以切除。

(2)N分期。

N_0:无淋巴结转移。

N_{1a}:肿瘤转移至Ⅵ区(气管前、气管旁和喉前淋巴结)。

N_{1b}:肿瘤转移至单侧、双侧、对侧颈部或上纵隔淋巴结。

(3)M分期。

M_0:无远处转移。

M_1:远处有转移。

2.甲状腺乳头状腺癌或滤泡状腺癌分期(45岁以下)

Ⅰ期:任何T,任何NM_0。

Ⅱ期:任何T,任何NM_1。

3.甲状腺乳头状腺癌或滤泡状腺癌(45 岁以上)

髓样癌(任何年龄)。

Ⅰ期:$T_1 N_0 M_0$。

Ⅱ期:$T_2 N_0 M_0$。

Ⅲ期:$T_3 N_0 M_0$,$T_{1\sim3} N_{1a} M_0$。

ⅣA 期:$T_{1\sim3} N_{1b} M_0$,$T_{4a} N_{0\sim1} M_0$。

ⅣB 期:T_{4b} 任何 N M 0。

ⅣC 期:任何 T 任何 N M 1。

4.未分化癌(全部归Ⅳ期)

ⅣA 期:T_{4a} 任何 N M_0。

ⅣB 期:T_{4b} 任何 N M_0。

ⅣC 期:任何 T 任何 N M_1。

(二)甲状腺癌危险因素

放射接触史,碘的不适当摄入,淋巴性甲状腺炎,激素原因和家族史都是可能引起甲状腺癌的危险因素。

1.放射接触史

放射接触史能够增加甲状腺乳头状癌的发生。这一现象,在广岛和长崎的原子弹爆炸,马绍尔群岛和内华达的核试验失误及切尔诺贝利核泄漏后被观察及证实。尤其在切尔诺贝利核泄漏后,受到核辐射的儿童发生了更多的乳头状甲状腺癌,这可能与儿童甲状腺更易受放射线影响,或者儿童食用了更多受核污染的牛奶有关。儿童时期因头颈部肿瘤接受过放疗,也会导致乳头状甲状腺癌发生风险的增加。

2.缺碘

碘是合成甲状腺激素的必需原料。缺碘引起甲状腺滤泡细胞代偿性增生,导致甲状腺肿。在缺碘地区,甲状腺滤泡性肿瘤发病率升高;而在碘摄入过多的地区,乳头状甲状腺癌则更易发生。在动物试验中,碘的过量摄入,能导致甲状腺癌由滤泡型向乳头状表型转换。但是碘的不适量摄入如何导致甲状腺癌发生依旧不明。

3.免疫因素

乳头状甲状腺癌中通常可见淋巴细胞浸润,这一现象可能提示免疫因子可能参与恶性肿瘤的发生发展。分子生物学分析提示淋巴细胞甲状腺炎可能是甲状腺恶性肿瘤的早期表现。但其确切机制依旧不明。

4.年龄因素

大多数分化型甲状腺癌发生于 20～50 岁患者,女性患者约为男性患者的 2～4 倍。这一现象可能提示女性激素可能参与甲状腺癌的发生。并且,雌激素受体在甲状腺滤泡细胞膜上表达,雌激素可导致滤泡细胞的增殖。同样并没有明确的动物模型能够复制,甲状腺癌与妊娠或外源性雌激素使用的关系。

5.遗传因素

遗传性因素对于甲状腺癌的发生也是同样重要的。若父母患有甲状腺癌,则患肿瘤风险增加 3.2 倍;若同胞兄妹患有甲状腺癌,则患肿瘤风险增加 6.2 倍。非家族性髓样癌发生率为 3.5%～6.2%。

二、乳头状甲状腺癌

乳头状甲状腺癌(PTC)是最常见的甲状腺癌,占所有甲状腺癌的70%～90%。乳头状癌有着其特征的组织学表现:"砂粒体"和"营养不良性钙化"。甲状腺乳头状癌以淋巴结转移为主,常以颈部肿大淋巴结为首发症状。

(一)临床表现

患者以女性为多,男与女之比为1:2.7,年龄6～72岁,20岁以后明显增多,31～40岁组患病最多,占30%,50岁以后明显减少。乳头状癌淋巴结转移机会多,临床触不到淋巴结的患者,经选择性颈清扫术后,病理检查结果有46%～72%的病例有淋巴结转移。有些患者以颈部淋巴结肿大来就诊,甲状腺内肿物可能已经数月或数年。因甲状腺内肿物发展较慢,且无特殊体征,常被误诊为良性,肿物可以很小,仅0.5～1.0 cm。晚期可以明显肿大,直径可达10 cm以上。呈囊性或部分呈囊性,侵犯气管或其他周围器官时肿物固定。侵犯喉返神经出现声音嘶哑,压迫气管移位或肿瘤侵入气管内出现呼吸困难。淋巴结转移多至颈深中组及颈深下组,晚期可转移至上纵隔。血行转移较少,有4%～8%,多见于肺或骨。

(二)辅助检查

1.原发病变的诊断

无淋巴结转移的情况下,对甲状腺肿物的性质难以判断,在治疗前应进行如下的检查以明确病变的范围、与周围器官的关系、甲状腺功能的损伤程度、TSH的分泌状况等。

(1)甲状腺核素扫描:大多数滤泡型腺癌和乳头状腺癌有吸碘功能,以往为术前主要手段,目前随着其他临床检查的发展已少用。

(2)B超检查:可发现甲状腺内肿物是多发或单发、有否囊性变、颈部有否淋巴结转移、颈部血管受侵情况等。

(3)CT检查:显示甲状腺内肿瘤的位置、内部结构情况、钙化情况,无包膜恶性可能性大。虽不能做出定性诊断但对医师手术操作很有帮助,CT检查能显示肿物距大血管的远近,距喉返神经、甲状旁腺、颈段食管的远近,肿瘤是否侵犯气管壁及侵入气管内、向胸骨后及上纵隔延伸情况,纵隔内淋巴转移情况。使外科医师术前心中有数,减少盲目性。

(4)磁共振成像(MRI)检查:在无碘过敏患者中,不推荐使用。

(5)PET/CT检查:可判断肿瘤代谢情况,主要判断远处转移情况。

(6)针吸细胞学检查:近年来由于针吸细胞学诊断的进步,广泛应用于临床,但应用于甲状腺肿物的诊断有一定限度。

2.颈淋巴结转移的诊断

(1)临床触不到淋巴结而甲状腺内肿物高度怀疑癌,此为N₀病例,这类患者不一定没有淋巴结转移,应做B超或CT检查以发现手摸不到的肿大淋巴结。因有些患者脂肪厚,肌肉发达,淋巴结虽已很大且呈串也不易触及,如B超及CT检查怀疑转移,且甲状腺内肿物证实为癌应按联合根治术准备。

(2)甲状腺肿物合并颈淋巴结肿大时,淋巴结位于中、下颈深较多,位于胸锁乳突肌前缘或被覆盖,活动或固定,大致可判断为甲状腺癌颈转移,以乳头状癌为多见。如针吸细胞学阳性则可确诊。

（三）治疗

1.放疗

分化型甲状腺癌对放疗敏感性差,以手术治疗为主要手段,单纯体外放疗对甲状腺癌的治疗并无好处。[131]I治疗用于手术不能切除的分化型甲状腺癌或远处转移的甲状腺癌。

2.手术治疗

（1）原发癌的处理:①一侧腺叶切除加峡部切除加Ⅵ区淋巴结清扫为单侧甲状腺癌治疗的最小手术方式。②全甲状腺切除当病变涉及两侧腺叶时行全甲状腺切除术。考虑到甲状腺多灶性癌的存在,应注意同侧腺叶多灶肿瘤,易出现对侧甲状腺内微小病灶的发生。③高分化侵袭性甲状腺癌,应积极地予以手术治疗,治疗越早,预后越好。④微小癌的治疗,目前甲状腺乳头状微小癌的治疗方式尚不统一。

（2）淋巴结转移癌的处理:不论是传统式的颈清扫术还是保留功能的改良根治术都应将各区淋巴结不论大小彻底切除。

三、甲状腺滤泡型腺癌

滤泡型癌较乳头状癌发病率低,占甲状腺癌的 10%～15%,较乳头状癌发病年龄大,常见于中年人,平均年龄 45～50 岁,男女之比为 1∶3。其恶性程度介于乳头状癌和未分化癌之间,易出现血行转移,如肺、骨、肝、脑等处。很少出现淋巴结转移。转移的组织,很像正常甲状腺,因此有人称为"异位甲状腺"。

临床表现大多数是单发的,少数也可是多发的。容易误诊为甲状腺腺瘤。预后较乳头状癌差。影响预后的决定因素是远处转移,不是甲状腺包膜的侵犯。

四、甲状腺未分化癌

甲状腺未分化癌（ATC）在甲状腺癌中比例较少,占 3%～8%。

（一）临床表现

本病发病年龄较高,男性发病较高。病情发展较快,出现颈部肿物后增长迅速,1～2 周肿物固定,声音嘶哑,呼吸困难。有 1/3 患者颈部肿物多年,近几个月来迅速增大,因此有学者认为此部分病例是在原有分化型甲状腺癌或良性肿物基础上的恶变。

（二）辅助检查

CT 及颈部 X 线检查常见气管受压,或前后径变窄或左右径变窄,或气管受压移位,偏于一侧,椎前软组织增厚,表明肿瘤从食管后椎前包绕了气管、食管。常有颈淋巴结转移,有时颈部转移淋巴结和甲状腺的原发灶融合在一起。根据肿物形态及硬度常可确诊。

（三）治疗

大多数患者来诊较晚,失去根治性治疗机会。有时手术目的是为了解决呼吸道梗阻,仅做气管切开。对少部分原发肿瘤较小的病例,尽量给予切除,然后行气管切开或气管造瘘,术后给予放疗及化疗,有的患者有一定疗效,有 40% 的患者可获完全缓解。

五、甲状腺髓样癌

甲状腺髓样癌（MTC）起源于甲状腺滤泡旁细胞或称 C 细胞。癌细胞可分泌多种胺类和多肽类激素,降钙素等,此外还有 5-羟色胺、组胺、前列腺素及 ACTH 样物质,导致部分患者出现顽固性腹泻,多为水样泄,但肠吸收障碍不严重,常伴有面部潮红。当肿瘤切除后腹泻即可消失,癌复发或转移时腹泻又可出现。

甲状腺髓样癌可分为散发性及家族性两种,前者约占80%,不伴有其他内分泌腺部位的肿瘤,没有特殊的临床表现,后者占20%,有明显家族史,分为两种类型:一类叫多发内分泌肿瘤ⅡA型,此型包括甲状腺髓样癌、嗜铬细胞瘤和甲状旁腺功能亢进,因是30年前Sipple首先描述,被称为Sipple综合征;另一类叫多发内分泌肿瘤ⅡB型,此型包括甲状腺髓样癌、嗜铬细胞瘤及伴有多发性黏膜神经瘤,并有特征性的面部表现(嘴唇肥厚、宽鼻梁、睑外翻等)。

(一)临床表现

甲状腺髓样癌占甲状腺恶性肿瘤的6%~8%。除少数合并内分泌综合征外,大多数与其他类型的甲状腺癌相似,主要是甲状腺区肿块,有时有淋巴结肿大,可出现双侧颈转移,多数生长缓慢,病程长达10~20年,大多数1年左右。

(二)辅助检查

血清降钙素升高伴甲状腺结节患者,首先考虑甲状腺髓样癌,若无其他内分泌综合征及肿瘤可确诊。部分甲状腺髓样癌患者可有血清CEA升高。

(三)治疗

手术是治疗的有效手段。有淋巴结转移时行颈清扫手术,对于是否行预防性颈清扫术,目前有一定争议。目前有靶向药物针对甲状腺髓样癌,但疗效不明确。

六、甲状腺其他恶性肿瘤

甲状腺还有其他恶性肿瘤,如血管肉瘤、纤维肉瘤、癌肉瘤、骨肉瘤、恶性纤维组织细胞瘤等,均少见。其中值得注意的是恶性淋巴瘤,近年来文献报道有增多趋势。

恶性淋巴瘤少见,占所有甲状腺恶性肿瘤的0.6%~5%,占所有淋巴瘤的2.2%~2.5%。文献报道甲状腺恶性淋巴瘤合并慢性淋巴细胞性甲状腺炎高达95%~100%。可疑者应做诊断性探查手术,术中制冷冻切片检查,确诊后根据情况行峡部切除或一叶切除,以免将来病变进一步发展压迫气管造成呼吸困难。

甲状腺恶性淋巴瘤是以放疗为主的综合治疗,配合以化疗。有低度恶性及高度恶性两种。其治疗效果优于甲状腺未分癌。

(张　波)

第七节　甲状腺大部分切除术

一、适应证

(1)单纯性甲状腺肿压迫气管、食管、喉返神经或颈部大静脉而引起临床症状者,X线检查发现气管已变形或移位,喉镜检查有声带麻痹现象者。

(2)巨大的单纯性甲状腺肿影响患者参加生产劳动者。

(3)青春期后单纯性甲状腺肿明显增大。

(4)结节性甲状腺肿伴有甲状腺功能亢进症或有恶性病变的可能(4%～7%)者。

(5)甲状腺囊肿,继续长大,压迫气管引起呼吸困难,有囊内出血,体积明显增大,引起急性气管压迫,难与腺瘤鉴别,不能排除癌性病变者。

(6)较严重的甲状腺功能亢进症其基础代谢率在＋30%以上,经抗甲状腺药物治疗一年左右无明显疗效者。

(7)结节性甲状腺肿继发甲状腺功能亢进症,或有恶性变的可能,手术治疗的效果优于抗甲状腺药物和放射性[131]I治疗。

并发心功能紊乱的甲状腺功能亢进症者,宜施行手术治疗。

二、禁忌证

(1)青少年甲状腺功能亢进症的患者手术治疗的复发率高。青春期后,抗甲状腺药物治疗不能控制症状者,才考虑施行手术治疗。

(2)伴有其他严重疾病的病例。

(3)手术后复发的病例慎用手术治疗。

(4)青年人患弥漫性单纯性甲状腺肿,常与青春期甲状腺素需要量激增有关,应服用药物或观察机体自身内分泌调节平衡,一般不适宜手术治疗。

(5)甲状腺功能亢进能导致流产、胎儿宫内死亡和妊娠中毒症,而妊娠又可能使甲状腺功能亢进病情加重。手术治疗宜在妊娠早期(前4～5个月)施行,在妊娠后期,需待分娩后再行手术。

三、术前准备

(1)有单纯性甲状腺肿或甲状腺功能亢进症的患者,在术前应测定基础代谢率。有中度和重度代谢率增高者需先用药物控制,使术前代谢率趋于正常。

(2)行颈部前后位和侧位的 X 线检查,了解气管和食管的位置,有胸骨后甲状腺肿时,需确定胸骨后甲状腺肿累及的范围,有气管壁软化的患者,可用 X 线检查,观察当气管内有明显的压力差改变时气管腔的变化,能预测甲状腺切除后气管塌陷的可能性。手术中和术后应有气管切开的准备,有助于预防发生窒息。

(3)喉镜检查如发现一侧的声带有麻痹现象,手术时应注意保护另一侧的喉返神经。

(4)测定电解质,尤其是血中钙和磷的含量。

(5)做心功能检查。

(6)单纯性甲状腺肿的病例,术前服用卢戈碘溶液,每天 3 次,每次 10 滴以减轻甲状腺充血。甲状腺功能亢进症的患者有精神紧张、不安和失眠者,需用镇静剂(溴化物、苯巴比妥等)。有心力衰竭、心房颤动,应先做内科治疗,服洋地黄、普萘洛尔等药物。

对确定实施手术的患者,应口服碘剂 10～14 天,待心率降至 100 次/分以下,甲状腺肿有缩小趋势,血管杂音减弱,循环系统及全身情况好转时,再抓紧时机完成手术治疗。否则,反复应用碘剂将增加手术的难度和风险。

(7)甲状腺功能亢进病情严重,可先服用丙硫氧嘧啶等硫脲类药物,待基础代谢率接近正常,再继续服用碘剂 2～3 周后施行手术。

四、麻醉与体位

对肿瘤或腺体体积较小，无气管受压者，可选用颈丛神经阻滞麻醉。甲状腺功能亢进伴有气管严重受压的患者，为保持术中呼吸道通畅和充分给氧，采用气管内插管乙醚麻醉比较安全。

甲状腺腺瘤发展至胸骨后的患者，应采用气管内插管全麻。病史较长，甲状腺腺瘤较大，可能有气管软化症，应有术中或术后气管切开的准备。

做颈部浅表层皮神经麻醉时，可在两侧胸锁乳突肌的前缘中央注入 0.5%～1% 普鲁卡因 10～20 mL，最后在切口线处行皮下浸润麻醉稍加按摩，使药液弥散麻醉同侧颈部、枕部皮肤、肌肉、血管及甲状腺。

行颈丛神经阻滞麻醉时，将麻醉药液注射于颈浅丛和颈深丛的神经即产生暂时性的局部麻醉作用。

由于颈前软组织的神经末梢分支经胸锁乳突肌的后缘穿出至皮下，应在胸锁乳突肌筋膜后的颈浅神经丛分布区做扇形浸润。用药剂量，在皮下和筋膜下注射量约 15 mL。深部注射的量不超过 30 mL，两侧阻滞的麻醉溶液总量为 100 mL。常用的麻醉药为 1%～2% 普鲁卡因，0.5%～1% 利多卡因，有时可加用 0.1%～0.15% 丁卡因。

颈深神经麻醉的注射点选在下列 3 处：①乳突下 1 横指，下颌角水平，第 2 颈椎横突处；②第 6 颈椎横突水平；③甲状软骨上缘水平，第 3～4 颈椎横突处，介于第 1 和第 2 穿刺点之间的位置。

上述每一穿刺点先使用 7 号针垂直刺入 1～3 cm 直至横突，不能将针刺入两横突之间或在横突之前，以免刺破颈动脉、硬脑膜。用 1% 普鲁卡因，不致发生膈神经或迷走神经麻痹。穿刺时，应防止针尖误入血管或蛛网膜下腔，或刺入食管或气管，回吸无血或脑脊液时方可注入麻醉药液。由于大血管壁均有丰富的交感神经纤维分布，尤其是甲状腺上动脉处手术、刺激会引起明显的疼痛。因此在甲状腺上极邻近及动脉周围进行操作时需加用局麻药液 5～10 mL 做浸润以达到满意的止痛效果。

患者取仰卧位，肩下垫枕，头部后仰，两侧放置沙袋固定。手术后做 15°～30° 倾斜，使头部及胸部抬高。下肢亦轻度抬高 5°～10° 以避免下肢充血和人体下滑（图 2-1）。

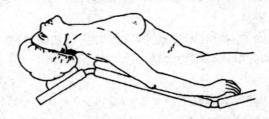

图 2-1　甲状腺大部切除术体位

五、手术步骤

（1）在胸骨切迹上 2 横指，顺皮纹方向做领式横切口，两端达胸锁乳突肌外侧缘（图 2-2）。

（2）切开皮肤、皮下组织、颈阔肌、颈深筋膜浅层，牵起切口上、下缘，在颈阔肌和颈深筋膜的疏松组织平面间分离皮瓣，上至甲状软骨上缘，下至胸骨切迹，充分显露颈深筋膜外层（图 2-3）。

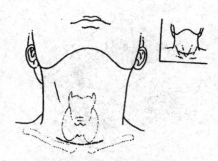

图 2-2 胸骨切迹上 2 横指处做领式横切口

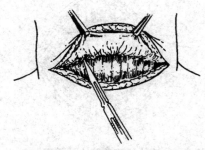

图 2-3 切开软组织,分离皮瓣,显露颈深筋膜外层

(3)沿胸锁乳突肌前缘切开筋膜,分离两侧胸锁乳突肌与深面的舌骨下肌的疏松间隙(图 2-4)。

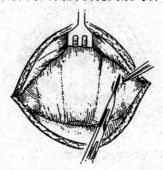

图 2-4 切开筋膜,分离胸锁乳突肌与舌骨下肌的疏松间隙

(4)经胸锁乳突肌和胸骨甲状肌外界之间的分离层向上、下扩大分离范围至侧叶上下极平面(图 2-5)。

(5)缝扎颈前静脉上下端各 1 针(图 2-6)。

(6)提起正中线两侧的筋膜,切开颈白线,直达甲状腺包膜,沿正中线剪开,上至甲状软骨,下达胸骨切迹(图 2-7)。

(7)可用手指或血管钳分离舌骨下肌群与甲状腺包膜浅面的间隙至胸锁乳突肌前缘,勿损伤甲状腺包膜下静脉丛(图 2-8)。

(8)在胸骨舌骨肌、胸骨甲状肌中上 1/3 处置 2 把有齿血管钳后再切断该肌(图 2-9)。

(9)将肌肉向上、下牵开,显露出甲状腺侧叶(图 2-10)。

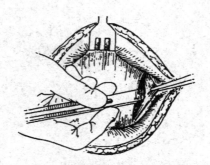

图 2-5　扩大分离范围至侧叶上下极平面

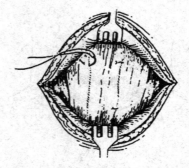

图 2-6　缝扎颈前静脉上下端各 1 针

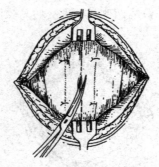

图 2-7　切开颈白线,直达甲状腺包膜,沿正中线剪开

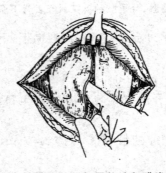

图 2-8　分离舌骨下肌群与甲状腺包膜浅面的间隙

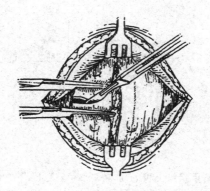

图 2-9　在胸骨舌骨肌、胸骨甲状肌中上 1/3 处置 2 把有齿血管钳后再切断该肌

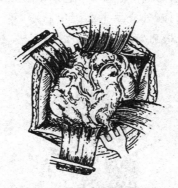

图 2-10　显露出甲状腺侧叶

（10）甲状腺中静脉经腺体之外侧缘汇流入颈内静脉，它和所有引流甲状腺的静脉相同，其壁甚薄，容易撕破，在侧叶外缘用剥离子分离甲状腺中静脉比较安全，而用手指盲目地分离甲状腺侧叶容易使中静脉壁撕裂。甲状腺中静脉在直视下结扎、切断。将腺叶向内侧提起，整个腺叶即可游离（图 2-11）。

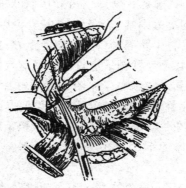

图 2-11　结扎、切断甲状腺中静脉，游离整个腺叶

（11）沿外侧缘向上游离甲状腺上极，清楚地分离出上极的动、静脉。术者以左手示指抵住甲状软骨的后角，用弯血管钳紧贴甲状腺实质经内侧绕过血管，以避免累及喉上神经外支。血管钳的尖端顶住左手示指渐渐分离后，向外穿出，经血管钳穿通处引出 2 根较粗的游离不吸收线。在甲状腺上动、静脉上、下方各结扎 1 道（图 2-12）。

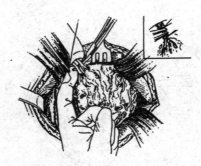

图 2-12　分离甲状腺上极的动、静脉,并在其上、下方各结扎 1 道

(12)在血管近端再置 1 把止血钳,在血管钳与远端结扎线之间切断上极血管。必须在结扎牢固后再撤去血管钳。上极血管离断处应尽量靠近甲状腺,可避免损伤喉上神经外支。遇上极血管难以分离,切断包膜层间的上极血管分支,小心游离上极,也可避免损伤神经(图 2-13)。

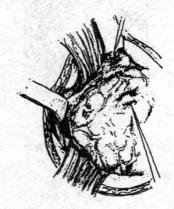

图 2-13　在血管钳与远端结扎线之间切断上极血管

(13)将甲状腺上极向内上牵开,显露甲状腺下极和甲状腺下静脉。甲状腺下静脉常分 3 支或 4 支汇入无名静脉,这些静脉均应分别结扎。大块结扎有滑脱的危险。当下极位置较深,在分离甲状腺时应避免损伤无名静脉,将甲状腺进一步牵向内上方,在甲状腺中部偏下处做钝性分离即可显露甲状腺下动脉。该动脉在颈动脉鞘下横过于甲状腺后面中点,并在喉返神经前方进入甲状腺。喉返神经的位置常有变异。左侧喉返神经的位置较右侧为恒定,且较靠近气管。显露喉返神经,这种操作本身就可引起暂时性的麻痹,所以要借扪摸或辨认其相应的解剖关系察明其行程。如腺体巨大,粘连较多,可在甲状腺的背面结扎甲状腺下动脉主干,显露喉返神经避免误伤,也可在近包膜处切断进入腺体的下动脉小分支,而不解剖甲状腺下动脉和显露喉返神经(图 2-14)。

(14)将甲状腺侧叶向外后方牵开,显露峡部。用血管钳做钝性解剖分离峡部和气管前间隙,在峡部上缘穿出(图 2-15)。

(15)在甲状腺峡部后方,气管前方置 2 把血管钳,在其间将峡部切断。有锥体叶时,应于分离后切除。切除峡部时,应注意气管软化,勿损伤气管(图 2-16)。

(16)将甲状腺侧叶牵向内侧,显露甲状腺后面。在近环甲关节处保留腺体侧叶后面下 2/3 的甲状腺后包膜和腺体,仅留一小片遮盖喉返神经及甲状旁腺的组织(图 2-17)。

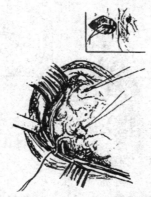

图 2-14　将甲状腺上极向内上牵开,显露甲状腺下极和甲状腺下静脉

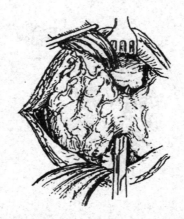

图 2-15　钝性解剖分离峡部和气管前间隙,在峡部上缘穿出

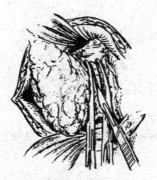

图 2-16　在甲状腺峡部后方,气管前方置 2 把血管钳,在其间将峡部切断

　　(17)在预定切线上钳夹一排蚊式血管钳,在血管钳远端切断腺组织,切除一侧腺叶时最好向气管方面倾斜,留下楔形创面,便于缝合。必要时可将其外侧缘缝于遮盖气管的筋膜上(图 2-18)。

　　(18)残留的甲状腺切面上的出血点均应结扎,将腺体的边缘彼此缝合更可减少渗血(图 2-19)。

　　(19)施行两侧甲状腺次全切除术时,切除一侧叶后,按相似的方法做另一侧叶切除术(图 2-20)。

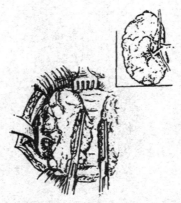

图 2-17　将甲状腺侧叶牵向内侧，显露甲状腺后面

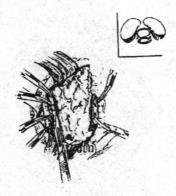

图 2-18　钳夹一排蚊式血管钳，在血管钳远端切断腺组织

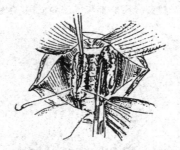

图 2-19　结扎甲状腺切面上的出血点，腺体的边缘彼此缝合

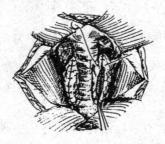

图 2-20　两侧甲状腺次全切除

（20）甲状腺切除后，以等渗盐水冲洗切口。反复检查甲状腺主要血管断端的结扎线是否牢固，有无明显渗血，气管前有无受压情况。然后常规放置负压吸引管引流残腔。由颈前肌的外侧引出，将颈下的枕垫去除使颈部肌肉减张（图 2-21）。

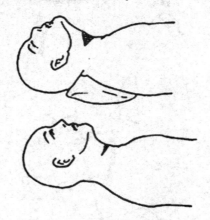

图 2-21 甲状腺切除后检查

（21）以 1 号线间断缝合舌骨下肌（图 2-22）。

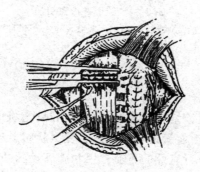

图 2-22 间断缝合舌骨下肌

（22）以"0"号线缝合颈前肌间的浅处（图 2-23）。

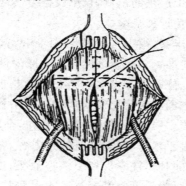

图 2-23 缝合颈前肌间的浅处

（23）"0"号不吸收线缝合颈白线（图 2-24A），2-0 号不吸收线缝合颈阔肌层和皮下及皮肤切口，针距不宜过密，一般为 0.5～1 cm（图 2-24B）。

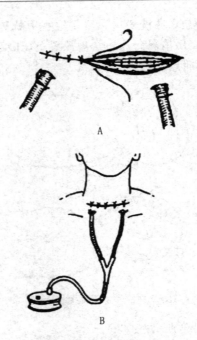

图 2-24　缝合并放置引流

A."0"号不吸收线缝合颈白线；B.2-0 号不吸收线缝合颈阔肌层和皮下及皮肤切口

六、术中注意要点

(一)术中出血

常因术中解剖层次不清,血管结扎不准确,分离甲状腺上极时,撕裂上、下动脉,引起严重出血;动脉的近端常即退缩,不易用血管钳夹住止血。在甲状腺上动脉出血时,应先垫小块纱布,用手指压迫出血处,再分离上极进行有效的止血。甲状腺下动脉的撕裂,因大量出血使局部解剖结构难以辨认,盲目钳夹易损伤喉返神经。术中应谨慎操作,细心止血,防止伤及此动脉。发生下极血管出血时需延长切口,用吸引器吸除积血,显露主要结构,结扎甲状颈干。

甲状腺下静脉干损伤引起术中严重的出血,且可发生空气栓塞。应细心地解剖,发现较粗静脉时,应在其近端双重结扎,以避免这种危险。

功能亢进的甲状腺体的血管丰富,组织比较脆弱,外、内层被膜间常有粘连,在游离和切除过程中,渗血往往较多。充分的术前准备口服碘剂能显著地减少创面渗血。手术中应该做到:①分清层次,操作轻巧,甲状腺上动脉、静脉应分别双重结扎或结扎加缝扎以防滑脱。②残余甲状腺断面的活动性出血应缝合结扎,创面和被膜要缝合严密。不留积血的残腔(图 2-25)。③手术结束时,要再一次检查线结及手术野。局麻患者可做咳嗽动作,全麻患者可通过气管插管导管刺激气管黏膜,诱发咳嗽反射或在清洗手术野时,以纱布轻拭创面,均可发现手术区有无出血,以便及时止血。④引流管易扭曲,缝合切口时,注意保持引流道通畅,以防创腔积血。⑤凡是甲状腺切除的患者,均应警惕有并发出血、呼吸道梗阻和窒息。术后应常规准备无菌器械和气管切开包,置于床边,以备急需时拆除缝线清除积血和止血。

(二)喉返神经损伤

多发在甲状腺左右两叶腺体背面。这一喉返神经自甲状腺下动脉分支交叉处到环状软骨下缘平面入喉处。喉返神经分前支和后支,前支支配声带的内收肌,后支支配声带的外展肌。分支处的高低常有变异。损伤喉返神经的全支,使声带处于内收与外展之间。前支的损伤引起内收肌的瘫痪,使声带外展,后支的损伤引起外展肌的瘫痪,使声带内收。一侧喉返神经的损伤,可在呼吸或发音时无明显的临床症状(后支损伤),但大都引起声音嘶哑(全支或前支损伤)。两侧喉返神经的损伤,可造成严重的呼吸困难,甚至窒息(两侧后支损伤),两侧全支或前支损伤大都使患者失声。

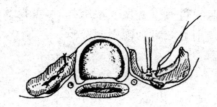

图 2-25 术中严密结扎、缝合不留积血和残腔

喉返神经麻痹往往是手术中被切断、挤压、挫伤、强力牵拉所致,前两种情况引起永久性神经麻痹。手术过程中应特别注意:分离腺体上、下极时均不要深及腺体背面的内侧。处理甲状腺下动脉时避免强力向内侧牵拉甲状腺。在甲状腺残面处止血时避免止血钳深入腺质内或缝扎过深(图 2-26)。

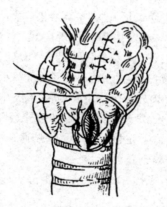

图 2-26 术中避免伤及喉返神经

一侧喉返神经所引起的声音嘶哑(声带外展)渐可由健侧声带的代偿功能(过度向患侧内收)而有所补救。两侧后支损伤所引起的严重呼吸困难(两侧声带内收),多须施行气管切开术。

清醒的患者在手术中解剖腺叶背面的内侧时可反复检听患者的发音,有助于避免钳夹或结扎切断喉返神经。

(三)空气栓塞

分离甲状腺时,不慎损伤颈前静脉、甲状腺中静脉干和下静脉干,均可引起空气栓塞。如果听到有吸吮声,或患者出现恐惧、胸痛、呼吸急促等症状,应即用手指或湿纱布压住静脉,同时用等渗盐水充满切口,并速将患者的躯干上部降低,再酌情封闭损伤的静脉。有大量空气吸入时,可试行右心穿刺,吸出空气,尽可能抢救患者的生命。

(四)呼吸道阻塞

病程长的甲状腺肿压迫,引起的气管移位或狭窄和软化的气管壁内陷可导致呼吸道阻塞。

甲状腺切除后,软化的气管壁裸露发生内陷,术前已感困难的患者,或经 X 线检查证明气管严重受压,有软化现象者,最好在气管内麻醉下进行手术。腺体切除后将软化的气管壁用线固定在两侧胸锁乳突肌上。在缝合切口前,拔除气管导管后,如果发现呼吸道不通畅,则需行气管切开术。

(五)喉上神经损伤

喉上神经的外支(运动支)靠近甲状腺上动脉,在上极较远处分离甲状腺上动脉和其伴行的静脉时,将血管与周围组织和喉上神经的外支一并结扎,致环甲肌瘫痪而致声带松弛、声调降低。在甲状软骨上缘向上分离甲状腺上极血管并做大块结扎时,可损及喉上神经的内支(感觉支),致喉黏膜丧失感觉而失去喉部的反射性咳嗽功能引起咳呛。

七、术后处理

(1)全麻患者清醒后即可改为半卧位。

(2)术后 24 小时内严密观察有无创口出血和呼吸困难等症状。床边常规放置气管切开包、吸引器、给氧装置。

术后创口内出血,敷料或引流管中的血量较多,呈鲜红色,疑为创口内小动脉出血,应及时去除敷料并拆除部分皮肤缝线,在无菌条件下排出积血并结扎明显的出血点。

(3)因气管软化塌陷或喉返神经损伤导致声带麻痹发生窒息者应行紧急气管切开术。术前应用普萘洛尔准备,易产生气管痉挛。

(4)甲状腺功能亢进者,术后应继续服用复方碘溶液,每天 3 次,每次 10 滴,可服 5~7 天,以防发生甲状腺危象。在术后 12~36 小时内患者出现高热,心动过速,大汗,谵妄甚至昏迷等甲状腺危象时,可应用镇静剂(如哌替啶、巴比妥及冬眠药物),及时给氧并采取降温措施(如冰帽、冰袋、乙醇擦身)以及增加复方碘溶液口服量,每天 4~6 次,每次 15 滴,或加入葡萄糖液 500 mL,静脉滴注。应用激素,氢化可的松200~400 mg 或地塞米松 10~20 mg 加入葡萄糖溶液中静脉滴注,1~2 次/天。亦可应用利血平、普萘洛尔等抗交感神经药物。

(5)手术后有甲状旁腺功能减退手足搐搦症,可口服葡萄糖酸钙、维生素 D、双氢速甾醇或静脉给予氯化钙,剂量以血清钙水平趋于正常为准。

(6)术后 24~48 小时拔除引流条。术后 4~5 天拆除缝线。

八、主要并发症

(1)术后再出血:术后因血管结扎线滑脱或甲状腺血运丰富,组织脆弱,术后剧烈咳嗽、咽下动作诱发腺体切断面渗血,或结扎线与血凝块脱落可致术后出血。一般在术后 24~48 小时发生,主要表现为局部迅速肿大,紧张,呼吸困难,甚至发生窒息。

甲状腺切除术后如在颈深筋膜深面空间留有很小的残腔,少量(<100 mL)出血,即可压迫气管造成严重呼吸困难,甚至窒息死亡。因此在抢救时首先应解除气管压迫,恢复呼吸道通畅,其次是止血措施。

甲状腺切除术后出血,起初为单纯出血,尚无明显的气管受压或呼吸困难表现,此时应根据引流的变化采取急救措施。一般甲状腺大部切除术后引流的血液来自毛细血管渗血,术后 2 小时的引流血量不应超过 20~30 mL,以后每经过 2 小时引流血量依次减半,术后 12~24 小时仅有少量血清渗出时,即可拔除引流条,若术后 4~6 小时,引流血量多于 100 mL 或术后短期内,突然急剧增多,并有颈部肿胀,则应立即在床边拆除各层缝线,查明出血原因,并酌情敞开包腺,清创止血,更换引流条,重新缝合切口,继续严密观察。

出血量大,颈部肿胀加重,气管逐渐受压,出现典型的"三凹征",因窒息而危及生命时的急救处理,为解除压迫,给氧,以缓解缺氧状态,呼吸稳定后清创止血。必要时行气管插管或气管切开术。

(2)气管内痰液阻塞,喉头水肿,气管软化或萎陷,喉、气管痉挛,病情危重者,吸痰效果不佳时,应施行紧急床边气管切开术。因甲状腺已大部切除,气管即在视野中,手术操作不困难。切开1～2个气管软骨环,用止血钳撑开切口,痰液自然喷出,可很快解除呼吸困难。

彻底清除呼吸道分泌物,气管套管要定时滴入抗生素或雾化吸入,以防感染,若合并脑缺氧,应按常规治疗,留置的气管切开导管在病情稳定后1～2周拔除。

(3)甲状腺危象:在甲状腺功能亢进症患者,大多于术后12～36小时发生甲状腺危象。临床症状为高热、脉搏快速而弱、不安、谵妄以至昏迷,常伴有呕吐、水泻。如不积极治疗,可导致迅速死亡。

首先给予镇静剂。静脉连续滴注大量10%葡萄糖液,氧气吸入。以减轻组织的缺氧情况。可用冰帽、冰袋、乙醇擦浴退热。口服大量复方碘溶液,首次量60滴,以后每4～6小时30～40滴。紧急时,可将碘溶液(静脉滴注用)2 mL,加入10%葡萄糖溶液500 mL中静脉滴注,在没有静脉滴注用的碘溶液时,亦可用碘化钠1 g做静脉滴注。给予大剂量肾上腺皮质激素(氢化可的松或地塞米松),疗效良好,肌内注射利血平每天2～4 mg(分次)亦有疗效。

(4)术后手足搐搦:多因甲状腺大部切除术时甲状旁腺误被切除或受挫伤,或甲状旁腺的血液供给受累所致术后手足搐搦。严重持久的手足搐搦症的发生率在1%以下。

临床症状多在术后2～3天出现。轻者有面部或手足的强直感或麻木感,常伴有心前区重压感。重者发生面肌及手足搐搦。严重病例还伴有喉和膈肌痉挛,甚至窒息致死。在搐搦间歇期间,周围神经和肌肉的刺激感应性增高,血中钙含量多降低至1.996 mmol/L 以下,在严重病例至1.497 mmol/L,血中磷含量则升高至1.937 mmol/L 或更多。同时,尿中钙和磷的排出量都减少。

搐搦发作时,可静脉注射10%葡萄糖酸钙溶液。甲状旁腺组织移植和甲状旁腺素无明确的疗效。双氢速甾醇对手足搐搦有治疗作用。

轻度的甲状旁腺损伤,手术后发生轻微的手足搐搦易于恢复,残留的正常甲状旁腺可逐渐肥大,起代偿作用。

手术中为防止甲状旁腺被切除,应注意:①切除甲状腺腺体时,应保留腺体背面部分的完整性。②结扎甲状腺下动脉的主干,使其供给甲状旁腺的血液的分支与喉部、气管、咽部、食管的动脉分支保持良好的侧支循环。③切除的甲状腺体应随即做详细检查。如发现有甲状旁腺在内,应即将腺体取出移植至肌层中。

(5)切口感染:手术后3～4天,患者体温升高,切口周围红肿、压痛,是切口感染的征象。广泛、深的感染蔓延至咽喉可引起呼吸困难,甚至延伸到纵隔。按感染的范围和深浅,早期拆开切口的各层,并置入橡皮片做引流,同时应用大量抗生素,控制感染。

切口处有窦道形成,大多由于深处存留的线结,合并有轻度感染所致,或残留腺体的部分组织发生坏死。如窦道较深,需切开以彻底清除线结和不健康的肉芽组织。

严格地执行无菌操作,尽量应用较细的不吸收线,是防止切口感染和窦道形成的有效措施。

(6)甲状腺功能减退:因甲状腺组织切除过多或残留腺体的血液供应不足可导致甲状腺功能减退。临床症状为黏液水肿,毛发疏落。患者常感疲乏,性情淡漠,智力较迟钝,性欲减退。基础代谢率降低,需给予甲状腺素做替代治疗。

预防甲状腺功能减退的措施主要有:①切除甲状腺腺体时,须保留腺体背面5 mm厚的腺体组织,使残留部分约大如拇指末节。②结扎甲状腺动脉时应保证残留腺体术后有相应的血液供给。单纯性甲状腺肿因其腺组织的功能低下,在施行手术切除时,更应重视上述原因。

(7)术后复发:甲状腺大部切除后,甲状腺肿的复发率在4%~6%。复发多见于手术后6~10年,且常为40岁以下的患者。造成复发的常见原因是腺叶切除不足、腺体残留过多,未切除甲状腺峡和锥体叶,甲状腺下动脉未结扎等。因此,应正确掌握甲状腺切除的范围。对甲亢症状明显的患者,结扎两侧的甲状腺上、下动脉是预防术后复发的有效措施。对40岁以下的患者、妊娠或闭经期的妇女,术后服用碘剂能起一定的预防作用。

复发甲状腺肿的再次手术易损伤喉返神经和甲状旁腺,除有严重的压迫症状如呼吸困难和头颈部静脉回流障碍者才考虑手术治疗外,一般以服用抗甲状腺药物、放射性碘治疗为宜。

(8)术后恶性眼球突出:原发性甲状腺功能亢进症的患者,手术切除大部腺体后,甲状腺素的分泌减少,促使垂体前叶促甲状腺激素的分泌逐渐增多,因而引起眼球后脂肪和纤维组织的充血、水肿、增生,以致眼球突出加剧。由于视神经受到牵拉,逐渐发生视神经萎缩,又由于眼睑不能正常地闭合,使角膜受损,发生溃疡,进而造成失明。

可先试予碘剂或甲状腺制剂治疗,应用促肾上腺皮质激素,口服泼尼松,在眼球后注射透明质酸酶等。戴眼罩以避免角膜的过度暴露,应用醋酸可的松滴眼、抗生素眼膏。对严重突眼的患者可施行双侧眼眶减压术。

(张 波)

第八节 甲状腺腺瘤切除术

一、适应证

甲状腺腺瘤或囊肿一般都是单发结节,有完整的包膜。它与甲状腺正常组织有明显分界。

甲状腺单发结节需与甲状腺癌相鉴别者,在施行甲状腺手术前应先做细针穿刺细胞学检查,为计划手术方案提供依据。

二、术前准备

一般的甲状腺囊肿不需特殊的术前准备。大型腺瘤患者术前1周可应用复方碘溶液。术前2周应停止吸烟。

三、麻醉与体位

局部浸润麻醉。

颈部的感觉神经主要来自第1~4颈神经。这些神经均与交感神经系沟通。经胸锁乳突肌的后缘中点有颈浅神经丛穿行向前,在此处做筋膜下和皮下封闭,可达到颈部麻醉的目的。

手术台头端抬高约呈15°斜坡,将薄枕放于肩下,使头部伸直。适当地调整枕头以充分地显露颈部,而又不致使颈肌紧张(图 2-27)。

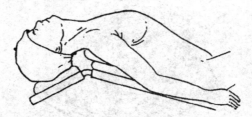

图 2-27 甲状腺腺癌切除术的体位

四、手术步骤

(1)局部麻醉后,取胸骨颈静脉切迹上 2 横指相应的皮肤皱纹处做切口可减轻术后的瘢痕(图 2-28)。

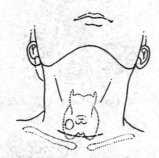

图 2-28 胸骨颈静脉切迹上 2 横指皮肤皱纹处做切口

(2)切口的长度应以能获得最佳显露为原则。位于峡部,体积较小的腺瘤可取 2～3 cm 的小切口,位于甲状腺侧叶的肿瘤手术切口不宜过小。切开皮肤、皮下组织、颈阔肌,结扎、切断颈前静脉,游离上下皮瓣使位于上极或下极的肿瘤能在直视下切除。纵行切开颈白线(图 2-29)。

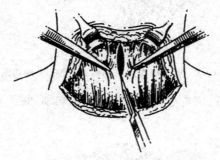

图 2-29 纵行切开颈白线

(3)钝性分离颈前肌与甲状腺包膜间隙后,将一侧肌肉牵开即可显露肿瘤。肿瘤较大时,应横断部分或一侧舌骨下肌群方能满意地显露一侧腺叶(图 2-30)。

(4)甲状腺浅表的囊肿在充分显露后常可用手指将其剥出(图 2-31)。

(5)甲状腺实质内的肿瘤与正常组织间的界面不甚清楚时,用小弯血管钳夹住肿瘤周围的甲状腺血管,切开肿瘤包膜,由浅入深地分离,在切除肿瘤的过程中,先钳夹再切断,出血较少(图 2-32)。

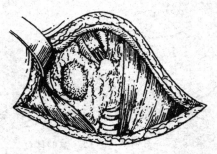

图 2-30　分离颈前肌与甲状腺包膜间隙,牵开一侧肌肉,显露肿瘤

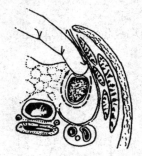

图 2-31　甲状腺浅表囊肿可用手指剥出

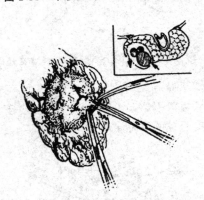

图 2-32　甲状腺实质内的肿瘤,先钳夹再切断

(6)分离到达腺瘤基底部后,用弯血管钳夹住蒂部后切断,结扎止血,将甲状腺瘤连同周围一层腺组织完整切除(图 2-33)。

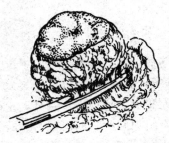

图 2-33　将甲状腺瘤连同周围一层腺组织完整切除

（7）仔细止血后,清除手术野中的积血,残留组织碎片,间断缝合甲状腺的残腔,若残腔较大可用细不吸收线在包膜层面处将创缘内翻缝合,使局部不留粗糙面也避免有残腔(图2-34)。

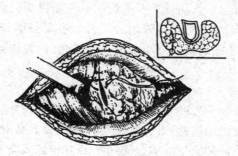

图 2-34 缝合甲状腺的残腔

（8）用不吸收线缝合横断的颈前肌,用2-0线缝合颈白线、颈阔肌(图2-35)。

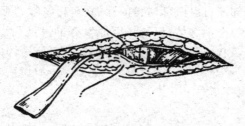

图 2-35 缝合颈前肌、颈白线和颈阔肌

（9）缝合皮下组织及皮肤切口,颈部组织较松弛,血运丰富,术后创口常有渗液,一般应放置引流物(图2-36)。

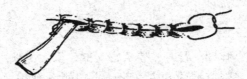

图 2-36 缝合皮下组织及皮肤切口,放置引流物

五、术后处理

术后24～48小时将引流条去除。4～5天拆线。

甲状腺腺瘤切除后应立即送病理切片检查。有条件的医院应做快速切片检查,如发现有癌性病变,应按甲状腺癌的外科治疗原则,做一期手术处理。

（张　波）

第九节　甲状腺癌根治性切除术

甲状腺癌(常为乳头状癌)在何种情况下需要做根治性切除术仍没有明确的结论。主要的原因是这类癌肿的组织学改变和转移特点以及临床表现和致死性与其他癌肿有其特殊性。甲状腺乳头状癌生长速度慢,有内分泌依赖性。大多数甲状腺癌,颈外侧淋巴结不是主要的转移区域。按传统的癌肿手术原则,盲目地扩大切除重要的组织并不能提高治愈率。

较早期的甲状腺癌手术不应以患者残毁作为代价。事实证明,给予甲状腺素抑制垂体分泌刺激甲状腺的激素可使乳头状癌的病灶缩小或消失。因此,扩大切除组织范围以求根治应慎重。

一、适应证

(1)甲状腺癌腺体内多发性病灶的发病率高。大多数患者临床上虽未发现淋巴结转移而切除的组织中,却常有隐匿的淋巴结转移。因此,证实为甲状腺乳头状癌时,可做包膜外甲状腺全切除,再切除两侧颈内静脉间内侧至甲状腺包膜间的蜂窝组织及淋巴脂肪组织。目的是清除在癌肿近处可见或隐匿的淋巴结。

(2)有颈淋巴结肿大的患者,手术中淋巴结活检证实有转移者,多采取积极的清除术。

(3)已有远处转移,但局部还可以全部切除的腺癌,应将患叶的腺体全部切除,清除患侧的颈部淋巴结并同时切除对侧叶的全部腺体,以防止因原发癌的发展而引起气管压迫症状。腺癌有远处转移者需同时切除整个甲状腺后,采用放射性碘治疗,远处的转移才能摄取放射性^{131}I,控制病变的发展。

二、禁忌证

(1)甲状腺滤泡状腺癌,发生颈部淋巴结转移,预示已有远处转移,颈淋巴结清除往往不能提高手术治疗效果。

(2)晚期甲状腺癌侵及甲状腺内层包膜,向外侵入邻近的气管、血管、神经者不宜施行手术治疗。应做放射性碘治疗,给予甲状腺制剂,有严重呼吸困难的患者,做气管切开术。

三、术前准备

全面体格检查,应包括心、肺、肝、肾等主要器官功能检查。术前声带检查对于一切甲状腺手术均有意义。甲状腺癌术后声带麻痹的发生率较高。胸部X线检查注意有无远处转移。酌情备血。术前未确诊者应做好术中冷冻病理检查的准备。

四、麻醉与体位

多采用高位硬脊膜外麻醉。甲状腺肿瘤大,在气管受压移位者,宜做气管内插管静脉复合全身麻醉。

患者的体位采用仰卧位,肩部垫高,头偏向健侧,头颈部用布枕固定稳妥。

五、手术步骤

(1)甲状腺癌手术切口要求广泛显露颈部重要组织和器官,并能整块地切除病变组织。纵向切口可沿胸锁乳突肌,横向切口应能显露颌下区乳突、锁骨上区和气管前区(图2-37)。

(2)经切口后下方开始,切断胸锁乳突肌肩胛舌骨肌及气管前、颈前肌群,在锁骨上水平切断颈内静脉。沿甲状腺外缘向上分离,在直视下钳夹、切断甲状腺中静脉和甲状腺下极血管。喉返神经受肿瘤浸润难以解剖时,做钝性分离尽量保留神经表面的薄层组织(图2-38)。

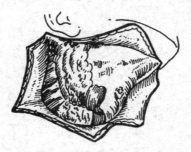

图 2-37　显露颌下区乳突、锁骨上区和气管前区

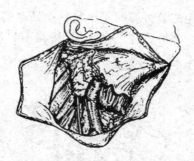

图 2-38　钝性分离受侵神经表面的薄层组织

（3）游离甲状腺下极显露并保护喉返神经。完全游离下极后，将组织块翻向对侧，在气管壁表面做锐性解剖，将腺体游离至对侧叶包括峡部甲状腺的整块切除（图 2-39）。

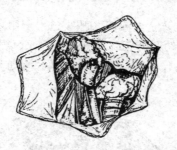

图 2-39　将病变侧甲状腺及甲状腺峡部切除

（4）在甲状软骨和舌骨水平切断胸骨舌骨肌和胸骨甲状肌（图 2-40）。

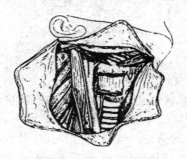

图 2-40　切断胸骨舌骨肌和胸骨甲状肌

（5）检查切口内有无出血，冲洗后置负压引流管，逐层缝合（图 2-41）。

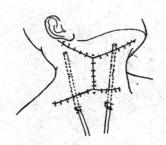

图 2-41　缝合刀口并放置引流

（6）分化较好的甲状腺癌侵犯气管外膜时可试将粘连处剥离后切除，在气管鞘内分离保留膜部的血运，电灼气管浅层创面。如癌肿侵犯气管全层，往往不超过气管周围的侧壁，可酌情做全气管壁或部分气管壁切除术（图 2-42）。

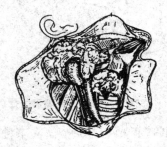

图 2-42　全气管壁或部分气管壁切除

（7）切除甲状腺误伤气管后应防止血液流入呼吸道引起阻塞，如损伤的部位在第 3 软骨或第 4 软骨环处，则可在此处置入气管切开套管。在其他位置，气管损伤的范围在 1 cm 左右，可缝合气管环上的软组织。为保证安全，经修补后仍需做正规气管切开术（图 2-43）。

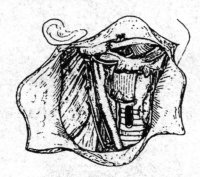

图 2-43　气管切开

（8）上端气管受损时可用甲状软骨直接与气管缝合，再复以周围的软组织。对较大的气管缺损在锁骨上切取一片骨膜与胸锁乳突肌腱的附着处，做成胸锁乳突肌骨膜板，然后转移到缺损处修复缺损。也有应用甲状软骨板移植补入气管缺损者。软骨板有一定坚韧性，切取方便，可根据缺损大小，将气管修复后可无凹陷，同时因保留了甲状软骨板基底的软组织，使少量的血液循环仍能进入被游离的甲状软骨板，然后将其转移向下填补气管缺损，用间断缝合法固定之。

自体颈部皮瓣做气管修复即做颈部 I 形切口，然后将两端皮瓣转移植入气管缺损部位。根据气管缺损情况,在适当位置处戳孔,做局部气管造口,待日后自行愈合或再做修复手术将其封闭(图 2-44)。

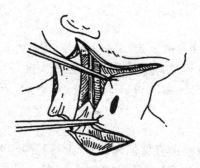

图 2-44　局部气管造口

六、术中注意要点

(1)癌肿与食管粘连,手术中可能将部分食管误与癌肿一并切除。若在术前留置胃管,有利于预防这种损伤。为达到清除癌组织的目的,有的医师在发现癌肿侵犯纵行肌时,将受累及的软组织切除,如侵犯黏膜则酌情施行食管局部切除吻合术。

(2)癌肿侵犯一侧颈内静脉,可行颈内静脉结扎切除。若侵犯两侧颈内静脉,又同时做双侧结扎,少数患者可引起颅内高压乃至急性死亡。确实需做两侧同时结扎时,应做一侧静脉移植。如侵犯动脉,应尽量将肿瘤从血管壁剥离做动脉切除,阻断时间应在 15 分钟左右。需要延长阻断时间时,应先行血管内外转流,再做血管移植术。

(3)应尽量保留喉返神经。神经完全被肿瘤包裹,需切断神经时,切断神经后争取施行喉返神经端端缝合。

(4)应逐个确认甲状腺癌侵犯甲状旁腺。肉眼鉴别甲状旁腺与淋巴结比较困难。故在术中应取 1/3 的腺组织快速检查,证实为甲状旁腺者,可将剩余部分切成碎片,埋在胸锁乳突肌或股四头肌肌肉的筋膜下。

七、主要并发症

主要有术后出血、喉上神经、喉返神经损伤、喉头水肿等。处理原则和预防见甲状腺大部切除术及根治性颈淋巴结切除术。

(张　波)

第十节　急性乳腺炎

急性乳腺炎是由细菌感染所致的乳腺的急性炎症,大多数发生在产后哺乳期的 3~4 周内,尤以初产妇多见。病原菌大多为金黄色葡萄球菌,少数是由链球菌引起。病菌一般从乳头破口或皲裂处侵入,也可直接侵入乳管,进而扩散至乳腺实质。一般来讲,急性乳腺炎病程较短,预后

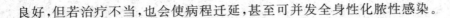

良好,但若治疗不当,也会使病程迁延,甚至可并发全身性化脓性感染。

一、病因和病理

(一)乳汁淤积

乳汁的淤积有利于入侵的细菌的繁殖。原因如下:乳头过小或内陷,妨碍哺乳,孕妇产前未能及时纠正乳头内陷;婴儿吸乳困难;乳汁过多,排空不完全,产妇未能将乳房内的乳汁及时排空;乳管不通或乳管本身炎症或肿瘤及外在的压迫;胸罩脱落的纤维也可以堵塞乳管引起乳腺炎。

(二)细菌入侵

急性乳腺炎的感染途径:致病菌直接侵入乳管,上行到腺小叶,腺小叶中央有乳汁潴留,使细菌容易在局部繁殖,继而扩散到乳腺的实质引起炎症反应;金黄色葡萄球菌感染常常引起乳腺的脓肿,感染可沿乳腺纤维间隔蔓延,形成多房性的脓肿;致病菌直接由乳头表面的破损、皲裂侵入,沿着淋巴管迅速蔓延到腺叶或小叶间的脂肪、纤维组织,引起蜂窝织炎。金黄色葡萄球菌常常引起深部的脓肿,链球菌感染往往引起弥漫性的蜂窝织炎。

二、临床表现

(一)急性单纯性乳腺炎

发病初期阶段,常有乳头皲裂现象,哺乳时感觉乳头有刺痛,伴有乳汁淤积不畅或乳腺扪及有包块,继而乳房出现局部肿胀、触痛,患乳触及痛性肿块,界限不清,质地略硬,进一步发展则出现畏寒、发热、体温骤升、食欲缺乏、疲乏无力、感觉不适等全身症状。

(二)急性化脓性乳腺炎

患乳的局部皮肤红、肿、热、痛,出现较明显的结节,触痛明显,同时患者可出现寒战、高热、头痛、无力、脉快等全身症状。此时在患侧腋窝下可出现肿大的淋巴结,有触痛,严重时可合并败血症。

(三)脓肿形成

由于治疗措施不得力或病情进一步加重,局部组织发生坏死、液化,大小不等的感染灶相互融合形成脓肿。浅表的脓肿极易发现,而较深的脓肿波动感不明显,不易发现。脓肿的临床表现与脓肿位置的深浅有关。位置浅时,早期可有局部红肿、隆起,皮温高;深部脓肿早期局部表现常不明显,以局部疼痛和全身症状为主。脓肿形成后,浅部可扪及有波动感。脓肿可以是单房性或多房性,可以先后或同时形成;浅部脓肿破溃后自皮肤破溃口排出脓液,深部脓肿则可通过乳头排出,也可侵入乳腺后间隙中的疏松组织,形成乳腺后脓肿。如果乳腺炎患者的全身症状不明显、局部和全身性的治疗效果不明显时,可行疼痛部位穿刺,抽出脓液即可确诊。

三、辅助检查

血常规检查白细胞计数升高,中性粒细胞计数升高。影像学超声检查可探及乳腺包块,形成脓肿患者可探及有液性暗区。

四、诊断

急性乳腺炎多发生于初产妇的哺乳期,起病急,早期乳腺内出现一包块,有红、肿、热、痛,严重者可有畏寒、发热等全身中毒症状。病情如未得到及时的控制,数天后可在局部形成脓肿,有波动感,穿刺抽出脓液。

急性乳腺炎的包块注意与乳腺癌的肿块相鉴别。炎性乳腺癌患者乳房内可扪及肿块,皮肤红肿范围广,局部压痛及全身炎症反应轻,细胞学检查可鉴别。

五、治疗

(一)早期

注意休息,暂停患侧乳房哺乳,清洁乳头、乳晕,促进乳汁排泄(用吸乳器或吸吮),凡需切开引流者应终止哺乳。局部热敷或用鱼石脂软膏外敷,应用头孢或青霉素类广谱抗生素预防感染。

(二)手术治疗

对已有脓肿形成者,应及时切开引流。对深部脓肿波动感不明显者,可先B超探查,针头穿刺定位后再行切开引流,手术切口可沿乳管方向做放射状切口,避免乳管损伤引起乳瘘,乳晕周围的脓肿可沿乳晕做弧形切开引流。如果有数个脓腔,则应分开脓腔的间隔,充分引流,必要时可做对口或几个切口引流。深部脓肿或乳腺后脓肿,可以在乳腺下皱褶处做弧形切开,在乳腺后隙与胸肌筋膜间分离,直达脓腔,可避免损伤乳管。

1.手术适应证

乳头周围或乳腺周围的炎性肿块开始软化并出现波动感,且B超检查有深部脓肿或脓液穿破乳腺纤维囊进入乳房后蜂窝组织内者,需及时切开引流。

2.术前准备

应用广谱抗生素治疗感染,局部热敷促进脓肿局限化。

3.麻醉与体位

多采用局麻或硬膜外麻醉,患者取仰卧位或侧卧位,有利于彻底引流。局部麻醉镇痛效果差,适于浅表的脓肿引流。

4.手术步骤

(1)乳头平面以上部位的脓肿多做弧形切口,也可做放射状切口。乳头平面以下的脓肿多做放射状切口,切口两端不超过脓肿的边界,否则可引起乳瘘。乳头或乳晕周围的脓肿多做沿乳晕的弧形切口。深部的脓肿可做乳房皱襞下的胸部切口,引流畅通,瘢痕少。

(2)针头穿刺,抽出脓液后在脓腔顶部切开,适当分离皮下组织,插入血管钳直达脓腔,放出脓液。

(3)从切口伸入手指分离脓腔间隔,使小间隔完全贯通,排出分离的坏死组织。

(4)等渗盐水或过氧化氢冲洗脓腔,凡士林纱布或橡皮片引流。若脓肿较大,切口较高,则应在重力最佳位置再做切口,便于对口引流或放置引流管引流。

(5)脓液做细菌培养,对慢性乳房脓肿反复发作者应切取脓腔壁做病理检查,排除其他病变。

5.术后处理

伤口覆盖消毒敷料后,应用宽胸带或乳罩将乳腺托起以减轻坠痛感,继续给予抗生素等抗感染治疗,控制感染至患者体温正常。术后第2天更换纱布敷料和引流物。若放置引流管可每天换药时用等渗温盐水冲洗脓腔。引流量逐渐减少,直到仅有少量分泌物时拔出引流物。术后可热敷或理疗促进炎症浸润块吸收。

6.注意

手术后伤口要及时换药,每1～2天更换1次敷料,保证有效引流,防止残留脓腔、经久不愈或切口闭合过早。创腔可用过氧化氢、生理盐水等冲洗,排出的脓液要送细菌培养,确定是何种细菌感染,指导临床用药。哺乳期应暂停吮吸哺乳,改用吸乳器时吸尽乳汁。如有漏乳或自愿断乳者,可口服乙蔗酚5 mg 每天3次,3～5天即可。对感染严重伴全身中毒症状者,应积极控制感染,给予全身支持疗法。

六、乳腺炎的预防

要防止乳头破裂,乳头破裂既容易乳汁淤积,又有可能因伤口而发生细菌感染。怀孕6个月以后,每天用毛巾蘸水擦洗乳头。不要让小儿养成含乳头睡眠的习惯。哺乳后,用水洗净乳头,用细软的布衬在乳头衣服之间,避免擦伤。要积极治疗乳头破裂,防止出现并发症。轻度乳头破裂仍可哺乳,但在哺乳后局部涂敷10％复方苯甲酸酊或10％鱼肝油铋剂,下次哺乳前清洗。重度乳头破裂,哺乳时疼痛剧烈,可用乳头罩间接哺乳或用吸奶器吸出后,用奶瓶哺食小儿。对乳头上的痂皮,不要强行撕去,可用植物油涂抹,待其变软,慢慢撕掉。防止乳汁淤积,产后应尽早哺乳。哺乳前热敷乳房以促进乳汁通畅。如果产妇感到乳房胀痛更要及时热敷,热敷后用手按捏乳房,提拔乳头。婴儿吸吮能力不足或婴儿食量小而乳汁分泌多者,要用吸奶器吸尽乳汁。宜常做自我按摩。产妇要养成自我按摩乳房的习惯。方法:一手用热毛巾托住乳房,另一手放在乳房的上侧,以顺时针方向转向按摩。如果乳房感到胀痛,或者乳房上有肿块时,手法可以重一些。

(柴善义)

第十一节　浆细胞性乳腺炎

浆细胞性乳腺炎不是细菌感染所致,而是导管内的脂肪性物质堆积、外溢,引起导管周围的化学性刺激和免疫性反应,导致大量浆细胞浸润,故本病称浆细胞性乳腺炎。本病反复发作,破溃后形成瘘管,可以继发细菌感染,长久不愈,所以说是一种特殊的乳腺炎症。

一、病因及病理

浆细胞性乳腺炎其发生与乳头发育不良有关,像乳头内翻、乳头分裂等。内翻的乳头成为藏污纳垢的地方,常有粉刺样东西,有时还会有异味。乳头畸形也必然造成乳腺导管的扭曲、变形,导管容易堵塞。导管内容物为脂性物质,侵蚀管壁造成外溢,引起化学性炎症,大量淋巴细胞、浆细胞反应,形成小的炎性包块。

病灶多在乳晕附近,局部红肿、疼痛,一般不发热。过几天可以自行消退,当劳累、感冒等造成抵抗力低下时再次发作,但一次比一次重,肿块逐渐变大、红肿,容易误认为是小脓肿,或用抗生素治疗,导致最后切开引流形成瘘管,难以愈合。有时红肿也可自行破溃,长久不愈。发生于中老年妇女的浆细胞性乳腺炎,多是导管扩张、导管壁退行性改变所致。病灶还可多处发生,形成多个瘘管,甚至彼此相通,乳房千疮百孔,很像乳腺结核。肿块如果离乳头较远,与皮肤发生粘连,很容易误诊为乳腺癌。

二、临床表现

浆细胞性乳腺炎发病突然,发展快。患者感乳房局部疼痛不适,并可触及肿块。肿块位于乳晕下或向某一象限伸展。肿块质硬、韧,表面呈结节样,边界欠清,与胸壁无粘连。有的乳房皮肤有水肿,可呈橘皮样改变,一般无发热等全身症状。乳头常有粉渣样物泌出,有臭味。少数患者伴乳头溢液,为血性或水样液体,还可伴患侧腋下淋巴结肿大。晚期肿块发生软化,形成脓肿。脓肿破溃后流出混有粉渣样的脓汁,并形成瘘管,创口反复发作形成瘢痕,使乳头内陷。浆细胞性乳腺炎的临床表现多种多样,有的患者仅仅表现为长期乳头溢液,或仅仅表现为乳头内陷,少数患者表现为局部肿块,持续达数年之久。

三、诊断

本病多发生于 30～40 岁的非哺乳期妇女,早期可有一侧或两侧乳头浆液性排液,患者感乳房局部疼痛不适,在乳头或乳晕下扪及边界不清的小结节,肿块质硬、韧,表面呈结节样,与胸壁无粘连,病变局部可有红、肿、痛等症状,一般无发热等全身症状。也有的患者乳头常有粉渣样物泌出,有臭味。少数患者伴有血性溢液。乳晕周围或乳腺实质内的包块可与皮肤粘连,致乳头回缩、局部水肿及腋淋巴结肿大等征象,易误诊为乳腺癌。本病逐渐发展,肿块破溃,形成瘘管,经久不愈。

四、辅助检查

(一)彩色 B 超检查

可探及乳晕区低回声肿块影,内部不均匀,无包膜,无恶性特征,导管呈囊状或串珠样扩张。

(二)X 线钼靶检查

显示乳晕区密度不均匀团块,其间夹杂有条状或蜂窝状、囊状透亮影,可出现粗颗粒圆形钙化,但有别于乳癌集束沙粒样钙化。

(三)CT 检查

炎症早期显示乳晕区皮肤增厚,主乳管区软组织阴影;后期病变周围有类圆形小结节且结节间有桥样连接,为浆细胞性乳腺炎的特有征象。

(四)纤维乳管内视镜检查

可见各级乳管扩张,管腔内充满棉絮样、网织状沉积物或黄金样炎性结晶体,部分病例可见合并有乳管内乳头状瘤。该检查可用于发现早期乳癌。

(五)细针穿刺细胞学、乳头溢液细胞学检查

可见坏死组织、炎性细胞、浆细胞、淋巴细胞、脓细胞等,但阳性率不高,缺乏特异性。

(六)术中快速冰冻切片和术后石蜡切片病理学检查

术中快速冰冻切片和术后石蜡切片病理学检查是诊断该病的可靠依据。

五、鉴别诊断

本病需要与以下疾病鉴别。

(一)乳腺增生症

乳腺增生是女性最常见的乳房疾病,其发病率占乳腺疾病的首位,其临床表现如下。

1.乳房疼痛

乳房疼痛常为胀痛或刺痛,可累及一侧或两侧乳房,以一侧偏重多见。疼痛严重者不可触碰,甚至影响日常生活及工作。疼痛可向同侧腋窝或肩背部放射,常于月经前数天出现或加重,行经后疼痛明显减轻或消失;疼痛亦可随情绪变化、劳累、天气变化而波动。这种与月经周期及情绪变化有关的疼痛是乳腺增生症临床表现的主要特点。

2.乳房肿块

肿块可发于单侧或双侧乳房内,单个或多个,一般好发于乳房外上象限。表现为大小不一的片状、结节状、条索状等,其中以片状为多见。边界不明显,质地中等或稍硬,与周围组织无粘连,常有触痛。大部分乳房肿块也有随月经周期而变化的特点,月经前肿块增大变硬,月经来潮后肿块缩小变软。

3.乳头溢液

少数患者可出现乳头溢液,为自发溢液,多为淡黄色或淡乳白色,也有少数患者经挤压乳头可见溢出溢液。如果出现血性或咖啡色溢液需要谨慎。

乳腺 B 超及 X 线钼靶检查对鉴别诊断有一定的帮助。穿刺活检或局部切取活检可确诊。

(二)乳腺纤维腺瘤

乳腺纤维腺瘤是乳腺疾病中最常见的良性肿瘤,可发生于青春期后的任何年龄,多为 20~30 岁。乳房肿块是本病的唯一症状,多为患者无意间摸到或体检才检查出来,一般不伴有疼痛感,亦不随月经周期而发生变化。好发于乳房的外上象限,腺瘤常为单发,亦有多发者,呈圆形或卵圆形,直径以 1~3 cm 者较为多见,偶可见巨大者。表面光滑,质地坚韧,边界清楚,与皮肤和周围组织无粘连,活动度大。腋下淋巴结无肿大。B 超及钼靶检查可发现边界清楚的包块,不伴有浸润现象,切除活检可确诊。

(三)乳腺癌

乳腺癌是女性排名第一的常见恶性肿瘤。乳房肿块是乳腺癌最常见的表现,其次是乳头溢液。乳头溢液多为良性改变,但对50 岁以上有单侧乳头溢液者应警惕发生乳癌的可能性。乳头凹陷、瘙痒、脱屑、糜烂、溃疡、结痂等湿疹样改变常为乳腺湿疹样癌(Paget 病)的临床表现。肿瘤侵犯皮肤的 Cooper 韧带,可形成酒窝征。肿瘤细胞堵塞皮下毛细淋巴管,造成皮肤水肿,而毛囊处凹陷形成橘皮征。当皮肤广泛受侵时,可在表皮形成多数坚硬小结节或小条索,甚至融合成片,如病变延伸至背部和对侧胸壁可限制呼吸,形成铠甲状癌。炎性乳腺癌会出现乳房明显增大,皮肤充血红肿、局部皮温增高。另外,晚期乳腺癌会出现皮肤破溃,形成癌性溃疡。本病还可有腋窝淋巴结肿大:同侧腋窝淋巴结可肿大,晚期乳腺癌可向对侧腋窝淋巴结转移引起肿大;另外,有些情况下还可触到同侧和/或对侧锁骨上肿大淋巴结。X 线钼靶检查:乳腺癌在 X 线片中病灶表现形式常见有较规则或类圆形肿块、不规则或模糊肿块、毛刺肿块、透亮环肿块四类。乳腺钼靶对于细小的钙化敏感度较高,能够早期发现一些特征性钙化(如簇状沙粒样钙化等)。乳腺B超检查:B超扫描能够鉴别乳腺的囊性与实性病变。乳腺癌 B 超扫描多表现为形态不规则、内部回声不均匀的低回声肿块,彩色超声检查可显示肿块内部及周边的血流信号。B超扫描可发现腋窝淋巴结肿大。动态增强核磁共振检查:核磁检查是软组织分辨率最高的影像检查手段,较 X 线和 B 超检查有很多优势,可以旋转或进行任意平面的切割,可以清晰显示微小肿瘤。肿瘤微血管分布数据可以提供更多肿瘤功能参数和治疗反应。

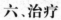

六、治疗

（一）非手术治疗

1.适应证

（1）年龄 30 岁以下或 55 岁以上者。

（2）红肿、疼痛明显的急性阶段患者。

（3）肿块不明显、病程短于 3 周者。

（4）暂不愿意接受手术治疗者。

2.非手术治疗方法

（1）抗感染治疗：因为本病不是细菌引起的，所以不必用抗生素，但患者有红肿、疼痛等炎症反应时，可予以有效抗生素如头孢类广谱抗生素静脉滴注，每天 2 次。

（2）局部理疗：用红外线乳腺治疗仪局部治疗，每天 2 次，每次 30 分钟。

（3）乳管冲洗：对于能找到乳管开口者（有条件者可在纤维乳管内视镜引导下），用地塞米松、α-糜蛋白酶、庆大霉素、甲硝唑等做乳管冲洗，2 天 1 次。

（4）中药治疗：如用金黄散加生理盐水调至糊状敷在红肿部位上，每天更换 2 次。一般情况下，治疗2～3 天即可见病情好转表现，炎症减轻，范围缩小，乳管疏通，肿块缩小，质地变软，可继续治疗直至痊愈。若治疗 7～10 天仍无明显好转，应采取手术治疗。对于肿块与肿瘤难于鉴别者，不宜采用局部理疗和按摩，以免发生肿瘤细胞扩散。

（二）手术治疗

应根据具体情况选择相应的手术方式。

1.乳腺小叶切除术

乳腺小叶切除术是治疗本病的主要术式，适用于肿块较大或超出乳晕区以外及反复发作者，应切除病变所累及的整个乳腺小叶。手术开始前，可从病灶远端向乳头方向轻轻按压肿块，观察乳头有无溢液，沿溢液的乳管口向管腔内缓慢、低压注入少量亚甲蓝，使病变乳腺小叶着色，便于完整切除又不伤及邻近正常腺叶组织。近端乳管应从乳头根部切断，以避免复发和未发现乳管内微小肿瘤残留。此外，切面如有小导管少量点状牙膏样脂性溢液不影响疾病的治愈，乳头内陷者可加行乳头成形术。

2.病灶局部楔形切除术

对于肿块较小、仅位于乳晕区深部的年轻患者，可行病变乳管、肿块、连同周围部分乳腺组织楔形切除。

3.乳房单纯切除术

肿块较大，累及多个乳腺小叶，或与皮肤广泛粘连，已有乳房形态改变，年龄较大者，在征得患者的同意后，可行乳房单纯切除术。

4.脓肿切开引流术

对于已经形成乳房脓肿者，可先行脓肿切开引流，待炎症完全消退后再行病变小叶切除术。

5.慢性窦道及瘘管切除术

对于久治不愈的慢性窦道及瘘管，应行窦道、瘘管及病变组织全部切除。应当注意的是，除急性乳房脓肿切开引流术外，施行其他任何手术，都必须常规进行术中快速冰冻切片和术后石蜡切片病理检查，以明确诊断，避免漏诊和误诊。

发作间期,即伤口愈合期是最佳手术时机,手术成功的关键是翻转乳晕,彻底清除病灶,清洁所有创面。手术的技术关键是保持外形的完美,必须做乳头内翻的整形术。

(1)手术步骤:①术前病灶定位;②麻醉后消毒、铺巾;③乳房下皱褶处做弧形切口或沿乳房外侧缘做纵向弧形切口;④切开皮肤和皮下组织,找到病灶部位;⑤从皮下脂肪组织开始,锐性游离病灶;⑥组织钳提起病灶,切除病变的乳腺组织,连同周围 0.5～1.0 cm 的正常组织一并切除;⑦创口仔细止血,残腔内无活动性出血,用 0 号丝线将乳腺残面对合,注意缝闭创腔底部,不留无效腔,尽可能避免局部出现凹陷,缝合皮下脂肪层和皮下组织,应使切口满意对合,覆盖敷料,绷带适当加压包扎伤口;⑧术后 8～10 天拆线。

(2)术后处理:①为防止伤口渗血,局部纱布加压包扎 24～48 小时;②病变组织切除后常规送病理检查,排除恶性病变;③创面较大、术后遗留残腔较大时可放置橡皮片引流,并注意缝闭创腔底部。

(柴善义)

第十二节　乳腺囊性增生症

乳腺囊性增生症是妇女常见的乳腺疾病。本病的特点是以乳腺小叶、小导管及末端导管高度扩张形成的囊肿,乳腺组成成分的增生,在结构、数量及组织形态上表现出异常。本病与单纯性乳腺增生相比较,乳腺增生与不典型增生共存,存在恶变的危险,应视为癌前病变。

一、病因

本病的发生与卵巢内分泌的刺激有关。早在 1930 年就有学者证明切除卵巢的家鼠注射雌激素后能产生乳腺囊性病。在人类中,雌激素不仅能刺激乳腺上皮增生,也能导致腺管扩张,形成囊肿。新近研究说明高催乳素血症是乳腺囊性增生症的重要原因,国外学者报道绝经后妇女患乳腺囊性增生症常是不恰当应用雌激素替代治疗的结果。

二、病理

(一)大体形态

一侧或双侧乳腺组织内有大小不等、软硬不均的囊性结节或肿块。囊肿大小不一,大囊肿直径可达5 cm,呈灰白色或蓝色,又称蓝色圆顶囊肿或蓝顶囊肿。小囊肿多见于大囊周围,直径仅2 mm,甚至肉眼见不到,只有在显微镜下可见。切开大囊肿可见囊肿内容物为清亮无色、浆液性或棕黄色液体,有时为血性液体。其中含有蛋白质、激素(催乳素、雌激素、雄激素、人绒毛膜促性腺激素、生长激素、卵泡刺激素、黄体化激素等)、糖类、矿物质及胆固醇。切面似蜂窝状,囊壁较厚,失去光泽,可有颗粒状或乳头状瘤样物向囊腔内突出。

(二)组织学形态

组织学形态可见 5 种不同的病变。

1.囊肿

末端导管和腺泡增生,小导管扩张和伸展,末端导管囊肿形成。末端导管上皮异常增殖,形成多层,从管壁向管腔作乳头状生长,占据管腔大部分,以致管腔受阻,分泌物潴留而扩张,而形成囊肿。一种囊肿为单纯性囊肿,只有囊性扩张,而无上皮增生;另一种为乳头状囊肿,囊肿上皮增生,呈乳头状。

2.乳管上皮增生

扩张的导管及囊肿内上皮呈不同程度的增生,轻者上皮层次增多,重者呈乳头状突起,或彼此相连,呈网状或筛状、实体状、腺样。若囊肿上皮增生活跃,常见不典型增生或间变,有可能发展为癌。

3.乳头状瘤病

乳头状瘤病即在乳头状囊肿的囊性扩张基础上,囊壁上皮细胞多处呈乳头状增生,形成乳头状瘤病。根据乳头状瘤病受累范围、乳头密度及上皮细胞增生程度,可把乳头状瘤病分为轻度、中度及重度,临床上有实用意义。

4.腺管型腺病

小叶导管或腺泡导管化生并增生,增生的上皮细胞呈实性团块,纤维组织有不同程度的增生,而导管扩张及囊肿形成不明显,称为腺病形成。

5.大汗腺样化生

囊肿壁被覆上皮化生呈高柱状,胞浆丰富,其中有嗜酸性颗粒,似大汗腺细胞。此种细胞的出现,常是良性标志。此外,囊壁、导管、腺泡周围纤维组织增生,并形成纤维条索,挤压周围导管,产生阻塞,导致分泌物潴留,再引起导管扭曲或扩张。标本切面呈黄白色,质韧,无包膜。切面有时可见散在的小囊,实际是扩张的小导管。囊壁光滑,内有黄绿色或棕褐色黏稠的液体,有时可见黄白色乳酪样物质自乳管口溢出。

（三）病理诊断标准

乳腺囊性增生症具以上5种病变,它们并不同时存在。其中乳头状瘤病、腺管型腺病和囊肿是主要病变。各种病变的出现率与组织取材的部位、取材量的多少有关。如果切片中能见到5种病变中的3种,或3种主要病变的2种,即可诊断。在5种病变中囊肿性乳管上皮增生、乳头状瘤病、腺管型腺病所致的不典型增生,易导致癌变。

三、临床表现

（一）乳腺肿块

乳腺内肿块常为主要症状,可发生于一侧乳腺,也可发生于两侧乳腺,但以左侧乳腺较为显著。肿块可单发,也可为多个,其形状不一,可为单一结节,亦可为多个结节状。单一结节常呈球形,边界不甚清楚,可自由推动,有囊性感。多个结节者常累及双乳或全乳,结节大小不等,囊肿活动往往受限,硬度中等且有韧性,其中较大的囊肿位于近表面时常可触及囊性感。有的尚呈条索状沿乳管分布,直径多在 0.5～3.0 cm。

根据肿块分布的范围可分为弥漫型（即肿块分布于整个乳腺内）、混合型（即几种不同形态的肿块,如片状、结节状、条索状、颗粒状散在于全乳）。

（二）乳腺疼痛

本病乳痛多不明显,且与月经周期的关系也不密切,偶有多种表现的疼痛,如隐痛、刺痛、胸背痛和上肢痛。有的患者常有一侧或两侧乳房胀痛,如针刺样,可累及肩部、上肢或胸背部。一般在月经来潮前明显,来潮后疼痛减轻或消失,临床经验提示有此变化者多为良性。肿块增大迅速且质地坚硬者提示恶变可能。

(三)乳头溢液

本病 5%～15% 的患者可有乳头溢液,多为自发性乳头排液。常为草黄色浆液、棕色浆液、浆液血性或血性溢液。如果溢液为浆液血性或血性,往往标志着有乳管内乳头状瘤。

四、诊断

乳腺胀痛,轻者如针刺样,可累及肩部、上肢或胸背部。检查时在乳腺内有散在的圆形结节,大小不等,质韧,有时有触痛。结节与周围组织界限不清,不与皮肤或胸肌粘连,有时表现为边界不清的增厚区。病灶位于乳腺的外上象限较多,也可累及整个乳房。有的患者仅表现为乳头有溢液,常为棕色、浆液性或血性液体。根据病史、临床症状及体征所见,一般能做出临床诊断。如诊断困难可结合辅助检查,协助诊断。

五、辅助检查

(一)肿物细针吸取细胞学检查

乳腺囊性增生症肿物多呈两侧性、多肿块性,各肿块病变的进展情况不一。采取多点细针吸取细胞学检查常能全面反映各肿块的病变情况或性质。特别疑为癌的病例,能提供早期诊断意见。最后确诊还应取决于病理活检。

(二)乳头溢液细胞学检查

少数患者有乳头溢液,肉眼所见多为浆液性、浆液血性。涂片镜检可见导管上皮泡沫细胞、红细胞、少许炎症细胞及脂肪蛋白质等无形物。

(三)钼靶 X 线摄影检查

钼靶 X 线片上显示病变部位呈现棉花团或毛玻璃状边缘模糊不清的密度增高影或见条索状结缔组织穿越其间伴有囊性时,可见不规则增强阴影中有圆形透亮阴影。乳腺囊性增生症肿块,须和乳腺癌的肿块鉴别,前者无血运增加、皮肤增厚和毛刺等恶性征象;若有钙化也多散在,不像乳腺癌那样密集。

(四)B 超检查

B 超诊断技术发展很快,诊断率不断提高。对本病检查时常显示增生部位呈不均匀低回声区和无肿块的回声囊肿区。

(五)近红外线乳腺扫描检查

本病在近红外线乳腺扫描屏幕上显示为散在点、片状灰影或条索状、云雾状灰影,血管增多、增粗,呈网状、树枝状等改变基础上常见蜂窝状不均匀透光区。

(六)磁共振成像(MRI)检查

典型的 MRI 图像表现为乳腺导管扩张,形态不规则,边界不清楚,扩张导管的信号强度在T1 加权像上低于正常腺体组织;病变局限于某一区,也可弥漫分布于整个区域或在整个乳腺。本病的 MRI 图像特点通常为对称性改变。

六、鉴别诊断

(一)乳痛症

乳痛症多见于 20～30 岁年轻妇女。大龄未婚或已婚未育发育差的小乳房,双侧乳腺周期性

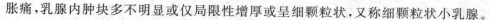

胀痛,乳腺内肿块多不明显或仅局限性增厚或呈细颗粒状,又称细颗粒状小乳腺。

(二)乳腺增生症

乳腺增生症多见于30～35岁女性。乳痛及肿块多随月经的变化呈周期性,肿块多呈结节状多个散在,大小较一致,无囊性感,一般无乳头溢液。

(三)乳腺纤维腺瘤

乳腺纤维腺瘤多见于青年女性,常为无痛性肿块,多为单发,少数为多发。肿块边界明显,移动良好无触痛,但有时乳腺囊性增生症可与纤维腺瘤并存,不易区别。

(四)乳腺导管内乳头状瘤

乳腺导管内乳头状瘤多见于中年女性。临床上常见乳头单孔溢液,肿块常位于乳晕部,压之有溢液。X线乳腺导管造影显示充盈缺损,常可确诊。

(五)乳腺癌

乳腺癌常见于中老年妇女,乳腺内常为单一无痛性肿块。肿块细针吸取细胞学检查,多能找到癌细胞。乳腺囊性增生症伴有不典型增生、癌变时,常不易区别,需病理活检确诊。

七、治疗

囊性增生症多数可用非手术治疗。

(一)药物治疗

1.中药治疗

对疼痛明显、增生弥漫者,可服中药治疗。疏肝理气、活血化瘀、软坚化结、调和冲任等方法可缓解疼痛。

2.激素治疗

中药治疗效果不佳,可考虑激素治疗。通过激素水平的调整,达到治疗的目的。常用的药物有黄体酮5～10 mg/d,月经来潮前5～10天服用;达那唑200～400 mg/d,服2～6个月;溴隐亭5 mg/d,疗程3个月;其中增生腺体病理检测雌激素受体阳性者,口服他莫昔芬(三苯氧胺)20 mg/d,2～3个月。激素疗法不宜长期应用,以免造成月经失调等不良反应。绝经前期疼痛明显时,可在月经来潮前服用甲睾酮,每次5 mg,每天3次,也可口服黄体酮,每天5～10 mg,在月经前7～10天服用。近来应用维生素E治疗也可缓解疼痛。

(二)手术治疗

1.手术目的

明确诊断,避免乳癌漏诊和延误诊断。

2.适应证

患者经过药物治疗后疗效不明显,肿块增多、增大、质地坚实者;肿物针吸细胞学检查见导管上皮细胞增生活跃,并有不典型增生者;年龄在40岁以上,有乳癌家族史者,宜选择手术治疗。

3.手术方案选择

根据病变范围大小,肿块多少采用不同的手术方法。

(1)单纯肿块切除:肿块类型属于癌高发家庭成员者,肿块直径<3 cm者,均可行包括部分正常组织在内的肿块切除。

(2)乳腺区段切除术:病变仅限于某局部,病理结果显示有上皮细胞高度增生、间变,年龄在40岁以上者,可行乳腺区段切除。

(3)经皮下乳腺单纯切除术:有高度上皮细胞增生,且家族中有同类病史,尤其是一级亲属有乳腺癌,年龄在45岁以上者,应行乳腺单纯切除术。

(4)乳腺根治术:35岁以下的不同类型的中等硬度的孤立肿块,长期治疗时好时坏,应行多点细针穿刺细胞学检查,阳性者应行乳腺癌根治术。阴性者可行肿块切除送病理,根据病理结果追加手术范围。

(5)乳腺腺叶区段切除术。

麻醉方法与体位:局部浸润麻醉或硬膜外麻醉,仰卧位,患侧肩胛下垫小枕,患侧上肢外展70°～80°,有利于显露病变部位。

手术切口:手术切口的长度取决于肿瘤的部位及体积大小。乳腺上半部多采用弧形切口;乳腺下半部多采用放射状切口;乳房下半部位置深的可在乳腺下皱襞做弧形切口;当肿块与皮肤有较紧的粘连时,须做梭形切口,切除粘连的皮肤。

手术步骤:①消毒、铺无菌巾。②切开皮肤、皮下组织,确定肿块的范围。③组织钳夹持、牵引肿块,用电刀或手术刀在距离病变两侧0.5～1.0 cm处梭形切除乳腺组织。④彻底止血,缝合乳腺创缘,避免残留无效腔;缝合皮下组织及皮肤切开,覆盖敷料,加压包扎伤口。

注意事项:①梭形切除乳腺组织时,必须防止切入病变组织内。②创缘避免遗留无效腔。③创口较大时可放置引流片引流。

(6)全乳房切除术。

麻醉方法和体位:采用硬膜外麻醉或全麻,取仰卧位,患侧肩胛下垫小枕,有利于乳腺肿块的暴露,患侧上肢外展80°,固定于壁板上。

手术切口:根治肿块的位置选择以乳头为中心的环绕乳头的梭形切口,可选用横向或斜向切口。横切口形成的瘢痕较纤细,适用于乳腺较大且下垂的患者,斜向切口有利于术后创口的引流。

手术步骤:①消毒,铺无菌巾。②确定切口。③切开皮肤、皮下组织。④提起皮瓣边缘,沿皮下组织深面潜行锐性游离皮瓣,直到乳房边缘。若为恶性肿瘤,则皮瓣不保留脂肪,游离范围上起第2或第3肋骨,下至第6或第7肋骨水平,内侧至胸骨缘,外侧达腋前线。⑤自上而下,由内而外,将整个乳房及周围脂肪组织自胸大肌筋膜表面切除。如为恶性肿瘤,应将乳房连同胸大肌筋膜一并切除。⑥创口止血,冲洗伤口,放置引流,按层缝合伤口,覆盖敷料。⑦加压包扎伤口。

注意事项:①术后2～3天,引流液减少至10 mL以下时拔引流管,再继续适当加压包扎。②隔天换药,术后8～10天拆线。③术后常规送病理检查。若为恶性肿瘤,则要行乳腺改良根治术,最迟不超过两周。

八、预防

乳腺囊性增生和乳腺癌的关系尚不明确,流行病学调查研究提示囊性增生症的患者以后发生乳腺癌的机会为正常人群的2～4倍。乳腺囊性增生症是癌前病变,在诊断和治疗后应给予严密的监测:每月1次的乳房自我检查;每年1次的乳腺X线摄影;每4～6个月1次的临床乳房检查等。对每个患者建立一套完整的随访监测计划,在临床实践中,努力探索更有价值的诊治技术,提高对癌前疾病恶性倾向的预测,以利早期发现乳腺癌。

（柴善义）

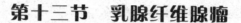

第十三节　乳腺纤维腺瘤

乳腺纤维腺瘤是乳腺疾病中最常见的良性肿瘤,可发生于青春期后的任何年龄,多在 20～30 岁。其发生与雌激素刺激有关,所以很少发生在月经来潮前或绝经期后的妇女,为乳腺良性肿瘤,少数可发生恶变。一般为单发,但有 15％～20％的病例可以多发。单侧或双侧均可发生。一般为圆形、卵圆形,大的可呈分叶状。初期如黄豆大小,生长比较缓慢,可以数年无变化,因为无明显不适,因此很少引起患者的注意。肿块在不知不觉中逐渐长大,还有患者由于怕羞不愿找医师检查,直到肿块长得较大时,才不得不去医院诊治,耽误诊治。

一、病因和病理

乳腺纤维腺瘤的病因及发病机制尚不十分清楚,但多数学者认为与以下因素有关。

(一)雌激素水平失衡

多数患者有雌激素水平相对或绝对升高,雌激素水平的过度刺激可导致乳腺导管上皮和间质成分异常增生形成肿瘤。

(二)局部乳腺组织对雌激素过度敏感

正常乳腺的各部组织对雌激素敏感性高低不一,敏感性高的组织易患病,不同妇女乳腺组织对雌激素刺激的敏感性不同,对雌激素刺激敏感的妇女患病概率大大增加。

(三)饮食及身体因素

高脂肪、高能量饮食、肥胖、肝功能障碍等使体内雌激素增多,进而刺激乳腺导管上皮及间质纤维组织增生引起本病。

(四)遗传倾向

该病提示有一定的遗传因素。

二、临床表现

乳腺纤维腺瘤最主要的临床表现就是乳房肿块,而且多数情况下,乳房肿块是本病的唯一症状。乳腺纤维腺瘤的肿块多为患者无意间摸到或查体检查出来,一般不伴有疼痛感,亦不随月经周期而发生变化。少部分病例乳腺纤维腺瘤同时伴有乳腺增生,此时则可有经前乳房胀痛不适等症状。乳腺纤维腺瘤在乳腺的各个象限均可发生,尤其好发于乳房的外上象限。腺瘤常为单发,也有多发者。腺瘤呈圆形或卵圆形,直径以 1～3 cm 者较为多见,偶可见巨大者表面光滑,质地坚韧,边界清楚,与皮肤和周围组织无粘连,活动度大。腋下淋巴结无肿大。腺瘤多无痛感,亦无触痛。通常生长缓慢,可以数年无变化,但在妊娠哺乳期可迅速增大,个别的可发生肉瘤样变。乳腺纤维腺瘤与乳腺癌的关系不大,其恶变的概率不大。

临床上见到的乳腺纤维瘤常有两种情况,一种是单纯的腺纤维瘤,另一种是乳腺增生伴发的腺纤维瘤。前者表面光滑,边缘清楚,质中等,活动度大,能在扪诊的手指下滑脱;后者则仅可触及部分露在增生乳腺组织外的光滑瘤体,边缘不清,有一定的自限性,其活动性则随增生组织的活动而活动。

根据临床表现乳腺纤维腺瘤可分为 3 型。

(一)普通型纤维腺瘤

本型最常见,瘤体直径常在 1～3 cm,生长缓慢。

(二)青春型纤维腺瘤

本型较少见,月经初潮前发生,肿瘤生长速度快,瘤体较大,可致皮肤紧张变薄,皮肤静脉怒张。

(三)巨纤维腺瘤

本型亦称分叶型纤维腺瘤,多见于 15～18 岁青春期及 40 岁以上绝经前妇女。瘤体常超过 7 cm,甚至可达 20 cm,形状常呈分叶状。

三、诊断

乳腺纤维腺瘤最主要的临床表现就是乳房肿块,而且多数情况下,乳房肿块是本病的唯一症状,多为患者无意间发现,一般不伴有疼痛感,亦不随月经周期而发生变化。少部分病例乳腺纤维腺瘤与乳腺增生症共同存在,此时则可有经前乳房胀痛,肿块好发于乳房的外上象限。腺瘤常为单发(75%单发),亦有多发者。腺瘤呈圆形或卵圆形,直径以 1～3 cm 者较为多见,亦有巨大者。乳腺纤维瘤表面光滑,质地坚韧,边界清楚,与皮肤和周围组织无粘连,活动度大,触之有滑动感,表面皮肤无改变;腋下淋巴结无肿大。腺瘤多无痛感,亦无触痛。肿瘤大小、性状一般不随月经周期而变化。肿块通常生长缓慢,可以数年无变化,但在妊娠哺乳期可迅速增大,个别的可于此时发生肉瘤变。对于诊断困难者,借助乳腺的特殊检查,常可明确诊断。

四、辅助检查

(一)超声检查

B 超检查能显示乳腺各层次软组织结构及肿块的形态、大小和密度。纤维腺瘤的瘤体多为圆形或椭圆形低回声区,边界清晰整齐,内部回声分布均匀,呈弱光点,后壁线完整,有侧方声影。肿瘤后方回声增强,如有钙化时,钙化点后方可出现声影。近年,使用彩色 Doppler 超声检测乳腺肿瘤的供血状况判断肿瘤的良、恶性,对诊断本病甚有帮助。

(二)乳腺钼靶 X 线摄片检查

乳腺内脂肪较丰富者,纤维腺瘤表现为边缘光滑、锐利的圆形阴影,密度均匀,有的在瘤体周围见一层薄的透亮晕。无血管增多现象。致密型乳腺中,由于肿瘤与乳腺组织密度相似,在 X 线显示不清。有的肿瘤发生钙化,可为片状或轮廓不规则的粗颗粒钙化灶,大小 1～25 mm 不等,与乳腺恶性肿瘤的细沙粒样钙化完全不同。

(三)细针穿刺细胞学检查

针感介于韧与脆之间,针吸细胞量常较多。导管上皮细胞分布多呈团片排列整齐,不重叠,如铺砖状,有较多双极裸核细胞。诊断符合率达 90%以上,少数胞核较大,有明显异形性,染色质粗糙,细胞大小不等,可被误诊为癌,造成假阳性,应特别留意。

(四)红外线扫描检查

肿瘤与周围乳腺组织透光度基本一致,或呈相对边缘锐利的灰色阴影,无周围血管改变的暗影。

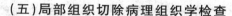

（五）局部组织切除病理组织学检查

1.大体标本

纤维腺瘤的巨体态极具特征，甚至肉眼下即可诊断。肿块大致呈圆形或椭圆形，直径一般为1～3 cm，但有时可达10 cm以上，巨大者多出现于青春期前后少女中。表面光滑、结节状，质韧、有弹性，边界清楚，有完整包膜，易于剥出。切面质地均匀，呈灰白或淡粉色。导管型（管内型）及分叶型纤维腺瘤的切面常呈黏液样，并有大小不等裂隙。围管型纤维腺瘤切面呈颗粒状。病程长的纤维腺瘤的间质呈编织状而致密，有时还可见钙化或骨化区。囊性增生型纤维腺瘤的切面可见小囊肿。

2.镜下特点

根据肿瘤中的纤维组织和腺管结构的互相关系，分为导管型（管内型）纤维腺瘤、围管型（管周型）纤维腺瘤、混合型纤维腺瘤、囊性增生型腺纤维瘤和分叶型腺纤维瘤（巨腺纤维瘤）5型。

五、鉴别诊断

（一）乳腺增生

两者均可摸到乳腺内肿块，单发或多发，质地韧。乳腺纤维腺瘤的肿块以单侧单发者较为多见，多呈圆形或卵圆形，边界清楚，活动度大，肿块无痛感及触痛，与月经周期无明显关系，发病年龄以30岁以下者多见。乳腺增生的肿块以双侧多发者较为常见，可呈结节状、片块状或串珠颗粒状，质地略韧，肿块常有触痛，可随月经周期而发生变化，月经前整个乳腺常有胀感，经后可缓解，发病年龄以30岁以上者多见。必要时可行有关辅助检查予以鉴别，如乳腺X线摄片，乳腺纤维腺瘤常可见到圆形或卵圆形密度均匀的阴影，其周围可见有圆环形的透明晕，据此可与乳腺增生症相鉴别。

（二）乳腺囊肿

两者均为无痛性的乳腺肿块，多为单侧单发，边界清楚，表面光滑。但乳腺纤维腺瘤的肿块质地较囊肿稍硬韧，活动度较囊肿为大，发病年龄以18～25岁最为多见；乳腺积乳囊肿的肿块有囊性感，活动度不似腺瘤那样大，且多发于妊娠哺乳期，乳腺单纯囊肿则除囊肿外尚有乳腺增生的临床特征。可行超声检查，超声检查对于囊性肿物和实性肿物的鉴别有很大的优势。

（三）乳腺癌

两者均可见到无痛性乳腺肿块，多为单发。乳腺纤维腺瘤的肿块呈圆形或卵圆形，质地韧实，表面光滑，边界清楚，活动度大。肿块生长缓慢，一般以1～3 cm大者较常见，超过5 cm者少见。同侧腋窝淋巴结无肿大，发病年龄以30岁以下者为多见。乳腺癌的乳腺肿块可呈圆形或卵圆形，亦可呈不规则形，质地较硬，肿块表面欠光滑，活动度差，易与皮肤及周围组织发生粘连。肿块可迅速生长，同侧腋窝淋巴结常有肿大。发病年龄多见于35岁以上者，尤以中老年妇女多见。乳腺X线摄片，纤维腺瘤可见圆形或卵圆形密度均匀的阴影及其周围的环行透明晕；而乳腺癌可见肿块影、细小钙化点、异常血管影及毛刺、皮肤有凹陷、乳头内陷等。必要时活组织病理检查可提供组织学证据进行鉴别。

六、治疗

乳腺纤维腺瘤虽属良性肿瘤，但极少数有恶变的可能性，而且这种恶变的危险性为累积性增加。故多数学者主张，一旦诊断，原则上均应手术切除。各类药物治疗，效果多不可靠。妊娠、哺乳期内分泌环境急骤变化时,有的乳腺纤维瘤会加速生长,故应早期切除。乳腺纤维瘤如完整切除,多可治愈。由于致病的内分泌环境持续存在,10%～25%的患者可同时多发,也可先后多发,不应将这种多发性倾向视为复发。

乳腺纤维腺瘤最有效的治疗方法就是手术,但并不是一发现腺瘤就需立即手术,而是应严格掌握手术时机及手术适应证:20 岁左右的未婚女性,如果腺瘤不大,约 1 cm,甚至更小,则不宜立即手术,因腺瘤体积过小,且活动度较大,手术时不容易找到;未婚的年轻女性,因小的腺瘤手术使乳房部皮肤留下了瘢痕,影响了美观;如果在观察过程中,乳腺纤维瘤不停地在缓慢增长,已长至 1.5 cm 左右,采用保守法治疗无效者,则宜考虑手术切除,以免腺瘤长得较大后,手术创伤较大,瘢痕亦较明显,而且如果继续长大也有发生恶变的可能;如果腺瘤刚发现时就较大,超过 2 cm,或患者年龄较大超过 35 岁,则主张一发现就立即手术,因为往往在妊娠哺乳期,由于体内雌性激素的大幅度增加,可能刺激腺瘤迅速增长,甚至可能诱发肉瘤变;如果乳腺纤维瘤为多发性的,可同时多个切除;除诊断为乳腺纤维瘤外,乳房有乳管内乳头状瘤、乳腺囊肿、乳腺小叶增生、乳腺脂肪瘤、寄生虫性囊肿,因性质未明确而怀疑乳腺纤维瘤时均可做切除术。

乳腺纤维瘤手术切除的禁忌证:乳房及其周围皮肤上有急性感染者暂不做手术;乳腺纤维瘤的诊断不明确时,可穿刺诊断,暂不立即手术;乳腺纤维瘤的疗效判定标准有变化时暂不手术。

(一)乳腺纤维腺瘤手术方法

1.乳房纤维瘤摘除术

乳房纤维瘤摘除术传统的方法是在瘤体表面做放射状切口,目的是避免损伤乳腺管,但势必会留有瘢痕。将传统的放射切口选择性地改良为乳晕切口,效果满意。

(1)传统手术切除:手术切口的设计应考虑美学与功能的需要。如需要哺乳者,应做以乳头为中心的放射状切口。若以后不需要哺乳者,可沿乳晕边缘行弧形切口。如是多发者可行乳腺下缘与胸壁交界处切口或沿乳晕切口。①在瘤体表面用亚甲蓝画一个瘤体大小的圆圈,然后由圆圈的中点至乳头用亚甲蓝画一直线,用细长针注射 0.5%利多卡因做局部浸润麻醉,始为乳晕部做半月形浸润麻醉,而后自乳晕部进针,沿亚甲蓝直线浸润麻醉至瘤体周围。②沿所画切口切开皮肤、皮下组织,分离浅筋膜,用血管钳或爱力斯夹住切口外侧筋膜,用血管钳沿乳腺组织表面分离至瘤体部位,爱力斯或缝线将瘤体牵引至直视下分离切除瘤体。③彻底止血,瘤体创面乳腺组织间断缝合数针。④皮内缝合或间断缝合乳晕切口。乳房表面用绷带适当加压包扎 24～48 小时,切除的肿块常规应做病理检查。⑤注意事项。手术时最好将整个肿瘤及其周围部分正常乳腺组织一并切除,在被切除的肿瘤以外的乳腺内,或对侧乳腺内术后再发生同样的肿瘤,不应认为复发,严格地说应为多发倾向。在原位又重新出现此种肿瘤者为复发,反复复发应警惕叶状肿瘤的可能。这种术式会在乳腺上留下瘢痕,影响美观,对于乳腺多个象限内的多个肿物不能完全切除。

(2)微创手术切除:是在腋下或乳晕等隐蔽的地方戳孔(约3 mm),在超声或钼靶引导下应用旋切针将肿物旋切出来,痛苦小,术后只留下一个 3 mm 左右大小的印痕,恢复快,不需住院,不用拆线。而且可以通过一个切口一次性同时切除多个肿瘤,多发肿物或临床触摸不到的微小肿物的患者特别适合采用这种手术。微创旋切的技术优势还体现在对于性质不明的肿块可以在B 超定位下进行活检和病理检查,对 3 mm 微小的肿瘤也可精确切除,这对于乳腺癌的早期诊断和治疗无疑也是一种非常好的方法。缺点是费用高,对于接近乳头、皮肤、乳腺边缘的肿物无法保证完全切除,易有残留等。

2.多发性乳腺纤维腺瘤的处理

多发性乳腺纤维腺瘤是指乳房部有 2 个以上的纤维腺瘤者,其发生的比例约为 15%。因为多发的乳腺纤维腺瘤可相互临近而彼此融合,亦可散布于一侧或两侧的多个部位,手术全部切除有一定的困难,所以对于那些腺瘤体积不太大的多发腺瘤,临床可予以观察,腺瘤体积有所缩小,继续观察;如肿物继续生长,体积较大,超过 2 cm 的腺瘤,则可考虑将其切除。切除时如果附近尚有 1 cm 左右的纤维腺瘤亦可一并切除,而距离较远且腺瘤体积较小者,则可以继续对其进行观察。由于多发性乳腺纤维腺瘤切除后,有些仍可于原部位再发,或于其他部位继续有新发的纤维腺瘤出现,因此,可在腺瘤手术切除后,即服用一段时间的中药,防止其再发。

(二)中医辨证治疗

中医称乳腺纤维瘤为乳核。多因情志内伤,肝气郁结,或忧思伤脾,运化失司,痰失内生;或冲妊失调,气滞血瘀痰凝,积聚乳腺而成。乳腺纤维瘤属于中医"乳癖"范畴,其主要病因多为情志内伤,多虑善感、肝气郁结、气滞痰凝或忧思伤脾、运化失职、痰浊积聚,导致气血、痰浊凝聚而成。现代医学认为本病的发生与内分泌激素水平失调有关,是雌激素相对或绝对升高引起,因此治疗本病应根据患者不同症状表现,以疏肝解郁,活血化痰,从根本上调整机体内分泌系统。

辨证论治:肝气郁结,肿块小,发展缓慢,不红、不热、不痛,推之可移,可有乳腺不适,胸闷叹气。舌苔薄白,脉弦。

药用:复方夏枯草膏、小金丹、乳结散。

用药注意事项:诊断明确的小纤维瘤可服药治疗,2 月无效者可行手术切除;较大的或妊娠前的纤维瘤应行手术切除。

疗效标准如下。

痊愈:乳房肿块消散,乳房疼痛消失。

显效:乳房肿块缩小 1/2,乳房疼痛消失。

有效:乳房肿块缩小不足 1/2,乳房疼痛减轻。

无效:肿块无缩小或增长,疼痛未缓解。

(三)其他治疗

还有激素疗法等病因治疗。

七、预防

(1)保持良好的心态和健康的生活节奏,克服不良的饮食习惯和嗜好,有规律的工作、生活是预防乳腺疾病发生的有效方法。

(2)少穿束胸或紧身衣,合理使用文胸。型号合适的文胸对乳房健康很重要,最好能选用柔软、透气、吸水性强的棉制文胸。平时能不戴文胸时尽量不戴,不要戴文胸睡觉。

(3)慎用含雌激素类药物和保健品,慎用丰胸产品。

(4)洗澡时避免长时间用热水刺激乳房,更不要在热水中长时间浸泡,洗澡时的水温以 37 ℃ 左右为宜。规律的性生活能促进乳房的血液循环、性激素分泌的增加,有利于女性乳房的健康。

(5)保持适量的运动。运动不仅有助于乳房健美,还能降低乳腺疾病的发病率。

(6)每月进行乳房自检,每年进行专业检查。一般月经后的 1 周到两周是检查的最佳时期。如果发现乳房有肿块、乳房局部皮肤或乳头凹陷、腋窝淋巴结肿大,一定要及时就诊。

(张 波)

第十四节 乳 腺 癌

乳腺癌是女性常见的恶性肿瘤之一,发病率位居女性恶性肿瘤的首位。发病原因不明,雌激素为主的内分泌激素与乳腺癌的发病密切相关。目前,通过采用综合治疗手段,乳腺癌已成为疗效较好的实体肿瘤之一。

一、病因

乳腺癌的病因尚不清楚。乳腺是多种内分泌激素的靶器官,如雌激素、孕激素及催乳素等,其中雌酮及雌二醇对乳腺癌的发病有直接关系。20 岁前本病少见,20 岁以后发病率迅速上升,45~50 岁较高,绝经后发病率继续上升,可能与年老者雌酮含量提高相关。月经初潮年龄早、绝经年龄晚、不孕及初次足月产的年龄与乳腺癌发病均有关。一级亲属中有乳腺癌病史者,发病危险性是普通人群的 2~3 倍。乳腺良性疾病与乳腺癌的关系尚有争论,多数认为乳腺小叶有上皮高度增生或不典型增生者可能与乳腺癌发病有关。另外,营养过剩、肥胖、脂肪饮食,可加强或延长雌激素对乳腺上皮细胞的刺激,从而增加发病机会。北美、北欧地区乳腺癌发病率约为亚、非、拉美地区的 4 倍,而低发地区居民移居至高发地区后,第二、三代移民的乳腺癌发病率逐渐升高,提示环境因素及生活方式与乳腺癌的发病有一定关系。

二、病理类型

乳腺癌有多种分型方法,目前国内多采用以下病理分型。

(1)非浸润性癌:包括导管内癌(癌细胞未突破导管壁基膜)、小叶原位癌(癌细胞未突破末梢乳管或腺泡基膜)及乳头湿疹样乳腺癌。此型属早期,预后较好。

(2)早期浸润性癌:早期浸润是指癌的浸润成分<10%。包括早期浸润性导管癌(癌细胞突破管壁基膜开始向间质浸润)、早期浸润性小叶癌(癌细胞突破末梢乳管或腺泡基膜开始向间质浸润,但仍局限于小叶内)。此型仍属早期,预后较好。

(3)浸润性特殊癌:包括乳头状癌、髓样癌(伴大量淋巴细胞浸润)、小管癌(高分化腺癌)、腺样囊性癌、黏液腺癌、大汗腺样癌、鳞状细胞癌等。此型分化一般较高,预后尚好。

(4)浸润性非特殊癌:包括浸润性小叶癌、浸润性导管癌、硬癌、髓样癌(无大量淋巴细胞浸润)、单纯癌、腺癌等。此型一般分化低,预后较上述类型差,且是乳腺癌中最常见的类型,占80%,但判断预后尚需结合疾病分期等因素。

(5)其他罕见癌。

三、转移途径

(一)局部扩展

癌细胞沿导管或筋膜间隙蔓延,继而侵及 Cooper 韧带和皮肤。

(二)淋巴转移

主要途径:①癌细胞经胸大肌外侧缘淋巴管侵入同侧腋窝淋巴结,然后侵入锁骨下淋巴结以至锁骨上淋巴结,进而可经胸导管(左)或右淋巴管侵入静脉血流而向远处转移;②癌细胞向内侧淋巴管,沿着乳内血管的肋间穿支引流到胸骨旁淋巴结,继而达到锁骨上淋巴结,并可通过同样途径侵入血流。一般途径①为多数,根据我国各地乳腺癌扩大根治术后病理检查结果,腋窝淋巴结转移约 60%,胸骨旁淋巴结转移率为 20%~30%。后者原发灶大多数在乳房内侧和中央区。癌细胞也可通过逆行途径转移到对侧腋窝或腹股沟淋巴结。

(三)血运转移

以往认为血运转移多发生在晚期、这一概念已被否定,因为现在一致认为乳腺癌是一个全身性疾病。研究发现有些早期乳腺癌已有血运转移。癌细胞可经淋巴途径进入静脉,也可直接侵入血循环而致远处转移。最常见的远处转移依次为肺、骨、肝。

四、临床表现

早期乳腺癌不具备典型症状和体征,不易引起患者重视,常通过体检或乳腺癌筛查发现。

(一)临床症状、体征

1.乳腺肿块

80%的乳腺癌患者以乳腺肿块首诊。患者常无意中发现肿块,多为单发,质硬,边缘不规则,表面欠光滑。大多数乳腺癌为无痛性肿块,仅少数伴有不同程度的隐痛或刺痛。

2.乳头溢液

非妊娠期从乳头流出血液、浆液、乳汁、脓液,或停止哺乳半年以上仍有乳汁流出者,称为乳头溢液。引起乳头溢液的原因很多,常见的疾病有导管内乳头状瘤、乳腺增生、乳腺导管扩张症和乳腺癌。单侧单孔的血性溢液应进一步检查,若伴有乳腺肿块更应重视。

3.皮肤改变

乳腺癌引起皮肤改变可出现多种体征,最常见的是肿瘤侵犯 Cooper 韧带后与皮肤粘连,出现酒窝征。若癌细胞阻塞了淋巴管,则会出现橘皮样改变。乳腺癌晚期,癌细胞沿淋巴管、腺管或纤维组织浸润到皮内并生长,形成皮肤卫星结节。

4.乳头、乳晕异常

肿瘤位于或接近乳头深部,可引起乳头回缩。肿瘤距乳头较远,乳腺内的大导管受到侵犯而短缩时,也可引起乳头回缩或抬高。乳头湿疹样癌,即乳头 Paget 病,表现为乳头皮肤瘙痒、糜烂、破溃、结痂、脱屑,伴灼痛,至乳头回缩。

5.腋窝淋巴结肿大

隐匿性乳腺癌乳腺体检摸不到肿块,常以腋窝淋巴结肿大为首发症状。医院收治的乳腺癌患者 1/3 以上有腋窝淋巴结转移。初期可出现同侧腋窝淋巴结肿大,肿大的淋巴结质硬、散在、可推动。随着病情发展,淋巴结逐渐融合,并与皮肤和周围组织粘连、固定。晚期可在锁骨上和对侧腋窝摸到转移的淋巴结。

(二)乳腺触诊

(1)方法:遵循先视诊后触诊,先健侧后患侧的原则。触诊时应采用手指指腹侧,按一定顺序,不遗漏乳头、乳晕区及腋窝部位,可双手结合。

(2)大多数乳腺癌触诊时可以触到肿块,查体时应重视乳腺局部腺体增厚变硬、乳头糜烂、乳头溢液,以及乳头轻度回缩、乳房皮肤轻度凹陷等,必要时可活检行细胞学诊断。

五、诊断

详细询问病史及临床检查后,大多数乳房肿块可得出诊断。但乳腺组织在不同年龄及月经周期中可出现多种变化,因而应注意查体方法及检查时距月经期的时间。乳腺有明确的肿块时诊断一般不困难,但不能忽视一些早期乳腺癌的体征,如局部乳腺腺体增厚、乳头溢液、乳头糜烂、局部皮肤内陷等,以及对有高危因素的妇女,可应用一些辅助检查。诊断时应与下列疾病鉴别。

(一)纤维腺瘤

常见于青年妇女,肿瘤大多为圆形或椭圆形,边界清楚,活动度大,发展缓慢,一般易于诊断。但 40 岁以后的妇女不要轻易诊断为纤维腺瘤,必须排除恶性肿瘤的可能。

(二)乳腺囊性增生症

多见于中年妇女,特点是乳房胀痛、肿块可呈周期性,与月经周期有关。肿块或局部乳腺增厚与周围乳腺组织分界不明显。可观察一至数个月经周期,若月经来潮后肿块缩小、变软,则可继续观察,如无明显消退,可考虑作手术切除及活检。

(三)浆细胞性乳腺炎

浆细胞性乳腺炎是乳腺组织的无菌性炎症,炎性细胞中以浆细胞为主。临床上 60% 呈急性炎症表现,肿块大时皮肤可呈橘皮样改变。40% 的患者开始即为慢性炎症,表现为乳晕旁肿块,边界不清,可有皮肤粘连和乳头凹陷。急性期应予抗感染治疗,炎症消退后若肿块仍存在,则需手术切除,作包括周围部分正常乳腺组织的肿块切除术。

(四)乳腺结核

乳腺结核是由结核杆菌所致乳腺组织的慢性炎症。好发于中、青年女性。病程较长,发展较缓慢。局部表现为乳房内肿块,肿块质硬偏韧,部分区域可有囊性感。肿块境界有时不清楚,活动度可受限,可有疼痛,但无周期性。治疗包括全身治疗及局部治疗,可作包括周围正常乳腺组织在内的乳腺区段切除。

六、临床分期

由于分期是依据疾病的严重程度,所以肿瘤的分期是最重要的预后指标之一。美国癌症委员会和癌症国际联合中心已制订了一个统一的乳癌分类系统:TNM 分期系统。在一个原位及浸润混合性病灶,肿瘤的大小取决于浸润成分的大小。微浸润乳腺癌指的是浸润成分 < 2 mm。小浸润乳癌通常指 < 1 cm 的病灶(T_{1a}、T_{1b}),而早期乳腺癌指的是 Ⅰ 和 Ⅱ 期的病灶。生存率与分期呈负相关:Ⅰ 期乳腺癌 5 年生存率大约为 90%,而 Ⅳ 期患者诊断后很少能活过 5 年。

(一)TNM 分期系统

1.原发灶(T)

T_X:原发灶无法评价。

T_0:无原发灶。

T_{is}:原位癌:导管内癌,小叶原位癌,或未发现肿块的 Paget 病。

T_1:肿瘤最大径 ≤ 2.0 cm。

$T_{1 mic}$:最大径 ≤ 0.1 cm 的微浸润。

T_{1a}:肿瘤最大径 > 0.1 cm,但 ≤ 0.5 cm。

T_{1b}:肿瘤最大径 > 0.5 cm,但 ≤ 1.0 cm。

T_{1c}:肿瘤最大径＞1.0 cm,但≤2.0 cm。

T_2:肿瘤最大径＞2.0 cm,但≤5.0 cm。

T_3:肿瘤最大径＞5.0 cm。

T_4:肿瘤大小不计,直接侵犯(a)胸壁或(b)皮肤,如下。

T_{4a}:侵犯胸壁。

T_{4b}:水肿(包括橘皮样改变)或乳腺皮肤溃疡或限于同侧乳腺的卫星结节。

T_{4c}:两者都有(T_{4a}和T_{4b})。

T_{4d}:炎性乳癌。

2.区域淋巴结(N)

N_X:区域淋巴结无法评价(如已切除)。

N_0:无区域淋巴结转移。

N_1:同侧腋窝淋巴结转移但可推动。

N_2:同侧腋窝淋巴结转移,彼此或与其他结构固定。

N_3:对侧乳腺淋巴结转移。

3.病理分类(PN)

PN_X:区域淋巴结无法评价(如已切除或未切取供病理分析)。

PN_0:无区域淋巴结转移。

PN_1:同侧腋窝淋巴结转移,但可推动。

PN_{1a}:仅有微转移(≤0.2 cm)。

PN_{1b}:任何超过 0.2 cm 的淋巴结转移。

$PN_{1b\,I}$:1～3 个淋巴结转移,最大径＞0.2 cm、但≤2.0 cm。

$PN_{1b\,II}$:＞4 个淋巴结转移,最大径＞0.2 cm、但＜2.0 cm。

$PN_{1b\,III}$:肿瘤扩散超出淋巴结包膜,最大径＜2.0 cm。

$PN_{1b\,IV}$:有淋巴结转移,最大径≥2.0 cm。

PN_2:同侧腋窝淋巴结转移,彼此或与其他结构固定。

PN_3:同侧内乳淋巴结转移。

4.远处转移(M)

M_X:远处转移无法评价。

M_0:无远处转移。

M_1:有远处转移(包括同侧锁骨上淋巴结转移)。

(二)临床分期

0 期:$T_{is}N_0M_0$。

Ⅰ期:$T_1N_0M_0$。

ⅡA 期:$T_0N_1M_0$,$T_1^②N_1^③M_0$,$T_2N_0M_0$。

ⅡB 期:$T_2N_1M_0$,$T_3N_0M_0$。

ⅢA 期:$T_0N_2M_0$,$T_1^②N_2M_0$,$T_2N_2M_0$,$T_3N_1M_0$,$T_3N_2M_0$。

ⅢB 期:T_4任何 NM_0,任何 TN_3M_0。

Ⅳ期:任何 T 任何 NM_1。

注:①有肿块的 Paget's 病分类根据肿瘤大小。②包括 $T_{1\,mic}$。③N_{1a}患者预后同 PN_0患者。

以上分期以临床检查为依据,实际上并不精确,还应结合术后病理检查结果进行校正。

七、预防

乳腺癌病因尚不清楚,目前尚难以提出确切的病因学预防(一级预防)。但重视乳腺癌的早期发现(二级预防),经普查检出病例,将提高乳腺癌的生存率。不过乳腺癌普查是一项复杂的工作,要有周密的设计、实施计划及随访,才能收到效果。目前一般认为乳房钼靶摄片是最有效的检出方法。

八、治疗

乳腺癌是一种全身性疾病,其治疗原则是采取以手术为主的局部治疗和全身治疗相结合的综合治疗,局部治疗包括手术和放射等治疗,全身治疗主要是化疗、内分泌治疗和生物治疗。

(一)手术治疗

外科手术是乳腺癌的主要治疗手段。1894 年 Halsted 建立了经典乳腺癌根治术(称为 Halsted 或 Halsted-Meyer 乳腺癌根治性),给乳腺癌和其他肿瘤的治疗带来了一场革命。但随着对乳腺癌认识的深入,以及早期诊断和辅助治疗技术的提高,该术式现已少用。乳腺癌根治切除的手术方式较多,对不能根治的晚期乳腺癌也可行姑息性手术,以改善患者的生活质量。

1.保留乳房手术

保留乳房手术即对病灶较小的乳腺癌行局部扩大切除,保留大部分乳房,是否行腋窝清扫视腋窝转移情况而定。该术式已成为西方发达国家的主要手术方式,国内应用也越来越多。主要适应证为单个肿瘤、最大径≤3 cm、腋窝淋巴结转移少或无转移,且残留乳房无其他病变。如肿瘤距乳晕边缘距离≥2 cm,可保留乳头乳晕;位于乳头乳晕区的乳腺癌,如病灶小,也可行中央区局部扩大切除,保留剩余乳房。对肿瘤直径>3 cm 者,经术前化疗缩小后也可考虑保留乳房。循证医学证明,如手术指征选择恰当,切缘距肿瘤边缘 1 cm 以上,保留乳房手术能获得与改良根治术相同的疗效,但术中必须对所有切缘进行病检以保证无癌残留,且术后需行全乳放疗。

2.单纯乳房切除术

单纯乳房切除术又名全乳切除术,即只切除整个乳房而不行腋窝清扫。适用于前哨淋巴结活检(SNB)无转移者、年老体弱不能耐受根治手术者及晚期乳腺癌姑息性切除。

前哨淋巴结(SLN/SN)是指最先接受原发肿瘤的淋巴引流并最早发生癌转移的特定区域淋巴结。前哨淋巴结无转移时,其所在的区域淋巴结一般无转移。因此,通过行腋窝前哨淋巴结活检可以判断腋窝淋巴结有无转移,进而确定腋窝清扫是否必要。如前哨淋巴结阴性,通常不必清扫腋窝,反之应行腋窝清扫。临床上,一般采用染料法和核素示踪法结合显示前哨淋巴结,其准确性在 95% 以上,假阴性率<5%。

3.乳腺癌改良根治术

乳腺癌改良根治术也称简化根治术,是指在全乳切除的同时行腋窝清扫,其与乳腺癌根治术的不同之处在于保留胸大小肌。又分两种术式:一种是胸大、小肌均保留(Auchincloss 手术),另一种是保留胸大肌,切除胸小肌(Patey 手术)。适用于胸大肌无侵犯的乳腺癌。随着保留乳房手术的兴起,该术式逐渐减少。

4.Halsted 乳腺癌根治术

手术切除整个乳房,胸大、小肌,腋窝和锁骨下淋巴结。切除范围上至锁骨下,下到肋缘,外至背阔肌前缘,内达骨旁。根据病变的部位可选择纵或横梭形切口。该手术适用于肿瘤较大、已侵犯胸大肌或腋窝、锁骨下淋巴结转移较多的乳腺癌患者。

5.乳腺癌扩大根治术

在乳腺癌根治术的同时切除 2、3、4 肋软骨,清扫内乳淋巴结即为扩大根治术。适用于有内乳淋巴结转移的乳腺癌患者。根据是否切除局部胸膜又分为胸膜外扩大根治术(Margotini 手术)和胸膜内扩大根治术(Urban 手术),前者不切胸膜,不进胸腔,创伤相对要小,故应用多于后者。

乳腺癌的手术方式还有保留胸大小肌同时清扫内乳淋巴结的改良扩大根治术、皮下乳腺切除及腔镜乳腺癌手术等。手术完毕应找出切除的全部淋巴结,按部位分别送病检,以便确定淋巴结转移状况和分期,合理制订治疗计划。

(二)化疗

乳腺癌是对化疗敏感的肿瘤之一,因此,化疗是乳腺癌的重要治疗手段。一般认为,除原位癌、微浸润癌及部分低危的乳腺癌外,年龄在 70 岁以下的浸润性乳腺癌术后都应化疗。在用药上,主张联合或序贯给药,其效果较单一药物好。

对乳腺癌疗效较好的常用化疗药物:环磷酰胺、氟尿嘧啶、甲氨蝶呤、表柔比星或多柔比星、紫杉醇和多希紫杉醇、吉西他滨、长春瑞滨、卡培他滨等。常用的化疗方案:环磷酰胺＋甲氨蝶呤＋氟尿嘧啶(CMF)、氟尿嘧啶＋表柔比星＋环磷酰胺(FEC)、紫杉醇或多希紫杉醇＋表柔比星(TE)或再加环磷酰胺(TEC)等,一般每 3 周为 1 个周期,对体质较好的高危患者也可采用剂量或强度密度化疗,通常连用 6 个周期。化疗期间应经常检查肝功能和白细胞计数。如白细胞计数低于正常,可注射粒细胞刺激因子,白细胞严重减少时应停药。

对局部晚期乳腺癌及具备其他保留乳房的条件但肿瘤偏大的患者,可采用新辅助化疗,即在术前先予化疗数个周期,待肿瘤缩小和分期下降后进行手术,术后再行化疗。新辅助化疗可增加保留乳房的概率,变不可手术为可手术,或使难切除的肿瘤变得容易切除,并可减少术后复发。

(三)放疗

主要用于手术后辅助治疗及晚期患者的转移灶放疗。术后辅助放疗一般在全部化疗结束后进行,其指征有:原发病变≥5 cm;有局部皮肤或深部肌肉浸润;手术证实腋窝淋巴结转移≥4 个或超过切除淋巴结数的一半;锁骨下或内乳淋巴结转移;保留乳房手术后等。对早期乳癌确无淋巴转移的患者,不必常规进行放疗,以免对人体造成损害。

(四)内分泌治疗

内分泌治疗又称激素治疗。50%～70%的乳腺癌属激素依赖性肿瘤,雌激素可刺激其生长和增殖。内分泌治疗的机制在于减少雌激素的来源、阻断雌激素受体,对抗雌激素对乳腺癌的促生长作用,其特点是不良反应较轻,疗效较持久,但起效慢。内分泌治疗适用于雌激素受体(ER)或孕激素受体(PR)阳性的乳腺癌患者,术后内分泌治疗一般在全部放、化疗结束后开始,常规使用 5 年,如出现复发等耐药现象,应及时换药。在绝经前,女性体内的雌激素主要来自卵巢的分泌,绝经后,卵巢功能消退,雌激素主要来源于肾上腺皮质分泌的雄激素转化而来,在转化过程中需要芳香酶的参与。据此,内分泌治疗可采用不同的方法。卵巢去势适用于绝经前 ER 阳性的乳腺癌,对骨、肺转移效果较好,对肝、脑转移效果差,现已少用。也可用深部 X 线照射毁坏卵巢,达到去势的效果,但起效慢,6～8 周后才见效。促黄体生成激素释放激素(LHRH)类似物(如诺雷德)能抑制垂体前叶促性腺激素的分泌,从而达到卵巢抑制的效果,称为药物性去势,适用于绝经前 ER 阳性或 PR 阳性的患者。抗雌激素治疗是利用选择性雌激素受体调节剂(SERM)或拮抗剂竞争性结合雌激素受体,从而阻断雌激素与受体结合发挥作用,适用于绝经前或绝经后 ER 阳性或 PR 阳性者,最常用的药物是他莫昔芬(三苯氧胺),一般 10~20 mg,2 次/天。芳香酶(环氧化酶)抑制剂(AI)如来曲唑和阿那曲唑能抑制芳香酶活性,从而阻断雄激素转化为雌激素,减少雌激素的来源,适用于绝经后 ER 阳性或 PR 阳性者;芳香酶抑制剂也可同 LHRH 类似物联合用于绝经前 ER 阳性或 PR 阳性者。孕激素和雄激素用于晚期乳腺癌的治疗,可以改善患者的骨转移性疼痛和恶病质,对 ER 阳性者更有效。

(五)生物治疗

Her2 是表皮生长因子家族的成员,有近 40% 的乳腺癌呈 Her2 强阳性,Her2 强阳性提示预后较差。赫赛汀是抗 Her2 的人源化单克隆抗体,与 Her2 结合后可抑制乳腺癌的增生。

(六)核素治疗

用于晚期乳腺癌骨转移,能抑制肿瘤生长,缓解疼痛,可与双磷酸盐结合使用。

九、预后

乳腺癌的预后与患者年龄、肿瘤大小、淋巴结转移情况、组织学类型、病理分级和 ER、PR 状况有关,ER、PR 阳性对内分泌治疗有效,预后相对较好。其他可能有意义的预后指标包括 Her2、p53、肿瘤血管侵犯和血管生成等。早期乳腺癌手术后 5 年生存率可达 90% 以上,因此,早期发现对乳腺癌的预后有重要意义。

(张卫卫)

第十五节　乳腺癌保乳手术

20 世纪 80 年代世界各大癌症中心达成共识,保乳手术加放疗可以取得与切除乳房手术同样的疗效,保乳治疗可作为早期乳腺癌治疗的手段之一。美国外科医师协会、放疗医师协会、病理医师协会及肿瘤外科协会就保乳治疗提出了规范化实施意见。国际上较权威的 NIH、NCCN、St.Gallen 对乳腺癌的保乳治疗提出了指导性建议。日本乳腺癌学会 1999 年公布了"保乳疗法指南",对其定义、适应证、治疗方法、病理诊断、评价及放疗技术,进行了详尽的阐述。中国保乳治疗缺乏多中心研究,十家三甲医院承担的国家"十五"早期乳腺癌规范化保乳综合治疗的临床研究课题启动之前(2001 年 11 月),基本上是以医院为单位,缺少共识和统一标准,样本量小。乳腺癌保乳手术在欧美国家已超过全部乳腺癌手术的 50%,中国目前还仅在少数医院开展,但呈现出明显的上升趋势,预计保乳治疗必将成为我国早期乳腺癌的主要治疗模式。目前我国绝大多数医院是以保留胸肌的改良根治术为主。单纯乳房切除术也占一定比例。Halsted 传统根治术创伤大,并发症多,随机对照试验显示较改良根治术未提高患者生存率,目前多数医院已放弃。遵照卫健委办公厅发布的《乳腺癌诊疗规范(2011 年版)》和乳腺癌临床路径,现就乳腺癌保乳手术、改良根治手术、乳房单纯切除术做一简单介绍,Halsted 手术尽管国内尚有少数医院沿用,但本书不做推荐。

一、中国乳腺癌保乳手术概况

中国乳腺癌保乳手术始于 20 世纪 50 年代,中国医学科学院肿瘤医院从 1958 年就开始为个别患者实施保乳手术加术后放疗,当时并不是出于临床研究目的,而是针对临床上年迈体弱或合并其他慢性疾病,不能耐受 Halsted 手术及其麻醉而采取的治疗选择。中国自 20 世纪 80 年代中期,少数医院开始选择部分Ⅰ、Ⅱ期乳腺癌实施保乳手术加根治性放疗的研究;90 年代以后我国一些医院对保乳手术的适应证、切口设计、腋窝淋巴结的清扫范围及术后放疗进行了研究,形成了初步共识,下面仅据文献报告举例说明:中国医学科学院肿瘤医院 1985 年 1 月至 2001 年 12 月共实施保乳手术 206 例,3 年、5 年、10 年生存率分别为 99%、94%、80%,局部复发率分别为 5.4%、7.0%、7.7%;保乳治疗结束后 167 例患者回本院复查进行美容效果评估,优、良总和为 139 例,占 83.2%。

中国医学科学院肿瘤医院联合其他九家"三甲"医院共同完成的国家"十五"科技攻关课题——早期乳腺癌规范化保乳综合治疗的多中心研究(2001 年 11 月至 2004 年 11 月),是我国首项乳腺癌保乳综合治疗的前瞻性、多中心研究。本研究非随机化,在适合保乳的病例中根据患者的选择分为保乳治疗组和切除乳房治疗组,3 年共完成保乳手术 872 例,切除乳房手术 3 589 例,若加上不符合保乳手术适应证的病例,同期所有经手术治疗的乳腺癌病例为 9 726 例,保乳手术占符合保乳手术条件病例的 19.5%,占全部乳腺癌手术病例的 9.0%。随访结果:保乳治疗组复发 9 例(1.0%),远处转移 11 例(1.3%),死亡 1 例(0.1%);切除乳房治疗组复发 18 例(0.5%),远处转移 49 例(1.4%),死亡 4 例(0.1%);两组间无统计学差异(P>0.05)。保乳术后美容效果评估:优、良者术后 6 个月为 89.1%,术后 1 年为 91.1%,2 年为 86.6%。

据中国女性原发性乳腺癌 10 年(1999−2008 年)抽样回顾性调查数据显示,保乳手术比例不高呈上升趋势,1999 年仅占乳腺癌手术的 1.29%,到 2008 年也仅占 11.57%,但 10 年上升了 10.28 个百分点(X^2=102.835,P<0.001)。

二、保乳手术的有关问题及注意事项

(一)患者的知情同意

中国乳腺癌科普知识宣传不够,非医务界人士对乳腺癌保乳治疗缺乏了解,特别是一些患者自认为诊断出乳腺癌就必须切除乳房,若保留乳房治疗就不彻底,容易复发,对保乳手术没有信心和需求。Katz 等评价了患者在乳腺癌保乳治疗决策中的作用,在一个以白人女性乳腺癌患者为基础的无保乳治疗禁忌证的人群中,当患者以外科医师为首要决策时,乳房切除手术仅为 5.3%,当医患双方共同决策时为 16.8%,当患者自己做决策时则升至 27%(P<0.000 1)。由于多数患者不了解循证医学的最新结果,不能及时了解乳腺癌临床研究的最新进展,选择手术方式时存在一定的局限性。患者表示在决策过程中癌症复发是她们考虑的首要因素。我国《乳腺癌诊疗规范(2011 年版)》中保乳手术适应证首先提到的就是患者有保乳意愿。

(二)年龄

中国开展保乳手术在年龄上与欧美国家出现反差,基于年轻患者对保留乳房需求迫切,而老年患者往往要求不高,结果经保乳治疗患者与欧美国家相比以年轻患者居多,包括≤35 岁者,而老年患者偏少。年轻患者保乳术后复发风险有多高?是否适合保乳?国内尚无循证医学证据。欧美国家对保乳手术按年龄分组进行过对照研究,保乳手术≤35 岁组与>35 岁组局部复发率的随访结果：美国宾夕法尼亚大学(UP-enn)两组分别为 24％和 14％～15％,欧洲癌症治疗研究组织和丹麦乳腺癌协作组(EORTC&DBCG)两组分别为 35％和 9％,荷兰 Leiden 大学两组分别为 28％和 9％;可见保乳术后局部复发率≤35 岁组大约是＞35 岁组的 2～3 倍。作为美国 21 家顶尖肿瘤中心组成的学术组织——美国综合癌症网(NCCN)制定的乳腺癌临床实践指南(2011 年),将≤35 岁浸润性乳腺癌列为保乳手术的相对禁忌证(2A 类共识),并提出在选择保乳手术时,医师应向患者充分交代可能存在的风险。荷兰癌症研究所 E.Rutgers 在 2009 年 3 月瑞士召开的 11 届 St.Gallen 国际乳腺癌大会上报告:保乳治疗 15 年后随访(绝大多数为切缘阴性),＜41 岁的乳腺癌患者同侧乳腺癌复发率为 23％。辅助的系统治疗(内分泌治疗,化疗或两者联合应用)可适当降低这种高复发率(影响因子 0.52),瘤床补量 16 Gy 也能起到这样的作用。然而,尽管保乳术后采用充分的辅助治疗,10 年后局部复发率仍达到 15％左右,这一数据是 50 岁以上保乳患者的 2 倍。EBCTCG 研究观察得出"4 对 1"规律,即肿瘤长期局部生长导致远处转移的发生为每 4 个出现局部复发的乳腺癌将会增加 1 例死于远处转移的病例,故提出在所有复发风险的因素中,年龄是局部复发风险增加 2 倍的相关因素。

我国不是乳腺癌的高发国家,发病年龄与欧美国家有所区别。20 岁以下乳腺癌罕见,30 岁以下少见,从 30 岁开始随年龄的增加乳腺癌发病率逐渐上升,40～60 岁是我国乳腺癌的高发年龄段。上海市疾控中心统计数据显示:绝经前乳腺癌占 56％,而绝经后乳腺癌占 44％。中国医学科学院肿瘤医院 10 年统计,原发性乳腺癌手术患者 7 490 例,其中 65 岁及以上老年人乳腺癌 1 231 例,占 16.4％。在美国,年龄越大患乳腺癌的风险越大,统计数据显示 85 岁为乳腺癌发病高峰。在美国小于 36 岁的乳腺癌患者非常少见,占不到乳腺癌患者总数的 5％。欧美国家新诊断的乳腺癌中 65 岁及以上年龄患者约占一半。我们既要重视欧美国家循证医学的证据,又要结合中国妇女乳腺癌发病的特点,对年轻乳腺癌患者行保乳治疗应持慎重态度。年轻患者要求保乳应结合患者的发病情况,肿瘤分期,已知的有关生物学指标,确定能否保乳。我国《乳腺癌诊疗规范(2011 年版)》指出:年轻不作为保乳手术的禁忌,但≤35 岁的患者有相对高的复发和再发乳腺癌的风险,在选择保乳时,应向患者充分交代可能存在的风险。对行保乳手术复发风险较大的年轻患者,可向其推荐保留皮肤的乳房切除术和即刻乳房再造手术,以期在保证疗效的前提下,提高生活质量。对老年人乳腺癌,结合其特有的生物学行为,恶性程度相对较低,保乳手术创伤小,围术期并发症少,只要身体状况良好,无手术禁忌,有保乳需求,应积极开展保乳治疗。

(三)肿瘤大小

在欧美国家肿瘤大小仅是能否保乳的一个方面,同时还要考虑肿瘤大小与乳房大小的比例。NCCN 乳腺癌指南依据 2B 类共识提出肿瘤＞5 cm 为保乳手术的相对禁忌证,若经新辅助化疗后肿瘤缩小仍可行保乳手术。肿瘤虽较大,但患者乳房大,肿瘤广泛切除后仍可获得较理想的保乳效果,也可保乳。中国妇女乳房发育总体较西方妇女小,故大多数医院保乳手术均选择肿瘤≤3 cm,对 3～5 cm 肿瘤可先行新辅助化疗,肿瘤缩小后再行保乳手术,少数医院保乳手术选择肿瘤在 4 cm 以内。我国《乳腺癌诊疗规范(2011 年版)》也将肿瘤直径＞5 cm 作为保乳手术的相对禁忌证。确定患者是否适合保乳手术就肿瘤大小而言,应结合就诊医院的技术水平、设备条件及患者的经济状况,统筹决定。强调重视肿瘤大小与乳房大小的比例,若乳房较小,选择保乳病例应区别于欧美国家;若为大乳房,选择保乳时,肿瘤大小可适当放宽。

(四)肿瘤部位

乳腺癌可以发生在乳腺的周围象限,也可发生在乳腺的中央区。乳腺癌的好发部位是外上象限,周围其他象限依次递减为内上象限、外下象限、内下象限。中央区乳腺癌文献报道占5%～20%。周围象限乳腺癌若符合保乳手术适应证可采用保乳治疗。中央区乳腺癌行保乳手术需切除乳头乳晕复合体,现有的研究数据尚不足以支持保留乳头乳晕复合体的手术在前瞻性临床试验以外作为乳腺癌的常规治疗。澳大利亚慈善姐妹医院 Huemer 等治疗中央区乳腺癌采用保乳手术,介绍了几种行肿瘤局部切除即刻乳房重建的外科技术,如肿瘤切除后直接关闭切口,应用倒 T 形切口,采用 Benelli 环乳晕切口,或改良的 Grisotti 瓣(B 形切口)及应用下蒂的乳房缩小成形术式等。全组无复发病例,并且取得了令人满意的美容效果。

(五)肿瘤多中心及多灶性分布

乳腺不同象限同时出现癌灶,为乳腺癌的多中心分布;同一象限主癌灶周围出现癌灶,为乳腺癌的多灶性。欧美国家强调保乳手术前(通常指术前 3 个月内),应在高质量的乳腺 X 线机下进行乳腺 X 线摄影,进一步确定病灶的位置、大小,排除多中心病灶,并了解对侧乳腺的情况。也可以采用 MRI 来排除乳腺癌的多中心多灶问题。若乳腺 X 线片显示乳腺内弥漫性微小钙化灶并伴有恶性征象,需经组织病理学证实。乳腺癌呈现多中心或多灶分布时行保乳手术需同时满足以下三个条件。

(1)手术仅限一个切口(一个标本)。

(2)切缘阴性。

(3)能获得良好的美容效果。NCCN 乳腺癌临床实践指南(2011 年)明确指出,病变广泛,不可能通过单一切口的局部切除达到切缘阴性且不至于影响美观,则为保乳手术的绝对禁忌证。国内多数大医院也采用同样做法,但有些医院,不具备乳腺 X 线机或 MRI 机,此项术前检查未列入保乳手术常规,在没有排除多中心病灶前提下难以保证切缘阴性。

(六)保乳手术切口设计及腋窝淋巴结清扫范围

美国 NSABP 推荐乳腺癌保乳手术肿瘤切除的切口设计是以乳头为中心将乳腺分为上、下两部分,肿瘤位于乳头上方行平行于乳晕的弧形切口,肿瘤位于乳头两侧行沿乳头的水平切口,肿瘤位于乳头下方行以乳头为中心的放射状切口(图 2-45);腋窝解剖的切口设计为平行于腋褶线且位其下方 2 cm 的弧形切口,前端不超过胸大肌外侧缘,后端不超过背阔肌前缘,长 5～6 cm。有的医院对位于外上象限的肿瘤采用斜向腋窝的单一切口,既切除肿瘤又清扫腋窝淋巴结,但术后乳腺形体效果不如两切口为佳(图 2-46)。若未行 SLNB,腋窝淋巴结清扫范围应包括 level Ⅰ、level Ⅱ 的所有淋巴结,即从背阔肌前缘至胸小肌内侧缘(图 2-47)。

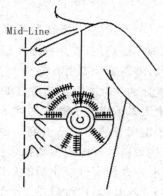

图 2-45　NSABP 推荐保乳手术肿瘤切除的切口设计

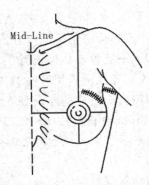

图 2-46　NSABP 推荐保乳手术腋窝淋巴结清扫与乳腺肿瘤切除以两切口为宜

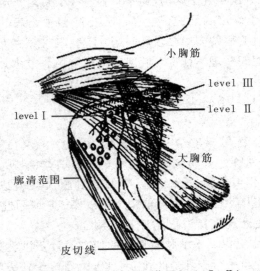

图 2-47　腋窝淋巴结的清扫范围(level Ⅰ、Ⅱ)

(七)保乳手术切除乳腺皮肤问题

保乳手术适用于早期乳腺癌不包括 TNM 分期中的 T_4 患者,即肿瘤直接侵犯胸壁或皮肤,所以不需要切除肿瘤表面的过多皮肤。如活检后行保乳手术,需要一并切除穿刺针道或外科手术活检瘢痕,并行切缘检测。

(八)保乳手术的安全切缘

保乳手术原发灶的切除大体有三种术式:一是乳房肿瘤切除术,由 Fisher 倡导,需切除肿瘤周围 1 cm 的乳腺组织,该术式在美国广泛应用;二是肿瘤广泛切除术,需切除肿瘤周围 2～3 cm 的乳腺组织;三是乳房的象限切除术,需切除肿瘤所在象限的全部乳腺组织,胸肌筋膜及部分皮肤,欧洲一些国家采用该术式。原发灶的切除要立足于肿瘤的完整切除,同时也要考虑局部形体效果。我国妇女乳房较小,保乳手术大多采用乳房肿瘤切除术或肿瘤广泛切除术。欧美国家非常重视保乳手术的切缘检测,主要依据切缘的组织学诊断。手术标本常规进行上、下、内、外、基底切缘的定位标记,并染色,以利于病理科医师的检测和报告。保乳手术对切缘的要求是病理检查切缘阴性。希望切缘距瘤缘之间有一条没有肿瘤组织的条形带,但究竟多宽为安全,到目前为止尚缺乏循证医学证据。乳腺癌保乳与切除乳房治疗的 6 个前瞻性临床随机对照试验中,只有 NSABP-B06 将切缘组织学阴性定义为肿瘤没有接触到染色区(染色的切缘无肿瘤),至于无瘤切除范围未做具体说明。2005年意大利米兰保乳共识会议上大多数放射肿瘤学专家认为,浸润性导管癌安全切缘至少1 mm。若切缘冰冻阳性或有广泛的导管内癌成分(extensive intraductal component,EIC)应再扩切,若多次阳性应放弃保乳手术。广泛的导管内癌成分是指在浸润性导管癌中,肿瘤体积的25%以上是导管原位癌(DCIS),且DCIS的分布范围超过了浸润性癌,已伸展至周围正常的乳腺组织中。乳腺导管内癌成分的诊断需要依靠石蜡切片检查,若镜下仅发现局灶性阳性切缘,不伴有EIC,选择保乳手术也是合理的,但术后必须考虑对瘤床部位实施高剂量的推量照射。若伴有EIC或不能保证瘤床推量照射,只能再次手术,切除乳房,可考虑Ⅰ期乳房再造。对于导管原位癌的安全切缘是切缘没有肿瘤组织浸润(染色的切缘无肿瘤),由于导管原位癌(DCIS)的不连续生长及在病理切片上显示的导管内多节段分布,有时很难除外邻近切缘的导管内有肿瘤组织充填,实际情况要比看到的肿瘤负荷更大。DCIS有时需要依靠石蜡切片诊断,安全切缘从1~10 mm,切缘越宽局部复发率越低,但<1 mm的切缘,应视为切缘不足。对手术切缘不足的导管原位癌不一定都扩切,但必须对这一区域给予高剂量的推量照射。美国费城Fox Chase癌症中心O'Sullivan等对在保乳手术中为确保肿瘤切缘阴性而多次切缘送检的情况进行了分析:25年间保乳手术2 770例,分为三组,A组137例接受了≥2次的切缘再送检,B组1 514例接受了1次的切缘再送检,C组1 119例未接受切缘的再送检。A、B、C三组的5年、10年局部复发率分别为5.5%、1.9%、2.5%和10%、5.7%、5.6%。多因素分析显示,在保证切缘阴性的情况下术中多次肿瘤切缘送检并不影响保乳手术的局部复发率。

国外多数医院的冰冻检查室就设在手术室内,便于外科医师和病理科医师相互沟通。手术医师可以请病理科医师对送检标本的某一部位进行冷冻切片检查,病理科医师也可以建议手术医师对标本的某处邻近部位再次取材送检。

(九)保乳手术的放疗

保乳术后放疗已成为规范化保乳治疗的重要组成部分。早期乳腺癌临床协作组(EBCTCG)随机对照研究的Meta分析结果:保乳手术加放疗10年局部复发率为7.2%,而保乳手术不加放疗10年复发率高达22%。

常规放疗包括患侧乳房加照或不加照淋巴引流区,照射50 Gy/25次/5周,瘤床加量10~16 Gy,整个疗程为6~7周。巴西圣保罗马里利亚医学院Viani等报道:早期乳腺癌保乳术后放疗可使局部复发率降低,但对长期生存率和远处转移率影响不大,高级别的DCIS及切缘阳性的患者能从放疗中获益。对所有保乳手术的患者只要没有放疗禁忌证,都应进行术后放疗。随着高能物理学、放射生物学研究的不断深入,放疗设备的不断更新,放疗技术的不断纯熟,体现了减轻治疗伤害,简化治疗程序,注重生活质量的人性化理念。保乳术后的三维适形调强放疗(IMRT)可使原计划照射部位的剂量更加集中、均匀,而正常组织如心脏、大血管受量达到最小。改变传统照射模式的部分乳腺照射和大分割全乳照射,成为乳腺癌放疗研究的热点。英国START试验和加拿大的一项试验均发现,标准的全乳放疗和大分割放疗具有相同的局部控制率。部分乳腺照射现有技术包括:术中或术后近距离放疗、靶向术中放疗(TARGIT)和电子束术中放疗(ELIOT)。目前正进行临床研究,尚不属常规治疗,仅限于早期患者。保乳术后放疗的瘤床定位目前尚无最理想选择,常使用的有三种方法:①肿瘤切除术后残腔不缝合,直接缝合皮肤,放疗时依据残腔定位。②依据术中在瘤床处放置的定位夹(clips)定位。③瘤床定位靠保乳手术前、后CT图像融合技术确定。以上三种方法各有优缺点,最佳的定位方法尚有待进一步的研究确定。SLN阳性的乳腺癌患者腋窝部位放疗能否替代ALND,一项观察性研究初步结果显示,腋窝放疗可避免出现 ALND 的并发症,完全可以作为 SLN 阳性乳腺癌患者的一种备选方案。针对 SLN 阳性乳腺癌,腋窝放疗能否替代 ALND 的 AMAROS 临床试验正在进行中。

(十)保乳术后美容效果评估

我国一些医院开展保乳手术进行术后美容效果评估是参照欧美国家肿瘤中心提出的标准进行,另一些医院则自定标准,还有一些医院索性以医患双方的满意度来评估,致使评估结果无法汇总分析和比较。我国评估保乳术后的美容效果往往是通过参与保乳治疗的医务人员进行,而不是通过除医、患双方外的第三方进行评估,其客观性存在欠缺,这也是目前我国与欧美国家临床研究存在的差距。欧美国家评估保乳术后美容效果的标准如下。

1.Rose 等评估方法

Rose 等以患侧乳房水肿、皮肤凹陷、纤维化、毛细血管扩张、上臂水肿等作为保乳手术后乳房美容效果评估项目,分为优、良、差三等。

2.JCRT(放射治疗联合中心)标准

(1)优秀(excellent):患侧与健侧乳房相似。

(2)好(good):患侧与健侧乳房有细小差别。

(3)一般(fair):患侧与健侧相比有较明显差别。

(4)差(poor):患侧乳房出现较严重的并发症。

3.米兰试验组的方法

保乳治疗后 18～24 个月起,给患者摄取正面相,然后通过计算机测量两侧乳头水平高度的差值、两侧乳房下皮肤皱褶高度的差值、胸骨中线与两侧乳头水平距离的差值。

4.根据乳房顺应性的测定进行评估

乳房顺应性即患者站立位与仰卧位时,从乳房的正面观,测量两侧乳头与乳房下皮肤皱褶距离的差值。在 100 例正常对照中,上述差值平均数为 1.8 cm。

5.其他方法

如肿瘤放射协作组(RTOG)/欧洲癌症治疗研究组织(EORTC)SOMA-LENT 评分,针对保乳治疗后乳腺组织对称性、皮下脂肪及皮肤水肿、纤维化等项目进行评估,共分 4 级;Harris 评分,通过患侧乳房和健侧乳房的比较进行美容效果评估;采用软件系统进行保乳手术后美容效果评估(BCCT.core 软件系统)等。

我国十家"三甲"医院共同承担国家"十五"科技攻关课题——"早期乳腺癌规范化保乳综合治疗的研究",课题组参照国际标准制定了保乳治疗美容效果评估标准。

(1)优、良:双乳对称,双侧乳头水平差距≤2 cm,患侧乳房外形与健侧无明显差异,外观正常,手感患侧与健侧无差别,皮肤正常。

(2)一般:双乳对称,双侧乳头水平差距>2 cm 且≤3 cm,患侧乳房外形基本正常或略小于健侧,手感患侧略差,皮肤颜色变浅或发亮。

(3)差:双乳明显不对称,双侧乳头水平差距>3 cm,患侧乳房外观变形,并较健侧明显缩小,手感差,皮肤厚,呈橡皮样、粗糙。

我国卫健委发布的《乳腺癌诊疗规范(2011 年版)》附件 7 推荐了保乳手术后美容效果评价标准,目前各医院可遵照执行。标准如下:①很好:患侧乳腺外形与对侧相同。②好:患侧乳腺与对侧稍有不同,差异不明显。③一般:患侧与对侧有明显不同,但无严重畸形。④差:患侧乳腺有严重畸形。

三、保乳手术技术操作

保乳手术的切口设计应同时考虑既要有利于手术解剖,又要获得较理想的乳腺形体效果。按美国 NSABP 推荐的肿瘤切除与腋窝淋巴结清扫分别做切口。肿瘤位于乳头上方者做弧形切口,肿瘤位于乳头下方者做放射状切口,腋窝解剖另做切口。保乳手术切除原发灶的切缘检测非常重要,术后局部复发与手术切缘不净关系密切。保乳手术要求镜下切缘阴性。2005 年意大利米兰保乳共识会议上大多数放射肿瘤学专家认为,浸润性导管癌安全切缘至少 1～2 mm;导管原位癌(DCIS)安全切缘从 1 mm 到 10 mm,<1 mm 应视为切缘不足。

保乳手术是由乳房手术和腋窝淋巴结手术两部分组成。遵循恶性肿瘤的无瘤观念应首先进行腋窝部位手术,再进行乳房手术,术前已确定腋窝淋巴结转移患者除外。

腋窝淋巴结清扫是保乳手术的组成部分,因切口小,解剖范围广,手术操作应精细,为避免损伤血管、神经,应先显露腋静脉。具体方法是:平行于腋褶线且位其下方做弧形切口,长 5～6 cm。皮肤切开后牵开皮缘剥离两侧皮瓣,内侧皮瓣剥离至胸大肌外侧缘,外侧皮瓣剥离至背阔肌前缘。沿胸大肌外侧缘向上方解剖,可见到腋静脉前方的喙锁胸筋膜,用镊子提起剪刀剪开喙锁胸筋膜后即可显露腋静脉。腋静脉有几支大的血管分支,如胸肩峰血管的胸肌支和胸外侧血管,切断后丝线结扎。沿腋静脉由此向内侧扩大解剖范围,用拉钩向内侧拉开胸大肌,清扫位于胸大、小肌之间的 Rotter 淋巴结。再进一步向内上方拉开胸小肌,显露和清扫胸小肌后侧组淋巴结,即 Level Ⅱ 水平淋巴结。在胸壁前锯肌外侧 0.5～1 cm 处可发现胸长神经,加以保护。再沿腋静脉向外侧解剖,显露并保护肩胛下血管及胸背神经,在胸小肌外侧缘至背阔肌前缘之间的淋巴结,原乳腺外侧组、中央组、肩胛下组及腋静脉淋巴结,即 Level Ⅰ 水平淋巴结,Rotter 淋巴结亦归本组。肋间臂神经即第 2 肋间神经的外侧皮支,为腋静脉下方,横穿腋窝淋巴脂肪组织,到达上臂内侧与内侧皮神经会合,尽量保留该神经。此时腋静脉前、后及下方,肩胛下肌前方的所有脂肪结缔组织及 LevelⅠ、Ⅱ的所有淋巴结全部清扫。标本切除后应仔细检查创面认真止血,并用蒸馏水或生理盐水冲洗手术野。用蒸馏水冲洗的目的是想利用它的低张作用,来破坏脱落的肿瘤细胞的细胞膜,减少肿瘤种植。为避免术后积液,于腋窝部位放置一根多孔引流管,戳口引出接负压球吸引。此时可以缝合切口,亦可在完成乳腺病灶切除后一并缝合。切口可一层缝合亦可两层缝合。两层缝合可先用可吸收线行深部真皮间断缝合,使皮瓣靠拢,再用 3-0 或 4-0 的可吸收线或尼龙线连续皮内缝合,以"美敷"类敷料覆盖,外敷无菌纱布。若不影响下面的病灶切除,亦可通过旋转托手板适当收回外展上肢,增加对腋窝手术区的压力,减少手术创面的渗出。对于临床检查未发现腋窝淋巴结转移的患者可采用前哨淋巴结活检(SLNB)来了解腋窝淋巴结的状况,有关前哨淋巴结(SLN)示踪剂的选择和 SLN 的检出技术将在 SLNB 章节中详细讨论。

乳腺肿瘤切除术按设计好的切口切开皮肤,为扩大切除范围需潜行剥离皮瓣,剥离范围由切除范围决定。若肿瘤边界清楚,至少切除肿瘤周围 1 cm 的正常组织;若肿瘤边界不甚清楚,应适当扩大切除范围。由皮下、腺体直至胸肌筋膜,连同肿瘤表面的皮肤一并切除。若肿瘤边缘不整齐,可疑部位切缘应进行术中冰冻,切缘镜下(+),还应补切,若多次冰冻(+)应放弃保乳手术。肿瘤标本离体后应立即对切缘的位置进行标记,如在肿瘤标本上方系 1 根丝线内侧系 2 根丝线,相对应的即为下方及外侧,基底若能明显辨认则不必标记,目的是方便术后病理科医师了解标本的方位,并对四周切缘及基底进行病理学检查。

如肿瘤切除范围小,可直接缝合皮肤(皮内缝合),不放引流,残腔由血清和纤维蛋白渗出充填,保持原病灶区轮廓。如肿瘤切除范围较大,彻底止血后应将残腔四周的腺体拉拢缝合,若缝合以后原"瘤床"部位不能位于缝合切口的正下方,则应在腺体拉拢缝合前,在残腔四周留置标记再拉拢缝合,有利于术后放疗科医师确定推量照射的靶区范围。如手术医师术中采取留置标记的方法定位瘤床,术前应告知患者及家属,并签署知情同意书。皮肤切口可行一层(皮内缝合)或两层缝合。"美敷"类敷料覆盖。连同腋窝部切口可用胸带加压包扎,腋窝部位引流管接负压吸引。

(张 波)

第十六节 乳腺癌扩大根治术

一、概述

乳腺癌的淋巴转移途径最主要的是转移到腋下淋巴结、锁骨下淋巴结,继而锁骨上淋巴结,但是也有相当一部分乳腺癌可以直接转移到胸骨旁的内乳淋巴结,再至锁骨上淋巴结。发生内乳淋巴结转移的概率,与原发肿瘤的部位、疾病分期密切相关,一般以内乳区和中央区的肿瘤发生内乳淋巴结转移的机会较大,肿瘤越大,发生该区淋巴结转移的可能性也越大。该手术的主要目的是乳腺癌根治术的基础上清除内乳淋巴结,故而称为乳腺癌扩大根治术。

乳腺癌扩大根治术开始应用于 20 世纪 60 年代,一般分为两种方式:①胸膜外扩大根治术(Margotini 手术),是在胸膜外切除内乳淋巴结。②胸膜内扩大根治术(Urbon 手术),是连同局部相应的壁胸膜在内一并切除内乳淋巴结。

由于该手术能够清除可能发生转移的内乳淋巴结,曾经广泛应用于临床分期Ⅱ、Ⅲ期的乳腺癌患者,对于内乳区肿瘤的患者曾显示出一定的生存优势。由于近年来随着对乳腺癌生物学行为认识的深入,早期诊断、放疗和化学治疗的进步,以及手术方式的选择更加趋于个体化、人性化等,乳腺癌的手术呈缩小趋势,乳腺癌扩大根治术的应用逐渐减少。但是,该手术清除内乳淋巴结较放疗的效果肯定确切,立竿见影,了解内乳淋巴结转移状态也是有助于判断分期、预后和指导选择辅助治疗的依据之一,所以乳腺癌扩大根治术仍具有一定的临床价值,故在此对乳腺癌扩大根治术作一简要叙述。

二、适应证

临床分期Ⅱ与Ⅲ期、原发肿瘤位于中央区和内乳区的乳腺癌患者,尤其适用于影像学检查如MRI、CT、B超发现内乳淋巴结明显肿大者。实际为:适合乳腺癌根治术的中央区和内乳区的患者,均可考虑选择乳腺癌扩大根治术。

但是该手术创伤较大,需要气管插管全麻,故年龄较大、一般状况差、有心肺等重要脏器并发症的患者,因其手术耐受力较差,该手术视为相对禁忌。

三、术前准备

(1)一般准备同乳腺癌根治术。

(2)心肺功能检查、胸部 X 线检查,以明确患者手术耐受力。

（3）就目前乳腺癌手术方式的选择而言，对于年轻的乳腺癌患者，原发肿瘤位于中央区或内乳区，临床分期Ⅱ、Ⅲ期，建议选择胸部 MRI 或 CT 检查，用以明确内乳淋巴结有无肿大，证实确有肿大的淋巴结时再考虑乳腺癌扩大根治术为宜。

四、麻醉

气管插管全身麻醉。

五、手术步骤

（一）胸膜外扩大根治术

（1）体位与切口：同乳腺癌根治术。

（2）游离皮瓣：方法同乳腺癌根治术，内侧一般要超过胸骨边缘。

（3）显露内乳血管：在完成常规腋窝淋巴脂肪组织清除、将整个标本掀向内侧时，不切断胸大肌的起点，在第 1 肋间胸骨旁 1.0 cm 附近切断肋间肌，于胸内筋膜浅面解剖出内乳血管，即胸廓内动静脉，予以结扎离断（图 2-48）；同法一般在第 4 肋间解剖显露内乳血管结扎离断（图 2-49）。

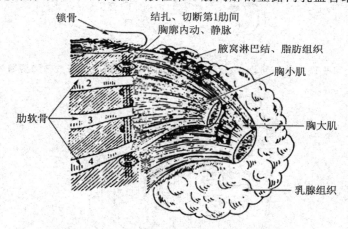

图 2-48　右乳癌手术

将整个乳房连同胸大、小肌，腋窝脂肪淋巴结组织向胸骨上翻，切开分离胸骨旁第 1 肋间肌，结扎、切断胸廓内动静脉

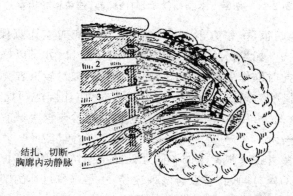

图 2-49　在胸骨旁切开、分离第 4 肋间肌，结扎、切断胸廓内动静脉

手术中要注意:①切开肋间肌时要分层渐进,操作轻柔,避免用力过猛,防止损伤胸膜。②离断前最好先穿线结扎而后再切断之,近心端双重结扎为宜。③第4肋间处有胸横肌,要注意在其浅面进行分离显露内乳血管。④由于第4肋间隙窄小,也可以先切断第4肋软骨外侧端,向内牵拉,便于分离暴露胸廓内动静脉。

(4)分离胸膜和离断肋软骨:自第1肋间向下、第4肋间向上,用手指轻轻将胸膜推开(图2-50),用手术刀或电刀距离胸骨旁3~4 cm切断第2、3、4肋软骨外端,向内掀起折断肋软骨的内侧端,操作中更要注意保护胸膜;然后于胸大肌的胸骨起点部用电刀切断,至连同肋软骨、内乳血管与淋巴结在内整块标本移除(图2-51)。

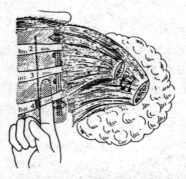

图2-50 可先切断第4肋软骨,自第4肋间向上,在胸横肌浅面推开胸横肌和胸膜

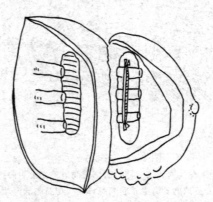

图2-51 切断2、3、4肋软骨,向内掀起,整块移除标本

(5)关于胸膜损伤:胸膜很薄,稍有不慎即易损伤,在分离时应注意保留胸膜外的一层胸横肌,如此不易发生胸膜损伤。如果伤及胸膜,应及时告知麻醉师,并予以修补,破口较小者可以利用周围的胸横肌修补之,此时操作更要轻柔,以免加重损伤;破口较大者无法修补时,可应用双面聚丙烯补片将胸壁缺损处完整修补,修补最后缝针固定时,应让麻醉师配合使肺膨胀,挤出胸腔的积气。缝合伤口前冲洗时,可用少量生理盐水或蒸馏水来检测该区域有无气泡溢出。

(二)胸膜内扩大根治术

(1)由于该手术与胸膜外扩大根治术的不同之处在于要切除相应部位的壁胸膜,胸腔与外界相通,需要考虑胸壁缺陷的修补问题,一般有两种途径:一是选择自体的阔筋膜进行修补,则需要在根治性手术开始之前,先切取大腿阔筋膜(12~15)cm×(8~10)cm大小备用;二是选择人工合成材料如双面聚丙烯补片进行修补。

（2）该手术与胸膜外扩大根治术的第二个不同之处是在切断肋软骨外侧端后，需要纵行切除约 1 cm 宽、相应长度的胸骨边缘（图 2-52），连同所属的胸膜、内乳血管与淋巴结和整个乳房标本一并移除。

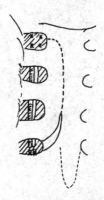

图 2-52　胸膜内扩大根治术

胸膜内扩大根治术需切除 1 cm 左右的胸骨边缘及 2、
3、4 肋软骨，连同胸膜和内乳淋巴结一并切除

（3）胸壁修补材料：现在临床上所应用的双层聚丙烯补片等，具有一定张力和可塑性、理化性质相对稳定、无毒性与致癌作用等优点，尤其不增加手术创伤，已完全可以替代自体筋膜。修补时要注意先行壁胸膜外翻缝合固定于胸壁（图 2-53），再用筋膜或补片修补胸壁缺损，四周行双排单结缝合固定（图 2-54）。

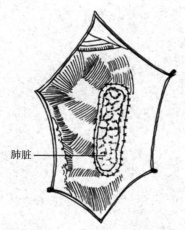

肺脏

图 2-53　切除胸骨和标本后，将壁胸膜与胸壁外翻缝合固定

（4）胸腔闭式引流：虽然该手术确实造成胸腔开放，但并没有在胸腔操作，胸腔内没有明显创伤，局部修补得当，手术野渗出少、胸壁引流管接负压引流，保持通畅，胸腔内也可以不安置闭式引流。

六、术后处理

（1）注意呼吸情况，给予吸氧，观察有无呼吸急促、口唇发绀、皮下气肿、血气胸及血氧饱和度等情况，发现问题，以及时处理，必要时安置胸腔闭式引流。

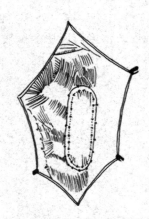

图 2-54　补片修补胸壁缺损

(2)一般处理:同乳腺癌根治术,但更需要注意在手术完毕时,用负压吸引器抽吸胸壁引流管,吸净渗液和皮瓣下之空气,并保持手术后的引流通畅、胸壁包扎整洁可靠。

（张　波）

第三章　胸外科

第一节　气管、支气管异物

气管、支气管异物是一种常见的危急重症,多发生于小儿。当呼吸道吸入异物后,可以并发急性喉炎、哮喘、肺炎、肺脓肿、支气管扩张症、肺气肿、自发性气胸甚至脓胸。体积较大的异物,突然阻塞声门、气管或主支气管会引起呼吸困难,严重者会引起窒息死亡。本病一旦发生,多数病例需在支气管镜下将异物取出。对于一些异物形状特殊者,表面光滑,异物嵌入支气管腔内过深者,经气管镜难以取出,往往需要施行剖胸手术,切开支气管摘除异物,如阻塞远端肺组织已感染实质病变,需行肺叶或全肺切除术。

一、病因

吸入的异物按性质可分为三类:①金属类如缝针、大头针、安全别针、发夹、注射针头、鱼钩、硬币或钢珠等。②动植物类如花生米、黄豆、蚕豆、玉蜀黍、瓜子、核桃、骨片等。③塑料和玻璃类如塑料圆珠笔帽、瓶塞、玻璃串珠、纽扣等。

二、发病机制

(1)由于异物的大小、形状、性质以及阻塞部位不同,对患者产生的影响也不相同。小而光滑的金属性异物吸入支气管腔内,仅产生轻微的黏膜反应,不会引起呼吸道的阻塞,随着时间的推移,金属会氧化生锈,有时还会穿透支气管壁进入肺实质。但动、植物类异物可产生支气管部分性或完全性梗阻,并引起异物周围严重的局限性炎症。大的异物可以早期引起完全性的气管、支气管阻塞,产生呼吸困难、急性肺不张、纵隔移位,进一步发展为阻塞性肺炎、支气管扩张症及肺脓肿。值得注意的是,小儿气管、支气管异物绝大多数为食物壳仁或塑料玻璃类玩具,因此,小儿应避免玩这类物品,以免发生意外。

(2)异物存留的部位,可能在喉部、气管隆嵴处,但以进入左、右主支气管及其远端多见。右侧支气管异物的发生率较左侧高,这是由于右侧主支气管比左侧粗、短、直,偏斜度较小,而左侧主支气管较细、长、斜,加之隆突位于中线偏左,因此,异物容易落入右侧。异物停留的部位,多在主支气管和下叶支气管,落入上叶及中叶的机会极少。

(3)异物落入支气管,可以产生部分性或完全性阻塞,两者均可导致不同程度肺通气功能减退。部分性阻塞时,异物的阻塞或刺激产生的局部炎症反应肿胀导致形成活瓣机制,空气可以吸入气道远端,但无法呼出,引起阻塞性肺气肿,受累的肺组织过度膨胀,产生纵隔移位、呼吸困难、肺内压力增高甚至可以产生自发性气胸。完全性阻塞时,由于异物的嵌入,加之黏膜肿胀、炎症、腔内分泌物潴留,最终使支气管腔完全阻塞,导致阻塞性肺炎、肺不张、支气管扩张症及肺脓肿。

三、诊断

由于吸入异物种类、大小、形状不同,症状也不同,从无任何呼吸困难症状到严重缺氧、窒息而致死亡均有。本病发生可有明确的吸入异物病史,并出现相关临床症状,表现为呛咳、咳嗽、咳痰、呼吸困难、咯血、发热,严重者可很短时间内窒息死亡。有学者曾遇一例6岁患儿,因口含黄瓜蒂玩耍造成误吸死亡的病例。但无明确病史的患儿甚至成年患者也不少见。

(一)临床分期

根据异物停留时间的长短,临床上分为3期。

1.急性期(24小时)

有黏膜刺激症状和呼吸困难,并伴有胸痛,少数患者出现发绀及发音困难。

2.亚急性期(2~4周)

由于异物产生呼吸道局部炎症反应,伴随有支气管黏膜刺激症状,出现黏膜溃疡、软骨坏死及蜂窝组织炎等。

3.慢性期(1个月以上)

此时异物反应轻的患者可无症状,如出现较大支气管的完全性或不完全性阻塞,则可出现与局限性肺气肿、肺不张或肺化脓症及脓胸相应的症状。

(二)临床症状

在临床工作中如果发现小儿在进食或口含物品玩耍时发生呛咳、哮喘甚至呼吸困难、发绀等,要考虑有吸入性异物的可能。对于儿童不明原因的肺炎、肺不张等与常见肺炎临床症状不符时应考虑支气管异物的可能性。

(三)放射诊断

气管、支气管异物最基本的检查方法是胸部正侧位平片,对于金属和不透X线的异物可以确定异物位置,对X线不能显示者可以发现异物堵塞区肺炎、肺不张等间接征象。对高度怀疑的患者应行纤维支气管镜检查以明确诊断并能给予及时治疗,少数病例尚需支气管造影、断层扫描、CT检查等,均可显示支气管管腔充盈缺损。

四、治疗

(一)误吸异物家庭自救的方法

(1)立即以示指或拇指突然按压颈段(环状软骨以下至胸骨切迹处)气管,刺激患者咳嗽反射,将异物咳出。

(2)可立即抓住婴幼儿双踝部使倒立位,并行原地转圈,迅速加快,由于离心力作用即可使异物排出。

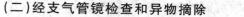

（二）经支气管镜检查和异物摘除

气管、支气管异物能自动咳出的占 1‰～2‰，因此应积极治疗，以免延误病情，发生并发症。气管、支气管吸入异物后，多数均可通过镜检顺利取出，但也有少数病例取出困难，或者出现窒息等并发症。特殊类型气管异物由于形状特殊、体积较大，一般应选择全身麻醉。全身麻醉可使患儿减少躁动、气管内平滑肌松弛，利于异物的取出。但全身麻醉应达到一定的深度，既保留患儿的自主呼吸，又尽量在置入气管镜和异物出声门时达到肌肉松弛、分泌物少和止痛的要求。

（三）剖胸手术适应证

剖胸手术仅适用于下列情况：①经支气管镜摘除困难或估计摘除过程中有很大危险。②异物已引起肺部明显化脓性感染。

（四）手术

应注意做好术前准备，确定异物形态、性质及停留部位，手术当天应复查胸片，以防止异物移位。对于球形、光滑的支气管异物，为预防由于体位变动或操作时异物滑入对侧支气管，可采用双腔管或单侧支气管插管。

手术方式有以下两种。

（1）行支气管膜部切开术时，切开胸膜，显露支气管膜部，在该处扪及异物，纵向切开膜部，取出异物，然后间断缝合膜部切口，并以胸膜覆盖。

（2）肺叶或全肺切除术适用于由于异物停留时间长，已引起严重的肺部不可逆感染或化脓，患部肺功能难以恢复者。

（张　亮）

第二节　食管狭窄

多数食管狭窄的患者为后天获得性，少数为先天性的。食管良性狭窄多是患者误服强酸、强碱造成食管腐蚀性损伤所致瘢痕性狭窄。这类损伤在临床中并不少见，儿童及成人均可发生。在儿童，主要是将家用化学剂误认为是饮料或药品而自服或由他人给予误服。但这种类型所致食管损伤多不甚严重。在成人常因企图自杀而吞服腐蚀剂，因而吞服量较多，治疗也很困难。我国对食管烧伤的发生率尚无精确统计，各地区均有病例报道，城市以吞服碱性腐蚀剂居多，而农村常因吞服酸性农药所致。其他原因有反流性食管炎及食管损伤合并感染。

一、病理生理

一般引起食管烧伤的腐蚀剂分为强酸和强碱两类，酸和碱浓度较高时均可造成食管及胃的严重损伤。强碱可使蛋白溶解、脂肪皂化、水分吸收而致脱水，并在溶解过程中产生大量热量对组织也有损伤。若灼伤面积广而深，容易发生食管壁坏死及穿孔。而酸性腐蚀剂则产生蛋白凝固性坏死，通常较为浅表。较少侵蚀肌层。但酸性腐蚀剂不像碱性腐蚀剂可被胃酸中和，因而可引起胃的严重损伤。腐蚀剂被吞服后可迅速引起食管的变化。引起病变的严重程度与吞入腐蚀剂的剂量、浓度和性质密切相关，固态物质易黏附于黏膜表面，烧伤面积较小，液态物质进入食管，接触面积广，破坏也严重。轻型病例仅是食管黏膜充血、水肿，数天即可消退。较严重的病例,表层组织坏死,形成类似白喉样的假膜,食管黏膜可能发生剥脱及溃疡形成,并有纤维素渗出。如果没有其他因素影响,这类病变可以逐渐愈合,严重食管烧伤则可引起波及食管全层的深部溃疡,甚至引起穿孔,形成纵隔炎,或穿入邻近的大血管引起致命性的大出血,这种深部溃疡愈合后形成的瘢痕,可引起不同程度的食管狭窄。临床上以胸中段瘢痕狭窄为最多见,其次为胸上段和下段。服化学剂量大者,可致全食管瘢痕狭窄甚至累及口咽部。一组 1 682 例食管烧伤后瘢痕狭窄部位的统计中,上段占 36.9%,中段占 45.8%,下段占 15.1%,多发性狭窄为 20%～25%,全食管狭窄占 4%～5%。

二、诊断

根据患者有吞服腐蚀剂病史,口唇、舌、口腔及咽部有灼烧伤,主诉咽部、胸部等疼痛,吞咽痛或吞咽困难,诊断并不困难,但需要对烧灼伤的范围及严重程度进行了解。对吞服腐蚀剂的剂量、浓度、性质(酸或碱)及原因(误服或企图自杀)等的了解对诊断或治疗均有帮助,尤其应注意企图自杀的患者,吞服腐蚀剂的量较多,损伤较为广泛,病情也甚严重。应注意神志、呼吸、血压、脉搏及中毒可能出现的症状及体征,有液气胸及腹部的体征均为食管、胃烧伤最严重的表现。一般情况食管吞钡检查是安全的,检查时可见到黏膜不规整、局部痉挛、充盈缺损或狭窄,如有穿孔则可见钡剂外溢。纤维食管镜检查可以及早提供有价值的资料,同时尚可进行治疗。早期行食管镜检查尚有不同意见,但近来不少人认为,有经验的内镜专家进行这项检查并无多大危险,而且能早期明确损伤的严重程度,对处理作出比较正确的对策,主张 24～28 小时内甚至在 3 小时内就可行纤维食管镜检查。

三、病史

吞服强酸、强碱后,食管黏膜出现广泛充血、水肿,继之脱落坏死,腐蚀严重区域出现溃疡、肉芽组织形成、成纤维细胞沉积。此时患者疼痛甚重,不能进食,时间为 3～4 周。由于食管组织的反复脱落、感染及肉芽组织增生,成纤维细胞变为纤维细胞,食管组织渐被纤维结缔组织所替代,管腔变窄,但患者疼痛减轻,可进流质或半流质饮食,此时为食管灼伤后 5～6 周。随着食管组织的进一步修复,肉芽组织增生,瘢痕形成,管腔失去扩张功能,而变得挛缩,僵硬,严重狭窄,患者出现严重吞咽困难,有的连唾液都难以咽下,因而引起严重营养缺乏及脱水、酸中毒。食管狭窄的程度和范围需 5～6 个月才能稳定。因此,为维持患者的营养,应及早行空肠或胃造瘘术,以防患者消耗衰竭。

四、早期处理

此病一旦确诊,就应给予积极的早期处理,因早期处理的好坏可直接影响患者的预后。在食管化学灼伤的早期,首先应确定患者有无酸中毒、脱水、电解质紊乱及休克,是否合并有胃或食管穿孔及纵隔炎。此时应保证正常血容量,维持体内酸碱平衡。如患者无食管及胃穿孔,应行食管灌洗,并吞服与化学剂相反的药液以中和、稀释吞服的腐蚀剂,减少其对组织的损害。服用强酸者,可用肥皂水、氧化镁等弱碱性液体冲洗;服用强碱者,可给予稀醋酸或枸橼酸等弱酸中和。服用的药液不定者,可给予生理盐水冲洗。能吞咽者,可给予蛋白水、色拉油口服,以保护食管及胃黏膜,减轻灼伤程度。同时,静脉除给予胶体及晶体液外,还应给予高效抗生素,以减轻食管黏膜组织的坏死及感染,减轻食管腔瘢痕狭窄程度。能进食者,应口服氢氧化铝凝胶,以保护食管及胃黏膜。同时给予高热量、高蛋白饮食,口服抗生素盐水及 0.5％丁卡因溶液,以减轻食管黏膜的刺激性疼痛。妥善的早期处理可显著减轻食管灼伤后的并发症,如食管胃穿孔、纵隔炎、败血症,减轻食管腔瘢痕狭窄,使一些患者可避免食管重建术。

五、手术适应证

(1)广泛性食管狭窄,广泛而坚硬的瘢痕狭窄,考虑扩张治疗危险较大而效果不好的。

(2)食管化学灼伤后短而硬的狭窄,经反复扩张治疗效果不佳者。

(3)有的学者认为,食管化学灼伤后 2～4 周即可行手术治疗,因此时患者消耗轻微,食管已开始瘢痕狭窄,是手术的最佳时机。而大多数学者认为,化学灼伤后 2～4 周其瘢痕范围尚未完全确定,瘢痕狭窄程度尚不稳定,术后残余食管有再狭窄的可能,并有术后再狭窄的经验教训,故认为灼伤后 5～6 个月是手术的最佳时机,此时病变已较稳定,便于判定切除和吻合的部位。

六、手术方法

除个别非常短的食管狭窄可采取纵切横缝的食管成形术外,绝大多数的患者需要进行食管重建。胃、结肠、空肠,甚至肌皮瓣均可用于食管重建。常用食管良性狭窄的手术方法有胃代食管术及结肠代食管术,但必须注意,行胃代食管术要求胃基本正常,如胃长度受限,就应行结肠代食管术。

(张　亮)

第三节　食管烧伤

食管烧伤并不少见,儿童和成人均可发生,主要是吞服腐蚀剂如强酸或强碱引起的食管损伤及炎症,亦称为食管腐蚀伤。在丹麦食管烧伤每年的发生率为 5/10 万,而 5 岁以下的儿童达 10.8％;在美国每年大约 5 000 例 5 岁以下儿童误服清洁剂引起食管烧伤。尽管我国食管烧伤的发生率尚无确切的统计,但全国大多数地均有报道。

一、病因

食管烧伤主要是吞服强碱或强酸引起,以吞服碱性腐蚀剂最多见,是吞服酸性腐蚀剂引起食管烧伤的 11 倍。实验证实 2％的氢氧化钠就可以引起食管的严重损伤,成年人吞服腐蚀剂的原因常是企图自杀,吞服量多,引起食管损伤严重,甚至引起食管广泛坏死及穿孔,导致患者早期死亡,儿童多为误服。欧美国家家用洗涤剂碱性较强,一般家庭放置在餐桌上,虽然 20 世纪 70 年代美国政府立法对家用洗涤剂的浓度及包装进行了严格规定,加强了警示标志,儿童仍然易当作饮料误服,但这种类型所致的食管损伤多不严重。一组 743 例吞服腐蚀剂的儿童中,85％小于 3 岁,仅 20％证实有食管烧伤,仅 5％产生瘢痕狭窄,3％需要食管扩张治疗。我国不少地区家庭备有烧碱,尤其重庆地区人们喜欢吃火锅,不少食物如毛肚、鱿鱼等食前需用碱水浸泡,常用白酒瓶或饮料瓶盛装,儿童易当饮料饮用,成人易当白酒饮用,这种碱液浓度较高,饮入一口即可造成食管严重损伤。近年来,由于电动玩具广泛使用小型高能电池,儿童可将纽扣电池取出放入口中,误咽下的纽扣电池常停滞在食管腔内,破碎后漏出浓度很高的 KOH 或 NaOH 能够在 1 小时内引起食管的严重损伤。

二、发病机制

食管烧伤的病理改变与吞服腐蚀剂的种类、浓度和性状有关。浓度较高的腐蚀剂,无论酸或碱均可引起食管的严重损伤。液体腐蚀剂可引起食管广泛的损害,而固形腐蚀剂常贴附于食管壁,灼伤较局限但损伤严重,甚至波及食管全层。碱性腐蚀剂对食管造成的损害比酸性腐蚀剂更为严重。强碱可使蛋白溶解,脂肪分化,水分吸收而致组织脱水,并于溶解时产生大量热量也可对组织造成损伤,而强酸则产生蛋白凝固造成坏死,通常较为浅表,但不像碱性腐蚀剂可被胃液中和,因而可引起胃的严重损伤。但如吞服强碱量多,也同样可引起胃的严重损伤。

食管烧伤的病理变化与皮肤烧伤非常类似,轻型病例表现为黏膜充血、水肿,数天即可消退,较严重的病例,表层组织坏死,形成类似白喉样的假膜,食管黏膜可发生剥脱及溃疡形成,如果没有其他因素影响,这类患者可以逐渐愈合。严重的食管烧伤可累及食管全层,并形成深度溃疡,甚至引起穿孔,形成纵隔炎及液气胸,或侵及邻近血管引起致命性的大出血。严重食管烧伤愈合后形成的瘢痕,必然引起不同程度的食管狭窄。

有人采用纤维食管镜对食管烧伤患者进行了动态观察,较严重病例完全愈合需要 4 个月左右。

吞服腐蚀剂后,口腔、咽、食管及胃均可引起损伤,特别严重的病例甚至引起十二指肠的损伤。由于吞咽后的反流,可累及声门。受损伤较严重的部位是食管的三个生理狭窄区,特别是食管胃连接部。由于腐蚀剂在幽门窦部停留时间较久;严重损伤后瘢痕愈合常导致幽门梗阻,因而对需要行胃造口饲食的患者,于胃造口时,应注意探查幽门部。

食管烧伤的程度按 Estrera 推荐食管化学性烧伤的临床分级与内镜所见(表 3-1)可以分为3 度。

表 3-1　食管和胃的腐蚀性烧伤的病理改变及内镜分度

分度	病理改变	内镜所见
Ⅰ度	黏膜受累	黏膜充血水肿(表面黏膜脱落)
Ⅱ度	穿透黏膜下层,深达肌层,食管或胃周围组织未受累	黏膜脱落、出血、渗出、溃疡形成,假膜(伪膜)形成,组织粗糙
Ⅲ度	全层损伤,伴有食管周围器官或胃周围纵隔组织受累	组织脱落伴有深度溃疡。由于严重水肿,食管腔完全闭塞;有碳化或焦痂形成;食管壁变薄、坏死并穿孔

Ⅰ度烧伤食管黏膜和黏膜下层充血、水肿和上皮脱落,未累及肌层,一般不造成瘢痕性食管狭窄。Ⅱ度烧伤穿透黏膜下层而深达肌层、黏膜充血、出现水疱、深度溃疡,因此食管失去弹性和蠕动,大多形成食管瘢痕狭窄。Ⅲ度烧伤累及食管全层和周围组织,甚至食管穿孔,引起纵隔炎,可因大出血、败血症、休克而死亡,幸存者可产生重度狭窄。

Andreoni(1997 年)介绍米兰一医院 20 世纪 90 年代内镜分级法,不仅有形态学,还有功能上的观察,如食管蠕动情况和括约肌的张力等,反映了食管壁坏死的深度(表 3-2)。

根据这种分级法,1 级、2 级患者,或介于 2～3 级的患者,可以采取保守治疗方法。3 级、4 级患者应考虑急诊切除坏死食管和胃、颈段食管外置和空腹造瘘。再择期做消化道重建。

表 3-2 米兰 20 世纪 90 年代内镜分级法

分级	损伤程度
0	黏膜正常
1	黏膜充血、水肿
2	黏膜充血、水肿、浅表坏死（黏膜苍白）、腐烂
3	深度坏死、出血、黏膜腐脱、溃疡
4	深度坏死（黏膜变黑）、严重出血、全厚层溃疡（即将穿孔）

蠕动：0＝存在，1＝消失。贲门：0＝正常，1＝无张力。
幽门：0＝开放，1＝痉挛，2＝无张力。

三、临床表现

食管烧伤的临床表现与吞服腐蚀剂的浓度、剂量、性状有关。Ⅰ度食管烧伤主要表现为咽部及胸部疼痛，有吞咽痛，进食时尤为明显。大多在数天之后就可恢复经口进食，而Ⅱ度以上者除有明显的胸痛、吞咽痛外，常有吞咽困难，亦可发生呕吐，呕吐物带有血性液体。吞服量多而浓度高的病例，可以出现中毒症状，如昏迷、虚脱等。喉部损伤尚可引起呼吸困难，甚至窒息。因食管穿孔引起纵隔炎，一侧或两侧液气胸而出现相应的症状。穿入气管引起食管气管瘘，穿破主动脉引起大出血，这种大出血常发生在伤后 10 天左右。严重的胃烧伤常可引起胃坏死穿孔，出现腹痛、腹肌紧张、压痛及反跳痛等弥漫性胸膜炎表现。

吞咽困难是食管烧伤整个病程中突出的症状。早期由于烧伤后的炎症、水肿引起，大多数病例经治疗后随着炎症、水肿的逐渐消退，约 1 周以后吞咽困难逐渐好转。若损伤不严重，不形成瘢痕狭窄的病例，逐渐恢复正常饮食，但如食管烧伤严重，3～4 周后因纤维结缔组织增生，瘢痕挛缩而致狭窄，再度出现逐渐加重的吞咽苦难，最后甚至流质饮食亦不能咽下，引起患者消瘦，营养不良。

四、诊断

（一）病史及体查

（1）应向患者或陪同亲友仔细询问吞服腐蚀剂的剂量、浓度、性质（酸或碱）、性状（液体或固体）及原因（误服或企图自杀），这对诊断、损伤的严重程度及治疗均有帮助。

（2）注意神态、血压、脉搏、呼吸的变化及有无全身中毒的症状及体征。

（3）观察口唇、口腔及咽部有无烧伤，但应注意大约 20％ 的患者没有口腔的烧伤而有食管的损伤，70％ 有口腔损伤而无食管损伤。

（4）胸部及腹部检查：有明显胸痛及呼吸困难患者，应检查有无气胸或液气胸的征象，腹痛患者检查腹部有无腹膜刺激症状。

（二）影像学检查

1.胸部 X 线检查

可发现有无反流引起的肺部炎症及食管穿孔的表现。

2.食管造影检查

早期食管吞钡检查，可见钡剂通过缓慢，并可见局部痉挛。如疑有食管穿孔，可用碘油或水溶性碘剂造影,如碘剂溢出食管腔外即可明确诊断。

3.胸部 CT 和超声内镜

对食管烧伤的诊断亦有帮助,但临床应用较少。

（三）食管镜检查

对食管烧伤后食管镜检查的时间有争议,认为早期食管壁较脆弱,检查引起的穿孔危险性较大,因而多主张 1 周后进行检查。近年来大多数主张伤后 24～48 小时内施行,认为有经验的内镜专家进行了纤维食管镜检查,引起穿孔的危险性小,对早期明确损伤的严重程度,及时作出比较正确的处理对策很有帮助。

五、治疗

（一）早期处理

吞服腐蚀剂立即来院诊治的患者,应根据吞服腐蚀剂的浓度、剂量及病情严重程度进行处理。吞服量多而病情较严重的患者应禁食,给予静脉输液镇静、止痛,应用广谱抗生素防治感染。有喉部损伤出现呼吸困难者,应立即做气管切开,给患者饮用温开水或牛奶,饮用量不超过 15 mL/kg,量过多可诱发呕吐,加重食管损伤。目前多不主张吞服强碱者饮用弱酸性液体或强酸饮用弱碱性液体进行中和,认为中和可产生气体和热量,加重食管损伤。对是否灌洗亦有不同意见,虽然有人不主张灌洗,但对吞服量多、浓度高及有毒物质（如农药）等仍以灌洗为好,可反复多次洗胃,每次注入量不宜太多,以免胃有烧伤时引起穿孔。对较重的患者应放置胃管,作为饲食维持营养及给予药物,尚可起到支撑,防止食管前、后壁粘连的作用。

（二）急诊手术

对吞服腐蚀剂量多、浓度高的患者,特别是对企图自杀者,可有上消化道的广泛坏死、穿孔、严重出血,及时诊断及时手术治疗可望挽救部分患者的生命。除切除坏死食管或胃外,尚需行颈段食管外置及空肠造口,后期再行食管或胃重建。Vereezkei 等报道 24 例食管烧伤,10 例急诊手术中,4 例因损伤广泛未做进一步处理,均在 24 小时内死亡,余下 6 例中行食管胃切除或全胃切除及食管外置,3 例第一次手术后生存,择期行食管重建。

（三）食管瘢痕狭窄的预防方法

在食管烧伤的治疗中,应考虑到后期如何减轻和防止瘢痕狭窄的形成。目前研究或已用于临床的方法主要集中在药物和机械两方面。

1.采用药物控制瘢痕形成

类固醇早已用于食管烧伤后瘢痕狭窄的预防,但至目前对其疗效仍有争议,理论上类固醇可抑制炎症反应,减轻食管烧伤后瘢痕狭窄形成。动物实验研究亦证实有明显的效果,但一些临床对比研究中,未见到明显的差异,如一组 246 例经食管镜明确诊断的严重碱性腐蚀伤患者,97 例采用甲泼尼龙治疗,167 例作为对照组,结果发现两组狭窄的发生率无明显的差异（$P>0.05$）。Uarnak 等的观察亦得出了类似的结果。但多数人认为早期应用皮质激素,对中等程度的食管腐蚀伤仍有良好效果,不少人仍认为抗生素、皮质激素和食管扩张仍是目前治疗食管烧伤的基本模式之一。

2.食管扩张治疗

食管扩张在预防和减轻食管烧伤后瘢痕狭窄的疗效已得到公认,对瘢痕组织形成早期行食管扩张的效果较好,但严重、多发及广泛狭窄则效果不佳。目前何时开始施行治疗扩张时仍有不同的看法,一些人认为过早施行扩张对有炎症、糜烂的食管创面会加重损伤,因而主张在食管再度上皮化后,开始进行扩张。有人用狗进行试验,长 10 cm 的食管黏膜剥脱后需要 8 周才能再次上皮化。一般情况多在食管烧伤后10天开始进行扩张,但近一些年来,不少人主张早期扩张,其效果更为显著,甚至有在烧伤后24~48小时开始扩张,扩张时应注意。扩张器探查由细而粗逐步扩大。每次扩张更换探子不得超过 3 条,探子应在狭窄部位停留数分钟后再更换下一型号探子,开始扩张间隔时间每周 1 次,逐步延长至每月 1 次,扩张至直径1.5 cm而不再缩小才算成功。一般扩张时间需要半年至 1 年,为增强扩张治疗的效果。有作者于扩张时在病灶内注射皮质激素,经临床病例对比观察,可减少扩张的次数,提高治疗的效果。食管扩张的技术操作并不复杂,但要仔细操作,预防食管穿孔的并发症。食管扩张在欧美国家效果甚佳,大多数患者避免了复杂的重建手术,但国内常受多方面原因影响未能按时扩张,因而扩张治疗的效果并不理想。

除采用扩张器进行食管扩张外,亦可采用循环扩张法,这种方法是先做胃造口及放入牵拉用的丝线,食管扩张可在表面麻醉下进行,扩张时将口端之丝线缚于橄榄形之金属探头或梭形塑料探子,涂上或吞服少许液状石蜡,探头另一端再缚上丝线,将探子从口腔经狭窄区拉入胃内,再由胃内拉出(图3-1)。扩张后将口端及胃端的丝线妥为固定,以免拖出,待下次扩张时使用。这种方法虽然早已用于临床,但最近国外仍有人采用,认为这种方法较为简单、方便、穿孔危险性较小,效果可靠,特别在我国一些经济不发达地区更为适用。

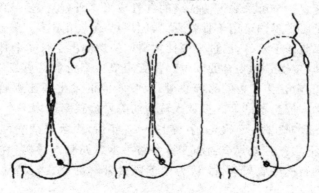

图 3-1　循环扩张法示意图

3.食管腔内置管

Rey 及 Mills 首先报道采用食管腔内置管预防食管烧伤后瘢痕狭窄。方法是在食管腔内置入长约40 cm、内径 0.95 cm 的医用硅胶管,下方有一抗反流活瓣,上端缚一小管,经口置入食管后,从鼻部引出,作为固定导管用。一般置管 3 周后拔出,同时应用抗生素和类固醇治疗,Mils 报道 4 例均获成功,但Bremer治疗 6 例,3 例仍然发生狭窄,失败原因认为是严重食管烧伤深达肌层及置管时间较短有关。最近 Mutaf 报道长时间的食管腔内置管 69 例,68%治愈,而对照用传统的方法,如食管扩张和激素等治疗172 例,治愈率为 33%,两组治疗效果有非常显著的差异。食管腔内置管组失败的原因主要由患者不能耐受长时间的置管和食管瘢痕形成短食管导致胃食管反流所致。

(四)食管瘢痕狭窄的外科治疗

严重食管烧伤瘢痕愈合后必然引起狭窄。狭窄部位可以在咽部、食管各段甚至全食管,以食管下段最为多见,可能与食物通过食管上段较快,下段较慢,接触腐蚀剂时间长,造成食管损伤也较严重有关。吞服酸性腐蚀剂除引起食管灼伤产生狭窄外,尚可引起胃烧灼伤,产生胃挛缩或幽门梗阻。腐蚀剂在幽门窦部停留时间较长,可无胃体的严重损伤而引起幽门梗阻。除酸性腐蚀剂容易引起胃的烧灼伤外,如吞服浓度高、剂量多的碱性腐蚀剂亦可引起胃的烧灼伤。

最近研究表明由于末端食管括约肌受到损伤或食管瘫痪形成造成的短食管而致末端食管功能不全,可以产生胃食管反流,是加重已产生的狭窄或狭窄经扩张后很快复发的原因。因此,对食管烧伤的患者进行食管功能学检查及 24 小时 pH 监测,对末端食管括约肌了解是有意义的。亦有报道伤后 5 天进行食管测压,对损伤严重程度判定亦有帮助。

已形成瘢痕狭窄的病例,除部分可采用扩张治愈外,对扩张或其他方法治疗失败的食管狭窄病例,需要行外科手术治疗以解决患者的经口进食。

1.手术适应证

(1)广泛性食管狭窄:广泛而坚硬的瘢痕狭窄,企图扩张治疗是危险而无效的,常因扩张而导致食管穿孔。

(2)短而硬的狭窄:经扩张治疗效果不佳者。

(3)其他部位的狭窄,如幽门梗阻等。

2.手术方法

除个别非常短的食管狭窄可采取纵切横缝的食管成形术外,绝大多数的患者需要行食管重建。胃、结肠、空肠甚至肌皮瓣均可用于食管重建,但以结肠应用最多。除急性期有食管或胃坏死、穿孔、大出血等需要急诊手术外,已进入慢性狭窄期的病例多主张 6 个月后再行重建手术,此时病变已较稳定,便于判定切除和吻合的部位。食管瘢痕狭窄行食管重建是否切除瘢痕狭窄的食管仍有争议,主张切除者认为旷置的瘢痕食管,其食管癌的发生率比普通人群高 1 000 倍,并认为切除的危险性不如人们想象的大。多数人认为切除瘢痕狭窄甚为困难,出血较多,也容易损伤邻近的脏器,发生癌变的概率并不很高,多在 13～71 年后,而且恶变病例远处转移较少,预后较通常的食管癌好,因而主张旷置狭窄的病变行旁路手术。亦有人对病变波及中上段者行旁路手术,而对中下段者,则行病变食管切除,认为中下段食管解剖位置较松动,切除病变食管较容易,进行食管重建也较方便。

3.常用的食管重建方法

(1)胃代食管术:食管狭窄位于主动脉弓以下,可经左胸后外侧切口进胸,切开膈肌,游离胃,如旷置瘢痕食管,游离胃时,已将贲门离断者则将胃上提,在狭窄上方行食管胃侧侧吻合。如狭窄位置较低,胃足够大,未离断贲门者,最好在狭窄段食管上端切断,远端缝合关闭,近端与胃行端侧吻合。如切除病变食管,手术方法与食管癌切除的食管胃吻合方法相同。对中上段食管狭窄,如切除瘢痕食管,可经右胸前外侧切口进胸,再经腹将胃游离;将胃经食管床上拉到胸部(或颈部吻合)。虽然用胃重建食管具有操作简便,较安全的优点,但有时胃或幽门均遭受腐蚀损伤,难以用胃重建食管。

(2)倒置胃管或顺行胃管代食管术:切取胃大弯做成长管状代替食管,其优点是胃有丰富的血供,做成的胃管有足够的长度,可以与颈部食管,甚至咽部进行吻合,而且无须恐惧酸性胃液反流。但国内开展这一式式甚少。

(3)结肠代食管术:由于结肠系膜宽长,边缘血管较粗,其血液供应丰富,对酸有一定耐受力,口径与食管相仿,能切取的长度可以满足高位吻合的需要,采用结肠重建能较好地维持正常的胃肠功能。因而在广泛性食管狭窄的病例,只要既往未做过结肠手术,无广泛结肠病变或因炎症或手术造成腹腔广泛粘连,均可采用结肠重建食管。对计划切除瘢痕食管者,可采用右胸前外侧切口进胸,将整个胸段食管游离后,于膈肌上方2~3 cm处切断食管,用丝线贯穿缝合后,并通过颈部切口将其拉出。如不切除病变食管行旷置手术则不开胸,上腹正中切口进入腹腔后,必要时可将剑突切除,检查结肠边缘动脉的分布情况。选定使用的结肠段后,用无创伤血管钳阻断预计切断的血管,并用套有胶皮管的肠钳钳夹预计切断结肠段的两端,观察边缘动脉的搏动及肠管的色泽15分钟。如边缘动脉搏动良好,肠管色泽红润,说明血供良好;若无动脉搏动,色泽转为暗紫,说明该段血运不佳,应另选其他肠段或改行其他术式。

若用升结肠和回肠末端移植,则切断结肠右动脉,保留结肠中动脉供血,重建后为顺蠕动。若用横结肠顺蠕动方向移植,则保留结肠左动脉,切断结肠中动脉;若用横结肠逆蠕动方向移植则切断左结肠动脉,以结肠中动脉供血;若用升结肠代食管,则以结肠中动脉供血。上述各段结肠均可用于食管重建,具体应用可结合自己的经验和患者的具体情况,用升结肠和回肠末端重建,为顺蠕动,回盲瓣有一定的抗反流作用,在最近几年报告的文献中采用最多。左半结肠少有血管变异,肠腔口径大,肠壁较厚,容易吻合,在术后早期因逆蠕动部分患者进食可出现少量返吐。

如患者全身情况较差,移植段结肠可不经胸骨后隧道而由前胸皮下提至颈部,分别在颈部切口下缘和腹部切口上缘皮下正中分离,上下贯通,形成宽约5 cm的皮下隧道。这种经皮下结肠重建的方法,进食不如胸骨后通畅,而且也不太美观。

结肠代食管术在多个解剖部位施行,创伤较大,并发症较多,除一般常见的并发症外,主要有以下几方面。①颈部吻合口瘘:发生原因多为移植结肠血供不良,吻合技术欠佳,局部感染和吻合有张力等。多发生在术后4~10天,主要表现为局部红肿,有硬块压痛,此时需要将缝线拆除数针,分开切口,可有泡沫状分泌物流出,口服亚甲蓝可有蓝色液体流出。只要不是移植肠段大块坏死,预后大都良好,经更换敷料很快治愈。②声带麻痹:患者表现有声嘶,进食发呛,特别在流质食物时更为明显,可嘱患者进食较黏稠食物,经过一段时间,大多能代偿而恢复正常饮食。③颈部吻合口狭窄:多发生在术后数周甚至数月,患者有吞咽困难,甚至反吐,严重病例流质饮食亦难咽下。吞钡造影可明确狭窄的严重程度及长度,治疗可采用食管扩张,对扩张治疗无明显效果的患者应行手术治疗。对较短的吻合口狭窄,可行纵切横缝的成形手术,也可将狭窄切除重新吻合;对较长的吻合口狭窄,虽然可以将狭窄段切除采用游离空肠间置,但需开腹及颈部手术操作及显微外科技术,尚有吻合血管形成栓塞之虞。有学者采用颈阔肌皮瓣修复结肠重建食管后颈部吻合口狭窄,效果甚佳。④结肠代食管空肠代胃术:少数严重病例,除食管瘢痕狭窄,胃亦受到严重烧伤而挛缩。这类病例可按上述方法行结肠代食管,移植结肠下端与距屈氏韧带10 cm空肠做端侧吻合,再在吻合口之下方空肠做5 cm长之侧侧吻合。这种手术吻合口多,创伤较大,术前应做好肠道准备及营养支持等,严防吻合口瘘的发生。⑤带蒂空肠间置术:空肠受系膜血管弓的影响,有时难以达到足够的长度,而且对胃液反流的耐受较差,因而临床上很少用于食管烧伤后瘢痕狭窄的重建。但对过去曾做过结肠切除手术或结肠本身有较广泛病变的病例,亦可采用空肠代食管术。

(张 亮)

第四节 食 管 穿 孔

食管穿孔常由于器械或异物损伤引起,近年来,随着内镜的广泛使用,其发生率有所上升,如不及时处理,几乎毫无例外地发生急性纵隔炎、食管胸膜瘘,并可能致死。正确的诊断和及时的治疗有赖于对食管穿孔临床特征的认识及正确选择影像学检查,治疗效果与引发因素、损伤部位、污染程度及穿孔至治疗的时间有关。据报道,食管穿孔的死亡率可达 20%,穿孔 24 小时后接受治疗死亡率甚至可高达 40%。外科手术治疗较其他治疗方法可减少 50%～70% 的死亡率。

一、病因及发病机制

食管可以被多种不同的原因引起穿孔。近年来,随着在食管腔内用仪器进行诊断和治疗的病例迅速增加,医源性食管穿孔在这类疾病中占的比例也不断增大,目前已达 59%;其次依次是食管内异物(12%)、创伤(9%)、手术损伤(2%)、肿瘤(1%)及其他(2%)。

食管由于没有浆膜层而不同于消化道的其他部位,更易受到损伤。食管的颈段后壁黏膜被覆一层很薄的纤维膜,中段仅被右侧胸膜覆盖,下段被左侧胸膜覆盖,周围没有软组织支持,加上正常胸腔内压力低于大气压,这些是食管易于穿孔的解剖因素。食管腔内检查和治疗引起的食管穿孔多位于食管的 3 个解剖狭窄段,最常见的部位是环咽肌和咽括约肌连接处颈部食管的 Killian's 三角,这个三角由咽括约肌和在颈椎 5、6 水平的环咽肌构成,这一区域的食管后侧没有肌层保护。其他易于发生食管穿孔的部位是食管的远端与胃连接处,还有梗阻病变的近段、食管癌延伸的部位以及进行检查活检或扩张的部位。发生食管穿孔的原因也与患者的体质、年龄以及患者是否合作有关。

医源性食管穿孔常见于食管镜检查、硬化治疗、曲张静脉结扎、球囊扩张、探条扩张及激光治疗。纤维食管镜的使用使因硬质食管镜检查导致的食管穿孔由 0.11% 下降至 0.03%,同期行食管扩张则可使食管穿孔的发生率上升 0.09%。内镜下硬化剂治疗食管静脉曲张可使食管黏膜坏死性损伤而导致食管穿孔的发生率为 1%～6%,降低硬化剂的浓度和用量可使食管穿孔发生率下降。球囊扩张治疗贲门失弛缓症的食管穿孔发生率为 1%～5%,球囊压力过高、既往有球囊扩张史患者发生率上升。放置胃管、球囊压迫止血、食管支架放置、气管内插管等操作同样可引起食管穿孔。

手术过程中可因直接损伤或在食管周围的操作导致食管穿孔的发生。常见于肺切除术、迷走神经切断术、膈疝修补术、颈椎骨折手术、食管超声及主动脉手术等。

穿透性食管穿孔主要发生在颈部,其发生率和死亡率与合并伤相关。胸部钝性损伤导致的食管穿孔极少见,常见于车祸和 Heimlich 操作手法。异物和腐蚀性物质的摄入所导致的食管穿孔常发生于咽食管入口、主动脉弓、左主支气管及贲门等解剖狭窄处。自发性食管穿孔常见于剧烈呕吐、咳嗽、举重等原因使食管腔内压力突然升高,常发生于膈上升高左侧壁,呈全层纵行破裂,溢出的液体可进入左侧胸腔或腹膜腔。食管癌及转移性肿瘤、Barrett's 溃疡、食管周围感染、免疫缺陷性疾病等均可导致食管穿孔。

食管穿孔后口腔含有的大量细菌随唾液咽下,酸度很强的胃液、胃内容物在胸腔负压的作用

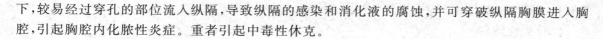

下,较易经过穿孔的部位流入纵隔,导致纵隔的感染和消化液的腐蚀,并可穿破纵隔胸膜进入胸腔,引起胸腔内化脓性炎症。重者引起中毒性休克。

二、临床表现

食管穿孔的临床表现与食管穿孔的原因、穿孔部位以及穿孔后到就诊的时间等因素有关。由于食管穿孔的临床表现常与心肌梗死、溃疡穿孔、胰腺炎、主动脉瘤撕裂、自发性气胸、肺炎等胸腹部疾病相混淆,因而临床诊断较困难。常见的临床表现主要有胸痛、呼吸困难、吞咽困难、皮下气肿、上腹部疼痛、发热、心率增快等。

颈部食管穿孔症状较轻,较之胸部和腹部食管穿孔更易于治疗。颈部食管穿孔后污染物经食管后间隙向纵隔的扩散比较慢,而且食管附着的椎前筋膜可以限制污染向侧方扩散。患者诉颈部疼痛、僵直,呕吐带血性的胃内容物和呼吸困难。颈部触诊可发现颈部僵硬和由于皮下气肿产生的捻发音。95%患者有影像学检查阳性。

胸部食管穿孔后污染物迅速污染纵隔,胸膜完整的患者,胃内容物进入纵隔形成纵隔气肿和纵隔炎,迅速发展为坏死性炎症。如胸膜破裂,可同时污染胸膜腔。由于胸膜腔为负压,胃液及胃内容物经破口反流到纵隔和胸膜腔,引起胸膜腔的污染和积液,形成纵隔和胸膜腔化脓性炎症。中上段食管穿孔常穿破右侧胸腔;下段食管穿孔则常穿破入左侧胸腔。食管穿孔后引起的这种炎症过程和体液的大量积蓄在临床上表现为一侧胸腔剧烈疼痛,同时伴有呼吸时加重。在穿孔部位有明确的吞咽困难,低血容量,体温升高,心率增快。全身感染中毒症状、呼吸困难的程度,根据胸腔污染的严重性、液气胸的量以及是否存在有气道压迫而有轻重不同。体格检查可发现患者有不同程度的中毒症状,不敢用力呼吸,肺底可听到啰音,当屏住呼吸时,可听到随着每次心跳发出的纵隔摩擦音或捻发音。颈根部或前胸壁触及皮下气体,当穿孔破入一侧胸腔胸膜腔时,出现不同程度的液气胸的体征。受累侧胸腔上部叩诊鼓音,下部叩诊为浊音,病侧呼吸音消失。少数病例可发展为伴有气管移位、纵隔受压的张力性气胸,纵隔及胸腔的炎症产生对膈肌的刺激可表现为腹痛、上腹部肌紧张、腹部压痛,应注意与急腹症鉴别。

腹腔食管穿孔较少见,胃的液体进入游离腹腔,引起腹腔污染,临床表现为急性腹膜炎的症状和体征,与胃、十二指肠穿孔很相似。有时污染仅局限在后腹膜,使诊断更加困难,由于腹腔段食管与膈肌相邻近,常有上腹部疼痛和胸骨后钝痛并放射到肩部的较典型的特征,患者常诉背部疼痛,不能平卧。和胸腔内穿孔一样,患者早期即可出现心率增快、呼吸困难、发热并迅速出现败血症和休克。

三、诊断

早期迅速诊断可减少食管穿孔死亡率和并发症发生率。50%患者由于症状不典型导致延误诊断和治疗。对所有行食管内器械操作后出现颈部、胸部或腹部疼痛的患者,均应想到发生食管穿孔的可能性。结合有关病史、症状、体征及必要的辅助检查多可作出及时正确诊断。少数病例早期未能及时诊断,直至后期出现脓胸,甚至在胸穿或胸腔引流液中发现食物方作出诊断。

(一)X线检查

颈部穿孔行侧位X线检查可以发现颈椎前筋膜平面含有气体,这一征象早于胸部X线和临床症状。胸部食管穿孔时90%患者胸部正侧位X片发现纵隔影增宽,纵隔内有气体或气液平、胸腔内气液平,但与摄片时间有关,软组织影和纵隔气肿一般于穿孔后1小时左右出现,而胸腔积液和纵隔增宽则需数小时。腹部食管穿孔时可发现隔下游离气体。

(二)食管造影

食管造影仍然是诊断食管穿孔的主要手段。对于怀疑食管穿孔而考虑行食管造影者首选口服泛影葡胺,其阳性率颈部为 50%、胸部 75%～80%,但一旦吸入肺内,其毒性可引起严重的坏死性肺炎。如泛影葡胺未能发现食管穿孔而临床仍高度怀疑,可使用薄钡进行造影,钡剂造影可显示穿孔瘘口的大小、部位及纵隔的污染程度,阳性率在颈部为 60%,胸部达到 90%。尽管使用造影剂作为常规诊断手段,但仍有 10% 的假阴性,因此当造影阴性时也不能完全除外食管穿孔,可在造影后间隔数小时复查或进行 CT、纤维食管镜检查。

(三)纤维食管镜检查

纤维食管镜的食管穿孔诊断率可达到 100%,尤其对于微小穿孔、黏膜下穿孔的诊断。用纤维食管镜可直接看到食管穿孔的情况,并能提供准确的定位,了解污染的情况。但同时应该注意,当怀疑有微小穿孔时,禁忌通过食管镜注入空气。食管镜的结果也有助于治疗的选择。

(四)CT 检查

当今的胸腹部 CT 检查已应用得相当普遍。当临床怀疑有食管损伤而 X 线不能提示确切的诊断依据、食管造影无法进行时,可选择胸部或腹部 CT 检查。CT 影像有以下征象时应考虑食管穿孔的诊断:食管周围的纵隔软组织内有气体;食管壁增厚;充气的食管与一个临近纵隔或纵隔旁充液的腔相通;在纵隔或在胸腔的脓腔紧靠食管;左侧胸腔积液则更进一步提示食管穿孔的可能。经初步治疗患者症状无明显改善的可应用 CT 定位指导胸腔积液的抽取或胸腔引流的定位。

(五)其他检查

食管穿孔患者由于唾液、胃液和大量消化液进入胸腔,在做诊断性胸腔穿刺时,抽得胸腔液体内含有未消化的食物、pH 低于 6.0,并且淀粉酶的含量升高,是一项简单而有诊断意义的方法。在怀疑有食管损伤的病例口服小量亚甲蓝后和可见引流物或胸腔穿刺液中有蓝色,同样有助于诊断。

四、治疗方法

食管穿孔的治疗选择取决于诱发食管穿孔的原因、部位、穿孔的严重程度以及穿孔至接受治疗的间隔时间。除年龄和患者的全身状态外,应同时考虑食管周围组织的损伤程度、伴随的食管病理及损伤。治疗的目标主要是防止来自穿孔的进一步污染,控制感染,恢复消化道的完整性,建立营养支持通道。因此,清除感染和坏死组织,精确的闭合穿孔,消除食管远端的梗阻,充分引流污染部位是治疗成功的关键。同时,必须应用胃肠外营养、抗生素。

(一)手术治疗

手术治疗包括一期缝合、加固缝合、食管切除、单纯引流、T-管引流食管外置和改道。手术方式及手术径路的选择与以下因素有关:损伤的原因;损伤的部位;是否同时存在其他食管疾病;从穿孔到诊断的时间;食管穿孔后污染的程度;炎症蔓延的情况;是否有邻近脏器损伤;患者年龄及全身情况;医院的医疗条件及医师的技术水平等。较小、污染程度轻的颈部至气管隆嵴的穿孔可经颈部切口行单纯的引流。胸部食管中上段穿孔选择右侧进胸切口,下段则选择左侧胸部进胸切口。上腹部正中切口则是治疗腹段食管穿孔的最好选择。

早期食管穿孔多采用一期缝合手术。术中应进一步切开肌层,充分暴露黏膜层的损伤,彻底清除无活力的组织,在良性病变大多数病例黏膜正常,手术时应将穿孔缘修剪成新鲜创缘,大的穿孔应探查纵隔,仔细找到穿孔的边缘,用 2-0 的可吸收缝线,也可以用不吸收的细线,间断缝合修补,同时灌注和引流污染区域。分层闭合黏膜和肌层是手术修复成功的关键。没有适当的暴露和严密的缝合是术后发生漏、增加死亡率和延长康复时间的主要原因。如果损伤时间较长,组织产生水肿时,可以仅闭合黏膜层,并同时彻底冲洗和清除污染的组织。用较大口径的闭式引流,7～10 天后行食管造影,如没有造影剂外溢,则可恢复经口进食。食管穿孔时间大于 24 小时或局部污染、炎症反应严重、组织有坏死时,应只做局部引流,不修补穿孔。一期缝合最好是在健康的食管组织,当有远端梗阻时,单纯一期缝合是无效的,必须同时解决梗阻,才能达到成功的修复。

由于一期缝合食管损伤有因组织继续坏死而发生裂开和瘘的可能性,因此有必要采用周围组织移植包垫加固缝合的方法闭合食管穿孔。Grillo 等首先报道胸部食管穿孔一期缝合后采用周围较厚、发生炎症反应的胸膜片进行加固。其他可利用的组织还有网膜、膈肌瓣、背阔肌、菱形肌、心包脂肪垫等。对于颈部食管穿孔,可选择胸骨舌骨肌、胸骨甲状肌、胸锁乳突肌等组织材料。膈肌瓣不易坏死,有一定的张力,弹性较好,再生能力强。取全层 12 cm 长、5～7 cm 宽,基底位于食管处,向上翻起,用于食管下段的修复。缺损的膈肌切口可直接缝合。在使用带蒂的肋间肌瓣时,其基底部在内侧、椎旁沟处,并要有足够的长度。不论用哪种组织修复加固,这种组织最好是用在修复的食管壁之中,而不是简单覆盖于修复上。

对部分有严重的食管坏死、食管病理性梗阻的患者可选择食管切除与重建术。除保持胃肠道的完整性外,食管切除术可消除造成污染的食管穿孔,治疗造成食管穿孔的基础食管病变。Orringer 等建议使用颈部胃食管吻合,该方法使吻合口远离污染处,即使发生吻合口漏,其治疗较胸腔内吻合更为简单。

因延误诊断造成严重污染和炎症的食管穿孔患者禁忌一期缝合。颈部穿孔可单纯行引流。而胸腹部食管穿孔由于污染物的继续污染使胸腹部感染持续存在,因而不能单纯行引流手术,可行 T 管引流,控制食管胃内容物继续污染胸腹部。

食管外置或旷置的手术方式有多种报道,其基本方法是关闭穿孔、广泛引流污染组织,同时行颈部食管外置造瘘术或胃造瘘减压术。但该方法近年来已很少使用,仅仅适应于营养状况极度不良的患者及无法用常规手术方法治疗的病例或手术失败的病例。

近年来有报道胸腔镜辅助治疗食管穿孔,疗效有待进一步观察。

食管有梗阻性病变如食管狭窄、贲门失弛缓症或严重的胃肠道反流等病变的食管穿孔必须在手术治疗食管穿孔的同时加以处理。食管狭窄、贲门失弛缓症可采用食管扩张,Moghissi 等报道显示,仅修补穿孔而未同期处理远端梗阻的食管穿孔患者死亡率达 100%,而同时处理食管穿孔和梗阻性病变的死亡率为 29%。胃肠道反流可采用临床常规应用的抗反流手术。食管穿孔合并食管恶性肿瘤患者必须行食管肿瘤切除术,广泛转移者可行食管内支架放置。

(二)保守治疗

食管穿孔患者行保守治疗必须经过严格的选择。1965 年,Mengold 等首先报道应用保守治疗成功治愈食管穿孔患者,18 例因腔内损伤且 24 小时内诊断明确的患者经保守治疗仅死亡 1 例。1975 年,Larrieu 报道成功治愈自发性食管穿孔。

经过多年临床经验的积累,Altorjay 等总结食管穿孔接受保守治疗的指征:①器械引起的颈部食管穿孔;②早期诊断小的局限的穿孔;③食管狭窄行食管扩张或硬化剂治疗食管静脉曲张;

④食管穿孔延误诊断但临床症状轻微;⑤食管穿孔后食管周围有纤维化形成,能限制纵隔的污染;⑥穿孔引起的污染限于纵隔或纵隔与壁层胸膜之间,没有造影剂溢入附近体腔;⑦穿孔的位置不在肿瘤部位、不在腹腔、不在梗阻的近端;⑧症状轻微,无全身感染迹象。

具体方法:①禁食48~72小时,如患者临床症状改善,可口服无渣流质。②应用广谱抗生素7~14天。③完全胃肠外营养。④经CT引导下行穿刺或置管引流纵隔或胸腔积液。⑤食管镜引导下行食管灌洗。⑥应该有选择性地应用胃肠减压,目前有学者认为放入胃肠减压管使食管下段括约肌不能完全关闭,加重胃反流,导致纵隔污染加重。⑦穿过癌症或非癌症部位在食管腔内置管或置入支架。

(张　亮)

第五节　食管平滑肌瘤

一、流行病学

食管平滑肌瘤是最常见的食管良性肿瘤,占食管良性肿瘤的60%~80%。上海胸科医院报道的大宗病例统计,食管平滑肌瘤的发病率为84.3%。本病男性发病多于女性,二者之比约为2：1。肿瘤可发生于食管的任何部位,国外报道以食管下段最常见,但国内报道多见于食管中段,下段次之,上段最少见。

二、病因学

食管平滑肌瘤的病因还不清楚,而食管平滑肌瘤病并发X染色体连锁的Alport综合征的病因已有深入的研究。编码IV型胶原 α_5 和 α_6 链的 COL4A5 和 COL4A6 基因5′端缺失与其有关。Heidet等1998年发现单发的食管平滑肌瘤也存在编码IV型胶原 α_5 和 α_6 链的 COL4A5 和 COL4A6 基因5′端缺失。这意味着食管平滑肌瘤发生与胶原合成的基因学关联密切。

三、生物学特性

食管平滑肌瘤是源于食管平滑肌组织的良性肿瘤,极少恶变。其生长缓慢,临床症状出现晚或无症状。大多数为单发,少数为多发,也有少数报道病变可呈弥漫性生长,其整个食管壁内充满彼此孤立的肿物。这有别于食管内弥漫且融合生长的平滑肌瘤病,后者少见,是以多个融合的肌瘤样结节为特征的肿瘤样病变。

四、病理学

食管平滑肌瘤97%为壁内型,1%为腔内型,2%为壁外型。食管平滑肌瘤可分为单发、多发食管平滑肌瘤和食管平滑肌瘤病3种,即以单一病灶出现的单发食管平滑肌瘤和以多个病灶出现的多发食管平滑肌瘤。多发食管平滑肌瘤不同于食管平滑肌瘤病,食管平滑肌瘤病是全身性平滑肌瘤病在食管的一种局部表现形式,除食管外其他器官如胃、支气管、尿道等亦有平滑肌瘤的发生。但两者在食管局部的病理行为是一样的。食管平滑肌瘤半数以上发生在下段食管。大约 10％的几乎围绕整个食管壁,且导致食管梗阻。

食管平滑肌瘤大体标本多呈圆形、椭圆形、哑铃形或腊肠样。直径在 2～5 cm,重量多在 1 kg 以下,有少数巨大肿瘤的报道。典型的食管平滑肌瘤质地较硬,可呈圆形或椭圆形肿瘤可发生于固有肌层及黏膜肌层,以纵行肌多见,也有的起源于壁内血管肌层及迷走的胚胎组织。食管平滑肌瘤大多表现为食环形肌内偏向一侧的壁内实性肿瘤,突出于食管腔内,也可呈环形生长包绕食管腔造成狭窄。少数情况下,也可见到肿瘤突出于食管外壁向纵隔膨胀生长,需与纵隔肿瘤相鉴别。位于下段尤其是腹段食管者也可见到剑突下或上腹腔的肿块。肿瘤生长缓慢,其大小可多年不变。由于病变位于食管壁内且有黏膜覆盖。故而很少发生出血,短期内生长加快的报道较少,恶性变罕见,虽然也可见到食管平滑肌瘤恶性变的报道,但目前尚不能断定食管平滑肌肉瘤的发生与平滑肌瘤恶变之间有直接必然的关联。切面呈灰白色或带有黄色,一般可有不明显的包膜,表面光滑。瘤细胞呈旋涡状、栅栏状或束状交织,平滑肌束可呈纵横交错排列,其内混有一定量的纤维组织,也可包含有神经节细胞或神经成分,故而有时需要与神经纤维瘤等疾病相鉴别。细胞核的位置为偏心性。平滑肌瘤可以发生囊性变、钙化或玻璃样变。

近年来,随着免疫组织化学和分子生物学方法及电镜在病理诊断学上的广泛应用,胃肠道间质瘤(gastrointestinal stromal tumors,GISTs)的概念逐渐被临床接受。GISTs 起源于胃肠道肌壁间质的非上皮性及梭形细胞为主要成分的间叶性组织,多发于胃和小肠,发生在食管、结(直)肠的不到 10％。由于食管间质瘤与平滑肌瘤在临床病理学和分子生物学上有许多不同的特点,以往被普通 HE 染色和光镜诊断为"平滑肌瘤"的肿瘤,现在可以细分为平滑肌瘤、间质瘤、神经纤维瘤、雪旺瘤、自主神经瘤等。目前国际上对 GIST 有严格的定义,因此在诊断过程中必须采用免疫组化或其他方法才能准确区分食管间质瘤与其他类型的食管肿瘤。食管间质瘤通常有 CD117 和 CD34 的表达,而食管平滑肌瘤表达波形蛋白和肌动蛋白。王其彰等对 43 例普通病理学诊断的食管平滑肌瘤进行免疫组化检测;结果发现其中 11 例为食管间质瘤,31 例平滑肌瘤,1 例神经源性肿瘤。

五、临床表现

食管平滑肌瘤可发生于各个年龄段,多见于 30～60 岁患者,小儿少见。

食管平滑肌瘤的临床表现与肿瘤的大小及部位有关。肿瘤直径<2 cm 可无任何自觉症状,肿瘤直径界于 2～5 cm 者也可无自觉症状,常常由于查体时意外发现。临床症状的产生多与肿瘤阻塞管腔或占位效应造成压迫所引起。多见症状可有进食不畅或吞咽困难。但病史往往较长,病情发展缓慢或间歇发生,食管梗阻症状往往并不严重,可与食管癌相鉴别。也有以胸骨后或上腹部疼痛、胀满为主诉者,此类患者往往病史很长,缓慢进展。其他如反酸、嗳气、食欲缺乏等均为一些非特异性主诉,肿瘤较大或邻近其他器官者也可产生相应压迫症状,如咳嗽、气促等。

六、诊断和鉴别诊断

诊断食管平滑肌瘤最常用的检查方法是食管钡剂 X 线检查。典型 X 线征象是在食管造影片上见到充盈缺损,但黏膜保持完整。食管呈现光滑的半月状压迹,轮廓清晰,肿物影与食管壁近端及远端呈现锐角。突入食管腔内的肿瘤表面黏膜皱襞消失,但其对侧的黏膜正常,被称为涂抹征或瀑布征。一定角度下,肿瘤的轮廓因其表面光滑钡剂缺失所完全显现出来,呈环形征。同时钡剂 X 线检查还可发现一些合并症,如食管憩室或食管裂孔疝等。

内镜下食管平滑肌瘤表现为圆形或椭圆形肿物突向腔内,其表面黏膜完整,有的肿物在黏膜下可活动,但较小的平滑肌瘤也可能被内镜忽略。内镜检查时如怀疑食管平滑肌瘤时应避免行黏膜活检,以免对可能进行的手术摘除造成不利影响。

超声内镜(EUS)对于平滑肌瘤的诊断有鉴别意义,可以探及肿物的位置、形态、密度、质地、内部结构、比邻关系等,从而与恶性肿瘤及其他良性肿瘤相鉴别。食管平滑肌瘤回声影像图:肿瘤呈均质低回声,与正常食管肌层相延续,黏膜及黏膜下层光滑完整,边界清楚,与周围组织无粘连,局部淋巴结无肿大。EUS即可定位、又能显示病变的范围、形态,特别是能提供肿瘤内部结构和与周邻器官的关系和有无肿大淋巴结等信息。主动脉瘤压迫食管可表现出类似平滑肌瘤的影像,应用 EUS 技术相鉴别。

CT 及 MRI 检查可以帮助肿瘤的定位,尤其对于肿瘤的范围、偏向及走行判断有利,这对于外科手术选择、手术入路及手术术式很有帮助。在复杂病例时行 CT 或 MRI 可以帮助判断肿物的性质及与邻近器官的关系,鉴别良、恶性病变,以指导手术治疗。

与食管平滑肌瘤相鉴别的疾病主要有:食管恶性肿瘤,如食管癌、食管平滑肌肉瘤以及引起食管外压性改变的疾病,如纵隔肿大淋巴结、纵隔肿瘤、主动脉瘤等(表 3-3)。

表 3-3　食管平滑肌瘤的鉴别诊断

	食管平滑肌瘤	食管恶性肿瘤	邻近外压病变
发病年龄	30～60 岁	40～65 岁	各个年龄段
病史	长	较短	不定
主要症状	吞咽困难或胸骨后不适	进行性吞咽困难、消瘦	除吞咽不适外可有原发病症状:发热、胸痛等
钡剂透视	瘤体表面黏膜无破坏,有典型的涂抹征等	黏膜破坏,食管僵硬,梗阻等	似平滑肌瘤的表现
食管镜检查	黏膜局限性隆起,黏膜光滑	黏膜破坏,可见溃疡,糜烂	似平滑肌瘤的表现
胸部 CT	质均食管壁内肿瘤,纵隔无肿大淋巴结	食管内占位,可见纵隔肿大淋巴结	可见纵隔内原发病的影像。如肿大淋巴结,纵隔肿瘤等
食管超声	均匀低回声黏膜完整	欠均匀低回声,黏膜破坏,局部淋巴结肿大	主动脉瘤可用多普勒技术鉴别,肿大淋巴结位于食管外

七、治疗

食管平滑肌瘤多采用手术治疗。但手术适应证的选择有所争议。传统观点认为,除直径在 2 cm 以下或身体条件不适宜手术者可以定期观察外,其余均适宜行手术治疗。但鉴于食管平滑肌瘤生长缓慢、发病年龄较食管癌年轻,发生恶性变概率很小,很多患者没有不适主诉,且手术治疗本身所造成的创伤较大,有人提出应慎重选择手术,认为肿瘤直径<5 cm 且无临床症状的患者可以定期观察,有临床症状出现或肿瘤出现增长加快征象时方考虑手术治疗。而有症状的平滑肌瘤无论大小均适宜手术。

手术前应做好充分的检查以明确病变的准确位置。内镜下确定肿瘤距门齿距离可以帮助初步定位。CT 检查有助于判定肿瘤的比邻关系及具体位置,对于手术入路及手术方式的选择均有帮助。术前置胃管可以帮助术中明确肿瘤与管腔间的关系。位于颈段食管的平滑肌瘤可经颈部切口；位于食管上中段者可选择右胸前切口；而位于食管下段者经左侧开胸较多。总之，手术入路应根据情况选择，以方便操作为原则。

除极少数起源于黏膜肌层、突出于管腔且直径较小（＜2 cm）的病变有经内镜切除报道外，食管平滑肌瘤基本都常规采用手术治疗。手术方式的选择可以有平滑肌瘤摘除术、食管部分切除、食管重建术及经胸腔镜平滑肌瘤摘除术。开胸食管平滑肌瘤摘除术是最常被采用的术式。游离出食管后在肿瘤上方切开肌层，钝性分离多可摘除肿瘤。但要注意避免损伤黏膜层。如有损伤应即予以修补。肌层可松松缝合，缺损较大者可以周围组织予以修补。复杂、巨大、与黏膜紧密粘连或环形生长的平滑肌瘤无法行摘除的或黏膜损伤过多无法修补者可行食管部分切除食管重建术。近年经胸腔镜平滑肌瘤摘除屡有报道，该手术对患者损伤小，恢复快，但仅限于一些相对容易处理的病例，尚不能完全替代开胸手术。

（张　亮）

第六节　自发性气胸

胸膜腔为脏层胸膜与壁层胸膜之间不含空气，且呈现负压的密闭腔隙。当空气进入胸膜腔造成胸腔积气状态称为气胸。气胸可分为自发性气胸、外伤性气胸和医源性气胸。

由诊断或治疗引起的气胸称医源性气胸；由胸壁直接或间接外伤引起的气胸为外伤性气胸；在没有创伤或人为的因素下出现的气胸为自发性气胸。自发性气胸可分为原发性和继发性，前者发生在无基础疾病的健康人，后者发生在有基础疾病的患者，如 COPD、肺结核等。本节讨论自发性气胸。

一、病因与发病机制

原发性气胸多数为脏层胸膜下肺泡先天发育缺陷或炎症瘢痕形成的肺大疱引起肺表面细小气肿疱破裂所致。多见于小于 40 岁的瘦高体型男性、吸烟青壮年。继发性气胸常继发于肺或胸膜疾病基础上，如慢性阻塞性肺疾病、肺结核、肺尘埃沉着症（尘肺）、肺癌、肺脓肿等疾病形成肺大疱或直接损伤胸膜所致。金黄色葡萄球菌、厌氧菌、革兰阴性杆菌等引起的肺化脓性炎症破溃入胸腔，形成脓气胸。

有时胸膜上具有异位的子宫内膜，在月经期可以破裂而发生气胸，称为月经性气胸。航空、潜水作业而无适当防护措施，从高压环境忽然进入低压环境，或正压机械通气加压过高等，均可发生气胸，气压骤变、剧烈咳嗽、喷嚏、屏气或高喊大笑、举手欢呼、抬举重物等用力过度常为气胸的诱因。

二、临床类型

根据胸膜破口的情况及发生气胸后对胸膜腔内压力的影响，将自发性气胸分为以下几种类型。

(一)闭合性(单纯性)气胸

随着呼气时肺回缩及浆液渗出物的作用,脏层胸膜破口自行封闭,不再有空气进入胸膜腔。抽气后胸腔压力下降并不再回升,残余气体可自行吸收,肺逐渐完全复张。

(二)交通性(开放性)气胸

胸膜破口较大或脏、壁胸膜间因粘连而形成牵拉,使破口持续开放,空气在吸气和呼气时自由进出胸膜腔,使患侧胸腔压保持在零上下。此型气胸在呼吸周期中产生纵隔摆动,严重影响呼吸循环生理。

(三)张力性(高压性)气胸

内科急症。胸膜破口形成活瓣,吸气时开放,呼气时破口关闭,使胸腔内气体愈积愈多,形成高压。由于胸腔内高压可使肺明显萎陷、纵隔移位、纵隔气肿、静脉回流受阻等而引起急性心肺衰竭,甚至休克。

上述三种类型气胸在病程中可以相互转变。

三、临床表现

(一)症状

自发性气胸与病情的轻重与气胸发生的缓急、肺萎缩程度、肺部基础病变及有无并发症有关。

1.胸痛

常在持重物、屏气、咳嗽、剧烈运动时发生,呈尖锐、持续性刺痛或刀割样痛,吸气时加剧。

2.呼吸困难

气胸的典型症状,呼吸困难程度与气胸的类型、肺萎陷程度以及气胸发生前基础肺功能有密切关系。如基础肺功能良好,肺萎陷20%,患者可无明显症状;而张力性气胸或原有阻塞性肺气肿的老年人,即使肺萎陷仅10%,患者亦有明显的呼吸困难。张力性气胸者,表现出烦躁不安,因呼吸困难被迫坐起,发绀、四肢厥冷、大汗、脉搏细速、心律失常、意识不清等呼吸循环障碍的表现;血气胸患者如失血过多会出现血压下降,甚至休克。出血与发生气胸时脏层胸膜或胸膜粘连中的血管撕裂有关。

3.刺激性干咳

由气体刺激胸膜产生。

(二)体征

呼吸增快、发绀多见于张力性气胸。主要的胸部体征包括气管健侧移位,患侧呼吸运动和语颤减弱、肋间隙饱满、叩诊呈鼓音,左侧气胸可使心脏浊音界消失,右侧气胸时肝浊音界下移,听诊呼吸音明显减弱或消失,有液气胸时可闻胸内振水音。并发纵隔气肿可在左胸骨缘闻及与心跳一致的咔嗒音或高调金属音(Hamman征);皮下气肿时有皮下握雪感。

气胸常见的并发症为脓气胸、血气胸、纵隔气肿、皮下气肿及呼吸衰竭等。

四、辅助检查

(一)X线检查

X线检查是诊断气胸的重要方法,能显示组织萎陷的程度、肺内病变的情况。气胸部分透亮度增加,无肺纹理,肺脏向肺门收缩,其边缘可见发线状阴影,如并发胸腔积液,可见液平面。根据X线检查还可判断肺压缩面积的大小。

（二）血气分析

显示 PaO_2 降低；$PaCO_2$ 多为正常。呼吸加快可使 $PaCO_2$ 升高或降低。

（三）肺功能检查

急性气胸者肺萎缩>20%时，肺容量和肺活量减低，出现限制性通气功能障碍。慢性气胸主要表现为肺容量和肺活量减低，肺顺应性下降。

五、诊断

（1）突然发生的胸痛、呼吸困难和刺激性干咳。

（2）有气胸的体征。

（3）X线检查显示胸腔积气和肺萎陷。

六、治疗

治疗原则在于排除气体、缓解症状、促使肺复张、防止复发。

（一）一般治疗

气胸患者应绝对卧床休息，少讲话，减少肺活动，有利于破裂口愈合和气体吸收；气急、发绀者可吸氧；支气管痉挛者使用支气管扩张剂；剧烈咳嗽且痰量少者可给予可待因糖浆口服。

（二）排气治疗

排气治疗是否抽气及怎样抽气主要取决于气胸的类型和积气的多少。单纯性气胸，少量积气（肺萎陷<20%）可继续观察，不必抽气，一般空气可自行吸收。肺萎陷>20%或症状明显者需进行排气治疗。

1.紧急排气

张力性气胸病情严重可危及生命，必须尽快排气。张力性气胸在没有任何准备的情况下，可用小刀或粗针（以硅胶管与插入胸膜腔的针头连接）刺破胸壁，胸腔内高压气体排出体外，以挽救生命。也可用50 mL或100 mL注射器进行抽气。胸腔抽气常用的穿刺部位在患侧锁骨中线外侧第2肋间或腋前线第4～5肋间。

2.胸腔闭式引流术或连续负压吸引

胸腔闭式引流术适用于经反复抽气疗效不佳的气胸或张力性气胸。肺复张不满意时采用连续负压吸引。

胸腔置管部位一般与穿刺部位相同。置管应维持至肺完全复张、无气体溢出后24小时，再夹管24小时，若X线检查未发现气胸复发方可拔管。

（三）胸膜粘连术

胸膜粘连术适用于反复发作的气胸。将化学粘连剂（如滑石粉、红霉素、四环素粉针剂）、生物刺激剂（如支气管炎菌苗、卡介苗）或50%葡萄糖液等注入或喷洒在胸膜腔，引起无菌性变态反应性胸膜炎症，局部炎症渗出，使脏层和壁层胸膜增厚、粘连，减少其破裂的可能，从而达到防治气胸的目的。

（四）手术治疗

慢性气胸（病程>3个月）；反复发作的气胸；张力性气胸闭式引流失败者；双侧性气胸，尤其是同时发生者；大量血气胸；胸膜肥厚所致肺膨胀不全者；特殊类型气胸，如月经伴随气胸等；支气管胸膜瘘伴胸膜增厚者，均应考虑手术治疗。

（五）原发病及并发症的处理

治疗原发病及诱因，积极预防或处理继发的细菌感染（如脓气胸）；严重血气胸除进行抽气排液和适当输血外，应考虑开胸结扎出血的血管；严重纵隔气肿应做胸骨上窝穿刺或切开排气。

（张　亮）

第七节　胸部损伤

一、胸部损伤概述

胸部的骨性胸廓支撑保护胸内脏器，参与呼吸功能。创伤时骨性胸廓的损伤范围与程度往往表明暴力的大小。钝性暴力作用下，胸骨或肋骨骨折可破坏骨性胸廓的完整性，胸壁挤压或肋骨断端能使胸、腹腔内的脏器发生碰撞、挤压，造成组织广泛挫伤或穿透伤。

正常双侧均衡的胸膜腔负压维持纵隔位置居中。一侧胸腔积气或积液会导致纵隔移位，使健侧肺受压，并影响腔静脉回流。起始于降主动脉的肋间动脉管径较大，走行于背部肋间隙中央，损伤后可发生致命性大出血。

膈肌分隔两个压力不同的体腔，胸腔压力低于腹腔。膈肌破裂时，腹内脏器和腹水会疝入或流入胸腔。

（一）分类

根据损伤暴力性质不同，胸部损伤可分为钝性伤和穿透伤；根据损伤是否造成胸膜腔与外界沟通，可分为开放性胸部损伤和闭合性胸部损伤。

钝性胸部损伤多由减速性、挤压性、撞击性或冲击性暴力所致，损伤机制复杂，多有肋骨或胸骨骨折，常合并其他部位损伤，伤后早期容易误诊或漏诊。

穿透性胸部损伤多由火器或锐器暴力致伤，损伤机制较清楚，损伤范围直接与伤道有关，早期诊断较容易。器官组织裂伤所致的进行性出血是伤情进展快、患者死亡的主要原因，相当部分穿透性胸部损伤患者需要开胸手术治疗。

（二）胸部创伤的症状和体征

症状和体征主要有低血容量性休克或胸膜肺休克、呼吸困难、咳嗽和咯血、气胸、血胸、皮下气肿、反常呼吸运动等。

（三）紧急处理

胸部损伤的紧急处理包括入院前急救处理和入院后的急诊处理两部分。

1.院前急救处理

院前急救包括基本生命支持与严重胸部损伤的紧急处理。其原则为维持呼吸通畅、给氧，控制出血、补充血容量。张力性气胸需放置具有单向活瓣作用的胸腔穿刺针或闭式胸腔引流。开放性气胸需迅速包扎和封闭胸部伤口，安置上述穿刺针或引流管。对大面积胸壁软化的连枷胸有呼吸困难者，予以人工辅助呼吸。

2.院内急诊处理

有下列情况时应行急诊开胸探查手术：①胸膜腔内进行性出血。②心脏大血管损伤。③严重肺裂伤或气管、支气管损伤。④食管破裂。⑤胸腹联合伤。⑥胸壁大块缺损。⑦胸内存留较大异物。

急诊室开胸手术：急救的进步使更多具有严重生理紊乱的创伤患者能送达医院急诊室。濒死与重度休克者需要最紧急的手术处理，方能争取挽救生命的时间，因此提出了急诊室开胸手术的概念。

急诊室开胸探查的手术指征：①穿透性胸部损伤重度休克者。②穿透性胸部损伤濒死者，且高度怀疑存在急性心脏压塞。

手术抢救成功的关键是迅速缓解心脏压塞、控制出血、快速补充血容量。

二、肋骨骨折

在胸外伤中，肋骨骨折最为常见，40%～60%胸外伤伴有肋骨骨折。骨折可发生在单根或多根肋骨，同一肋骨又可在一处或多处折断。肋骨骨折通常是由直接暴力引起，多见于第4～9肋骨。第1、2肋骨受到其他骨性结构的保护，只有在受到明显外力时才会骨折，所以，它们常常是更严重损伤的标志。第9～12肋骨骨折可能伴有腹内脏器如肝、脾、肾的损伤。如肋骨断端刺破胸膜、肺及血管可引起相应的病理生理改变，严重者危及生命。该部位的肋骨骨折常可引起并发症及合并症，患者应住院治疗并观察。

(一)病因

1.直接暴力

暴力直接施压于肋骨，使受压处肋骨向内歪曲而骨折。常见于侧胸壁处受到直接外力后而导致受伤处肋骨骨折。也可发生于其他部位。骨折发生于暴力打击处，称为直接暴力骨折。

2.间接暴力

胸部前后受到挤压后，侧胸壁处肋骨向外过度弯曲而折断。骨折发生于暴力作用以外的部位，称为间接暴力骨折。

儿童的肋骨富有弹性，不易骨折；成年人及老年人因肋骨钙质较多，脆性增加，易发生骨折，老年人甚至在咳嗽或喷嚏时也可发生肋骨骨折。当肋骨本身有病理变化，如骨营养不良、原发或继发性肿瘤时，不注意的轻微损伤即可引起肋骨骨折，称为病理性骨折。

(二)病理生理

(1)骨折断端刺破肋间血管可引起血胸；骨折断端向内移位，可刺破胸膜、肺组织引起气胸、血胸、皮下气肿、咯血等。

(2)多根多处肋骨骨折后，局部胸壁因失去肋骨的支撑而软化，出现反常呼吸运动：即吸气时，软化区的胸壁内陷，而不随同其余胸廓向外扩展；呼气时则相反，软化区向外鼓出。这类胸廓又称连枷胸。如果软化区范围大，呼吸时两侧胸腔压力不平衡，可引起纵隔左右扑动，影响气道换气，引起体内缺氧和二氧化碳潴留；并影响静脉血液回流，严重的可发生呼吸和循环衰竭。

(3)近年来对呼吸病理生理学的深入研究，发现在连枷胸患者中有75%伴有肺挫伤，肺挫伤造成了呼吸窘迫和低氧血症，导致了连枷胸的严重后果。

(三)症状和体征

1.症状

肋骨骨折最显著的症状是局部疼痛，深呼吸、咳嗽、喷嚏和转动体位、活动上肢时疼痛加剧。骨折断端刺破肺组织可引起咯血。多根多处肋骨骨折还有突出的呼吸困难和发绀，其主要原因有三方面。

（1）胸部创伤后气管、支气管内分泌物增多，骨折引起的疼痛使患者不敢做深呼吸和咳嗽动作，从而使气道内分泌物或血液不易排除，堵塞呼吸道，影响气体交换，导致机体缺氧。

（2）反常呼吸使咳嗽无力，肺活量和功能残气量减少，肺顺应性和潮气量降低，更加重了呼吸困难及低氧血症。

（3）肺挫伤导致肺间质、肺泡-毛细血管膜及肺泡内出血、水肿，降低氧气的弥散，引起通气和弥散功能降低，出现明显的低氧血症。严重的呼吸困难和低氧血症加之呼吸道感染，则易导致成人型呼吸窘迫综合征。

2.体征

肋骨骨折处有压痛，当用双手挤压前后胸廓时，骨折处有疼痛或疼痛加重（胸廓挤压征阳性）。同时骨折处也可有骨擦感和骨擦音。骨折断端刺破胸膜、肺组织，胸膜腔内空气经胸膜裂口进入胸壁和皮下组织，造成皮下气肿，扪诊有握雪感或捻发感。若有大量的气胸、血胸，则有相应的体征出现。多根多处肋骨骨折或连枷胸时，可见到胸壁的反常呼吸运动，有时也可见到明显的局部畸形。并发肺部感染或肺不张时，呼吸音减弱或消失。

（四）诊断要点

1.病史

明显的外伤史及受伤经过，有助于明确诊断和判断伤情。若为老年人应详细询问有无咳嗽、喷嚏或胸部剧烈活动等；肋骨原发或转移肿瘤时，胸部较轻微损伤或活动即可引起病理性骨折，患者往往不能说出受伤史。

2.典型的症状与体征

（1）局部疼痛尤其在深呼吸时加重。

（2）局部压痛或触痛，有骨摩擦感。

（3）胸廓挤压征阳性。

（4）胸壁的反常呼吸运动。

3.胸部 X 线检查

X 线检查可以了解肋骨骨折的部位和数目，以及有无血胸、气胸等并发症或胸内其他脏器损伤。明显的骨折在 X 线胸片上表现为单根或多根骨折线和/或断端错位。典型的肋骨骨折多发生于侧面胸壁，在 X 线片上看不大清楚，应仔细观看；前胸壁肋软骨骨折在 X 线片上不能显示；无移位的肋骨骨折特别是肋骨和肋软骨交界处的骨折，在 X 线片上也常不能见到。胸部钝性伤后 X 线表现有血胸、气胸或血气胸，提示有肋骨骨折。有受伤史，临床症状及体征明显，而 X 线检查看不到骨折线，应按肋骨骨折处理。

根据肺挫伤的程度与范围，胸片可表现为间质性改变，肺纹理增多，增粗，迂曲，轮廓模糊，多数伴有斑点状阴影和肺透亮度降低；实质性改变，其中以散在多发点片状浸润灶为多，次为局限性片状，少数则呈弥漫性磨玻璃样改变。前两者分别与小叶性肺炎及段性肺炎相似，后者则为肺胸膜水肿的一种综合表现，两者常同时存在，可出现于一侧肺，也可出现于两肺。

（五）治疗

1.闭合性单处肋骨骨折治疗原则

治疗原则为止痛、胸廓固定、防止并发症。

（1）止痛是关键：在最初 48～72 小时内疼痛最严重，并可能持续 4～6 周。肋骨骨折疼痛可导致胸部运动受限,呼吸减弱,不能咳嗽和深呼吸,导致呼吸系统分泌物蓄积和 CO_2 蓄积,而引起肺不张、肺炎、肺脓肿以及脓胸,同时由于呼吸功能不全,可造成低氧血症;肺功能低下者,这些肺部并发症可危及生命。所以要保证确实有效的止痛效果,以便患者能有效咳嗽和深呼吸,使肺膨胀恢复和维持正常的肺功能。

具体方法有以下几种:①口服镇痛、镇静药物,如吲哚美辛(消炎痛)、布洛芬、布桂嗪(强痛定)、曲马朵、地西泮、可待因、吗啡等,或云南白药、三七片等。②必要时肌内注射喷他佐辛(镇痛新)、布桂嗪、曲马朵、哌替啶等中重度镇痛药物。③也可用普鲁卡因或利多卡因溶液行肋间神经封闭或封闭骨折处。患者仰卧位或侧卧位,或俯卧位,上臂前伸,以使肩胛骨外展,充分暴露封闭部位。封闭针先触到肋骨,然后再将针头下移至肋骨下缘,再进针 $2\sim3$ mm 后注药,避免刺伤肋间神经、血管及肺。封闭部位可选在脊柱旁线、腋中线、腋前线或肋骨旁线等处。紧贴肋骨下缘注射 $0.5\%\sim1.0\%$ 普鲁卡因或 $1\%\sim2\%$ 利多卡因溶液 $5\sim10$ mL。因肋间神经与其上下肋间神经分支相重叠,故必须同时阻滞上下肋间神经,才能取得良好的止痛效果。注意事项:严格掌握无菌操作技术;仔细检查伤痛处,正确选择封闭点;注药前回抽无气体及血液后再注药。肋间神经封闭操作简单,止痛效果可靠。但必须遵守操作规程。否则,可引起气胸等严重并发症。轻者需胸膜腔穿刺抽气,重者还需闭式引流。初次操作者一定要有上级医师指导,并牢记操作步骤。④对严重病例,硬膜外阻滞止痛效果更优越,可请麻醉师协助完成。

(2)固定胸廓:目的在于限制伤侧胸壁呼吸运动,减少骨折断端活动,达到止痛和避免骨折断端刺破肋间血管、胸膜及肺等出现严重并发症的目的。胸廓固定过松起不到止痛效果,过紧使通气功能降低,容易出现肺部并发症。

固定方法:①胶布固定法。患者取坐位或侧卧位,伤侧胸壁剃毛并擦干净,上肢外展,暴露伤侧胸壁。于患者深呼气末屏气时,将宽 $7\sim8$ cm 的胶布条紧贴胸壁,后端起自健侧脊柱旁,前端越过胸骨。由后向前、由下向上,叠瓦状进行,上下胶布条重叠 1/3 宽度,固定范围应包括断肋上、下各两条肋骨,胶布固定时间为 $2\sim3$ 周。由于胶布固定后局部疼痛、出现张力性水疱等原因,该法已基本摒弃不用。②胸带固定法。患者取坐位或仰卧位,左右侧各站一人,以平卧位为例,两人将胸带平铺于床上,带身及带脚贴床面,包胸布盖在带脚上,患者仰卧床上,医师和助手分别由本侧向对侧,将包胸布紧贴胸壁皮肤包于胸部,再将带脚由下向上逐步与对侧对应的带脚叠瓦状互压,带身上方越过肩部的两根带子绕过胸部带脚后结扎,以防带身向下移位。现在多认为:用胶布或胸带固定胸廓是一种不正确的治疗方法,它限制了呼吸运动,增加分泌物的蓄积和肺不张的发生。最好的方法是保证有效地止痛,主要靠药物止痛,还可使用热敷、热水浴以松弛痉挛的肌肉,缓解疼痛。

(3)其他:除应用止痛药及胸廓固定外,还应鼓励患者忍受疼痛,咳嗽排痰和深呼吸,以减少呼吸系统并发症。为减轻咳嗽时疼痛,适当应用止咳化痰药,以利痰液排除。如无并发症,不必应用抗生素治疗。伴有血胸、气胸或血气胸者,应做闭式胸膜腔引流。

第 $9\sim12$ 肋骨骨折可能伴有腹内脏器,如肝、肾,尤其是脾的损伤,应住院观察至少 1 周,并监测血细胞比容。

胸外科医师应当能够熟练处理胸壁疼痛,固定胸廓和肋间神经封闭技术是两项基本技能,对胸壁损伤患者,包括剖胸手术后的患者,需要亲自动手为他们止痛,才能真正熟练地掌握它。

2.闭合性多根多处肋骨骨折

闭合性多根多处肋骨骨折(浮动胸壁)是严重胸外伤的标志,多系严重暴力造成,受伤机制复杂,多发伤常见,常伴休克,病死率高。治疗上应抢救生命第一,保留器官第二,术式力求简捷,时间应分秒必争。

(1)处理原则:①首先处理危及生命的并发症,如休克、张力性气胸、严重血胸或腹内实质性脏器出血等。血胸和/或气胸是最常见的胸部合并症之一,其发生率为50%～80%。伤后摄胸片对胸膜腔内积气、积血及时发现,及时处理。一旦发现,应立即行闭式胸膜腔引流治疗。②矫正胸壁凹陷,制止反常呼吸运动,促进肺复张。③防治并发症,包括有效的咳嗽或其他方法,排除呼吸道分泌物,以防窒息或呼吸道梗阻;应用抗生素防治感染。

(2)胸壁反常呼吸运动的处理方法。①包扎固定法:适用于现场或较小范围的胸壁软化。用厚敷料或沙袋压盖于胸壁软化区,再用宽胶布固定,或用多带条胸带包扎胸廓。②悬吊牵引固定法:适用于大块胸壁软化者。在局部麻醉下,用无菌巾钳或不锈钢丝绕过折断的肋骨,用绳吊起,通过滑轮做重力牵引,重量2～3 kg,以使浮动的胸壁复位。固定时间为1～2周。缺点是患者需卧床1～2周,不利于活动。③骨折内固定法:适用于错位较大、病情严重的患者。切开胸壁,在肋骨两断端分别钻孔,用不锈钢丝贯穿固定。④局部牵引固定法:即利用外固定牵引架在局部固定胸壁,使胸壁稳定,患者的一般活动不受影响,固定时间为3～4周。

(3)其他:近年来,由于对呼吸病理生理基础学的深入研究,发现连枷胸的呼吸困难和低氧血症主要不是胸壁软化、反常呼吸运动和"摆动气体"引起的,而是由肺挫伤引起的。传统的过分强调胸壁加压包扎固定办法,不仅无益反而有害。所以,主张重点用处理失血性休克和创伤性湿肺的非固定胸壁法治疗,并取得了良好效果。但大范围的连枷胸必须加牵引固定,才能取得良好效果。

积极抢救休克:休克多为失血性休克,严重失血是造成院前早期死亡的主要原因,因此积极抗休克是抢救生命的关键。可采取的具体措施包括大静脉快速补液,准确掌握指征,及时剖腹或剖胸探查止血。

重点处理创伤性湿肺:研究表明,在连枷胸患者中有75%伴有肺挫伤,肺挫伤造成了呼吸窘迫和低氧血症,而并非胸壁软化反常呼吸所致。但两者同时存在,其伤残率和病死率成倍增加。治疗注意事项:控制总液量在1 500 mL/d左右,限制钠盐,以胶体为主,鲜血为佳;维持呼吸道通畅,勤排痰,必要时气管切开;止痛药物应用或肋间神经封闭,有助于患者活动和自行排痰;应用青霉素加阿米卡星(丁胺卡那霉素)静脉滴注预防感染效果好;呼吸机使用应严格掌握适应证,争取尽早脱机。

自提出肺挫伤的新理论后,对胸壁固定提出异议,但目前尚无统一意见。近年Ahmed等(1995)、蒋耀光(1995)、石应康(1998)等均主张在治疗肺挫伤的同时,对严重浮动胸仍做必要的固定。徐声辉等提出固定的方法与指征是,剖胸者一律行内固定术;未剖胸者反常呼吸的范围>300 cm³以上的施行牵引固定术,禁止用任何形式的环绕压迫固定。

3.开放性肋骨骨折

单根肋骨骨折患者的胸壁伤口需彻底清创,修齐骨折端,分层缝合后固定包扎。如穿破胸膜,尚需做胸膜腔引流术。多根多处肋骨骨折者,清创后用不锈钢丝做内固定术。手术后应用抗生素预防感染。

三、气胸

(一)闭合式气胸

1.病因和发病机制

闭合性气胸又称单纯性气胸,多为肋骨骨折断端刺破肺组织;肺内空气逸入胸膜腔所致。针

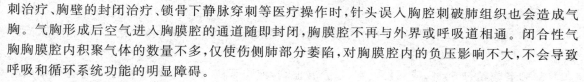

刺治疗、胸壁的封闭治疗、锁骨下静脉穿刺等医疗操作时，针头误入胸腔刺破肺组织也会造成气胸。气胸形成后空气进入胸膜腔的通道随即封闭，胸膜腔不再与外界或呼吸道相通。闭合性气胸胸膜腔内积聚气体的数量不多，仅使伤侧肺部分萎陷，对胸膜腔内的负压影响不大，不会导致呼吸和循环系统功能的明显障碍。

2.临床表现及诊断

（1）外伤史：闭合性损伤，常为直接暴力所引起的肋骨骨折并有明确错位时，少数情况下青枝骨折，可引起肺裂伤导致气胸。

（2）症状。①胸痛：由于积气对壁层胸膜的直接刺激和肺萎陷造成的脏层胸膜张力的改变，可引起突发的或缓慢发生的胸痛，常常牵涉同侧肩部。②胸闷和气促：小量气胸，肺萎陷在 30% 以下，对呼吸和循环功能影响不大，可以完全无此症状。中量气胸，肺萎陷 30%～50%，尤其是大量气胸，肺萎陷超过 50%，患者则出现胸闷、呼吸短促等症状。一些原先有慢性肺部疾病的患者肺功能已处于衰竭边缘，小量气胸也会产生明显的胸闷、憋气，呼吸困难和发绀，甚至发生 CO_2 蓄积引起的昏迷。

（3）体征：气管可向健侧轻度移位，伤侧胸部叩诊呈鼓音，听诊呼吸音减弱或消失。

（4）辅助诊断方法。

X 线胸片：X 线检查是诊断闭合性气胸的重要手段，判断胸膜腔积气量和肺萎陷的程度的方法多种多样，难以记忆，最简单且实用的一种方法是根据立位后前位胸片上气带占患侧胸腔肺门水平横径的多少来估计肺压缩的程度：在肺门水平气带占据横径 1/4 时，肺压缩 35%；气带占据横径的 1/3 时，肺压缩 50%；气带占据横径的 1/2 时，肺压缩 65%。自 CT 应用于气胸测量后新的概念是：在 CT 横断层上显示"10% 气环"时，"肺容量压缩 50%"；在 U 横断层上显示"50% 气环，肺容量压缩 90%"。伴有血胸或积液时，显示液气平面。一些轻度创伤患者的气胸，由于逸气缓慢，常在 24～48 小时后，胸片上才能显示气胸的存在。

胸腔穿刺：经锁骨中线第 2 肋间做胸腔穿刺，抽得气体可以进一步证实气胸的存在，并可测压，了解胸膜腔内积气的压力。

3.鉴别诊断

（1）张力性气胸：张力性气胸症状凶险，患者呼吸极度困难，常伴发绀、皮下气肿、气管纵隔明显移位。胸腔穿刺时胸膜腔内压力高于大气压，注射器活塞被推出即可证实诊断。但需记住任何一例闭合性气胸都有可能因为患者的咳嗽、打喷嚏、大小便用力、肢体的活动等使已封闭的裂口再次漏气，转化为张力性气胸。或者缓慢发生的张力性气胸，其早期阶段的临床表现可以相似于闭合性气胸，临床急诊医师对此应予以重视。

（2）膈疝：胸部钝性伤后，胃疝入胸腔可误诊为创伤性血气胸，一般情况下肠疝之胃多局限在胸腔下部，然而占据整个胸腔者也不罕见。透视下放置胃管并注入造影可协助鉴别。在对创伤性血气胸患者施行胸穿前，应争取先放置胃管减压。

（3）自发性气胸：无明确外伤史，多发于身材瘦高的男青年或老年的慢支和肺气肿患者，前者继发于肺尖部的肺小疱破裂，后者继发于肺气肿和肺大疱的破裂。二者发生气胸后症状与外伤性气胸相似，轻者保守治疗，中度者亦需安置胸腔闭式引流，严重者症状与张力性气胸相仿，需外科手术治疗。

4.治疗

（1）小量气胸不需特殊治疗。卧床休息，定期胸片复查，一般气胸可于 2 周内自行吸收，萎陷

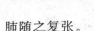

肺随之复张。

（2）肺萎陷30%以上可经锁骨中线第2肋间做胸腔穿刺术，抽除气体。近来，更多临床治疗学家主张早期放置胸腔引流。

（3）肺萎陷超过50%，或双份气胸，或合并血胸，或临床症状显著的小量气胸，需经第2前肋间锁骨中线处放置胸腔闭式引流。凡放置胸管引流者应考虑预防应用抗生素以预防脓胸的发生。

（4）胸穿抽气是治疗闭合性气胸的一种方法。但早期放置胸腔引流比胸穿抽气优越：①胸穿抽气很难将胸腔积气抽尽，而且穿刺针头可能再造成新的损伤。②胸腔闭式引流可以持续排气，还可以安装低压负压吸引[$-1.0\sim-2.5$ kPa（$-10\sim-25$ cmH$_2$O）]，有利肺膨胀和胸膜脏层和壁层胃粘连形成而闭合肺裂口，加速肺损伤的愈合。②可以观察漏气情况，避免反复胸穿，无效时可以适当调整胸腔引流管的位置或加大负压吸引。③消除了不能及时发现张力性气胸的隐患，使患者处于安全境地：持续大量漏气时则应考虑肺损伤范围过大，或有支气管、气管、食管破裂之可能。在实践中几乎所有的创伤性气胸，无论是钝性伤或者是开放伤均经第4肋或第5肋间腋中线安置胸管。插管时避免应用Trocars穿刺器，应在切开皮肤后以血管钳分离肌层，以手指钝性捅破胸膜，以预防Trocars引起的手术副损伤，因为创伤患者常常伴有患侧横膈抬高，Trocars容易刺破抬高的横膈及其深面的腹内脏器。

（5）闭合性气胸患者如因其他疾病需行气管内插管做全身麻醉或正压辅助呼吸时，事前必须常规做胸腔闭式引流，以免并发张力性气胸。

（二）开放性气胸

1.病因和发病机制

刀刃锐器或弹片火器造成的胸壁伤口裂开或部分缺损使胸膜腔与外界相通，以致空气可以自由出入胸膜腔，称为开放性气胸。经创口出入空气数量与胸壁创口的截面积成正比，创口面积超过气管口径时可使伤侧肺完全萎陷，丧失换气功能。伤侧胸膜腔压力高于健侧，致使纵隔被推向健侧，健侧肺也部分萎陷。吸气期和呼气期两侧胸膜腔内压力差发生剧烈变化，吸气时纵隔进一步移向健侧，呼气时纵隔向伤侧移位，纵隔在每次呼吸运动中左右摆动称为纵隔扑动。纵隔扑动阻碍静脉血液回流心脏，造成循环功能紊乱。此外，吸气期和呼气期两侧胸膜腔内压力差的剧烈变化，造成两侧肺内残气摆动式对流，加重缺氧和CO$_2$蓄积。空气对胸膜的直接刺激以及纵隔扑动对内脏神经的刺激等均易引起休克。

2.临床表现及诊断

（1）外伤史：胸部伤口使胸膜腔与大气相通，空气能自由出入胸膜腔，伤口无活瓣样作用。

（2）症状：显著的呼吸急促、呼吸困难、发绀，血压降低以致休克。

（3）体征：体格检查有气胸体征。伤侧叩诊呈鼓音，听诊呼吸音减弱或消失，气管、纵隔常向健侧移位。特征性的体征是胸壁上有开放性创口，呼吸时空气经创口进出胸膜腔，发出特殊的吸吮样响声。伤口小时响声声调高，伤口大时吸吮声则不明显，但出现宛如"浪击岸边岩石"样的啪啪声，是典型的纵隔扑动特征性体征。

（4）辅助诊断方法：在病情允许时可摄X线床旁胸片，可显示伤侧肺显著萎陷常伴有胸腔积血的液气平面，气管、纵隔、心影明显向健侧移位。

3.鉴别诊断

（1）胸壁盲管伤：患者无严重呼吸困难、血压下降等症状。以手指或血管钳探查胸壁伤口不

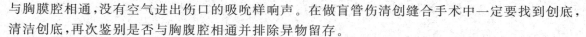

与胸膜腔相通,没有空气进出伤口的吸吮样响声。在做盲管伤清创缝合手术中一定要找到创底,清洁创底,再次鉴别是否与胸腹腔相通并排除异物留存。

（2）胸腹腔内脏损伤:妥善处理开放性气胸之后,患者仍有严重生理紊乱,提示可能合并胸腹腔内脏器的损伤。观察胸腔闭式引流情况有利于识别,持续性排气说明气道损伤,持续出血说明有心血管损伤之可能,排出消化液或食物残渣可证明胃肠道损伤之存在。

4.治疗

（1）急救处理:对于极小的开放性气胸,如创口面积小于气管口径,伤口简单地覆盖无菌敷料即可转送医院。对于大的开放性气胸,需用无菌敷料严密封盖伤口,包扎固定,将开放性气胸转变为闭合性气胸,克服纵隔扑动。但若患者同时合并肺组织裂伤持续漏气时,则会发生更加威胁生命的张力性气胸。所以,密封胸部创口后,必须立即在第2肋间锁骨中线做带有有孔气囊的粗针穿刺。当然,最好是迅速放置胸腔闭式引流后再转送患者,可提高转运途中的安全度。

（2）到达医院急诊科的初步处理。

了解胸部穿透伤病史,估计锐器或飞行物的创道、位置、方向和深度。首先于局麻下在腋中线第6肋间或腋后线第7肋间处安置胸腔闭式引流,拔去留置的粗穿刺针。行气管内插管麻醉,有效控制呼吸后再打开包扎气胸创口的敷料,检查缺损情况,否则由于再次出现开放性气胸和纵隔扑动,可导致患者突然死亡。然而与腹部穿透伤不同,80％左右的胸部穿透伤可以保守治疗而不必手术,仅仅做一胸腔闭式引流即可治愈,只有心脏和大血管伤才要紧急手术。如果创口很小时,可做创口清创缝合术,切除失去活力的污染严重的组织及皮缘,清除血凝块和异物,分层缝合创口。术后保持胸腔闭式引流管通畅,给予抗菌药物预防感染。

积极补充血容量,纠正低血压:抗休克处理后,如果患者仍然处于休克状态,颈动脉搏动减弱,则可能是因为胸腔内严重出血或主动脉及其分支损伤或心脏压塞,为此,必须紧急开胸以求确切处理。如果失血不在胸腔内,则需重新全面检查患者并考虑腹内损伤之可能。

如果补充血容量后患者血压恢复正常,也应做床旁X摄片;一般状况允许时应做CT扫描以进一步追找失血的原因。

寻找隐匿性损伤:如果患者仍有明显呼吸困难,应考虑可能为气管、支气管破裂,应做胸片或胸部CT以及纤维支气管镜检查进一步明确诊断;纵隔增宽,脉搏减弱也应想到纵隔内大动脉的损伤,应做胸部CT或血管造影进一步明确;纵隔气肿和纵隔内液气平面应考虑食管破裂的可能,可做食管碘水造影或纤维食管镜检查,下1/3胸部穿透伤均应怀疑到横膈裂伤和腹内脏器损伤的可能性,应做腹部B超、CT检查,必要时可做腹腔穿刺,进一步明确诊断。

（3）开胸探查:如果患者有胸腔内严重出血、大血管破裂、心脏压塞、气管支气管损伤、食管破裂、胸内异物存留、横膈破裂、肺广泛裂伤、纵隔增宽不除外纵隔内器官损伤时均应紧急做开胸探查术,依据术中发现的情况给予恰当的处理。

原创口位置合并污染不严重,在彻底清创后可包含在探查切口之内,否则,另做探查切口。怀疑腹内脏器损伤可经胸及横膈切口修复,或另作腹部切口探查,在患者一般状况允许的前提下以不漏损伤为原则。

（4）胸壁缺损修补:如果胸壁缺损较广泛可用下列几种方法修补。①带蒂肌瓣填补法:一般以取用骶棘肌最合适,将骶棘肌束钝性游离,略超过缺损之长度,将肌束游离端牵至缺损边缘,用细丝线固定全周。②骨膜片覆盖法:将胸壁缺损上下的肋骨骨膜仔细剥离后,翻转缝在一起即可,适用于修补小缺损。③人工代用品修补法:缺损很大时可采用聚丙烯片或其他人工材料,缝于缺损边缘,并以自体一段肋骨作为支架斜跨在修补物外方,其两端以钢丝固定于缺损区附近的肋骨上。

(三)张力性气胸

1.病因和发病机制

胸膜腔积气压力高于大气压者,称为张力性气胸。张力性气胸常由肺裂伤、气管支气管破裂所引起。肺或支气管的活瓣样伤口造成吸气时空气进入胸膜腔,呼气时活瓣样伤口关闭,气体不能排出,胸膜腔内气体有增无减形成胸膜腔内高压性积气。开放性气胸病例如胸壁创口封闭不严密亦可产生张力性气胸。高压性积气使伤侧肺严重萎陷,丧失通气功能,并将纵隔推向健侧,使健侧肺亦受压,同时使腔静脉扭曲,减少回心血液,引起循环衰竭。气体可以进入纵隔和皮下组织引致纵隔气肿及头面、颈、胸部皮下气肿。

2.临床表现及诊断

(1)外伤史:胸部挤压伤,或穿透伤史,或高处落下史。

(2)临床征象:呼吸极度困难、表情烦躁、惊恐,或神志不清、发绀明显、出汗、脉搏细弱、心率增快、血压下降、气管及心浊音界明显向健侧移位、伤侧胸廓饱满、肋间隙增宽、呼吸运动微弱,叩之鼓音,听诊呼吸音消失,常有头、颈、胸部皮下气肿。但严重肺损伤继发肺水肿或慢性肺纤维化肺无法压缩时,即使出现张力性气胸,仍闻及呼吸音。

(3)辅助诊断方法:胸穿时有高压气体排出,往往将注射器活塞推出。

X线胸片显示肺高度萎陷、纵隔气肿、气管及心影向健侧明显移位。值得强调的是根据病史和临床征象即可明确诊断。由于病情危重,必须紧急进行急救处理,初步改善呼吸、循环功能之后,方可进行胸部X线等项需要耗时的检查,以免延误抢救。

3.鉴别诊断

(1)气管破裂:颈部或胸部钝性伤后,可以发生颈部或隆突上方气管破裂,患者表现为严重呼吸困难和头、颈、上胸部皮下气肿等酷似张力性气胸。虽然可以合并气胸存在,但胸腔闭式引流解除气胸后仍然不能缓解患者症状。X线胸片显示气管旁和纵隔气肿严重,患者常伴有咯血、声音嘶哑,如是颈部气管损伤时,在头颈部姿势改变或推移甲状软骨后会加重呼吸困难,这些征象有一定诊断参考价值。恰当应用颈部切开探查和纤维支气管镜检查可以明确诊断并挽救患者生命。

(2)支气管损伤:支气管断裂,尤其是胸膜腔内支气管断裂,表现为典型的张力性气胸,胸腔闭式引流不能使肺复张且持续大量排气,临床症状和体征不能改善。纤维支气管镜检查见到支气管断裂伤口可明确诊断。然而,病情危重者不必强行纤维支气管镜检查,而可直接剖胸探查在术中明确诊断。

(3)食管自发性破裂:患者常出现呼吸困难、发绀、胸痛、皮下气肿、休克等,X线胸片有液气胸,故而常误诊为张力性气胸。然而食管自发性破裂常穿入左胸,液气胸常较局限,几乎100%患者有发病前呕吐史可提供鉴别诊断线索,碘水或钡餐造影可明确诊断。

(4)巨大膈疝:左胸巨大膈疝,全胃疝入胸腔且有胃出口梗阻时,可致患者严重呼吸困难、发绀、血压下降、X线胸片显示左肺纹理消失而误诊为张力性气胸。胸穿时有高压气体排出但同时有胃液抽出。患者常无皮下气肿,吞碘水或钡餐造影可明确诊断。

(5)胸腔胃出口梗阻综合征:患者出现呼吸困难、气短、血氧饱和度下降,X床旁胸片和右肺完全压缩,而误诊为张力性气胸。但患者无明确外伤史、有近期三切口食管癌手术史,安置鼻胃管可初步明确诊断,碘水上消化道造影可除外胸胃穿孔和张力性气胸。

4.治疗

(1)急救处理:急救现场条件有限时,可于第2肋间锁骨中线附近插入一根静脉导管或带有孔气囊的粗针头。将张力性气胸转变为小面积的开放性气胸。既可解除胸膜腔内的高压,又不致产生纵隔扑动,纠正休克,初步改善呼吸、循环功能,争取进一步判明情况和救治的时间。

(2)到达医院急诊科的初步处理:胸外伤患者呼吸极度困难,伤侧胸壁隆起,呼吸活动度减弱、叩诊鼓音、听诊呼吸音减弱或消失,颈部气管向健侧移位,或伴有休克或昏迷,则不应等待任何其他检查,而应立即做诊断性胸腔穿刺和胸腔闭式引流术排气,并同时开放静脉、做心电监测、床旁胸片。

(3)闭式引流后持续有大量气体排出而患者症状不能改善:应尽早在气管内插管麻醉下做剖胸探查术,处理张力性气胸的原始病变。患者带胸腔引流进手术室并必须保持良好引流,直到剖开胸腔后才能拔去胸引管。术后继续胸腔引流和抗生素治疗。

四、损伤性血胸

胸部损伤引起胸膜腔内积血称为血胸。与气胸同时存在称为血气胸。创伤性血胸的发生率在钝性伤中占25%～75%,在穿透伤中占60%～80%。大量血胸是胸部外伤后早期死亡的主要原因之一。大多数血胸仅需行胸腔闭式引流术即可。

(一)病因及发病机制

血胸主要是由于子弹、刺刀或肋骨骨折刺伤胸壁、胸内血管和脏器所致。也可为胸部钝性伤撕裂胸内血管和脏器引起。出血来源:①肺实质裂伤出血,由于肺循环压力较低,为体循环的1/6～1/5,且肺萎陷后循环血量较正常减少,一般出血量少而缓慢,故出血多可自止。如肺组织深部裂伤或伤及支气管动脉则可引起大出血。②胸壁、肋间动静脉或胸廓内动静脉损伤出血是血胸的常见来源,因其来源于体循环,后两者出血不易自止,出血量多,常需手术止血。③心脏或胸腔内大血管,主要包括主动脉及其三大分支、腔静脉、肺动静脉主干及奇静脉损伤,出血量大且迅猛,患者大多来不及送到医院,因失血性休克死亡。

(二)病理生理

胸腔内出血,引起循环血量减少,心排血量降低,大量出血可引起失血性休克。胸内积血压迫肺脏使肺萎陷,随着积血增多,压力增高,把纵隔推向健侧,影响静脉血液回流及气体交换,进而严重影响呼吸和循环功能。由于膈肌、心、肺运动起着去纤维蛋白的作用,胸内积血不易凝固。如果急性大量失血,去纤维蛋白作用不完善,血液发生凝固形成凝固性血胸。血胸机化后,束缚肺和胸廓运动,影响呼吸功能。血液是细菌的良好培养基,如果不能及时排出,从伤口肺破裂处进入的细菌很快繁殖形成脓胸。

(三)临床特点

血胸的临床表现依据出血的速度和量及患者的体质而不同。

1.少量血胸

胸腔内血液不超过500 mL,患者无明显症状和体征。站位胸部X线检查仅示肋膈角变钝或消失,积液不超过膈顶。平卧位片易被遗漏,仅肺野透过度轻度下降。胸部CT检查易于发现少量血胸。

2.中量血胸

胸内血液在500～1 000 mL。患者有失血表现,面色苍白,口渴,脉快而弱,血压下降,呼吸困难。查体时可见气管移位,伤侧呼吸动度减弱,下胸部叩诊呈浊音,听诊呼吸音减弱。站位X线检查积血可达肩胛骨下角水平或膈上5 cm处。

3.大量血胸

胸内积血在1 000 mL以上。患者有失血性休克表现,烦躁不安,面色苍白,口渴,出冷汗,呼吸困难,脉快而细弱,尿少,血压明显下降。查体可见气管明显向健侧移位,伤侧胸廓饱满,肋间隙增宽,呼吸动度明显减弱,听诊呼吸音明显减弱或消失。X线检查积血超过肺门水平,或充满胸腔。

(四)诊断

一般根据有胸部外伤史,有失血性休克表现,伴呼吸困难,查体可见气管移向健侧,伤侧胸部叩诊呈浊音,听诊呼吸音减弱或消失,站位X线检查胸腔下部有积液阴影,卧位时由于胸腔积液均匀地分布于背侧,胸片仅显示肺野透过度普遍降低,胸腔穿刺抽出不凝血液即可确立诊断。有时胸外伤患者,早期检查时未发现血胸,而在数天之后发现,曾有18天才出现血胸或血气胸的报道,称为迟发性血胸。据报道其发生率可达11.2%。故对初诊时无血胸患者应警惕,注意复查。其发生原因可能为闭合性肋骨骨折患者不适当的活动或检查处理过程当中引起骨折移位使骨折断端刺破肋间血管和壁层胸膜,出血流入胸膜腔;或最初的血量较小,未被发现,以后出血增多或因刺激胸膜产生浆液性渗出而增大积液量;甚至有心脏大血管损伤的迟发性破裂出血等。确诊后还需判断出血已停止还是在进行。可从以下几个方面考虑:①经输血、补液后,血压不回升或升高后又迅速下降。②血红蛋白、红细胞、红细胞比容重复测定呈进行性下降。③胸膜腔穿刺因血液凝固抽不出血液,但连续X线检查胸部阴影逐渐扩大。④肺部呼吸音、血氧饱和度和气管移位情况进行性恶化。⑤立即从胸腔引流管流出1 000 mL以上血液,出血速度仍然在100~200 mL/h以上;或从引流管流出的血液远不足1 000 mL,但此后几小时出血速度继续为100~200 mL/h。患者具备以上几种情况就可以认为是进行性血胸。

血胸并发感染时,患者可出现高热、寒战、乏力、出汗、白细胞计数升高。胸腔穿刺抽出的血液作涂片检查,红细胞与白细胞的比例正常约为500∶1,如果达到100∶1就提示有感染。胸外伤后的脓胸多半由革兰阳性球菌引起,如果有腹部脏器损伤,肠源性革兰阳性杆菌脓胸将明显增多。有的学者认为,如果积液pH较低(<7.0),糖较低(<50 mg/dL)以及高LDH(>1 000 U/L),也可提示将发展成脓胸。当血胸与气胸并存时,发生胸腔感染的可能性要大于单纯的血胸和单纯的气胸。开放性胸外伤所引起的脓胸往往与有机性异物进入胸腔有关,而闭合性胸外伤发生血胸时,积血常被胸腔引流管或邻近的肺组织感染而感染。

(五)治疗

总的治疗原则:①补充血容量和纠正休克。②排净胸内积血。③如果是进行性血胸,需手术止血。④吸氧,纠正低氧血症。⑤预防感染。

1.补充血容量和纠正休克

少量血胸,一般不需输血。可由组织间液进入血管得以补充。中量血胸,可由静脉内滴入等渗晶体溶液,既可扩容又可降低血液黏稠度,根据血红蛋白和红细胞酌情输血。大量血胸,尤其有失血性休克表现,必须及时输血,单纯晶体液不足以补充血容量。扩容宜在监测中心静脉压(CVP)或者在Swan-Ganz漂浮导管检测肺楔压(PCWP)下进行。CVP低、BP低示血容量不足;CVP高、BP正常示血容量过多或右心衰竭;CVP进行性升高而BP降低,可能有心脏压塞或严重心功能不全;CVP正常、BP低可能为心功能不全或血容量不足,应做补液试验以明确具体原因。方法如下：取等渗盐水 250 mL，于 5～10 分钟内经静脉注入，如血压升高而中心静脉压不变，提示血容量不足；如血压不变而中心静脉压升高 0.3～0.5 kPa（3～5 cmH$_2$O），则提示心功能不全。肺楔压测试：楔压低于 1.3 kPa（10 mmHg）示血容量仍不足；楔压达 1.3 kPa（10 mmHg）时表示血容量已恢复不需再扩容；楔压超过 2.7 kPa（20 mmHg）示左心前负荷过度，如 BP 正常可给利尿剂。动脉血气分析对休克的处理有重要的参考价值。

2.排净胸腔内积血

（1）少量血胸：无须特殊处理，可自然吸收。但需注意，如血胸增多则需进行胸腔闭式引流术。

（2）排净胸内积血：一般采用胸膜腔穿刺和胸腔闭式引流。胸膜腔穿刺时，患者取坐位或半卧位，根据术前的 B 超或 CT 定位，选用较低的肋间穿刺，常用第七或第八肋间，于腋后线或腋后线和腋中线之间进针，于肋骨上缘刺入，以免伤及肋间血管和肋间神经。可以一次缓慢地将胸腔积液抽取干净。注意要进行无菌操作，并要防止空气进入胸腔。过去认为一次抽取积液不能超过 1 000 mL，否则易发生复张性肺水肿。现在通过临床观察，认为只要缓慢抽取而不是迅速抽取大量积液，患者无感觉不适，很少有发生复张性肺水肿者。对于中量以上血胸，目前多主张早期放置胸腔闭式引流，既可以尽快、尽量排净胸腔积液，促进肺膨胀，防止并发症，又便于观察胸腔内出血情况。胸腔闭式引流可以通过肋间也可以通过肋骨床进行。通常经过肋间放置引流管几乎就可以解决一切问题，除非积液稠厚或脓胸，可以考虑经肋骨床放置胸管。为了引流血液，胸腔引流管最好是放在低位肋间，引流管径选用较粗者。许多人主张引流管应放在第 7、8 肋间，但因为术后患者多取平卧位或半卧位，足以排净胸内积液，且胸外伤后不少患者膈肌上升，刺破膈肌和腹内脏器者并不罕见，并且能刺激上升的膈肌，使患者疼痛，影响呼吸和排痰。所以插管位置要根据情况而定。手术一般在病房内进行即可。手术方法：患者取半卧位，根据 B 超或 X 线定位，术前再次叩诊确定积液部位，碘酒、乙醇或碘伏消毒术区，铺无菌巾单，用 2% 利多卡因浸润麻醉皮肤、肌肉及壁层胸膜，并将针头穿过壁层胸膜试抽，如抽出不凝血，顺肋间方向切一小口，使与所用引流管相适应，切开皮肤，用血管钳穿过肋间肌分开肋间肌肉，用一弯血管钳夹住胸腔管沿肋骨上缘刺入胸腔内，插入深度 4～5 cm，连接无菌水封瓶，可见暗红色血液流出，并见水柱波动。切口处缝线固定引流管。必须排净胸内积血，如果有包裹一根引流管不能完全排净胸腔内的积血，可放置第 2 根，必要时甚至可放置第 3 根引流管，务必排净胸内积血，以免形成凝固性血胸。有资料表明，胸内残存积血是发生脓胸的主要危险因素。有用套管针放置胸腔引流管的，并不比上法方便。注意通常皮肤切口位于置管位置的下一肋间，这样能够形成斜形向上的通道，有利于拔除引流管后能更好地闭合。放置引流管后应立即常规拍胸片以明确肺复张情况和引流管位置。假如引流管放到肺裂里，则会导致引流不畅。下垂的引流管不允许打圈，否则液体和血块积累在管腔中将增加系统的阻力。相对准确的引流管长度、口径和病床的高度也是闭式引流更加有效的保证。

观察水封瓶或引流管中液体的波动情况非常重要，可以确定引流管是否通畅。如果波动和呼吸幅度一致，即说明管腔通畅。如果没有波动，管腔很可能已经堵塞。如果波动增大则说明管腔内负压增大，常与肺不张或肺膨胀不全使胸腔容积相对增大有关。拔管指征一般认为有以下几个：①伤侧呼吸音好。②水柱不再波动或波动弱。③24 小时引流量少于 100 mL。④胸片示胸内无积液积气，肺膨胀良好。过去有人在拔除引流管以前夹管 24 小时后再拔除的做法没有必要。放置引流管后应鼓励患者深呼吸、咳嗽以利肺复张。

（3）进行性血胸：应在输血，抗休克的同时立即开胸止血。入胸后吸净胸内积血，寻找出血处。如果为肋间血管出血或胸壁出血，应结扎或缝扎血管止血。对肺组织的单纯裂伤出血，用细丝线间断或水平褥式缝合止血即可。肺组织严重撕裂伤，常需施行肺部分切除或肺叶切除术。开胸时如发现有肺血肿或肺挫伤，一定不要轻易切除损伤的肺。无论肉眼表现多么严重，几乎都没有切除损伤肺组织的必要。除非合并有肺血管或支气管损伤，才真正无法保留。心脏、大血管破裂，需要立即缝合修补、补片修补或人造血管移植术。

（4）凝固性血胸：对凝固性血胸的处理存在分歧。有学者主张应在全麻下行胸部小切口开胸，或用电视胸腔镜（VATS）清除血块。尤其对于大量凝固性血胸或怀疑有感染者更有必要。手术创伤小，恢复快，几乎不留后遗症。但应具体问题具体分析。对于严重多发伤或呼吸功能不全的患者，麻醉、手术会对患者造成新的打击，增加患者的危险性，故一般不主张手术。在伤后两周内手术，也有人认为应于伤后 7 天内手术，这样清除血块比较容易。待到晚些时候再手术，血胸就会机化，并与肺和胸壁粘连，给手术增加困难，手术风险性也加大。伤后 4～6 周将形成纤维板，这时就不得不行更加困难的纤维板剥除术了。

（张　亮）

第八节　胸壁软组织损伤

胸壁软组织损伤临床非常多见，单纯胸壁软组织损伤主要为外力或用力不当致胸壁肌肉的损伤或撕伤。由于胸壁对疼痛刺激比较敏感且伤后无法完全限制活动这一特殊的解剖学特点，使此类损伤的自然病程远较其他部位软组织损伤为长，多在 4～6 周。严重胸部外伤中均合并有胸壁软组织损伤，本节仅涉及单纯胸壁软组织损伤。

一、病因

胸壁软组织受到钝性或锐性暴力损伤时，均可以引起胸壁软组织（包括胸壁皮肤、皮下组织、肌肉、胸膜，其中包含有神经、血管和淋巴组织）的挫伤和/或裂伤，有时损伤的原因很轻微以致患者不能准确叙述受伤原因及时间。

二、临床表现

损伤部位均有明显压痛，部分患者伴局部组织肿胀、皮下淤血斑或皮肤划伤痕迹，胸部锐器伤可以有伤口。

三、诊断

胸壁软组织伤诊断时，应特别注意以下几点。

（1）有无伤口以及伤口的深浅、损伤的轻重，要排除是否穿入胸膜腔，以便决定清创的范围和麻醉的选择。通常可在清创时以质地较硬的导尿管顺其自然地反复试探，以了解伤道及其深浅和方向。污染严重时，可注入亚甲蓝，以便彻底清创、预防感染。

（2）闭合伤时注意皮肤挫伤痕迹或青紫、有无血肿、血肿的深浅和大小。浅层血肿可触及波

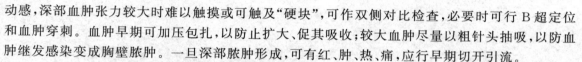

动感,深部血肿张力较大时难以触摸或可触及"硬块",可作双侧对比检查,必要时可行B超定位和血肿穿刺。血肿早期可加压包扎,以防止扩大、促其吸收;较大血肿尽量以粗针头抽吸,以防血肿继发感染变成胸壁脓肿。一旦深部脓肿形成,可有红、肿、热、痛,应行早期切开引流。

(3)胸部异物,特别是与纵隔重叠的金属异物,在诊断时应摄高电压X线后前位及侧位或加摄切线位全胸片,以防漏诊。

四、治疗

(一)镇痛

根据受伤的程度可给予止痛、化痰等中西药物治疗,皮肤完整者受伤局部可外敷跌打损伤药物。

(二)理疗

外伤后6小时内局部肿胀处可用冷敷,6小时后可用热敷或以音频电疗法或运动创伤治疗机进行方波治疗,有一定效果。

(三)清创

有胸壁伤口者必须常规清创,清除异物及坏死组织,充分止血。术后常规做破伤风抗毒血清(TAT)皮肤试验,如为阴性则肌内注射,如为阳性应脱敏分次肌内注射,并根据伤口污染情况给予抗生素治疗。只有深部较大异物(2 cm以上)或表浅可触及异物才考虑取出,但术前定位诊断很重要,一种简便的办法是先以针头扎探,只有在碰及到异物后,手术成功率才能提高。

(张 亮)

第四章　胃肠外科

第一节　肥厚性幽门狭窄

肥厚性幽门狭窄是常见疾病,占消化道畸形的第 3 位。早在 1888 年丹麦医师 Hirchsprung 首先描述本病的病理特点和临床表现,但未找到有效治疗方法。1912 年 Ramstedt 在前人研究基础上创用幽门肌切开术,从而使病死率明显降低,成为标准术式推行至今。目前手术病死率已降至 1% 以下。

依据地理、时令和种族,有不同的发病率。欧美国家较高,在美国每 400 个活产儿中 1 例患此病,非洲、亚洲地区发病率较低,我国发病率为 1/3 000。男性居多,占 90%,男女之比为(4～5）：1。多为足月产正常婴儿,未成熟儿较少见:第一胎多见,占总病例数的 40%～60%。有家族聚集倾向,母患病,则子女患病可能性增加 3 倍。

一、病理解剖

主要病理改变是幽门肌层显著增厚和水肿,尤以环肌为著,纤维肥厚但数量没有增加。幽门部呈橄榄形,质硬有弹性。当肌肉痉挛时则更为坚硬。一般测量长 2～2.5 cm,直径 0.5～1 cm,肌层厚 0.4～0.6 cm,在年长儿肿块还要大些。但肿块大小与症状严重程度和病程长短无关。肿块表面覆有腹膜且甚光滑,由于血供受压力影响,色泽显得苍白。肥厚的肌层挤压黏膜呈纵形皱襞,使管腔狭小,加上黏膜水肿,以后出现炎症,使管腔更显细小,在尸解标本上幽门仅能通过 1 mm 的探针。细窄的幽门管向胃窦部移行时腔隙呈锥形逐渐变宽,肥厚的肌层逐渐变薄,二者之间无精确的分界。但在十二指肠侧则界限明显,胃壁肌层与十二指肠肌层不相连续,肥厚的幽门肿块类似子宫颈样突入十二指肠。组织学检查见肌层肥厚,肌纤维排列紊乱,黏膜水肿、充血。由于幽门梗阻,近侧胃扩张,胃壁增厚,黏膜皱襞增多且水肿,并因胃内容物滞留,常导致黏膜炎症和糜烂,甚至有溃疡。

肥厚性幽门狭窄病例合并先天畸形相当少见,7% 左右。食管裂孔疝、胃食管反流和腹股沟疝是最常见的畸形,但未见有大量的病例报道。

二、病因

对幽门狭窄的病因和发病机制至今尚无定论,多年来进行大量研究,主要有以下几种观点。

(一)遗传因素

在病因学上起着很重要的作用。发病有明显的家族性,甚至一家中母亲和 7 个儿子同病,且在单卵双胎比双卵双胎多见。双亲中有一人患此病,子女发病率可高达 6.9%。若母亲患病,其子发病率为 19%,其女为 7%;如父亲患病,则分别为 5.5% 和 2.4%。经过研究指出幽门狭窄的遗传机制是多基因性,既非隐性遗传亦非伴性遗传,而是由一个显性基因和一个性修饰多因子构成的定向遗传基因。这种遗传倾向受一定的环境因素而起作用,如社会阶层、饮食种类、季节等。发病以春秋季为高,但其相关因素不明。常见于高体重的男婴,但与胎龄的长短无关。

(二)神经功能

从事幽门肠肌层神经丛研究的学者发现,神经节细胞直至生后 2~4 周才发育成熟。因此,许多学者认为神经节细胞发育不良是引起幽门肌肉肥厚的机制,否定了过去幽门神经节细胞变性导致病变的学说。但也有持不同意见者,其观察到幽门狭窄的神经节细胞数目减少不明显,但有神经节细胞分离、空化等改变,这些改变可能造成幽门肌肥厚。如神经节细胞发育不良是原因,则早产儿发病应多于足月儿,然而二者并无差异。近年研究认为肽能神经的结构改变和功能不全可能是主要病因之一,通过免疫荧光技术观察到环肌中含脑啡肽和血管活性肠肽神经纤维数量明显减少,应用放射免疫法测定组织中 P 物质含量减少,由此推测这些肽类神经的变化与发病有关。

(三)胃肠激素

幽门狭窄患儿术前血清促胃液素升高曾被认为是发病原因之一,经反复实验,目前并不能推断是幽门狭窄的原因还是后果。近年研究发现血清和胃液中前列腺素(PGS)浓度增高,由此提示发病机制是幽门肌层局部激素浓度增高使肌肉处于持续紧张状态,而致发病。亦有人对血清胆囊收缩素进行研究,结果无异常变化。近年来研究认为一氧化氮合成酶的减少也与其病因相关。幽门环肌中还原性辅酶Ⅱ(NADPHd)阳性纤维消失或减少,NO 合酶明显减少,致 NO 产生减少,使幽门括约肌失松弛,导致胃输出道梗阻。

(四)肌肉功能性肥厚

有学者通过细致观察,发现有些出生 7~10 天的婴儿将凝乳块强行通过狭窄幽门管的征象。由此认为这种机械性刺激可造成黏膜水肿增厚。另一方面也导致大脑皮层对内脏的功能失调,使幽门发生痉挛。两种因素促使幽门狭窄形成严重梗阻而出现症状。但亦有持否定意见,认为幽门痉挛首先应引起某些先期症状,如呕吐,而在某些呕吐发作很早进行手术的病例中却发现肿块已经形成,且肥厚的肌肉主要是环肌,这与痉挛引起幽门肌肉的功能性肥厚是不相符的。

(五)环境因素

发病率有明显的季节性高峰,以春秋季为主,在活检组织切片中发现神经节细胞周围有白细胞浸润。推测可能与病毒感染有关,但检测患儿及其母亲的血、粪和咽部均未能分离出柯萨奇病毒,检测血清抗体亦无变化,用柯萨奇病毒感染动物亦未见相关病理改变。

三、临床表现

症状出现于生后 3~6 周,亦有更早的,极少数发生在 4 个月之后。呕吐是主要症状,最初仅是回奶,接着为喷射性呕吐。开始时偶有呕吐,随着梗阻加重,几乎每次喂奶后都要呕吐。呕吐物为黏液或乳汁,在胃内滞留时间较长则吐出凝乳,不含胆汁。少数病例由于刺激性胃炎,呕吐物含有新鲜或变性的血液。有报道幽门狭窄病例在新生儿高胃酸期发生胃溃疡及大量呕血者,亦有报告发生十二指肠溃疡者。在呕吐之后婴儿仍有很强的觅食欲,如再喂奶仍能用力吸吮。未成熟儿的症状常不典型,喷射性呕吐并不显著。

随呕吐加剧,由于奶和水摄入不足,体重起初不增,继之迅速下降,尿量明显减少,数天排便1次,量少且质硬,偶有排出棕绿色便,被称为饥饿性粪便。由于营养不良、脱水,婴儿明显消瘦,皮肤松弛有皱纹,皮下脂肪减少,精神抑郁呈苦恼面容。发病初期呕吐丧失大量胃酸,可引起碱中毒,呼吸变浅而慢,并可有喉痉挛及手足抽搐等症状,以后脱水严重,肾功能低下,酸性代谢产物滞留体内,部分碱性物质被中和,故很少有严重碱中毒者。如今,因就诊及时,严重营养不良的晚期病例已难以见到。

幽门狭窄伴有黄疸,发生率约 2%。多数以非结合胆红素升高为主。一旦外科手术解除幽门梗阻后,黄疸就很快消退。因此,这种黄疸最初被认为是幽门肿块压迫肝外胆管引起,现代研究认为是肝酶不足的关系。高位胃肠梗阻伴黄疸婴儿的肝葡糖醛酸转移酶活性降低,但其不足的确切原因尚不明确。有人认为酶的抑制与碱中毒有关,但失水和碱中毒在幽门梗阻伴黄疸的病例中并不很严重。热能供给不足亦是一种可能原因,与 Gilbert 综合征的黄疸病例相似,在供给足够热量后患儿胆红素能很快降至正常水平。一般术后 5～7 天黄疸自然消退,无须特殊治疗。

腹部检查时将患儿置于舒适体位,腹部充分暴露,在明亮光线下,喂糖水时进行观察,可见胃型及蠕动波。检查者位于婴儿左侧,手法必须温柔,左手置于右胁缘下腹直肌外缘处,以示指和环指按压腹直肌,用中指指端轻轻向深部按摸,可触到橄榄形、光滑质硬的幽门肿块,1～2 cm 大小。在呕吐之后胃空瘪且腹肌暂时松弛时易于扪及。当腹肌不松弛或胃扩张明显时肿块可能扪不到,可先置胃管排空胃,再喂给糖水边吸吮边检查,要耐心反复检查,据经验多数病例均可扪到肿块。

实验室检查发现临床上有失水的婴儿,均有不同程度的低氯性碱中毒,血液 PCO_2 升高,pH升高和低氯血症。必须认识到代谢性碱中毒时常伴有低钾现象,其机制尚不清楚。小量的钾随胃液丢失外,在碱中毒时钾离子向细胞内移动,引起细胞内高钾,而细胞外低钾,同时肾远曲小管上皮细胞排钾增多,从而造成血钾降低。

四、诊断

依据典型的临床表现,见到胃蠕动波、扪及幽门肿块和喷射性呕吐等 3 项主要征象,诊断即可确定。其中最可靠的诊断依据是触及幽门肿块。同时可进行超声检查或钡餐检查以助明确。

(一)超声检查

诊断标准包括反映幽门肿块的 3 项指标:幽门肌层厚度≥4 mm,幽门管长度≥18 mm,幽门管直径≥15 mm。有人提出以狭窄指数(幽门厚度×2÷幽门管直径×100%)＞50%作为诊断标准。超声下可注意观察幽门管的开闭和食物通过情况。

(二)钡餐检查

诊断的主要依据是幽门管腔增长(＞1 cm)和管径狭窄(＜0.2 cm),"线样征"。另可见胃扩张,胃蠕动增强,幽门口关闭呈"鸟喙状",胃排空延迟等征象。有报道随访复查幽门环肌切开术后的病例,这种征象尚可持续数天,以后幽门管逐渐变短而宽,然而有部分病例不能恢复至正常状态。术前患儿钡餐检查后须经胃管洗出钡剂,用温盐水洗胃以免呕吐而发生吸入性肺炎。

五、鉴别诊断

婴儿呕吐有各种病因,应与下列各种疾病相鉴别,如喂养不当、全身性或局部性感染、肺炎和先天性心脏病、颅内压增加的中枢神经系统疾病、进展性肾脏疾病、感染性胃肠炎、各种肠梗阻、内分泌疾病,以及胃食管反流和食管裂孔疝等。

六、治疗

(一)外科治疗

采用幽门环肌切开术是最好的治疗方法,疗程短,效果好。术前必须经过 24～48 小时的准备,纠正脱水和电解质紊乱,补充钾盐。营养不良者给静脉营养,改善全身情况。手术是在幽门前上方无血管区切开浆膜及部分肌层,切口远端不超过十二指肠端,以免切破黏膜,近端则应超过胃端以确保疗效,然后以钝器向深层划开肌层,暴露黏膜,撑开切口至 5 mm 以上宽度,使黏膜自由膨出,局部压迫止血即可。目前采用脐环内弧形切口和腹腔镜完成此项手术已被广泛接受和采纳。患儿术后进食在翌晨开始为妥,先进糖水,由少到多,24 小时渐进奶,2～3 天加至足量。术后呕吐大多是饮食增加太快的结果,应减量后再逐渐增加。

长期随访报道患儿术后胃肠功能正常,溃疡病的发病率并不增加;而 X 线复查见成功的幽门肌切开术后有时显示狭窄幽门存在 7～10 年之久。

(二)内科治疗

内科疗法包括细心喂养的饮食疗法,每隔 2～3 小时 1 次饮食,定时温盐水洗胃,每次进食前 15～30 分钟服用阿托品类解痉剂等 3 方面结合进行治疗。这种疗法需要长期护理,住院 2～3 个月,很易遭受感染,效果进展甚慢且不可靠。目前美国、日本有少数学者主张采用内科治疗,尤其对不能耐受手术的特殊患儿,保守治疗相对更安全。近年提倡硫酸阿托品静脉注射疗法,部分病例有效。

(徐龙帅)

第二节 溃疡性幽门梗阻

一、概述

溃疡发生于幽门部或十二指肠球部,容易造成幽门梗阻。有暂时性和永久性两种同时存在。约有 10% 的溃疡患者并发幽门梗阻。梗阻初期,胃内容物排出发生困难,引起反射性胃蠕动增强,到了晚期,代偿功能不足,肌肉萎缩,蠕动极度微弱,胃形成扩张状态。

二、病理分型及病理生理

(一)溃疡病并发幽门梗阻分型

1.痉挛性梗阻

幽门附近溃疡,刺激幽门括约肌反射性痉挛所致。

2.炎症水肿性梗阻

幽门区溃疡本身炎症水肿。

3.瘢痕性梗阻

溃疡胼胝硬结,溃疡愈后瘢痕挛缩。

4.粘连性梗阻

溃疡炎症或穿孔后引起粘连或牵拉。

前两种梗阻是暂时性或是反复发作,后两种梗阻是永久性,必须施手术治疗。

（二）病理生理

梗阻初期,为了克服梗阻,胃蠕动加强,胃壁肌肉呈相对地肥厚,胃轻度扩张。到梗阻晚期代偿功能减退,胃蠕动减弱,胃壁松弛。因而胃扩张明显。长期有大量胃内容物潴留,黏膜受到刺激,而发生慢性炎症,又将加重梗阻,因而形成恶性循环。由于长期不能进食,反而经常发生呕吐,造成水电解质失调和严重的营养不良。大量氢离子和氯离子随胃液吐出,血液中氯离子降低;碳酸氢根离子增加,造成代谢性碱中毒。钾除呕吐丢失外,随尿大量排出,可以出现低血钾。因此,低钾低氯性碱中毒是幽门梗阻患者中较为多见。

三、临床表现

（一）呕吐

呕吐是幽门梗阻的突出症状,其特点是呕吐多发生在下午或晚上,呕吐量大,一次可达 1 L 以上,呕吐物为郁积的食物,伴有酸臭味,不含胆汁。呕吐后感觉腹部舒服,因此患者常自己诱发呕吐,以缓解症状。

（二）胃蠕动波

腹部可隆起的胃型,有时见到胃蠕动波,蠕动起自左肋弓下,行向右腹,甚至向相反方向蠕动。

（三）振水音

扩张内容物多,用手叩击上腹时,可闻及振水音。

（四）其他

尿少、便秘、脱水、消瘦,严重时呈现恶病质。口服钡剂后,钡剂难以通过幽门。胃扩张、蠕动弱、有大量空腹潴留液,钡剂下沉,出现气、液、钡三层现象。

四、诊断

有长期溃疡病史的患者和典型的胃潴留及呕吐症状,必要时进行 X 线或胃镜检查,诊断不致困难。需要与下列疾病相鉴别。

（1）活动期溃疡所致幽门痉挛和水肿有溃疡病疼痛症状,梗阻为间歇性,呕吐虽然很剧烈,但胃无扩张现象,呕吐物不含宿食。经内科治疗梗阻和疼痛症状可缓解或减轻。

（2）胃癌所致的幽门梗阻病程较短,胃扩张程度较轻,胃蠕动波少见。晚期上腹可触及包块。X 线钡剂检查可见胃窦部充盈缺损,胃镜取活检能确诊。

（3）十二指肠球部以下的梗阻性病变如十二指肠肿瘤、环状胰腺、十二指肠滞症均可引起十二指肠梗阻,伴呕吐,胃扩张和潴留,但其呕吐物多含有胆汁。X 线钡剂或内镜检查可确定梗阻性质和部位。

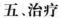

五、治疗

(一)非手术疗法

幽门痉挛或炎症水肿所致梗阻,应以非手术治疗。方法是胃肠减压,保持水电解质平衡及全身支持治疗。

(二)手术疗法

幽门梗阻和非手术治疗无效的幽门梗阻应视为手术适应证。手术的目的是解除梗阻,使食物和胃液能进入小肠,从而改善全身状况。常用的手术方法如下。

1.胃空肠吻合术

方法简单,近期效果好,病死率低,但由于术后吻合溃疡发生率很高,故现在很少采用。对于老年体弱,低胃酸及全身情况极差的患者仍可考虑选用。

2.胃大部切除术

患者一般情况好,在我国为最常用的术式。

3.迷走神经切断术

迷走神经切断加胃窦部切除术或迷走神经切断加胃引流术,对青年患者较适宜。

4.高选择性迷走神经切断术

近年有报道高选择性迷走神经切除及幽门扩张术,取得满意效果。

幽门梗阻患者术前要做好充分准备。术前2~3天行胃肠减压,每天用温盐水洗胃,减少胃组织水肿。输血、输液及改善营养,纠正水电解质紊乱。

(徐龙帅)

第三节 胆汁反流性胃炎

胆汁反流性胃炎也称碱性反流性胃炎,按十二指肠内容物反流的程度分为十二指肠胃反流和十二指肠胃食管反流。因病理性十二指肠反流与胃炎、食管炎、胃溃疡,甚至胃癌(包括残胃癌)和食管癌等疾病的发生密切相关,对该病应予积极治疗。

一、病因

正常人也可有十二指肠短时逆蠕动,如在空腹和餐后偶有十二指肠胃反流,反流量小,胃排空正常,不会引起反流性胃炎,对人体无影响。但如发作频繁、反流量大、持续时间长,则可发生病理性损害。本病最常发生在 Billroth Ⅱ式胃次全切除术后,少数也见于 Billroth Ⅰ式胃次全切除术、胆囊切除术和 Oddi 氏括约肌成形术后。胃次全切除术后因丧失了具抗反流作用的幽门,极易发生十二指肠反流。胆囊功能障碍或胆囊切除术后,胆囊贮存浓缩胆汁,以及间断排出胆汁的功能丧失,胆汁会不断排入十二指肠,空腹时胆汁反流增加而致病。许多功能性消化不良患者幽门和下食管括约肌功能性异常,频繁发生自发性松弛也可致十二指肠内容物反流。

在无胃或胆道手术史者中,内源性或外源性胃肠刺激引起幽门括约肌功能失调,也可造成反流性胃炎,但较少见。

二、发病机制

单纯胆汁接触胃黏膜一般不引起直接损害,但可刺激胃酸分泌,胆盐与胃酸结合后可增强酸性水解酶的活力而破坏溶酶体膜、溶解脂蛋白,最终破坏胃黏膜屏障,H^+逆向弥散增加,进入黏膜和黏膜下层后刺激肥大细胞释放组胺,后者又刺激胃酸和胃蛋白酶分泌,最终导致胃黏膜炎症、糜烂和出血。胆汁混有胰液时其损害作用要比单纯胆汁者为大,因胆汁中的卵磷脂与胰液中的磷脂酶 A2 起作用后转化成溶血卵磷脂;胆盐还能活化磷脂酶 A2 而使溶血卵磷脂生成增多,足量的溶血卵磷脂可损害胃黏膜,促使 H^+ 逆向弥散入黏膜造成损害。

促胃液素可刺激胃黏膜细胞增殖以增强其屏障作用,防止 H^+ 逆向弥散。胃次全切除术去除了胃窦,使促胃液素分泌减少 50%～75%,这是术后反流性胃炎常见发病的原因之一。胃大部切除术后胆汁反流入胃是一常见现象,但不是每一患者都发生症状,其发病原因与下列因素有关。①胃内细菌作用:正常人的胃液通常是无菌的,在胃切除术后反流液在胃内滞留时间长,且胃内大量壁细胞丧失,造成低酸或无酸环境,有利于残胃中需氧菌和厌氧菌的滋生,细菌分解胆盐成次级胆盐,后者可损伤胃黏膜。在有症状的患者中,胃液内都有革兰阴性杆菌或假单胞菌,抗生素可减轻其症状;相反,在无症状的患者中,胃液内多无细菌生长,这就是一明证。②胃排空障碍:在正常人十二指肠反流也常见,不过反流物会迅速被胃排空不会对胃黏膜造成损害,如存有胃排空障碍,十二指肠反流物潴留可引起症状。③胆酸成分改变:凡胆酸成分正常者不发生症状,而去氧胆酸明显增高者常有症状。④胃液中钠浓度:凡胃液中钠浓度超过15 mmol/L者易发生胃炎,而低于 15 mmol/L 者常无胃炎症状。

三、症状

大多数患者主诉中上腹持续性烧灼痛,餐后疼痛加重,服碱性药物不能缓解。少数患者可表现为胸骨后烧灼痛,与反流性食管炎有关。胆汁性呕吐是其特征性表现。由于胃排空障碍,呕吐多在夜间发生,呕吐物中伴有食物,偶可有少量血丝。因顾虑进食加重症状,患者常减少食量,可发生贫血、消瘦和营养不良。

四、并发症

从病理机制上看,十二指肠反流引起胃炎、食管炎、上消化道溃疡的原因是明确的,但更具临床意义的是下列情况。①残胃癌:胃大部切除术后的严重并发症,大量研究表明胆汁反流是活动性胃炎的原因之一,并与胃黏膜萎缩和肠化生呈正相关,已明确胆汁是残胃黏膜癌变的促发因素;②Barrett 食管:一种癌前病变,是胃食管反流性疾病的严重阶段,Barrett 食管柱状上皮的癌变与十二指肠反流关系密切;③本病严重者可致食管狭窄、溃疡、出血,反流的胃液也可侵蚀咽部声带和气管引起慢性咽炎、慢性声带炎和气管炎,临床上称之为 Delahunty 综合征,胃液反流吸入呼吸道可致吸入性肺炎。

五、诊断

反流性胃炎的症状无特异性,需进行一些辅助检查明确诊断。

(一)纤维胃镜检查

纤维胃镜检查应是首选方法,可直接观察胃炎和反流情况,后者应在患者无呕吐动作时观察,可见胃黏膜充血、水肿或呈糜烂状,组织学变化为胃小凹上皮增生、胃腺丧失等萎缩性胃炎表现,应注意反流性胃炎和其他胃炎的表现无特殊区别,且反流量大小与症状也无明显像关性,但胃镜检查是排除其他病变必不可少的措施。

(二)核素扫描

静脉内注入^{99m}Tc-HIDA,然后对胃区进行γ闪烁扫描,观察被检者禁食时和生理状态下的十二指肠胃反流情况,可以避免因插管、胃镜带来刺激而致不准确的检查结果,同时可确定反流的程度。

(三)胃液胃酸和胆酸测定

置胃管抽取空腹和餐后胃液,测定胆酸含量,如空腹基础胃酸分泌量<3.5 mmol/L、胆酸含量>30 μg/mL,可基本确定胆汁反流性胃炎。

(四)胃内胆红素测定

用 Bilitec 2000 监测仪(原理同分光光度计),能做 24 小时连续胃内胆红素监测,可直接反映胃内胆汁浓度。当胆红素吸光值(abs)≥0.14 时诊断胆汁反流。

六、治疗

(一)药物治疗

常用药物有考来烯胺、铝碳酸镁、甲氧氯普胺、多潘力酮、西沙必利、抗酸制剂和甘珀酸等。考来烯胺为一碱性阴离子交换树脂,可与胃中胆盐结合,并加速其排空,开始时于每餐后 1 小时服4 g,并于临睡前加服 1 次,1～2 周后减量,服用 3 个月仍无效,列为治疗失败。

(二)手术治疗

凡胃镜检查胃内有胆汁和碱性分泌物,具有弥漫性胃炎的组织学证据,症状持续而影响生活质量,内科治疗又无效时,可考虑手术治疗,手术方法很多,应根据具体情况选用。

1.改为 BillrothⅠ术式

原为 BillrothⅡ式胃大部切除者,如手术条件允许可改为 BillrothⅠ式,约半数患者的症状可获改善。

2.Roux-en-Y 型手术

原为 BillrothⅡ式手术者(图 4-1),将吻合口处输入袢切断,近侧切端吻合至输出袢。但有并发胃排空延迟而形成胃滞留综合征的缺点。

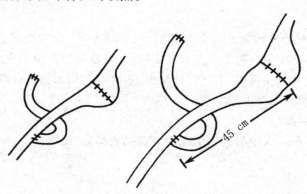

图 4-1　Roux-en-Y 型胃空肠吻合

3.空肠间置术

原为 Billroth Ⅰ式胃次全切除者,在胃十二指肠吻合口中间置入一段长约 20 cm 的空肠,有效率为 75%。

4.Tanner 手术

适用于原为 Billroth Ⅱ式胃次全切除者(图 4-2),切断空肠输入袢,远切端与空肠输出袢吻合成环状袢,近切端吻合至原胃空肠吻合口 50 cm 的空肠上。为了防止吻合口溃疡的发生,可加做迷走神经切断术。

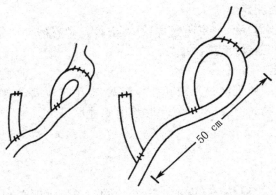

图 4-2　Tanner 手术

5.胆总管空肠 Roux-en-Y 吻合术

治疗原发性胆汁反流性胃炎效果较好。

(徐龙帅)

第四节　急性胃黏膜病变

一、病因

(一)药物

多种药物,常见的有非甾体抗炎药如阿司匹林、吲哚美辛、保泰松等,以及肾上腺皮质激素类。阿司匹林在酸性环境中呈非离子型及相对脂溶性,能破坏胃黏膜上皮细胞的脂蛋白层,削弱黏膜屏障引起氢离子逆渗至黏膜内,引起炎症渗出、水肿、糜烂、出血或浅溃疡。其他药物如洋地黄、抗生素、钾盐、咖啡因等亦可引起本病。

(二)乙醇(酒精)中毒

也是本病常见的原因。大量酗酒后引起急性胃黏膜糜烂、出血。

二、临床表现

上消化道出血是其最突出的症状,可表现为呕血或黑粪,其特点:①有服用有关药物、酗酒或可导致应激状态的疾病史。②起病骤然,突然呕血、黑粪。可出现在应激性病变之后数小时或数

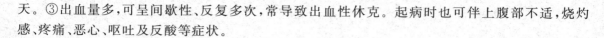

天。③出血量多,可呈间歇性、反复多次,常导致出血性休克。起病时也可伴上腹部不适,烧灼感、疼痛、恶心、呕吐及反酸等症状。

三、诊断

(1)X线钡剂检查常阴性。

(2)急性纤维内镜检查(24～48小时进行),可见胃黏膜局限性或广泛性点片状出血,呈簇状分布,多发性糜烂、浅溃疡。好发于胃体底部,单纯累及胃窦者少见,病变常在48小时以后很快消失,不留瘢痕。

四、鉴别诊断

(一)急性腐蚀性胃炎

有服强酸(硫酸、盐酸、硝酸)、强碱(氢氧化钠、氢氧化钾)或来苏水等病史。服后引起消化道灼伤、出现口腔、咽喉、胸骨后及上腹部剧烈疼痛,伴吞咽疼痛,咽下困难,频繁恶心、呕吐。严重者可呕血,呕出带血的黏膜腐片,可发生虚脱、休克或引起食管、胃穿孔的症状,口腔、咽喉可出现接触处的炎症,充血、水肿、糜烂、坏死黏膜剥脱、溃疡或可见到黑色、白色痂。

(二)急性阑尾炎

本病早期可出现上腹痛、恶心、呕吐,但随着病情的进展,疼痛逐渐转向右下腹,且有固定的压痛及反跳痛,多伴有发热、白细胞计数增高、中性粒细胞明显增多。

(三)胆囊炎、胆石症

有反复发作的腹痛、常以右上腹为主,可放射至右肩、背部。查体时注意巩膜、皮肤黄疸。右上腹压痛、墨菲征阳性,或可触到肿大的胆囊。血胆红素定量、尿三胆检测有助于诊断。

(四)其他

大叶性肺炎、心肌梗死等发病初期可有不同程度的腹痛、恶心、呕吐。如详细询问病史、体格检查及必要的辅助检查,不难鉴别。

五、治疗

(一)一般治疗

祛除病因,积极治疗引起应激状态的原发病,卧床休息,流质饮食,必要时禁食。

(二)补充血容量

5％葡萄糖盐水静脉滴注,必要时输血。

(三)止血

口服止血药如白药、三七粉或经胃管吸出酸性胃液,用去甲肾上腺素8 mg加入100 mL冷盐水中。每2～4小时次1次。亦可在胃镜下止血,喷洒止血药(如孟氏溶液、白药等)或电凝止血、激光止血、微波止血。

(四)抑制胃酸分泌

西咪替丁200 mg,每天4次或每天800～1 200 mg分次静脉滴注,雷尼替丁150 mg,每天2次或静脉滴注。

近来有用硫糖铝或前列腺素E_2,亦获得良好效果。

(柴善义)

第五节 胃 扭 转

胃扭转是由于胃固定机制发生障碍,或因胃本身及其周围系膜(器官)的异常,使胃沿不同轴向发生部分或完全的扭转。胃扭转最早于1866年由Berti在尸检中发现。

本病可发生于任何年龄,多见于30～60岁,男女性别无差异。15％～20％胃扭转发生于儿童,多见于1岁以前,常同先天性膈缺损有关。2/3的胃扭转病例为继发性,最常见的是食管旁疝的并发症,也可能同其他先天性或获得性腹部异常有关。

一、分类

(一)按病因分类

1.原发性胃扭转

致病因素主要是胃的支持韧带有先天性松弛或过长,再加上胃运动功能异常,如饱餐后胃的重量增加,容易导致胃扭转。除解剖学因素外,急性胃扩张、剧烈呕吐、横结肠胀气等亦是胃扭转的诱因。

2.继发性胃扭转

继发性胃扭转为胃本身或周围脏器的病变造成,如食管裂孔疝、先天及后天性膈肌缺损、胃穿透性溃疡、胃肿瘤、脾大等疾病,亦可由胆囊炎、肝脓肿等造成胃粘连牵拉引起胃扭转。

(二)以胃扭转的轴心分类

1.器官轴(纵轴)型胃扭转

此类型较少见。胃沿贲门至幽门的连线为轴心向上旋转。造成胃大弯向上、向左移位,位于胃小弯上方,贲门和胃底的位置基本无变化,幽门则指向下。横结肠也可随胃大弯向上移位。这种类型的旋转可以在胃的前方或胃的后方,但以前方多见。

2.系膜轴型(横轴)胃扭转

此类型最常见。胃沿着从大、小弯中点的连线为轴发生旋转。又可分为两个亚型:一个亚型是幽门由右向上向左旋转,胃窦转至胃体之前,有时幽门可达到贲门水平,右侧横结肠也可随胃幽门窦部移至左上腹;另一亚型是胃底由左向下向右旋转,胃体移至胃窦之前。系膜轴型扭转造成胃前后对折,使胃形成两个小腔。这类扭转中膈肌异常不常见,多为胃部手术并发症或为特发性,典型的为慢性不完全扭转,食管胃连接部并无梗阻,胃管或内镜多可通过。

3.混合型胃扭转

较常见,兼有器官轴型扭转及系膜轴型扭转两者的特点。

(三)按扭转范围分为完全型和部分型胃扭转

1.完全型扭转

整个胃除与横膈相附着的部分以外都发生扭转。

2.部分型扭转

仅胃的一部分发生扭转,通常是胃幽门终末部发生扭转。

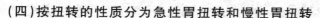

(四)按扭转的性质分为急性胃扭转和慢性胃扭转

1.急性胃扭转

发病急,呈急腹症表现。常与胃解剖学异常有密切关系,在不同的诱因激发下起病。如食管裂孔疝、膈疝、胃下垂、胃的韧带松弛或过长。剧烈呕吐、急性胃扩张、胃巨大肿瘤、横结肠显著胀气等可成为胃的位置突然改变而发生扭转的诱因。

2.慢性胃扭转

有上腹部不适,偶有呕吐等临床表现,可以反复发作。多为继发性,除膈肌的病变外,胃本身或上腹部邻近器官的疾病,如穿透性溃疡、肝脓肿、胆道感染、膈创伤等亦可成为慢性胃扭转的诱因。

二、临床表现

胃扭转的临床表现与扭转范围、程度及发病的快慢有关。

(一)急性胃扭转

表现为上腹部突然剧烈疼痛,可放射至背部及左胸部。有时甚至放射到肩部、颈部并伴随呼吸困难,有时可有心电图改变,有可能被误诊为心肌梗死。急性胃扭转常伴有持续性呕吐,呕吐物量不多,不含胆汁,以后有难以消除的干呕,进食后可立即呕出,这是因为胃扭转使贲门口完全闭塞的结果。上腹部进行性膨胀,下腹部平坦柔软。大多数患者不能经食管插入胃管。急性胃扭转晚期可发生血管闭塞和胃壁缺血坏死,以致发生休克。

查体可发现上腹膨隆及局限性压痛,下腹平坦,全身情况无大变化,若伴有全身情况改变,提示胃部有血液循环障碍。反复干呕、上腹局限压痛、胃管不能插入胃内,这是急性胃扭转的三大特征,称为急性胃扭转三联症(Borchardt三联征)。但这三联症在扭转程度较轻时,不一定存在。

(二)慢性胃扭转

较急性胃扭转多见,临床表现不典型,多为间断性胃灼热感、嗳气、腹胀、腹鸣、腹痛,进食后尤甚。主要临床症状是间断发作的上腹部疼痛,有的病史可长达数年。亦可无临床症状,仅在钡餐检查时才被发现。对于食管旁疝患者发生间断性上腹痛,特别是伴有呕吐或干呕者应考虑慢性间断性胃扭转。

三、辅助检查

(一)X线检查

1.立位胸腹部X线平片

可见两个液气平面,若出现气腹则提示并发胃穿孔。

2.上消化道钡餐

上消化道X线钡餐不仅能明确有无扭转,且能了解扭转的轴向、范围和方向,有时还可了解扭转的病因。器官轴型表现为胃大弯、胃底向前、从左侧转向右侧,胃大弯朝向膈面,胃小弯向下,后壁向前呈倒置胃,食管远端梗阻呈尖削影,腹食管段延长,胃底与膈分离,食管与胃黏膜呈十字形交叉。系膜轴型表现为食管胃连接处位于膈下的异常低位,而远端位于头侧,胃体、胃窦重叠,贲门和幽门可在同一水平面上。

(二)内镜检查

内镜检查有一定难度,进镜时需慎重。胃镜进入贲门口时可见到齿状线扭曲现象,贲门充血、水肿,胃腔正常解剖位置改变,胃前后壁或大、小弯位置改变,有些患者可发现食管炎、肿瘤或溃疡。

四、诊断与鉴别诊断

(一)诊断

诊断标准:①临床表现以间歇性腹胀、间断发作的上腹痛、恶心、轻度呕吐为主要临床症状,病程短者数天,长者选数年,进食可诱发。②胃镜检查时,内镜通过贲门后,盘滞于胃底或胃体腔,并见远端黏膜皱襞呈螺旋或折叠状,镜端难通过到达胃窦,见不到幽门。③胃镜下复位后,患者即感临床症状减轻,尤以腹胀减轻为主。④上消化道X线钡剂检查示:胃囊部有两个液平;胃倒转,大弯在小弯之上;贲门幽门在同一水平面,幽门和十二指肠面向下;胃黏膜皱襞可见扭曲或交叉,腹腔段食管比正常增长等。符合上述1~3或1~4条可诊断胃扭转。

(二)鉴别诊断

1.食管裂孔疝

主要临床症状为胸骨后灼痛或烧灼感,伴有嗳气或呃逆。常于餐后1小时内出现,可产生压迫临床症状如气促、心悸、咳嗽等。有时胃扭转可合并有疝,X线钡餐检查有助于鉴别。

2.急性胃扩张

本病腹痛不严重,以上腹胀为主,有频繁的呕吐,呕吐量大且常含有胆汁。可插入胃管抽出大量气体及胃液。患者常有脱水及碱中毒征象。

3.粘连性肠梗阻

常有腹部手术史,表现为突然阵发性腹痛,排气排便停止,呕吐物有粪臭味,X线检查可见肠腔呈梯形的液平面。

4.胃癌

多见于中老年,腹部疼痛较轻,查体于上腹部可触及节结形包块,多伴有消瘦、贫血等慢性消耗性表现。通过X线征象或内镜检查可与胃扭转相鉴别。

5.幽门梗阻

都有消化性溃疡病史,可呕吐宿食,呕吐物量较多。X线检查发现幽门梗阻,内镜检查可见溃疡及幽门梗阻。

6.慢性胆囊炎

非急性发作时,表现为上腹部隐痛及消化不良的临床症状,进油腻食物诱发。可向右肩部放射,Murphy征阳性,但无剧烈腹痛、干呕。可以顺利插入胃管,胆囊B超、胆囊造影、十二指肠引流可有阳性发现。

7.心肌梗死

多发生于中老年患者,常有基础病史,发作前有心悸、心绞痛等先兆,伴有严重的心律失常,特征性心电图、心肌酶学检查可协助鉴别。

五、治疗

急性胃扭转多以急腹症入外科治疗,手术通常是必需的。术前可先试行放置胃管行胃肠减压,可提高手术的成功率;在插入胃管时也有损伤食管下段的危险,操作时应注意。急性绞窄性胃扭转致胃缺血、坏疽或胃肠减压失败时需要尽早应用广谱抗生素和补液。如胃管不能插入,应尽早手术。在解除胃扭转后根据患者情况可进一步做胃固定或胃造瘘术,必要时须行胃大部切除术。术后需持续胃肠减压直至胃肠道功能恢复正常。近年来有人报道内镜下胃造瘘术,但主要适用于无须纠正解剖异常的系膜扭转型患者或少数手术指征不明显的慢性器官轴型扭转。

对于慢性胃扭转,医师和患者应权衡手术利弊。如果患者不愿意接受手术时,应使患者清楚病情有发展为急性胃扭转及其并发症的可能性。如果全胃位于胸腔或存在于食管旁疝,应施行手术预防急性发作。目前手术治疗慢性复发性胃扭转建议行胃扭转的复位术、胃固定术。对因膈向腹腔突出造成的胃扭转行膈下结肠移位术。合并有食管裂孔疝或膈疝者应做胃固定术及膈疝修补术。对有胸腹裂孔疝的儿童,应经腹关闭缺陷。伴有胃溃疡或胃肿瘤者可做胃大部切除。

另有一些急性和慢性胃扭转患者可通过内镜扭转复位。对可耐受手术的患者,行内镜减压可作为暂时性的处理,但不推荐用于治疗急性胃扭转。

六、预后

由于诊断和治疗措施的不断改进,急性胃扭转的死亡率已下降至 15%～20%,急性胃扭转的急症手术死亡率约为 40%,若发生绞榨则死亡率可达 60%。已明确诊断的慢性胃扭转患者的死亡率为 0～13%。

（柴善义）

第六节　十二指肠内瘘

十二指肠内瘘是指在十二指肠与腹腔内的其他空腔脏器之间形成的病理性通道开口分别位于十二指肠及相应空腔脏器。十二指肠仅与单一脏器相沟通称"单纯性十二指肠内瘘",与 2 个或以上的脏器相沟通则称为"复杂性十二指肠内瘘"前者临床多见,后者较少发生。内瘘时十二指肠及相应空腔脏器的内容物可通过该异常通道相互交通,由此引起感染、出血体液丧失(腹泻呕吐)水电解质紊乱、器官功能受损,以及营养不良等一系列改变。

先天性十二指肠内瘘极为罕见,仅见少数个案报道十二指肠可与任何相邻的空腔脏器相沟通形成内瘘,但十二指肠胆囊瘘是最常见的一种类型,据统计其发生率占十二指肠内瘘的44%～83%,十二指肠胆总管瘘占胃肠道内瘘的 5%～25%。韦靖江报道胆内瘘 72 例,其中十二指肠胆总管瘘,占 8.3%(6/72)。其次为十二指肠结肠瘘,十二指肠胰腺瘘发生罕见。

一、病因

十二指肠内瘘形成的原因较多,如先天发育缺陷医源性损伤、创伤、疾病等。在疾病中,可由十二指肠病变所引致,如十二指肠憩室炎,亦可能是十二指肠毗邻器官的病变所造成,如慢性结肠炎胆结石等。一组资料报道,引起十二指肠内瘘最常见的病因是医源性损伤其次是结石、开放性和闭合性损伤。肿瘤、结核、溃疡病、克罗恩病及放射性肠炎等病理因素低于 10%。

（一）先天因素

真正的先天性十二指肠内瘘极为罕见,仅见少数个案报道。许敏华等报道 1 例先天性胆囊十二指肠内瘘,术中见十二指肠与胆囊间存在异常通道,移行处黏膜均光滑,无瘢痕。

(二)医源性损伤

医源性损伤引起的十二指肠内瘘一般存在于十二指肠与胆总管之间,多见于胆管手术中使用硬质胆管探条探查胆总管下端所致,因解剖上胆总管下端较狭小,探查时用力过大穿破胆总管和十二指肠壁,形成胆总管十二指肠乳头旁瘘。薛兆祥等报道8例胆管术后发生胆总管十二指肠内瘘,原因均是由于胆总管炎性狭窄,胆管探条引入困难强行探查所致提示对胆总管炎性狭窄胆总管探查术中使用探条应慎重,不可暴力探查以减少医源性损伤。再者胆总管T形管引流时,T形管放置位置过低、置管时间过长、T形管压迫十二指肠壁致缺血坏死穿孔,引起胆总管十二指肠内瘘,亦属于医源性损伤。樊献军等报道2例胆管术后T形管压迫十二指肠穿孔胆总管T形管引流口与十二指肠穿孔处形成十二指肠内瘘,由此提示:胆总管T形管引流时位置不宜放置过低,或者在T形管与十二指肠之间放置小块大网膜并固定、隔断以免压迫十二指肠,造成继发性损伤。

(三)结石

十二指肠内瘘常发生于十二指肠与胆管系统间,大多数是被胆石穿破的结果。90%以上的胆囊十二指肠瘘,胆总管十二指肠瘘,胆囊十二指肠结肠瘘,均来自慢性胆囊炎、胆石症内瘘多在胆、胰十二指肠汇合区,与胆管胰腺疾病有着更多关系,胆囊炎、胆石症的反复发作导致胆囊或胆管与其周围某一器官之间的粘连,是后来形成内瘘的基础。在粘连的基础上,胆囊内的结石压迫胆囊壁引起胆囊壁缺血、坏死、穿孔并与另一器官相通形成内瘘。胆囊颈部是穿孔形成内瘘最常见部位之一,这与胆囊管比较细小、胆囊受炎症或结石刺激后强烈收缩、颈部承受压力较大有关。胆囊炎反复发作时最常累及的器官是十二指肠、结肠和胃,当胆管系统因炎症与十二指肠粘连,胆石即可压迫十二指肠造成肠壁的坏死、穿孔、自行减压引流,胆石被排到十二指肠从而形成胆囊十二指肠瘘、胆总管十二指肠瘘、胆囊十二指肠结肠瘘。这种因结石嵌顿、梗阻、感染导致十二指肠穿孔自行减压形成的内瘘,常常是机体自行排石的一种特殊过程或视为胆结石的一种并发症,有时可引起胆石性肠梗阻。

(四)消化性溃疡

十二指肠的慢性穿透性溃疡,常因慢性炎症向邻近脏器穿孔而形成内瘘,如溃疡位于十二指肠的前壁或侧壁者可穿入胆囊,形成胆囊十二指肠瘘。而溃疡位于十二指肠后壁者穿入胆总管,引起胆总管十二指肠瘘,十二指肠溃疡亦可向下穿入结肠引起十二指肠结肠瘘,或胆囊十二指肠结肠瘘。也有报道穿透性幽门旁溃疡所形成的胃、十二指肠瘘,肝门部动脉瘤与十二指肠降部紧密粘连向十二指肠内破溃而导致大出血的报道,亦是一种特殊的十二指肠内瘘。因抗分泌药对十二指肠溃疡的早期治疗作用,由十二指肠溃疡引起的十二指肠内瘘目前临床上已十分少见。

(五)恶性肿瘤

恶性肿瘤引起的十二指肠内瘘亦称为恶性十二指肠内瘘,主要是十二指肠癌浸润结肠肝曲或横结肠,或结肠肝区癌肿向十二指肠的第3、4段浸润穿孔所致。Hersheson收集37例十二指肠-结肠瘘,其中19例起源于结肠癌。近年国内有报道十二指肠结肠瘘是结肠癌的少见并发症,另外十二指肠或结肠的霍奇金病,或胆囊的癌肿也可引起十二指肠内瘘。随着肿瘤发病率的增高,由恶性肿瘤引起十二指肠内瘘的报道日益增多。

(六)炎性疾病

因慢性炎症向邻近脏器浸润穿孔可形成内瘘。炎性疾病包括十二指肠憩室炎、克罗恩病溃疡性结肠炎、放射性肠炎及肠道特异性感染,如腹腔结核等均可引起十二指肠结肠瘘或胆囊十二指肠结肠瘘。

二、发病机制

先天性十二指肠内瘘的病理改变:异常通道底部为胆囊黏膜,颈部为十二指肠腺体上方0.5 cm可见胆囊腺体与十二指肠腺体相移行证实为先天性异常。王元和谭卫林报道2例手术证实的先天性十二指肠结肠瘘均为成年女性。内瘘瘘管都发生在十二指肠第三部与横结肠之间。鉴于消化系统发生的胚胎学研究,十二指肠后1/3与横结肠前2/3同属中肠演化而来。因此从胚胎发生学的角度来分析,如果中肠在胚胎发育过程中发生异常,则形成这类内瘘是完全有可能的。

三、检查

(一)实验室检查

选择做血、尿、便、常规生化及电解质检查。

(二)其他辅助检查

1.X线检查

X线检查包括腹部透视、腹部平片和消化道钡剂造影。

(1)腹部透视和腹部平片:有时可见胆囊内积气,是诊断十二指肠内瘘的间接依据。但要与产气杆菌引起的急性胆囊炎相鉴别。十二指肠肾盂(输尿管)瘘时,腹部平片可见肾区有空气阴影和不透X线的结石(占25%～50%)。

(2)消化道钡剂造影:消化道钡剂造影能提供内瘘存在的直接依据,可显示十二指肠内瘘瘘管的大小、走行方向、有无岔道及多发瘘。

上消化道钡剂造影:可见影像有以下几种。①胃、十二指肠瘘:胃幽门管畸形及与其平行的幽门管瘘管。②十二指肠胆囊瘘:胆囊或胆管有钡剂和/或气体,瘘管口有黏膜征象。以前者更具诊断意义此外,胆囊造瘘时不显影也为间接证据之一。③十二指肠结肠瘘:结肠有钡剂充盈。④十二指肠胰腺瘘:钡剂进入胰腺区域。

下消化道钡剂灌肠:可发现钡剂自结肠直接进入十二指肠或胆管系统,对十二指肠结肠瘘的正确诊断率可达90%以上做结肠气钡双重造影,可清楚地显示瘘管的位置,结合观察显示的黏膜纹,有助于鉴别十二指肠结肠瘘、空肠结肠瘘、结肠胰腺瘘和结肠肾盂瘘。

(3)静脉肾盂造影:十二指肠肾盂(输尿管)瘘患者行此检查时,因病肾的功能遭到破坏,常不能显示瘘的位置,但从病肾的病变可提供瘘的诊断线索;并且治疗也需要通过造影来了解健肾的功能,所以仍有造影的意义。

2.超声、CT、MRI检查

可从不同角度不同部位显示肝内外胆管结石及消化道病变的部位、范围及胆管的形态学变化,而对十二指肠内瘘的诊断只能提供间接的诊断依据。如胆管积气、结肠瘘浸润十二指肠等。

3.ERCP检查

内镜可直接观察到十二指肠内瘘的瘘口,同时注入造影剂,可显示瘘管的走行大小等全貌,确诊率可达100%,是十二指肠内瘘最可靠的诊断方法。

4.内镜检查

(1)肠镜检查:可发现胃肠道异常通道的开口,并做鉴别诊断。十二指肠镜进入十二指肠后见黏膜呈环形皱襞柔软光滑,乳头位于十二指肠降段内侧纵向隆起的皱襞上,一般瘘口位于乳头开口的上方,形态多呈不规则的星状形,无正常乳头形态及开口特征。当瘘口被黏膜覆盖时不易发现,但从乳头开口插管,导管可从瘘口折回至肠腔,改从乳头上方瘘口插管,异常通道显影而被确诊,此时将镜面靠近瘘口观察,可见胆汁或其他液体溢出。内镜下十二指肠内瘘应注意与十二指肠憩室相鉴别,憩室也可在十二指肠乳头附近有洞口,但边缘较整齐,开口多呈圆形,洞内常有食物残渣,拨开残渣后能见到憩室底部导管向洞内插入即折回肠腔注入造影剂可全部溢出,同时肠道内可见到造影剂,而无异常通道显影。一组资料报道47例胆总管十二指肠内瘘同时合并十二指肠憩室5例,有1例乳头及瘘口均位于大憩室的腔内,内镜检查后立即服钡剂检查,证实为十二指肠降段内侧大憩室纤维结肠镜检查对十二指肠结肠瘘可明确定位,并可观察瘘口大小,活组织检查以确定原发病灶的性质为选择手术方式提供依据。

(2)腹腔镜检查:亦可作为十二指肠内瘘诊断及治疗的手段且有广泛应用前景。

(3)膀胱镜检查:疑有十二指肠肾盂(输尿管)瘘时,此检查除可发现膀胱炎征象外,尚可在病侧输尿管开口处看到有气泡或脓性碎屑排出;或者经病侧输尿管的插管推注造影剂后摄片,可发现十二指肠内有造影剂。目前诊断主要依靠逆行肾盂造影,将近2/3的患者是阳性。

5.骨炭粉试验

口服骨炭粉,15~40分钟后有黑色炭末自尿中排出。此项检查仅能肯定消化道与泌尿道之间的内瘘存在,但不能确定瘘的位置。

四、临床表现

十二指肠瘘发生以后,患者是否出现症状,应视与十二指肠相通的不同的空腔脏器而异。与十二指肠相交通的器官不同,内瘘给机体带来的后果亦不同,由此产生的症状常因被损害的器官的不同而差异较大,如十二指肠胆管瘘是以胆管感染为主要病变,故临床以肝脏损害症状为主;而十二指肠结肠瘘则以腹泻、呕吐、营养不良等消化道症状为主。

(一)胃、十二指肠瘘

胃、十二指肠瘘可发生于胃与十二指肠球部横部及升部之间,几乎都是由于良性胃溃疡继发感染、粘连继而穿孔破入与之粘连的十二指肠球部,或因胃穿孔后形成局部脓肿,继而破入十二指肠横部或升部。胃、十二指肠瘘形成后,对机体的生理功能干扰不大,一般多无明显症状。绝大部分患者都因长期严重的溃疡症状而掩盖了瘘的临床表现;少数患者偶尔发生胃输出道梗阻。

(二)十二指肠胆囊瘘

十二指肠胆囊瘘症状颇似胆囊炎如嗳气、恶心呕吐、厌食油类、消化不良,有时有寒战高热、腹痛,出现黄疸而酷似胆管炎、胆石症的表现。有时表现为十二指肠梗阻,也有因胆石下行到肠腔狭窄的末端回肠或回盲瓣处而发生梗阻,表现为急性机械性肠梗阻症状,如为癌症引起,则多属晚期,其症状较重,且很快出现恶病质。

(三)十二指肠胆总管瘘

通常只出现溃疡病的症状,有少数可发生急性化脓性胆管炎而急诊入院。

(四)十二指肠胰腺瘘

十二指肠胰腺瘘发生之前常先有胰腺脓肿或胰腺囊肿的症状,故可能追问出有上腹部肿块的病史。其次,多数有严重的消化道出血症状,手术前不易明确诊断。Berne和Edmondson认为消化道胰腺瘘具有3个相关的临床经过,即胰腺炎后出现腹内肿块及突然出现严重的胃肠道出血,应警惕内瘘的发生;腹内肿块消失之时,常为内瘘形成之日,这个经验可供诊断时参考。

（五）十二指肠结肠瘘

良性十二指肠结肠瘘常有上腹部疼痛、体重减轻、乏力、胃纳增大，大便含有未消化的食物或严重的水泻。有的患者伴有呕吐，可闻到呕吐物中的粪臭结合既往病史有诊断意义。内瘘发生的时间，据统计从1周到32周，多数（70％以上）患者至少在内瘘发生3个月才被确诊而手术。内瘘存在时间越长，症状就越突然，后果也越严重。先天性十二指肠结肠瘘最突出的症状是腹泻，往往自出生即出现，病史中查不到腹膜炎、肿瘤和腹部手术的有关资料。由于先天性内瘘在十二指肠一侧开口位置较低而且内瘘远端不存在梗阻，故很少发生粪性呕吐与腹胀。如无并发症，则不产生腹痛。要注意与非先天性良性十二指肠结肠瘘的区别。若为恶性肿瘤浸润穿破所造成的十二指肠结肠瘘，除了基本具备上述症状外，病情较重，恶化较快，常同时又有恶性肿瘤的相应症状。

（六）十二指肠肾盂（输尿管）瘘

十二指肠肾盂（输尿管）瘘临床上可先发现有肾周围脓肿，即病侧腰痛局部有肿块疼痛向大腿或睾丸放射，腰大肌刺激征阳性。以后尿液可有气泡，或者尿液混浊，或有食物残渣，以及尿频、尿急尿痛等膀胱刺激症状。如果有突然发生水样、脓性腹泻同时伴有腰部肿块的消失，往往提示内瘘的发生。此时腰痛减轻，也常有脱水及血尿。此外尚有比较突出的消化道症状如恶心、呕吐和厌食肾结石自肛门排出甚为罕见未能得到及时治疗者呈慢性病容乏力和贫血，有时可以引起明显的脓毒血症，患者始终有泌尿道的感染症状，有的患者有高氯血症的酸中毒。宁天枢等曾报道1例先天性输尿管十二指肠瘘并发尿路蛔虫病，患者自4岁起发病到18岁就诊止估计自尿道排出蛔虫达400条左右，该例经手术证实且治愈。原武汉医学院附属第一医院泌尿外科报道1例5岁男性右输尿管十二指肠瘘的患者，也有排蛔虫史，由于排蛔虫，首先想到的是膀胱低位肠瘘，很容易造成误诊。该例手术发现不仅右输尿管上段与十二指肠间有一瘘管，而且右肾下极1 cm处有一交叉瘘管与十二指肠降部相通，实为特殊。故对尿路蛔虫病的分析不能只局限于膀胱低位肠瘘的诊断。

五、并发症

（1）感染是最常见的并发症，严重者可发生败血症。

（2）合并水电解质紊乱。

（3）出血、贫血亦是常见并发症。

六、诊断

十二指肠内瘘，术前诊断较为困难，因为大部分十二指肠内瘘缺乏特征性表现，漏诊率极高。有学者报道10例胆囊十二指肠内瘘，术前诊断7例为胆囊炎胆囊结石，3例诊断为肠梗阻提高十二指肠内瘘的正确诊断率，应注意以下几个方面。

（一）病史

正确详细的既往史、现病史是临床诊断的可靠信息来源，有下列病史者应考虑有十二指肠内瘘存在的可能。

（1）既往有反复发作的胆管疾病史尤其是曾有胆绞痛黄疸后又突然消失的患者。

（2）既往彩超或B超提示胆囊内有较大结石，近期复查显示结石已消失，或移位在肠腔内。

（3）长期腹痛、腹泻消瘦、乏力伴程度不等的营养不良。

（二）辅助检查

十二指肠内瘘诊断的确定常需要借助影像学检查,如 X 线检查、彩超或 B 超、CT、MRI、ERCP 等,能提供直接的或间接的影像学诊断依据,或内镜检查发现胃肠道异常通道的开口等即可明确诊断。

七、治疗

十二指肠内瘘的治疗分为手术治疗和非手术治疗,如何选择争议较大。

（一）非手术治疗

鉴于部分十二指肠内瘘可以自行痊愈,加之部分十二指肠内瘘可以长期存在而不发生症状,目前多数学者认为只对有临床症状的十二指肠内瘘行手术治疗,方属合理。一组资料报道 13 年行胆管手术186 例,术后发生 8 例胆总管十二指肠内瘘(4.7%),经消炎、营养支持治疗,6 例内瘘治愈(75%)仅有 2 例经非手术治疗不好转而改行手术治疗而治愈。非手术治疗包括纠正水电解质紊乱、选用有效足量的抗生素控制感染积极的静脉营养支持,必要时可加用生长激素严密观察生命体征及腹部情况,如临床表现不好转应转手术治疗。

（二）手术治疗

在输液(建立两条输液通道)输血、抗感染等积极抗休克与监护下施行剖腹探查术。

1.胃、十二指肠瘘

根据胃溃疡的部位和大小,做胃大部分切除术及妥善地缝闭十二指肠瘘口,疗效均较满意。若瘘口位于横部及升部,往往炎症粘连较重,手术时解剖、显露瘘口要特别小心避免损伤肠系膜上动脉或下腔静脉。Webster 推荐在解剖、显露十二指肠瘘口之前,先游离、控制肠系膜上动脉和静脉,这样既可避免术中误伤血管,又可减轻十二指肠瘘口的修补张力。

2.十二指肠胆囊瘘

术中解剖时应注意十二指肠胆囊瘘管位置有瘘口短而较大的直接内瘘,也有瘘管长而狭小的间接内瘘。由于粘连多,解剖关系不易辨认,故宜先切开胆囊,探明瘘口位置与走向,细致地游离,才不致误伤十二指肠及其他脏器,待解剖完毕后,切除十二指肠瘘口边缘的瘢痕组织,再横行缝合十二指肠壁。若顾虑缝合不牢固者,可加用空肠浆膜或浆肌片覆盖然后探查胆总管是否通畅置 T 管引流,最后切除胆囊。对瘘口较大或炎性水肿较重者,应做相应的十二指肠或胃造口术进行十二指肠减压引流,以利缝合修补的瘘口愈合,术毕须放置腹腔引流。

3.十二指肠胆总管瘘

单纯性的由十二指肠溃疡并发症引起的十二指肠胆总管瘘可经非手术治疗而痊愈。对经常发生胆管炎的病例或顽固的十二指肠溃疡须行手术治疗,否则内瘘不能自愈。较好的手术方法是迷走神经切断胃次全切除的胃空肠吻合术。十二指肠残端的缝闭,可采用 Bancroft 法。十二指肠胆总管无须另做处理,胃内容改道后瘘管可以自行闭合。如有胆管结石、胆总管积脓,则不宜用上述手术方法。应先探查胆总管胆管内结石、积脓、食物残渣等均须清除、减压,置 T 形管引流;或者待十二指肠与胆总管分离后分别修补十二指肠和胆总管的瘘孔,置 T 形管引流另外做十二指肠造口减压。切除胆囊,然后腹腔安置引流。

4.十二指肠胰腺瘘

关键在于胰腺脓肿或囊肿得到早期妥善的引流,及时解除十二指肠远端的梗阻和营养支持,则十二指肠胰腺瘘均能获得自愈。因胰液侵蚀肠壁血管造成严重的消化道出血。如非手术治疗

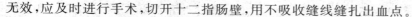

无效,应及时进行手术,切开十二指肠壁,用不吸收缝线缝扎出血点。

5.十二指肠结肠瘘

有学者曾报道1例因溃疡穿孔形成膈下脓肿所致的十二指肠结肠瘘,经引流膈下脓肿后,瘘获得自愈结核造成内瘘者,也有应用抗结核治疗后而痊愈的报道,但大多数十二指肠结肠瘘内瘘(包括先天性),均需施行手术治疗。由于涉及结肠,术前须注意充分的肠道准备与患者全身状况的改善。良性的可做单纯瘘管切除分别做十二指肠和结肠修补,缝闭瘘口倘瘘口周围肠管瘢痕较重或粘连较多要行瘘口周围肠切除和肠吻合术。对位于十二指肠第三部的内瘘切除后,有时十二指肠壁缺损较大,则修补时应注意松解屈氏韧带,以及右侧系膜上血管在腹膜后的附着处,保证修补处无张力。必要时应用近段空肠袢的浆膜或浆肌覆盖修补十二指肠壁的缺损。由十二指肠溃疡引起者,只要患者情况允许宜同时做胃次全切除术。先天性者,有多发性瘘的可能,因此手术时要认真而仔细地探查,防止遗漏。因结肠癌浸润十二指肠而引起恶性内瘘者,视具体情况选择根治性手术或姑息性手术。

(1)根治性手术:Callagher曾介绍以扩大的右半结肠切除术治疗位于结肠肝曲恶性肿瘤所致的十二指肠结肠瘘。所谓的扩大右半结肠切除,即标准右半结肠切除加部分性胰十二指肠切除然后改建消化道。即行胆总管(或胆囊)-空肠吻合,胰腺-空肠吻合(均须分别用橡皮管或塑料管插管引流),胃-空肠吻合,回肠-横结肠吻合术。

(2)姑息性手术:对于无法切除者,可做姑息性手术。即分别切断胃幽门窦横结肠、末端回肠,再分别闭锁胃与回肠的远端,然后胃-空肠吻合回肠-横结肠吻合与空肠输出袢同近侧横结肠吻合。无论是根治性或姑息性手术,术中均需安置腹腔引流。

6.十二指肠肾盂(输尿管)瘘

(1)引流脓肿:伴有肾周围脓肿或腹膜后脓肿者,须及时引流。

(2)排除泌尿道梗阻:如病肾或输尿管有梗阻应设法引流,可选择病侧输尿管逆行插管或暂时性肾造口术。经上述治疗,有少数瘘管可闭合自愈。

(3)肾切除和瘘修补术:病肾如已丧失功能或者是无法控制的感染而健肾功能良好,可考虑病肾的切除,以利内瘘的根治。采用经腹切口,以便同时做肠瘘修补。因慢性炎症使肾周围粘连较多解剖关系不清,故对术中可能遇到的困难有充分的估计并做好相应准备,包括严格的肠道准备。十二指肠侧瘘切除后做缝合修补,并做十二指肠减压,腹腔内和腹膜外的引流。

(4)十二指肠输尿管瘘多数需将病肾和输尿管全切除。如仅在内瘘的上方切除肾和输尿管,而未切除其远侧输尿管,则瘘可持续存在。少数输尿管的病变十分局限,肾未遭到严重破坏,则可考虑做病侧输尿管局部切除后行端端吻合术。术后须严密观察病情,继续应用有效的抗生素给予十二指肠减压。

(柴善义)

第七节　肠系膜上动脉综合征

肠系膜上动脉综合征(superior mesenteric artery syndrome,SMAS)也称为十二指肠淤滞症、十二指肠血管压迫症、十二指肠麻痹、胃肠系膜麻痹、肠系膜上动脉十二指肠压迫综合征或

Wilkie 病,而 SMAS 是目前普遍接受的命名。本病为十二指肠水平部受肠系膜上动脉压迫导致的十二指肠梗阻,也有学者认为是由十二指肠功能紊乱所致。临床表现为间歇性上腹痛、呕吐等上消化道梗阻症状。本病并不少见,可发生于任何年龄,但以体型瘦长的中、青年女性多见。慢性 SMAS 的临床表现无特异性,往往被误诊为胃炎、胆囊炎、消化性溃疡、神经官能症、早孕反应等,急性 SMAS 则症状持续而严重。X 线钡餐检查和 CT 是本病主要诊断方法,十二指肠空肠吻合术是目前最肯定的治疗方法。

一、病因

肠系膜上动脉(SMA)病因多为先天性因素,少为后天性因素。主要原因是 SMAS 和腹主动脉夹角变小(正常角度 $30°\sim50°$),SMA 压迫十二指肠水平部而导致梗阻(图 4-3)。消瘦造成 SMA 和腹主动脉间脂肪过少,Treitz 韧带过短,SMA 开口过低,胃或肠管下垂,腰椎前突等,均可导致这一效果。肠系膜上动脉根部淋巴结核、肿大淋巴结压迫也可造成梗阻。骨科治疗中使用躯体石膏固定,造成长时间的脊柱过伸姿势,也可能引起急性 SMAS,即石膏管型综合征。另外,十二指肠功能失调也是引起肠系膜上动脉综合征的一个不容忽视的原因。

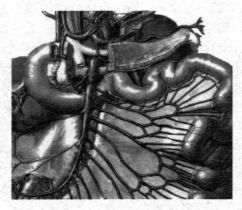

图 4-3　SMAS 的解剖基础

二、临床表现

急性 SMAS 通常表现为无诱因的餐后上腹部饱胀不适、疼痛和呕吐,有的可出现中上腹绞痛,但能自行缓解。其中呕吐为主要症状,一般发生在餐后半小时,呕吐物为含胆汁的胃内容物,呕吐后、取俯卧位或胸膝位时症状可得到缓解。症状频繁发作,间歇期长短不一。患者近期可能有情绪不佳,体重锐减,因严重疾病卧床或躯体石膏固定的病史。体格检查可见上腹部饱满,胃型及蠕动波,上腹部轻压痛,可闻及振水音。长期反复发作者可出现消瘦、贫血、低蛋白血症,急性严重发作时可出现水、电解质酸碱平衡紊乱。

三、辅助检查

(一)X 线检查

单纯立位腹部平片可见左上腹扩大的胃泡及其内的液平面,右上腹液平面,此即为十二指肠梗阻所特有的双液面征。钡餐检查具有特征性的表现,钡剂在十二指肠水平部的中 1/3 和远1/3处通过受阻、中断,呈典型垂直的钡柱截断征,也称笔杆征(图 4-4),近端十二指肠及胃扩张,胃潴留,胃下垂等(图 4-5),或有明显的十二指肠逆蠕动,也称钟摆征,改变为俯卧位后梗阻消失,钡剂能顺利通过十二指肠水平部进入空肠。

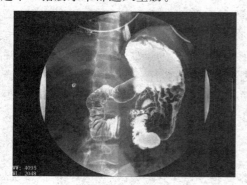
图 4-4　笔杆征

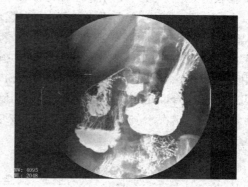
图 4-5　近端十二指肠扩张

(二)其他检查

如电子胃镜可发现胃十二指肠的扩张,多普勒超声检查、CT 三维重建、MRA 均可测量 SMA 和腹主动脉之间的夹角,可发现夹角变小至 $10°\sim22°$,十二指肠受压处前后径 <1 cm,近端十二指肠前后径 >3 cm。

四、诊断

根据临床症状和影像学证据诊断。但要排除可引起类似症状的器质性病变,如消化性溃疡,胆道疾病,胰腺和十二指肠肿瘤,腹膜后肿瘤等,不要轻易诊断 SMAS。

五、治疗

(一)保守治疗

治疗 SMAS 首选保守治疗,缓解期宜少食多餐,以易消化食物为主,餐后取侧卧位或俯卧位,预防发作。严重发作时应禁食、持续胃肠减压,并给予全肠外营养支持,调整水、电解质平衡。必要时输注清蛋白纠正低蛋白血症,输血纠正贫血,以改善患者全身状况。若以上保守治疗无效,呕吐发作频繁,消瘦明显,严重影响工作和生活则需手术治疗。

(二)手术治疗

过去针对 SMAS 的手术方式有很多,有的手术还比较复杂,创伤较大,术后并发症多,但疗效并无明显优势,如胃大部切除术、胃空肠吻合术、十二指肠环形引流术等,现已很少应用,在此不详释。目前公认较为合理的术式为 Treitz 韧带松解术和十二指肠空肠吻合术。前者通过切断 Treitz 韧带,使十二指肠水平部下移至肠系膜上动脉与腹主动脉之间较宽处,此术式仅适用于十二指肠悬韧带过短的患者,且并不能使所有病例的十二指肠下降满意,而且,在一些病例中若 SMA 周围淋巴结形成硬质索带压迫十二指肠的因素未能解除,十二指肠下降亦不能改善症状。十二指肠空肠吻合术是将梗阻近端十二指肠水平部与空肠近段行侧侧吻合,尤其适合于梗阻近端十二指肠扩张明显者。此术式疗效好(有效率 $80\%\sim100\%$),且不复杂,故临床应用较多。

Treitz 韧带松解术手术步骤:向上提起翻转横结肠中部,向前提起空肠上段,显露 Treitz 韧带。横行切断此韧带及其附近的后腹膜，游离十二指肠，使十二指肠与空肠交接点的位置下移4～5 cm。十二指肠水平部肠管上缘、肠系膜上动脉起始点与腹主动脉三者之间的间隙能通过两横指较为理想。最后横行缝合后腹膜。

十二指肠空肠吻合术手术步骤：向上提起横结肠，在右侧选一无血管区横行切开横结肠系膜，显露扩张的十二指肠降部和水平部，尽量游离十二指肠水平部，应注意勿损伤结肠中动脉。将距离 Treitz 韧带 7.5～10.0 cm 的近段空肠提至右侧，与已游离的十二指肠做侧-侧吻合，建议使用可吸收抗菌缝线行双层间断缝合，吻合口宜大，最好宽 5 cm 以上。吻合完成后将横结肠系膜切口边缘缝合固定于十二指肠壁上，以消除裂隙，防止内疝形成。术中注意空肠切开吻合处在保证无张力的情况下，应尽量靠近 Treitz 韧带，以减少盲袢，避免盲袢综合征发生。

六、术后处理

手术之后应继续禁食、持续胃肠减压、全肠外营养支持 1 周左右。鼓励患者尽早下床活动，促进胃肠道功能恢复。肛门排气后可酌情拔除胃管及腹腔引流管，循序渐进恢复经口进食。

（张汝超）

第五章 泌尿外科

第一节 肾损伤

一、肾损伤的分类与发生机制

(一)病因与分类

1.闭合性损伤

造成肾脏闭合性损伤的外力因素可以是直接外力,也可以是间接外力。直接外力引起的闭合性损伤往往是钝性外力直接撞击腹部、腰部或背部造成的肾实质损伤。由交通事故、体育活动撞击或暴力冲突等产生的外力挤压肾脏,并导致肾脏与脊柱、肋骨相撞引起肾实质损伤或裂伤。

间接外力引起的闭合性损伤主要是指身体剧烈运动或体位变化导致的肾实质损伤。机动车突然减速、高处坠落等可以诱发瞬间的肾脏过度活动,进而导致肾实质裂伤、肾血管内膜撕脱或肾盂输尿管连接部断裂等。由于轻微外力引起肾损伤的患者往往提示其肾脏可能存在某种先天性或病理性改变如肾盂输尿管连接部狭窄导致的肾积水、肾肿瘤等。

2.开放性损伤

开放性肾损伤主要以刀刺伤、枪击伤多见。刀刺伤引起的肾损伤往往为肾脏贯通伤,严重时可以同时穿透肾实质、集合系统及肾血管。此外,肾损伤的程度与刀具或匕首的长短、粗细、刺入部位和深度密切相关。枪击伤引起的肾脏贯通伤通常伴有延迟性出血、尿外渗、感染及脓肿形成等表现。这是由于子弹穿过肾脏可产生放射性或爆炸性能量,其气流冲击作用使软组织呈洞状损坏,其组织破坏程度与发射子弹的速度相关,并易出现延迟性组织坏死。

3.医源性损伤

医源性损伤是指在疾病诊断或治疗过程中发生的肾损伤。如体外冲击波碎石、肾盂输尿管镜、经皮肾镜及腹腔镜检查或治疗时造成的损伤。常见的医源性肾损伤是肾血管损伤引起的大量出血、肾实质损伤引起的肾周血肿、肾裂伤及肾脏集合系统损伤引起的尿外渗等。

4.自发性肾破裂

自发性肾破裂是指在无明显外伤情况下突然发生的肾实质、集合系统或肾血管的损伤,临床较罕见。自发性肾破裂的发生往往由肾脏本身病变所致,如巨大肾错构瘤或肾癌、肾动脉瘤、肾积水及肾囊肿等疾病引起。

(二)发病机制

肾损伤的发生机制和肾损伤的分类密切相关。

对于闭合性肾损伤的患者来讲,直接外力和间接外力引起损伤的机制也有所不同。直接外力引起的闭合性肾损伤是由于肾脏局部承受的压力突然增加导致肾脏移位并撞击邻近骨骼,或肾被膜破裂而产生。间接外力引起的闭合性肾损伤主要是由于肾脏随呼吸正常活动的范围突然加大导致肾脏过度活动而产生。

显而易见,开放性肾损伤的发生就是肾脏直接受到外界创伤的结果。一般认为贯通性肾损伤约80%同时合并多处脏器的损伤。肾损伤的发生机制也与是否发生泌尿系统以外的脏器损伤相关,腹部贯通伤涉及肾脏的占6%～17%。文献报道贯通性肾损伤合并胸腔或腹腔脏器损伤的比例为85%～95%。而贯通性肾损伤的发生与体表受伤的部位相关。当刀刺入部位在腋前线或腋后线时,肾损伤同时合并其他脏器损伤的仅占12%。

肾蒂血管损伤的发生主要见于开放性肾损伤的患者,但是也有20%左右闭合性肾损伤的患者可以表现为肾血管损伤。国内外的文献报道显示在肾蒂血管损伤的患者中,肾动脉、肾静脉均损伤者占47%,肾静脉损伤者占34%,而肾动脉损伤者仅占19%。

二、肾损伤的诊断与分级

(一)诊断

在肾损伤的诊断中最主要的一项内容就是创伤或外伤史的了解,同时配合全面的体格检查和各种辅助检查对患者进行全面的评估,获得明确的诊断。

1.创伤史

创伤史的了解应该首先考虑患者的受伤程度和病情的危急状况,尽可能在较短的时间内了解外伤或创伤现场的情况,有无体表创伤的发生,体表创伤的部位、深度和利器的种类。无论损伤是来自钝器直接暴力或刀刺贯通伤,根据体表解剖特点,如果受伤部位是从后背、侧腰部、上腹部或下胸部,均可能导致肾损伤。贯通伤的利器或子弹类型等也是询问并记录的重要内容,这不仅可评估损伤程度,也有助于考虑对失去血供组织清创术的范围。如因机动车交通事故所致,需了解机动车车速,伤者是司机、乘客还是行人。高处坠落伤应了解坠落高度及坠落现场地面情况。无论是机动车或高处坠落突然减速致伤,虽然未出现血尿也不能忽略有肾损伤的可能,必须进一步检查以明确有无肾损伤和是否需要外科治疗。

2.临床表现

患者受到各种创伤后的临床表现非常复杂,同时临床表现会随时发生变化,因此在了解创伤史的同时应该掌握其临床表现的特征,做到不延误治疗时机的目的。

(1)休克:患者受到各种创伤后发生的休克分为创伤性休克和失血性休克。创伤性休克是由于创伤后腹腔神经丛受到创伤引起的强烈刺激,导致血管张力下降和心排血量下降出现暂时性血压下降所致,一般情况下经输液治疗后可以获得恢复。而失血性休克是因为肾损伤伴随的大量出血和血容量的减少导致血压下降,需要及时输血补充患者的血容量,并同时采用各种方法止血,迅速达到救治目的。

(2)血尿:尽管血尿被认为是肾损伤最常见,也是最重要的临床表现,但是不能忽略的是有

5%～10%肾损伤的患者可以暂时没有血尿的表现。出现肉眼血尿通常预示患者有较严重的肾损伤,但是血尿的严重程度并不完全和损伤机制及肾损伤的程度相关。某些重度肾损伤如肾血管断裂、肾盂输尿管连接部破裂、输尿管断裂或血块阻塞输尿管,可能表现为镜下血尿,甚至无血尿。而在受到创伤前明确有肾脏疾病的患者如肾肿瘤、肾血管畸形、肾囊肿等,有时较轻的创伤也会出现不同程度的血尿。

(3)疼痛:疼痛往往是患者受到外伤之后的第一个症状。一般情况下,疼痛部位和程度与受创伤的部位和程度是一致的。疼痛症状可以由肾被膜下出血导致的张力增加引起,表现为腹部或伤侧腰部的剧烈胀痛等疼痛症状。输尿管血块梗阻引起的疼痛常表现为钝痛。血块在输尿管内移动可导致痉挛,出现肾绞痛症状。肾损伤后出现的肾周血肿和尿外渗通常伴随明显的进行性的局部胀痛,在部分患者可以触及腰部或侧腹部肿块。

如果肾损伤引起的出血仅局限于腹膜后,疼痛症状以腰肌紧张、僵直及较剧烈的疼痛为主。如果腹膜后血肿或尿液刺激腹膜或后腹膜破裂,血肿进入腹膜腔就会出现明显的腹痛和腹膜刺激征。同时合并腹腔脏器损伤的患者也会表现为明显的腹膜刺激征,但是应该注意的是出现腹膜刺激征并非一定有腹腔脏器损伤。在我国一项250例肾损伤中有腰痛症状者占96%,有腹膜刺激者占30%,而合并有腹腔脏器损伤者仅占8.8%。

(4)多脏器损伤:肾损伤合并其他脏器损伤的发生率和创伤部位与创伤程度有关。与肾损伤同时出现的合并伤主要涉及与肾相邻的脏器,如肝、脾、胰腺、胸腔、腔静脉、主动脉、胃肠道、骨骼及神经系统等。有合并伤的肾损伤患者其临床表现更为复杂。合并腹腔内脏器损伤者主要表现为急腹症及腹胀等症状。合并胸腔脏器损伤者多表现为呼吸循环系统症状。合并大血管损伤的患者可以表现为失血性休克,合并不同部位骨折及神经系统损伤的患者也会出现相应的临床表现。国内近期多篇报道肾损伤合并其他脏器损伤占14%～41%,而国外报道明显高于国内,闭合性损伤合并其他脏器损伤者44%～100%。贯通性肾损伤合并腹腔胸腔脏器损伤者80%～95%,其中枪伤全部合并其他脏器损伤。

3.体格检查

对所有创伤患者首先应该积极监测各项生命体征的变化。定时监测患者的血压、脉搏、呼吸及意识等。如果患者的收缩压<12.0 kPa(90 mmHg)应该考虑有发生休克的可能。在进行全面体格检查时,注意观察创伤的部位和创伤程度。如果受伤部位在下胸部、上腹部、腰部并伴随有血尿等症状时,应考虑有肾损伤的可能。腰部或腹部触及肿块表明有严重肾损伤和腹膜后出血的可能。对于体表或体内有利器残留的患者,应该观察利器扎入体内的深度,是否伴随有出血或尿液样体液的流出,以及利器是否随呼吸移动等特征。因肾损伤同时合并腹部脏器损伤发生率高达80%,临床检查时要除外是否合并腹部脏器损伤。对于已经明确有腹部脏器损伤的患者,应该注意有无同时发生肾损伤的可能。

4.尿液检查与分析

对于疑有肾损伤的患者应尽早获取尿液标本进行检测,判断有无血尿的发生。血尿的判断分为肉眼血尿和镜下血尿两种,出现肉眼血尿的患者同时还应该通过血尿的状况,如有无血块等初步判断出血量的多少,以及是否需要留置尿管进行膀胱冲洗等。尿液标本收取过程中应该特别注意收集伤后第一次尿液进行检测,因为有些伤者在受伤后第一次排尿为血尿,而之后的几次排尿由于输尿管血块堵塞的原因出现暂时性血尿消失的现象。

5.影像学检查

影像学检查包括腹部平片、静脉尿路造影、计算机断层扫描(CT)、肾动脉造影、超声检查、磁共振成像(MRI)及逆行造影等各种类型检查手段。

(1)B超检查:由于B超检查的普及和快捷方便的特点,对于怀疑有肾损伤,尤其是闭合性损伤的患者应该尽早进行B超检查。必要时可以反复进行B超检查进行动态对比,目的就是对肾损伤获得早期诊断。由于方便可靠的特点,在肾损伤的影像学检查中B超检查被认为是首选检查手段。

B超检查可以判断肾脏体积或大小的变化,有无严重肾实质损伤的存在,肾血管的血流是否正常等,同时也能够对肾脏有无积水,肿瘤占位等病变作出判断。对造影剂过敏、不能接受X线检查的患者(如妊娠女性)及有群体伤员时可以作为一种筛查性手段。

(2)腹部平片与静脉尿路造影:腹部平片应包括双肾区、双侧输尿管及膀胱区。在获得腹部平片后应该首先观察骨骼系统有无异常、伤侧膈肌是否增高等泌尿系统之外的变化,及时判断有无多脏器损伤的可能。对于开放性肾损伤的患者,通过腹部平片还可以了解体内有无金属利器、断裂刀具及子弹或碎弹片的残留。

静脉尿路造影通常采用大剂量造影剂快速静脉推入后连续观察的手段。当静脉尿路造影显示患肾不显影表明功能严重受损,可能为肾损伤严重或肾动脉栓塞,而肾动脉栓塞的可能性约占50%。

(3)CT检查:CT检查对肾周血肿及尿外渗范围的判断能力均优于静脉尿路造影。采用增强扫描可观察肾实质缺损部位、程度,辨别有无肾动脉或分支的损伤和栓塞。采用螺旋CT可更清晰地显示复杂肾损伤的生理解剖学图像。CT检查应包括全腹及盆腔,必要时口服对比剂或灌肠以排除胃肠道的破裂,达到了解腹膜内脏器有无合并伤的目的,为重度肾损伤患者是否能采用非手术治疗提供更多信息,避免过多开放手术导致肾切除的风险,尤其是孤立肾及双肾损伤患者。

CT平扫对创伤部位、深度、肾血管损伤,有无尿外渗及肾功能的判断效果差,常需增强扫描补充。临床经验认为无论是闭合性还是贯通性损伤常常以CT作为首选,减少过多地搬动患者,并能为医师对病情判断提供更快更有价值的信息。

(二)分级

肾损伤的分级在肾损伤的诊断与治疗中意义重大,对肾损伤严重程度的正确评估是制订合理的进一步检查和处理措施的基础。而根据肾损伤的分级判断患者能否进行进一步检查,选择何种治疗手段,最大限度地达到救治患者及保护患肾的目的。

最初肾损伤按其损伤机制进行分类,即分为闭合性损伤及贯通性损伤,其中包括医源性损伤及自发性肾破裂等。肾创伤有多种分类,而其中被广泛接受和使用的分类是美国创伤外科协会提出的(表5-1)。

表5-1　美国创伤外科协会肾创伤分级

级别	分型	临床表现
I	挫伤	肉眼或镜下血尿,其他泌尿系统检查正常
	血肿	无肾实质裂伤的包膜下血肿
II	血肿	腹膜后肾周血肿
	撕裂伤	<1 cm的肾皮质裂伤,无尿外渗

级别	分型	临床表现
Ⅲ	撕裂伤	>1 cm 的肾皮质裂伤,无尿外渗及集合系统裂伤
Ⅳ	撕裂伤	肾皮质、髓质及集合系统全层裂伤
	血管	肾动脉或静脉主干损伤,伴出血
Ⅴ	撕裂伤	肾碎裂
	血管	肾蒂撕脱伤,肾无血供

为了临床诊治的方便,有学者提出肾损伤只分轻度和重度。轻度损伤为肾挫伤、被膜下少量血肿、肾浅表裂伤。重度损伤为肾深层实质裂伤、裂伤深达髓质及集合系统、肾血管肾蒂损伤、肾破碎、肾周大量血肿。并认为轻度损伤占 70%,破碎肾和肾蒂损伤占 10%～15%。也有学者将肾损伤分为轻度、中度、重度。轻度为肾挫伤和小裂伤占 70%,中度为较大裂伤,约占 20%,重度为破碎伤及肾蒂损伤,约占 10%。

然而,这些分级及分类方法只是根据肾脏本身的损伤程度限定的,并不完全反映伤者的整体状况。创伤患者的特点和整体状况密切相关,如肾损伤常常同时合并多脏器的损伤。然而,目前关注更多的问题是对肾损伤的评估应该建立在对患者全身状况正确评估的基础上,尤其是合并多脏器损伤的患者,在进一步的临床检查和治疗过程中常常需要多个科室医师的密切配合。因此,不论何种肾损伤的分级方法都不能替代对患者全身状况的评估。

三、肾损伤的治疗

在肾损伤的临床治疗中,如何选择手术时机和手术方法一直都是泌尿外科医师关注的问题。在决定治疗方式之前,更重要的一点就是需要判断患者是否具有手术适应证。而手术适应证的判断主要是根据患者的创伤史、损伤的种类与程度、送入急诊室后的临床表现及全面检查的结果决定。

(一)急诊救治

实际上,对送入急诊室的创伤患者来讲,临床治疗和检查是同步进行的。通过对血压、脉搏、呼吸及体温等生命体征的监测,需要立即决定患者是否需要输血、输液或复苏处理。在询问创伤史的同时,完成各项常规检查。根据创伤的分类即闭合性或开放性损伤,初步判断患者是单纯肾损伤还是多脏器损伤。对于仅怀疑为单纯肾损伤的患者,应该根据患者有无血尿及血尿常规检查和 B 超等辅助检查的结果决定患者进一步的治疗计划。如果是多脏器损伤需要与相关科室的医师取得联系,共同决定下一步临床检查的内容和救治方案。

(二)保守治疗

肾脏闭合性损伤的患者 90% 以上可以通过保守治疗获得治疗效果。近年来随着影像技术的进展与普及,尤其是 CT 检查,对闭合性肾损伤患者肾损伤的程度能够获得明确的判断,手术探查发生率明显下降。手术探查往往会出现难以控制的出血而导致患肾切除,因此,需要严格把握手术探查的适应证。一般认为接受保守治疗的患者应该具备以下条件:①各项生命体征平稳;②闭合性损伤;③影像学检查结果显示肾损伤分期为Ⅰ、Ⅱ期的轻度损伤;④无多脏器损伤的发生。

在保守治疗期间应密切观察各项生命体征是否平稳,采取输液,必要时输血补充血容量和维持水电解质平衡等支持疗法,并给以抗生素预防感染。注意血尿的轻重腹部肿块扩展及血红蛋白、血细胞比容的改变。患者尿量减少,要注意患者有无休克或伤后休克期过长发生急性肾衰竭可能。患者有先天性畸形或伤前有病理性肾病如先天性孤立肾,对侧肾有病理性肾功能丧失而发生肾血管栓塞,尿路血块梗阻等均可导致尿量减少或无尿。必要时进行影像学检查或复查,随时对肾损伤是否出现进展或并发症进行临床判断和救治。在观察期间病情有恶化趋势时应及时处理或手术探查。

接受保守治疗的患者需要绝对卧床2周以上,直到尿液变清,并限制活动至镜下血尿消失。因伤后损伤组织脆弱,或局部血肿,尿外渗易发生感染,因此往往在伤后1~3周内因活动不当常可导致继发出血。

(三)介入治疗

随着血管外科介入治疗的发展,越来越多的肾损伤患者可以通过介入治疗获得明确的效果。当肾损伤合并出血但血流动力学平稳,由于其他损伤不适合开腹探查或延迟性再出血,术后肾动静脉瘘及肾动脉分支损伤,均可采用选择性动脉插管技术,在动脉造影的同时栓塞出血的肾动脉。由于介入治疗失败后还存在外科治疗的可能,因此对暂时不具备外科治疗适应证,同时存在出血风险的患者可以考虑进行血管造影及介入治疗。目前介入治疗可以达到超选择性血管栓塞的效果,对止血及保护肾功能都具有临床意义。介入治疗尤其适用于对侧肾缺如,或对侧肾功能不全的肾损伤患者。肾损伤患者介入治疗后需要卧床休养和观察,在此期间一旦病情发生变化需要外科治疗时应该积极准备下一步外科治疗的实施。

(四)外科治疗

对于肾损伤患者,在决定外科治疗时应该考虑的几个问题是该患者是否需要手术治疗,手术治疗的目的是外科探查还是目标明确的肾修补术。在外科治疗之前一定要明确对侧肾脏的状况,同时要告知患者及其家属伤侧肾脏有切除的可能。因为不论是手术探查还是肾修补术,手术前都很难判断伤侧肾脏的具体情况,必要时术者需要术中和向患者家属交代病情,决定手术方式。

1.外科探查

外科探查主要见于下列几种状况。

(1)难以控制的出血:由于肾外伤导致大量的持续性显性出血或全身支持疗法不能矫正休克状态的患者,应立即手术止血挽救生命。可以在手术中进行静脉尿路造影了解双肾功能。

(2)腹部多脏器损伤:腹部脏器损伤是手术适应证。肾损伤往往伴有腹部多脏器损伤。腹部多脏器损伤采用CT、超声波等综合诊断后可以进行手术,同时探查肾损伤状况。

(3)大量尿外渗:尿外渗是由于肾损伤导致肾脏集合系统包括肾盂、输尿管连接部损伤断裂所致。少量的尿外渗大部分可以自然愈合,大量的尿外渗可形成尿性囊肿,若继发感染后导致脓肿及肾出血。肾损伤后出现大量尿外渗的患者,应该积极进行手术探查尽早修补集合系统的损伤。

2.外科探查原则

(1)外科探查前或打开腹膜后血肿前未做影像学检查者应手术中行大剂量静脉尿路造影,了解肾损伤严重程度及对侧肾功能。对侧肾脏有病理性改变及先天缺如者应尽力保留伤肾。对侧肾功能正常者原则上也需尽力保留,不能轻易切除伤肾。

（2）在打开后腹膜清除肾周血肿暴露肾脏前必须控制肾脏的血液循环，以避免出现难以控制的出血而导致生命危险及患肾切除。

（3）探查时肾血管控制温缺血时间不应超过60分钟，如超时需用无菌冰降温并给予肌苷以保护肾功能的恢复。

（4）暴露整个肾脏并仔细检查肾实质、肾盂、输尿管及肾血管，并评估损伤程度，注意有无失去活力组织及尿外渗。

（5）需彻底清创，尤其是因枪伤所致的肾损伤。清除因子弹爆炸效应出现的组织缺血坏死，可减少术后感染、出血及高血压等并发症。

（6）腹膜后留置导管引流。因肾损伤常累及集合系统，术后尿外渗及渗血可经引流管导出，避免术后尿性囊肿及感染等并发症。

3.外科探查手术入路

（1）急性肾创伤的手术探查最好采取经腹途径，以便探查腹腔脏器和肠管。通常取剑突下至耻骨的腹正中切口，此入路能在打开肾周筋膜清理血肿前较易游离并控制双肾的动脉及静脉。

（2）迅速进入腹腔，在出血不严重时探查腹腔脏器并可修补。在探查肾脏之前，如有必要，应先对大血管、肝脏、脾脏、胰腺和肠管创伤进行探查及处理。当出血证实主要来自肾脏时，应尽快暴露肾血管及肾脏控制出血。

（3）由于腹膜后有大量血肿使正常解剖关系破坏变形，需仔细辨别标志。可提起小肠暴露后腹膜，在肠系膜下动脉、主动脉前壁向下剪开后腹膜。血肿过大难以辨认主动脉时，可以肠系膜静脉作为标志，祛除血肿找到主动脉前壁向下剪开后腹膜。

（4）从左肾静脉与下腔静脉连接处提起左肾静脉较易暴露双侧肾动脉和腹主动脉。游离双肾的动脉静脉，注意约25％患者双侧有多个肾动脉而15％患者有多个肾静脉。多个肾静脉者约80％发生在右侧肾脏。

（5）将游离的肾脏血管分别用橡皮带提起或用无损伤血管钳夹住。确保肾血管已得到控制后，提起伤肾侧结肠，剪开侧腹膜并打开肾周筋膜清理肾周血肿并完全暴露肾脏，观察肾损伤程度及范围。也可分别从升结肠或降结肠外侧腹膜处剪开上至肝区或脾区，将结肠推向中线，暴露肾脏血管。

4.肾修补缝合术和肾部分切除术

当肾裂伤比较局限时可行肾脏修补缝合术控制出血。在肾上极或下极有严重裂伤也可采用肾部分切除术。在控制肾血管及暴露肾脏之后，剥离肾包膜并尽可能保留肾包膜，锐性清除破碎及无活力组织。肾创伤断面有撕裂肾盏或肾盂及较大血管可用蚊式钳夹住并以4-0可吸收铬制线间断缝扎关闭破碎集合系统及止血。再以2-0铬制缝线通过肾包膜贯穿褥式缝合裂开肾实质，以游离的包膜遮盖肾裂伤处，避免术后出血。结扎缝线时应松紧适度，于裂伤及缝线处置垫备好的脂肪或可吸收的明胶海绵，避免结扎缝线用力过度，撕裂肾实质。包膜短缺也可用带蒂网膜或邻近裂伤处腹膜遮盖创面并缝合止血。网膜中间切开勿损伤主要血管。将其网膜片由外侧裹向前方，可用1-0可吸收肠线绑扎数道避免大网膜滑脱。开放肾循环观察无出血后，冲洗伤口并腹膜后留置引流管一根，缝合伤口。大网膜包裹伤肾，取材方便，能增加伤肾血供，可促进其恢复。

肾损伤后的修复技术可影响损伤的愈合。过多的缝合肾实质可能导致局部压迫性坏死，破坏肾实质的结构。因此尽可能缝合肾包膜而少缝肾实质。包膜不够时可用腹膜或大网膜移植皮片或特殊结构网套(聚乙醇酸网)包绕肾脏。应用该网套 60 天可完全吸收。肾被膜重建完整而用肠线缝合 3 个月仍有肠线残留且伴炎性反应。因此采用合成缝线较铬制肠线更佳。

5.肾切除术

术中发生难以控制的出血、肾蒂损伤、集合系统断裂无法修复与吻合,或肾栓塞时间过长、功能难以恢复时,在对侧肾功能良好的情况下可考虑肾切除术。以肾蒂钳双重钳夹肾蒂,剪断肾蒂血管,用 10 号丝线双重结扎及缝扎肾蒂血管,钳夹及剪断上段输尿管,以 7 号丝线结扎输尿管远端。切除伤肾后清除血肿并冲洗肾窝,如止血充分可不置引流管。如放置引流可于术后 1～3 天祛除。

6.肾切除术的适应证

肾创伤修补术受很多因素影响。体温低、凝血功能差的病情不稳定患者,如果对侧肾脏功能良好则不应冒险进行肾修补术。如前所述,24 小时内有计划的紧急处理(包扎伤口、控制出血和纠正代谢和凝血异常)为治疗提供了选择机会。对于广泛肾创伤,如行肾修补术危及患者生命时,应立即采取完整肾切除术。Nash 和同伴回顾由于肾创伤行肾切除术的病例时发现,77% 的肾切除是因为肾实质、血管创伤和严重的复合伤,其余的 23% 是在肾修补术中因血流动力学不稳定而被迫施行肾切除术。

7.肾损伤外科治疗术后观察要点

(1)注意观察生命体征,包括血压、脉搏、体温、尿量、尿颜色、伤口出血、血红蛋白、血细胞比容等变化,必要时可用止血药物。

(2)保持卧床 2 周以上,直到尿液变清。

(3)引流管无血性液体或尿外渗等分泌物排出可于术后 5～10 天祛除。

(4)采用抗感染治疗一个月。

(5)定期检测肾功能及影像学检查。

(6)观察可能发生的并发症,如延迟性出血、局部血肿、尿性囊肿、脓肿形成及高血压等,必要时应用超声及 CT 检查。根据不同情况选用穿刺引流,选择性肾动脉栓塞或再次手术肾切除等方法治疗。

(五)医源性损伤的救治

在医源性损伤的救治过程中,及时明确诊断非常重要。由于医源性损伤主要是由于各种腔镜操作不当引起,因此规范化的腔镜操作是预防医源性损伤的唯一途径。一旦发生医源性损伤,应该及时进行治疗,以免延误最佳治疗时机。

1.肾血管损伤引起的大量出血

腔镜操作引起肾血管或腔静脉损伤并继发的大量出血往往来势迅猛,突然之间腔镜的视野全部被出血掩盖。这时就需要迅速判断可能的出血部位。经过迅速的腔内处理仍然达不到止血效果时应该及时改开放手术,在清晰的视野下完成损伤血管的修复手术。腹腔镜操作引起肾静脉或腔静脉损伤的另一个特点是由于气腹的高压状态,即使发生了损伤也有可能无明显的出血。当解除或降低气腹压力后,才能表现出明显的出血。对于这类状况最好的处理也是及时发现出血,可以在降低气腹压力后再次观察,或及时观察引流管的引流液,一旦确认有活动性出血应该积极处理。

2.肾周血肿、肾裂伤或尿外渗

腔镜操作引起的肾周血肿、肾裂伤或尿外渗一般通过手术中的缝合处理都能够达到救治的

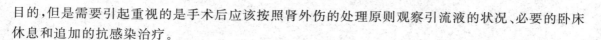

目的,但是需要引起重视的是手术后应该按照肾外伤的处理原则观察引流液的状况、必要的卧床休息和追加的抗感染治疗。

四、肾损伤的并发症

(一)尿外渗和尿性囊肿

国外报道闭合性肾损伤尿外渗发生率为 2%～18%,而贯通伤为 11%～26%。未处理的尿外渗一般伤后 2～5 天可在腹膜后脂肪组织蓄积,随着尿液蓄积增多,周围组织纤维化反应,形成纤维包膜或囊壁而成尿性囊肿。尿性囊肿可在伤后数周内形成,也可在数年后形成,尿外渗或尿性囊肿的出现表明肾的集合系统损伤,也可能因血块、输尿管壁及周围血肿压迫导致尿液引流不畅而外渗。持久的尿外渗可以导致尿囊肿、肾周感染和肾功能受损。这些患者应早期给予全身抗生素治疗,同时严密观察病情。在多数情况下,尿外渗会自然消退。如果尿外渗持续存在,那么置入输尿管支架常常可以解决问题。尿性囊肿可采用在超声或 CT 引导下的穿刺引流,将 22 号穿刺针,经腰部皮肤进入囊腔,抽取液体标本做常规检查、培养,用扩张器逐个扩张通道,使 F12～F16 导管等进入囊内,排空渗出的尿液。长期引流尿液不能减少或消失,应考虑损伤严重或远端输尿管有狭窄或梗阻因素。尿性囊肿长期刺激和梗阻可使肾周组织纤维化,影响肾脏功能,当肾已失去功能,破坏严重,在对侧肾功能良好情况下可考虑肾切除术。

(二)延迟性出血

迟发的肾脏出血在创伤后数周内都有可能发生,但通常不会超过 3 周。最基本的处理方法为绝对卧床和补液。迟发性出血的处理应该根据患者全身状况,出血严重程度及影像学检查结果而定,大量出血危及生命应急诊手术。如果表现为持续性的出血,可以进行血管造影确定出血部位后栓塞相应的血管。

(三)肾周脓肿

肾创伤后肾周脓肿极少发生,但持续性的尿外渗和尿囊肿是其典型的前兆。肾周脓肿可有急性及慢性表现两种。急性表现可在伤后 5～7 天出现高热、腰背疼痛、叩击痛,甚至腹胀、肠梗阻症状。慢性特点仅表现为低烧、盗汗、食欲下降、体重下降,出现感染迹象时应特别注意有可能发生继发性出血。其诊断主要根据超声与 CT 检查。

早期可以经皮穿刺引流,必要时切开引流。应注意肾周脓肿往往是多房性,当引流不畅时,应手术将其间隔破坏,保证引流通畅,或切除已破坏的肾脏。根据感染细菌类型及敏感性选用相应抗生素控制感染。

(四)肾性高血压

创伤后早期发生高血压很少有报道,多数患者出现肾损伤后高血压一般在伤后一年内。然而临床发现有早在伤后一天内就有高血压表现,也有在 20 年后才出现高血压。创伤后发生肾性高血压的机制如下:①肾血管外伤直接导致血管狭窄或阻塞。②尿外渗压迫肾实质。③创伤后发生的肾动静脉瘘。在以上因素的作用下,肾素-血管紧张素系统由于部分肾缺血而受到刺激,进而引起高血压。

(韩 涛)

第二节 前列腺炎

一、急性细菌性前列腺炎

急性细菌性前列腺炎(ABP)由细菌感染引起,多为大肠埃希菌,起病急,临床症状重,前列腺液镜检有大量白细胞,细菌培养阳性。可以发生在各个年龄阶段,但青春期前期的男性患者很少见,常发生于成年男性。随着年龄的增大,其发病率有增高的趋势。

(一)病因与发病机制

1.病因

急性细菌性前列腺炎的病因是由致病微生物引起的感染性炎症,主要是革兰染色阴性菌,其中大肠埃希菌为主,其他病原菌还包括变形杆菌、克雷伯菌、葡萄球菌、铜绿假单胞菌等,偶尔也可以由其他的病原菌如沙门氏菌、淋球菌等引起。细菌感染的途径有三个。

(1)血行感染:感染从体内某一病灶经血流而传至前列腺。

(2)淋巴感染:肛门、结肠炎症及下尿路感染通过淋巴管而感染前列腺。

(3)直接蔓延:后尿道感染通过前列腺导管开口而入腺体。另外,在经直肠或经会阴前列腺穿刺活检后,有时可引起急性细菌性前列腺炎,甚至可能发生由厌氧菌引起的败血症,比如脆弱拟杆菌、梭状芽孢杆菌等。

2.病理表现

急性细菌性前列腺炎的病理改变主要为前列腺充血、肿胀,腺泡增大,腺泡及其周围组织可见多形核白细胞浸润,腺管内上皮细胞脱落,充满细胞碎屑,间质内有不同程度的淋巴细胞、浆细胞及巨噬细胞浸润,病变较弥散并可发生小脓肿。小脓肿逐渐增大,扩展到1个叶或整个腺体,可散布到前列腺旁间质中或延及输精管壶腹部或精囊。

(二)临床表现

疲劳、感冒、过度饮酒、性欲过度、会阴损伤及痔内注射药物等均能诱发急性细菌性前列腺炎。

1.全身症状

多数患者可出现全身感染中毒症状,包括高热、寒战、肌肉关节疼痛和全身不适,并可出现恶心、呕吐、厌食等。

2.局部症状

会阴或耻骨上区隐痛,久坐或排便时加重,且向腰背、下腹部放射。

3.尿路症状

尿频、尿急、尿痛,有时伴有终末血尿。排尿后尿道灼烧感持续时间长。前列腺炎症致使前列腺肿胀,造成不同程度的膀胱出口梗阻,引起排尿困难甚至出现急性尿潴留。前列腺脓肿有时破溃入尿道或会阴部,此时临床症状可能会有明显缓解。

4.直肠症状

直肠胀满,大便频数,便急和排便痛,大便时可有滴血。

5.其他

急性细菌性前列腺炎时可发生性功能异常,表现为性交时剧烈疼痛,射精痛、疼痛性勃起、勃起功能障碍、血精等。急性细菌性前列腺炎时炎症很容易扩散至精囊,引起急性精囊炎。同时细菌逆行或经淋巴管进入输精管的壁层导致附睾炎。急性细菌性前列腺炎严重时可伴有肾绞痛。

6.体征

直肠指检前列腺肿胀,触痛明显,发热,整个或部分腺体坚韧不规则。但急性期不应做前列腺按摩,以免引起菌血症或脓毒血症。

(三)诊断

1.根据临床症状及体征可以作出明确诊断

原则上,急性细菌性前列腺炎的诊断在客观上要依据前列腺分泌物化验及培养结果,但前列腺急性感染时要避免前列腺按摩,而急性细菌性前列腺炎通常伴随急性膀胱炎一起发生,所以根据膀胱尿培养的结果就可以初步确定急性细菌性前列腺炎的致病菌种。当患者症状明显好转或血清中抗生素达到一定水平时,可以谨慎地进行前列腺按摩,收集前列腺液进行常规检查、细菌培养及药敏试验。除患者的血、尿常规及前列腺液检查外,尿三杯试验对鉴别诊断非常重要。

2.细胞学改变

急性细菌性前列腺炎的前列腺液涂片,在镜下可见大量的中性白细胞、陈旧的红细胞和含脂肪的巨噬细胞。也可见到变性的前列腺上皮细胞,细胞形态不规则,有的腺上皮细胞变性坏死,细胞核溶解消失。若前列腺脓肿形成,涂片中除变性的腺上皮细胞外,以脓细胞及坏死物为主。

3.B超检查

B超显示前列腺可正常或轻度增大,形态尚对称,包膜增厚但无中断,内部回声多呈分布不均的低回声区。当出现脓肿时,脓肿区呈边缘不齐的厚壁的无回声区或低回声区,无回声区内可有分隔。彩色多普勒示前列腺血流增多。

(四)鉴别诊断

急性细菌性前列腺炎主要与急性尿道炎、急性膀胱炎、急性肾盂肾炎等其他泌尿系统的感染相鉴别。

1.急性尿道炎

急性尿道炎早期表现为尿道口红,出现尿路刺激症状,迅速出现尿道口溢脓,可伴有腹股沟淋巴结肿大及发热等全身症状,尿三杯试验仅第一杯浑浊,尿道分泌物检查可确定感染病原体。直肠指检前列腺不大,无触压痛。

2.急性膀胱炎

急性膀胱炎尿频、尿急、尿痛等膀胱刺激征明显,尿痛感在会阴部或耻骨上区。一般无明显的全身症状,肉眼可见尿浑浊,可有全程或终末血尿。

3.急性肾盂肾炎

急性肾盂肾炎早期出现高热、寒战等全身症状,双侧腰痛,进而出现膀胱刺激征,尿检出现白细胞、红细胞、细菌和少量蛋白。

(五)治疗

1.一般治疗

卧床休息,多饮水,通便,退热,止痛等对症处理。禁忌前列腺按摩以免感染扩散,排尿困难者予α受体阻滞剂口服,如那妥、特拉唑嗪等,出现急性尿潴留时首选耻骨上膀胱穿刺造瘘,因经尿道导尿患者往往难以忍受且易导致并发症的发生,现亦有学者认为可短时间留置细硅胶导尿管(F12 以内)。会阴部热敷或坐浴,可用止痛剂或解痉药物;高热给予退热处理。患者在治疗期间应适当增加饮水并加强营养,除酒类、辣椒等可造成局部症状加重的辛辣食品,以及某些可影响抗生素吸收或活性的食品外,通常不必选择或拒绝食物的类别。

2.抗生素治疗

急性细菌性前列腺炎诊断一旦成立,取血、尿标本做细菌培养及药敏试验后,应立即静脉滴注抗生素。尽管正常情况下多数药物难以通过前列腺脂质包膜进入前列腺组织,但在急性炎症时通透性明显增加使大多数药物都能渗透到前列腺组织中达到有效的治疗浓度。在细菌培养及药敏结果出来以前,应根据经验选择能够覆盖革兰阴性杆菌和革兰阳性细菌的广谱抗生素,如氨苄西林与氨基苷类药物合用,如头孢类、氟喹诺酮类等。临床表明,抗生素治疗效果明显,大多数患者数天内病情明显好转而度过急性期。如用药后症状没有明显改善应怀疑是否有前列腺脓肿形成,另外应根据药敏结果调整用药。一般静脉用药至体温正常后改用口服抗生素 4 周左右,注意疗程不宜太短,口服抗生素可选用氟喹诺酮类或磺胺类。

3.引流治疗

并发前列腺脓肿时,应经尿道切开引流或经会阴穿刺引流。

(六)预后

大多数急性细菌性前列腺炎预后良好,治愈率可达 95% 左右。但有少数患者可转为慢性细菌性前列腺炎。

二、慢性细菌性前列腺炎

本病多见于性欲旺盛的青壮年,致病菌多由逆行感染引起。既往认为慢性细菌性前列腺炎(CBP)在常见的前列腺类型中发病率较高,但近年来一些资料表明,其发生率是相对较低的。Weidner 等在1976—1988 年期间对症状典型的慢性前列腺炎患者 1 461 例(分成 4 组)和 202 位健康青壮年男性进行对照,采用 Meares 和 Stamey 的定位法培养细菌,结果发现慢性细菌性前列腺炎的发生率为 5.1%～10.2%。对照组为 0。Brunner 在 1983 年统计 600 名各种前列腺炎患者,其中慢性细菌性前列腺炎患者只占 5%。

(一)病因与发病机制

慢性细菌性前列腺炎的病因与急性细菌性前列腺炎基本相同,细菌培养也具有相类似的致病菌。病原体主要为葡萄球菌属,其次为大肠埃希杆菌、棒状杆菌属及肠球菌属等。

在解剖结构上,前列腺的腺管进入前列腺的周围带,使尿液容易进入前列腺,与此同时,必然影响前列腺液的顺利引流入尿道。此外,前列腺周围带导管是经过了后叶、侧叶,然后到前部,这使得感染及炎症所引起的水肿可以压迫导管进一步阻止前列腺液的引流排出。在这种情况下,感染物质的堆积和阻塞造成了腺管内的纤维组织沉积及结石的形成,从而促进了慢性炎症的发生和发展。另一方面,前列腺分泌功能障碍也被认为是细菌性前列腺炎(特别是慢性细菌性前列腺炎)的发病机制之一。

由尿液逆流等途径进入前列腺的细菌在前列腺中停留及繁殖,进一步促进了慢性细菌性前列腺炎的发生。这些细菌通过纤毛及糖蛋白外衣等结构可以黏附于导管和腺泡壁,并且导致前列腺结石的形成。而结石的形成又为细菌的生长提供了微环境,阻碍药物及巨噬细胞对细菌的清除。通过经直肠超声检查,在慢性细菌性前列腺炎的患者中有很大一部分有前列腺结石。

前列腺内尿液反流在前列腺炎的发生及病程迁延上是一个重要因素。人们为了证实前列腺部尿道内尿液可反流至前列腺腺管和腺泡,已有许多证据:①前列腺结石的成分含尿液晶体成分,即尿酸和一水草酸钙;②对前列腺炎患者前列腺按摩液进行分析,证明 EPS 中肌酐和尿酸盐来自于尿(浓度高于血清);③以直径为 $70\sim100~\mu m$ 的碳粉悬液通过造瘘管注入男性尸体膀胱,维持膀胱内压5.0 kPa共20分钟,然后切除膀胱、前列腺和尿道,做肉眼和光镜观察,发现 70% 的前列腺管内有碳粉。另对因排尿阻塞需做前列腺电切术和明确为慢性非细菌性前列腺炎患者做临床试验,分别从导尿管注入 400 mL 碳粉悬液,令排尿。在 72 小时后通过按摩获得的前列腺液中寻找碳粉阳性率 100%;对切除的前列腺组织镜检,见前列腺组织内有黑色碳粉,且在周边组织碳粉似乎更密集。据此,Kirby 得出如下结论:尿液反流是细菌性前列腺炎的感染途径,反流尿液成分能形成前列腺结石,反流的尿液导致非细菌性前列腺炎。④有学者用同位素 ^{99m}TC-DTPA 尿路动态显像法观察慢性前列腺炎患者和正常人对照,发现患者在排尿过程中及排尿后均存在明显的尿液反流至前列腺,对照组未见明显反流现象。⑤有学者在经皮穿刺输精管精道造影中发现神经性膀胱患者中有造影剂反流至前列腺内,局部显影清楚。

(二)病理表现

慢性细菌性前列腺炎的病变主要在外周区,很少在中央区,常波及后尿道。病变组织中,主要以淋巴细胞和单核细胞浸润为主的非特异性炎症伴有不同程度的纤维组织增生。病变附近前列腺腺管和腺体常有不同程度的萎缩与增生,部分腺管和腺体可成囊状扩张,囊腔内有多数淀粉样小体(前列腺凝集体)及分泌物,有时也可看到已钙化的淀粉样小体,即前列腺结石。长时间的慢性炎症使腺体结构破坏,皱缩逐渐纤维化,纤维化波及后尿道,可使膀胱颈部硬化挛缩,也可使精囊和射精管开口因纤维化而狭窄。一般认为膀胱颈部硬化挛缩继发于后尿道炎症,因此在切片中可见平滑肌为结缔组织所替代,或伴有炎症表现。

(三)临床表现

1.病史

慢性细菌性前列腺炎的临床表现呈多样性,多数患者往往有泌尿系统感染病史。有个别患者可无任何症状,只是因为无症状菌尿而在就诊时发现患者有慢性细菌性前列腺炎。虽然慢性细菌性前列腺炎可由急性细菌性前列腺炎迁延而来,但多数患者没有急性细菌性前列腺炎病史。

2.尿路刺激症状

主诉有尿频、尿急、尿痛,夜尿增多,晨起尿道外口常有稀薄水样分泌物或有较浓厚的乳白色黏液。

3.疼痛症状

部分患者可有耻骨上、会阴区、骨盆区、下腹部、腰骶部、腹股沟区、大腿内侧不适或疼痛以排尿时为著。

4.性功能异常

不少病例还主诉性欲减退、勃起功能障碍、血精、早泄等。

5.神经系统症状

可有全身不适、疲乏无力甚至失眠等类似神经官能症。

6.前列腺直肠指检

前列腺直肠指检无特异性改变,但可有局限性压痛,质地变硬、不规则等。

(四)诊断

慢性细菌性前列腺炎的诊断要根据病史、症状、体检、前列腺液和尿液镜检以及细菌学的定位培养等方可做出正确判断。Plau认为确诊应强调两点:①病史中有反复尿路感染史。②在前列腺液中持续有致病菌存在,缺一不可。

细胞学改变:慢性细菌性前列腺炎的前列腺液涂片中,可见较多白细胞和脓细胞,其数量与病变程度有关。可见到前列腺上皮核异质细胞,细胞增大呈圆形或椭圆形,染色质颗粒较粗,核深染,核浆比例大。也可见变性的腺上皮细胞,胞浆内含有空泡或胞浆破裂,细胞界限不清。由于慢性炎症的影响,前列腺分泌功能减退,前列腺液中卵磷脂小体明显减少。

目前诊断慢性细菌性前列腺炎主要依靠细菌的定位培养技术。此四杯定位细菌培养法于1968年由Meares和Stamey提出,为男性下尿路感染定位检测的"金标准"(表5-2),但此细菌定位培养技术在时间上和价格上受到一定限制而不能广泛应用于临床。Fowler推荐一种改进的方法来进行细菌学检查,也就是采用VB的定量培养来筛选菌尿,用EPS非定量培养来筛选前列腺感染(表5-3)。如果VB及EPS的细菌培养为阴性,则CBP诊断不成立。若VB培养为阴性,EPS为阳性则可诊断CBP。但是,由于只有5%的前列腺炎为CBP,而且若是CBP也很少没有泌尿系统感染的病史,因此无泌尿系统感染的患者可不做细菌学检查,这些患者可诊断为CNP或前列腺痛。对不能按摩出前列腺液者,可用两杯法。即用无菌试管收集中段尿(按摩前尿液),按摩后再收集最初的10 mL尿(按摩后尿液),分别做显微镜检查和细菌培养。

表 5-2 "四杯法"(Meares-Stamey 试验)鉴别诊断前列腺炎结果分析

类型	标本	VB1	VB2	EPS	VB3
Ⅱ型	WBC	−	+/−	+	+
	细菌培养	−	+/−	+	+
ⅢA型	WBC	−	−	+	+
	细菌培养	−	−	−	−
ⅢB型	WBC	−	−	−	−
	细菌培养	−	−	−	−

表 5-3 "两杯法"鉴别诊断前列腺炎结果分析

类型	标本	按摩前尿液	按摩后尿液
ⅡA型	WBC	+/−	+
	细菌培养	+/−	+
ⅢA型	WBC	−	+
	细菌培养	−	−
ⅢB型	WBC	−	−
	细菌培养	−	−

(五)鉴别诊断

慢性细菌性前列腺炎与尿路感染(UTI)关系密切,同时很容易与其他附属性腺感染(如精囊炎)相混淆;同时也应该注意与前列腺增生、肿瘤、结石等其他前列腺疾病相鉴别。

1.慢性尿道炎

慢性尿道炎表现为反复出现的不同程度的尿路刺激症状,尿道口多有晨起"糊口"现象,尿道口红,与慢性细菌性前列腺炎鉴别主要靠细菌定位培养技术。

2.精囊炎

精囊炎多同时合并慢性细菌性前列腺炎,临床表现相似,血精是精囊炎的临床特征,B超或CT检查可能发现精囊增大等炎症改变。

3.前列腺痛

前列腺痛这些患者表现为持续的尿频、尿急、尿痛,会阴、下腹、腰骶部等部位疼痛不适。直肠指检检查两侧肛提肌压痛明显,前列腺触诊正常无压痛。前列腺液检查正常,细菌培养阴性。

4.前列腺结核

前列腺结核症状与慢性细菌性前列腺炎相似,但常有泌尿系统结核或其他部位结核病史,直肠指检检查前列腺呈不规则结节状,附睾肿大变硬,输精管有串珠状结节,前列腺液结核分枝杆菌涂片检测或PCR-TB检测常阳性。

(六)治疗

1.一般治疗

禁酒及刺激性食物,鼓励正常性生活(如感染未控制,采取保护措施),热水坐浴,避免久坐于硬物上,避免长时间骑车等。定期前列腺按摩挤出前列腺液、热水坐浴等有助于炎症的消退。

2.药物治疗

这类患者多需要长期、足量的抗生素治疗。目前认为SMZ-CO及氟喹诺酮类药物对慢性细菌性前列腺炎的疗效最好,SMZ-CO有效率为15%～60%,氟喹诺酮类疗效为50%～90%。常用剂量与方法:SMZ-CO口服双倍量,每天2次;氧氟沙星300 mg,每天2次;多西环素100 mg,每天2次,首剂200 mg。口服抗菌药的疗程尚无定论,一般认为至少6周,多数患者可能需要12周。对于抗生素治疗无效的患者,可定期进行前列腺按摩。

近年来直接向前列腺内注射抗生素治疗慢性细菌性前列腺炎取得较佳疗效,国内外有许多报道。目前常用于注射治疗的药物为氨基苷类(阿米卡星、庆大霉素)与头孢类。注射途径常用经会阴或直肠注射法,如在B超引导下注射更能提高准确性。根据前列腺液细菌培养及药敏选择抗生素,每周1～2次,1个疗程不超过10次,每次前列腺两侧叶可同时注射或交替注射。但也有学者反对这种治疗方法,认为反复穿刺引起前列腺纤维化加重腺管阻塞,引流更加不畅,细菌感染易复发,而且复发后治疗更加困难。另一方面,局部用药细菌易产生耐药性,而且穿刺注射本身是带来感染的危险因素。

3.手术治疗

手术治疗的适应证是药物治疗不能治愈或不能完全控制的CBP患者,特别是前列腺结石患者。若手术时能成功地切除所有感染组织和结石,那么TURP术可达到治愈效果。但这种治疗方法很难达到这一目的,因为前列腺周围区域含有大部分的感染灶和结石。前列腺与精囊全切术是一种有效的方法,但手术创伤大,术后有性功能障碍,尿失禁等后遗症,故极少采用。Meares报道采用经尿道前列腺大部分切除术,对抗生素治疗一年以上无效的患者取得较好疗效。具体方法是经尿道切除大部分前列腺组织至外科包膜,切除后进行抗生素治疗6～8周,但报道者同时也强调此法并不适用于大多数经抗生素治疗无效的慢性细菌性前列腺炎的患者。

4.中药治疗

中药治疗原则是补虚泻实或补泻兼施,对病程长者可施以活血化瘀。湿热蕴结型用二妙丸;肾阴亏损型用知柏地黄丸;肾阳亏损型用桂附八味丸;中气不足型用补中益气丸;气滞瘀阻型用桂枝茯苓丸等。

(七)预后

慢性细菌性前列腺炎易复发,这可能是因为抗生素难以弥散入前列腺腺体内,使前列腺腺体内的细菌不能完全消灭。对于慢性细菌性前列腺炎的复发尚无有效的措施,Nickel 主张长期应用低剂量的抑菌药或预防性抗生素治疗。

(郑胜建)

第三节　尿道狭窄

尿道狭窄是指尿道因某种原因导致管腔变细,可发生于尿道的任何部位,以男性为多见。女性尿道因短而宽大,故不易发生损伤与狭窄。

男性尿道的结构比女性复杂,分为前尿道与后尿道两部分。前尿道被尿道海绵体和球海绵体肌所包绕,血流丰富;后尿道部分的膜部尿道位于尿生殖膈之间,是后尿道最狭小和最固定的部分,在尿生殖膈与前列腺尖部之间有一段称之为膜上部尿道的部分是最薄弱的部分,此处常在骨盆骨折时受到损伤。

正常尿道的口径:1 岁幼儿可通过 10 Fr,5 岁时可通过 15 Fr,10 岁时可通过 18 Fr,而成年男性可通过 24 Fr 的尿道探子。

男性尿道括约肌的控制与下述三部分有关:①膀胱颈部。②膜部尿道由横纹肌所构成的外括约肌。③位于外括约肌内层受 α-肾上腺素能受体控制的环形平滑肌。因此手术时要避免损伤血管神经及重要的环形括约肌,尿道嵴远端和外括约肌之间的不随意肌是在外括约肌损伤后保持括约功能的部分,术中应注意保护。

一、病因

可分为先天性与后天性两类,在后天性中以损伤及感染为常见,值得注意的是医源性尿道狭窄并不少见,应引起重视。

(一)外伤性尿道狭窄

大都为外来暴力所致,也可以是由尿道内手术器械的操作所导致,狭窄的发生与损伤程度或与损伤早期处理不当有关。狭窄是由创伤组织的纤维性变形成瘢痕挛缩所致,局部的尿外渗、血肿与感染促使了这一病理过程的形成。狭窄常在外伤后数周至数月后发生。

在当今社会中交通事故(RTA)已成为尿道外伤的主要原因。当发生骨盆骨折时并发尿道损伤的发病率很高,其并发原因除骨折碎片的直接损伤外,更为主要的原因是骨盆受伤时所发生的剪力作用。骨盆受到外来暴力时常发生扭转,使骨盆内径发生急剧变化,当侧方受压时其横径短缩而前后径被拉长,骨盆软组织也发生剧烈牵拉与错位,此时膜部尿道随三角韧带及耻骨弓向前方移动,而前列腺部尿道则随前列腺、膀胱及直肠向后上方浮动,从而使最为薄弱之前列腺尖

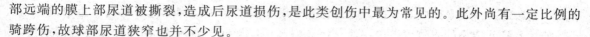

部远端的膜上部尿道被撕裂,造成后尿道损伤,是此类创伤中最为常见的。此外尚有一定比例的骑跨伤,故球部尿道狭窄也并不少见。

(二)感染性尿道狭窄

目前常见的是非特异性细菌感染所致,大多发生于尿道损伤早期的处理不当之后。病毒性及结核性感染亦可导致狭窄,但已十分少见。而在解放初期十分常见的淋菌性尿道狭窄一度极为罕见,但鉴于近年来急性淋菌性尿道炎的发病率呈明显上升趋势,淋菌性尿道狭窄的发病率在数年内将有可能增多。尿道感染性狭窄常发生于尿道腺体分布集中的部分,因此多见于前尿道,且表现为长段的尿道狭窄。

(三)医源性尿道狭窄

常由于应用尿道器械时操作不当所致,如金属尿道探子、金属导尿管和内腔镜等,特别近年来由于腔内泌尿学的兴起,如 TURP 和 TURBT 等在临床上的广泛应用,这类医源性狭窄的发生有所增加,其好发部位以尿道外口及前尿道多见。即使是极其普通的软质导尿管的留置尤其是在长期留置的病例,如果固定方式欠妥或护理不当,特别是发生感染后未进行相应有效的处理时,常可导致尿道及尿道周围炎,最终可产生尿瘘或感染性尿道狭窄甚至闭锁。例如使用的导尿管管径过粗,使尿道内分泌物引流不畅;又如常被部分医师忽视的导尿管的正确固定位置是应将阴茎及导尿管翻向下腹部,这样可使呈 s 形的尿道的第二个弯曲点不至于因导尿管的压迫而发生阴茎阴囊交界处的"压疮"而形成尿瘘或尿道狭窄,当然选用组织相容性较好的硅胶导管对减轻感染是有利的。

(四)先天性尿道狭窄

以尿道外口为多见,多发生于有包茎的儿童及成人。在一些重复尿道、尿道下裂的畸形病例也常并发。先天性尿道狭窄由于症状不明显而易发展成严重肾积水、继发感染或肾功能受损时才被发现。女性尿道狭窄或尿瘘常与产伤、严重的会阴部或骨盆损伤、感染等有关,少见。

二、病理

尿道狭窄的病理比较简单,是由于损伤部位由纤维组织替代了正常尿道黏膜与海绵体,形成瘢痕收缩而使管腔变为窄小。Singh(1976 年)曾做了以下三个实验。

(1)对两个婴儿及两个成年男性尿道做了超薄连续切片,发现尿道腺体的分布部位与淋菌性尿道狭窄的部位相符,说明了淋菌性尿道狭窄是由于淋菌在腺体内反复感染的结果。

(2)用大白鼠做实验,将尿道造成人为损伤,又以损伤程度分为 5 组,每组又分别分为膀胱造瘘与不造瘘两部分。观察结果是尿道穿透伤组形成狭窄的机会比未穿透伤组要多;尿道损伤后未行膀胱造瘘的形成狭窄的比已行膀胱造瘘组要多。说明尿外渗与狭窄的形成是密切相关的。

(3)对 24 例尿道狭窄段组织做电镜检查,发现狭窄段组织中除纤维组织外,不同病例还有不同程度的平滑肌纤维或弹力纤维存在。因此有的瘢痕坚硬,有的较软;有的弹性大而尿道探子通过容易但扩张效果不好,此与组织学上的组成成分不同有关。

三、诊断

根据病史、体征、排尿情况、尿流率测定、试探性尿道扩张及尿道镜的检查手段,本病的诊断是不困难的。尿道造影有助于了解狭窄的部位、长度、有否瘘管或假道等。尿道 X 线造影每次宜摄两张斜位片,一张是逆行尿道造影,一张为排尿期膀胱尿道造影片,后者对了解后尿道或狭窄段以上尿道的情况是至关重要的。如排尿期膀胱尿道造影未能满意地显示后尿道情况时，在已行耻骨上膀胱造瘘的病例可以采用经造瘘口将金属探子插入后尿道，同时配以逆行尿道造影的摄片方法，往往可显示狭窄的部位与长度。以往前后尿道均采用金属尿道探子替代造影剂的方法，由于手法上易发生错位而使造影结果严重失真，故已不再推荐使用。

近年来一些学者通过应用实时超声显像技术在尿流动力学方面应用的研究中，观察到超声对尿道狭窄的诊断有较大的帮助，通过直肠探头和/或线阵探头利用向尿道内注水或排尿动作等配合，可清楚地观察到动态的尿道声像图，不仅可观察狭窄的部位、长度，还可观察狭窄周围瘢痕的厚薄程度，此点对选择何种手术方式有很大的参考价值，如狭窄段短而瘢痕少者可首选内切开术治疗，反之则宜选择开放性手术为佳。此外超声对在 X 线造影时不易显示的后尿道往往可获得较好的显示，有假道者常可清楚显示为其独到之处。故超声对本病是一种颇有前途的新诊断技术。

应注意狭窄可以是节段性、多发的，当尿道造影片提示尿道可能完全闭锁时，事实上不一定全长均已闭锁，超声和尿道海绵体造影术可能有一定帮助，但最后还得依靠手术探查来明确，并据此选择最为合理的手术术式才是治疗能否成功的关键。

对上尿路的功能及形态学的检查在长期的、严重狭窄的病例是需要的。还应注意有否感染、结石等并发症。

真性狭窄是指因尿道黏膜与尿道海绵体受损后组织修复所形成的，瘢痕环状包绕尿道所致，而假性狭窄是一些因尿道黏膜的局限性病损而产生的黏膜间粘连而形成的狭窄。这种狭窄一旦探子通过，即可顺利扩张到 24 Fr 的正常口径，一般扩张 1～3 次即可痊愈，或尿扩后留置硅胶管3～4 天，可防止粘连的再度形成，这类情形常见于留置导尿管时间稍久又有感染的病例。另一种类型的假性尿道狭窄见于尿道黏膜未曾受损，而尿道黏膜周围的海绵体等组织因故形成纤维瘢痕组织，压迫尿道黏膜使尿道内腔变细而形成的狭窄。在处理上只需切除或切开尿道黏膜外的瘢痕组织，即可见黏膜鼓起而狭窄解除，一般无须做狭窄段切除再吻合术。

在鉴别诊断上应注意与前列腺增生症、膀胱颈挛缩、神经源性膀胱、尿道结石及尿道异物等疾病相鉴别。

四、治疗

(一)尿道扩张术

一般尿道狭窄常首先采用尿道扩张这一简易的治疗方法，可使不少患者因而康复，这是一项物理性治疗，起到按摩软化瘢痕并促使其吸收的作用，使尿道扩大并保持通畅。扩张应定期进行，要循序渐进，扩张的幅度应视狭窄程度而定，操之过急或过度扩张是失败的原因，良好的麻醉有助于扩张的成功，丝状探子对严重狭窄的患者是有助的。

有学者在 1979 年曾设计了一种用不锈钢管做成的 18 Fr 尿道扩张器，可在窥视下进行扩张，可避免产生假道，但由于实用价值不高而未被推广。为了防止扩张引起的尿道热，术前用抗菌药物做尿道冲洗，术前术后口服抗菌药物均可有预防作用。当尿道有急性炎症时扩张是禁忌的。

(二)尿道内切开术

尿道内切开术是一种简单而有效的治疗方法，对尿扩失败的部分病例特别是狭窄周围瘢痕组织较少的病例和多发性或长段狭窄的病例，如果尚能通过丝状探子，均可采用本法治疗，有学

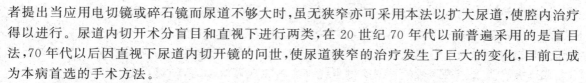

者提出当应用电切镜或碎石镜而尿道不够大时,虽无狭窄亦可采用本法以扩大尿道,使腔内治疗得以进行。尿道内切开术分盲目和直视下进行两类,在 20 世纪 70 年代以前普遍采用的是盲目法,70 年代以后因直视下尿道内切开镜的问世,使尿道狭窄的治疗发生了巨大的变化,目前已成为本病首选的手术方法。

1.盲目尿道内切开术

常用的有两种内切开刀,一种为 Maisonneuve 型,另一种是带有刻度盘的 Otis 型内切开刀。凡能通过丝状探子的病例均可采用,比较简便。一般在尿道 12 点处切开,切割后应留置相应口径之硅胶气囊导尿管,如遇严重出血可在阴茎周围进行加压包扎 1～2 小时,可帮助止血,拔管后尚需定期扩张 3 个月左右,疗效可达 55%～75%。缺点:①盲目切开难免损伤正常尿道;②丝状探子无法通过的病例不能进行;③一点切开有时效果欠佳。

2.直视下尿道内切开术

有学者在 1957 年首先报道了直视下用电刀进行尿道内切开术,由于并发症较多而未能推广应用。当 Sachse 在 1977 年开始在直视下切开可准确掌握切开部位与范围和深度,使成功率已高达 80%～85%,近期疗效可高达 92%,因此有学者认为本法可作为首选术式,但对存在广泛的尿道周围病变、瘢痕多的病例和放疗后引起尿道狭窄的病例易导致失败,不宜采用本方法。

有学者认为做放射状多处切开比一点切开效果要好,手术成功的关键是将纤维瘢痕组织全层切开,直至松软的正常尿道周围组织为止。应注意每个环形狭窄的部位的厚度是不同的,所以要做不同深度的切开,一次切开不满意可在 2～3 周后待原切开处上皮化后再做第 2 次甚至第 3 次的切开。狭窄长度不是失败的因素。术后应留置 16～18Fr 硅胶导尿管 1～7 天,在渗血停止后即可拔除。术前、术后应用抗菌药物预防感染,近期对无法通过导管甚至已完全闭锁的病例也有切开成功的报道。采用后尿道插入探子做引导的方法曾打通了闭锁长达 2.6 cm 的病例,上海市第六人民医院也曾成功的切通了闭锁长达 3 cm 的完全闭锁的病例,近来又有学者应用冷光源置入后尿道狭窄的近端,以光做引导进行切开的技术,也有助于完全闭锁病例的成功切开。

3.直视下尿道内激光切开术

有学者于 1976 年首先在动物实验成功的基础上应用于人,激光主要是烧灼瘢痕组织使之汽化并分开,激光的切口较冷刀或电刀的创缘愈合要好,血管和淋巴管在激光照射时被封闭,减少了创面分泌物和细菌进入体内的机会,因此是清除瘢痕组织的一个较为理想的方法。在应用激光进行狭窄部位切割时,应将瘢痕全层切开,并将切口延伸至两端正常尿道组织 0.5 cm 处。并应做多点切开。将可见瘢痕尽可能汽化,以提高疗效。

(三)尿道修复术

尿道修复术是一种可能完全治愈尿道狭窄的方法,适用于尿道扩张或内切开术失败和有假道或瘘管形成的病例。尿道修复术的方法繁多,有分一期也有分二期或三期手术完成的,现分别选择几种具有代表性的手术方法简介如下。

1.尿道外口切开术

应用于尿道外口狭窄的病例。手术应将狭窄段尿道向腹侧做全长切开,切开应达正常尿道 0.5～1.0 cm 处止,再分别将尿道黏膜与皮肤缝合。近来有学者介绍将腹侧的包皮做倒"V"形切开并与尿道黏膜缝合,可防止狭窄的再发生。

2.尿道对端吻合术

适用于尿道狭窄段在 3 cm 以内的病例,手术可一期完成,如吻合满意可获良好效果,是应用开放性手术治疗本病的首选方法。手术必须充分切除瘢痕,充分游离两端尿道,在无张力的条件下将两端正常的尿道组织做对端吻合,吻合口之断面应剪成斜面以防止吻合口狭小,尤其在前尿道吻合时更为必须。术后留置硅胶管一周左右,术后需应用雌激素以防止阴茎勃起造成吻合口出血或撕裂。为了使狭窄段较长的病例也能满意地完成对端吻合术,可以通过下列方法以利吻合:①充分游离远端尿道来减少张力,必要时游离段可直达舟状窝;②将阴茎根部之海绵体在中隔处予以分离或凿除部分耻骨联合或切除耻骨联合之方法,以求减少因尿道之弧形走向而带来的距离改变,为接近直行而缩短距离的方法,可大大扩大本术式的适应证和提高成功率。本法不适用于多发性尿道狭窄和狭窄段过长的病例。

3.经耻骨联合尿道修复术

Pierce 在 1932 年将本法应用于后尿道狭窄的病例,此法有暴露好、操作方便之优点,可提高后尿道狭窄手术的成功率,尤其是狭窄段长,急症手术时未将上浮的膀胱固定的病例,或有骨折片压迫尿道及伴有尿道直肠瘘的病例等。手术要点是切除 4 cm 左右的耻骨联合,充分暴露后尿道,切除病损部分的尿道做正常尿道间的对端吻合术。对狭窄段较长远端尿道游离有困难时,可同时做会阴切口以充分游离远端尿道,或同时做阴茎海绵体中隔切开有利于提高手术之成功率。曾有人提出在小儿病例中采用强行撑开耻骨联合的方法,由于可能发生骶髂韧带的损伤而遗留慢性腰背痛的后遗症,故目前已不再应用。

4.尿道套入法

尿道套入法适用于后尿道狭窄段较长,膀胱上浮近端尿道高而深,经会阴切口进行吻合有困难的病例。该手术的要点是在切除瘢痕后将远端尿道断端用可吸收线固定于导尿管上,并将该导尿管经近端尿道自膀胱切口引出,并固定于腹壁,令远端尿道套入并使两尿道断端相互对合,断端对合的要求是在不能正确对合时其相距之间隙或相重叠处均以不超过 0.5 cm 为宜,否则易形成瓣膜或因缺损段过长而再度形成瘢痕。牵引用的导尿管在术后 10~14 天时可予以拔除。

5.皮片移植尿道修复术

(1)游离皮片(管)移植尿道修复术:Devine 于 1963 年首先介绍本法,适用于球部尿道以远的尿道狭窄修复,由于手术效果较满意,其适应证在不断扩大。有学者认为自精阜以远的尿道任何部位的狭窄均可采用,特别对阴茎悬垂部尿道的对端吻合术易发生再狭窄或尿瘘,而本法可提高手术的成功率,对狭窄段较长的病例可采用游离皮管修补的方法亦可获成功。做皮片修补时先将狭窄段尿道切开,两侧均应切至正常尿道 0.5~1.0 cm 处,然后取自体组织的皮片移植之。目前被采用为自体组织材料包括包皮、口腔颊黏膜及大肠黏膜等。如果尿道已闭锁,则可切除已闭锁尿道;然后将游离之皮片缝合成一皮管移植之。提高游离皮片(管)成活率的要点:①皮片的皮下脂肪须去尽;②受移植处的组织应有良好的血供;③移植后皮片应良好的固定;④充分引流防止感染,感染是失败的主要原因。术后尿道内留置硅胶管2周,术后3个月可行器械检查,少数病例术后可能有假性憩室形成。

(2)岛状皮片移植术:适用于前尿道狭窄的一期修复术,手术方法是在狭窄段尿道的邻近部位取一皮下组织不予离断的相应大小的带蒂皮片进行尿道修补,由于皮片保存了血供,故成活率高,提高了手术的成功率。将此法应用于前尿道瘘的修补,取得良好的效果。

6.皮肤埋入式尿道修复术

皮肤埋入式尿道修复术是一种分期进行的修复术式,其术式颇多,现将具有代表性的两种方法介绍如下。

（1）Johnson 手术：是 Johnson 在 1953 年所介绍的，适用于狭窄段长的前尿道病例，手术分两期进行，第一期是将狭窄段尿道切开后将两侧之皮肤埋入并与其边缘缝合，在已完全闭锁病例可将病损的尿道切除，然后将两侧邻近组织缝合于阴茎白膜上，此缝合要求必须紧贴阴茎白膜，否则将影响二期手术之效果。此时在尿道狭窄段形成一尿沟和远近 2 个尿道瘘口。6 个月可进行第二期手术，采用 Browm 的方法做尿道成形术。

（2）Turner Warwick 手术：手术也分两期进行，第一期在切除狭窄的基础上将阴囊或邻近皮肤埋入形成尿瘘，再进行二期修复尿道。该方法适用于精阜远端任何部位的单一或多发性尿道狭窄，为了解决后尿道深部缝合时的困难，他设计了一套专用手术器械，包括一把类似鼻镜的张开器，两把不同弧度的深部缝针等，以利操作和提高手术的成功率。

皮肤埋入法仅适用于狭窄段过长而无法用各种方式进行一期尿道对端吻合的病例。

（四）尿道内支架管的应用

1989 年，Milroy 首先报道了将金属支架置于尿道的狭窄处来治疗本病的前尿道狭窄，此后相继有学者报道应用钛合金尿道内支架及用不锈钢合金制成的螺旋支架管置入狭窄段的尿道以治疗复杂性尿道狭窄。

用不锈钢制成的支架首先成功地应用于心血管系统，然后被应用于尿道，它可应用于前或后尿道的狭窄，术后随访最长的达 20 个月，绝大部分病例术后排尿通畅，原有尿路感染者可获治愈。该支架可以取出，取出之支架发现未被尿路上皮覆盖，如再次狭窄可重新置入，未发现有与支架直接有关的不良反应，被认为是一种对不愿接受开放性手术或复发的难治的尿道狭窄的有前途的方法，但其远期疗效尚有待于进一步的观察。

当然，尿道扩张、直视下尿道内切开术及开放性尿道修复术依然是尿道狭窄的标准术式。

总之，尿道狭窄的病情复杂多变，临床上还没有一种术式可以解决所有的各种类型的狭窄，但无论采用何种术式，其总的原则是一致的——彻底切除狭窄段尿道直至正常尿道组织充分暴露，周围瘢痕组织要充分清除，进行无张力的良好的对端吻合和预防感染是手术成功的关键。经耻骨联合的途径、凿除部分耻骨弓及劈开阴茎中隔等方法适用于狭窄段切除后吻合口有张力和后尿道暴露欠佳的后尿道狭窄的病例。游离皮片或岛状皮片修复术适用于前尿道狭窄的修复，而分期手术方法仅适用于一期手术无法解决的病例。对严重和复杂难治的病例，往往需同时采用 2 种或 2 种以上方法的联合应用，才有可能达到较好的治疗效果。因此必须结合具体病例及术者的临床经验来进行选择是成功之本。

术后需进行一个时期的尿流率测定或尿道扩张来进行随访，尤以尿流率随访的办法是无损伤的，也有学者主张用尿道造影或尿道镜来判断疗效。术后随访不应少于 3 个月。如手术失败需再次行开放手术时，应在 3～6 个月后再进行。

（郑胜建）

第六章 骨 科

第一节 肱骨干骨折

一、解剖特点

自胸大肌附着处上缘至肱骨髁上为肱骨骨干。近端肱骨干横断面呈圆周形,远端在前后径上呈狭窄状。内、外侧肌间隔将上臂分成前间隔和后间隔。前间隔包括肱二头肌、喙肱肌和肱肌。肱动、静脉及正中神经、肌皮神经及尺神经沿肱二头肌内侧走行。后间隔包含肱三头肌和桡神经。桡神经穿过肱三头肌在后方骨干中段走行于桡神经沟内,在臂中下 1/3 处穿过外侧肌间隔至臂前侧,骨折移位时易受到损伤。

二、损伤机制

(一)直接暴力

直接暴力是造成肱骨干骨折的常见原因,如打击伤、机械挤压伤、火器伤等,可呈横断骨折、粉碎骨折或开放骨折。

(二)间接暴力

如摔倒时手或肘部着地,由于身体多伴有旋转或因附着肌肉的不对称收缩,发生斜形或螺旋形骨折。

(三)旋转暴力

以军事或体育训练的投掷骨折,以及掰手腕所引起的骨折最为典型,多发生于肱骨干的中下 1/3 处,主要由于肌肉突然收缩,引起肱骨轴向受力,导致螺旋形骨折。

由于肱骨干上的肌肉作用,骨折后常呈典型的畸形。当骨折线在胸大肌止点近端时,由于肩袖的作用,骨折近端呈外展和内旋畸形,远端由于胸大肌的作用向内侧移位;当骨折线位于胸大肌以远、三角肌止点以近时,骨折远端由于三角肌的牵拉向外侧移位,近端则由于胸大肌、背阔肌及大圆肌的牵拉作用向内侧移位;当骨折线位于三角肌止点以远时,骨折近端外展、屈曲,远端则向近端移位。

三、骨折的分类

同其他骨折的分类一样,肱骨干骨折可依据不同的分类因素构成多种分类方式。根据骨折是否与外环境相通,可分为开放和闭合骨折;因骨折部位不同,可分为三角肌止点以上及三角肌止点以下骨折;由于骨折程度不同,可分为完全骨折和不完全骨折;根据骨折线的方向和特性又可分为纵、横、斜、螺旋、多段和粉碎型骨折;根据骨的内在因素是否存在异常而分为正常和病理骨折等。

四、肱骨干骨折的临床症状和体征

同其他骨折一样,肱骨干骨折后可出现疼痛、肿胀、局部压疼、畸形、反常活动及骨擦音等,骨科医师不应为证实骨折的存在而刻意检查骨擦音,以免增加伤者的痛苦和桡神经损伤。对于不完全或无移位的骨折,单凭临床体检很难判断,所以对可疑骨折的患者必须拍X线片。拍片范围包括:肱骨的两端、肩关节和肘关节。对于高度怀疑有骨折的患者,即使在急诊拍片时未能发现骨折也不要轻易下无骨折的结论,可用石膏托暂时固定两周后再拍片复查,若有不全的裂纹骨折此时因骨折线的吸收而显现出来。若骨折合并桡神经损伤,可出现垂腕、手部掌指关节不能伸直、拇指不能伸展和手背虎口区感觉减退或消失。肱骨干骨折的患者应当常规检查患肢远端血运的情况,包括:对比两侧桡动脉搏动、甲床充盈、皮肤温度等,必要时可行血管造影,以确定有无肱动脉损伤。

五、治疗方法

近几十年来,骨折固定技术有了极大的提高,治疗手段远比过去丰富,在具体实施何种治疗方案时必须考虑如下因素:骨折的类型和水平、骨折的移位程度,患者的年龄、全身健康情况、与医师的配合能力、合并伤的情况,患者的职业及对治疗的要求等,此外经治医师还应考虑本身所具备的客观设备条件,掌握各种操作技术的水平、经验等。经过全面分析比较后再确定一最佳治疗方案。根本原则是有利于骨折尽早愈合,有利于患肢的功能恢复,尽可能减少并发症。

(一)闭合治疗

近几十年来的骨科著作中,均强调绝大多数的肱骨干骨折可经非手术治疗而痊愈,国外的文献报道中其成功的比例甚至可达94%以上。但在临床实际工作中能否达到如此高的比例仍值得商榷。此外,现代的就医人群已对骨科医师提出了更高的要求,即不仅要获得良好的最终治疗结果,而且希望治疗过程中尽量减少痛苦,在骨折愈合期间有相对高的生活质量,甚至仍能够从事一些工作。那种令患者在石膏加外展架上苦撑苦熬数个月,夜间无法平卧的传统治疗方式很难为多数患者所接受。依现代的治疗观点,闭合治疗的适应证应结合患者的具体情况认真审视后而定。

1.适应证

可供参考的适应证如下。

(1)移位不明显的简单骨折(AO分类:A_1、A_2、A_3)。

(2)有移位的中、下1/3骨折(AO分类:A_1、A_2、A_3或B_1、B_2)经手法整复可以达到功能复位标准的。

2.闭合治疗的复位标准

肱骨属非负重骨,轻度的畸形愈合可由肩胛骨代偿,其复位标准在四肢长骨中最低,其功能复位的标准为:2 cm 以内的短缩,1/3 以内的侧方移位、20°以内的向前、30°以内的外翻成角以及15°以内的旋转畸形。

3.常用的闭合治疗方法

(1)悬垂石膏:应用悬垂石膏法治疗肱骨干骨折已有半个多世纪的历史,目前在国内外仍有相当多的骨科医师在继续沿用。此法比较适合于有移位并伴有短缩的骨折或者斜形、螺旋形的骨折。悬垂石膏应具有适当的重量,避免过重或过轻,其上缘至少应超过骨折断端 2.5 cm 以上,下缘可达腕部,屈肘 90°,前臂中立位,在腕部有三个固定调整环。在石膏固定期间,前臂需始终维持下垂,以便提供一向下的牵引力。患者夜间不宜平卧,而采取坐睡或半卧位(这是使用悬垂石膏的不便之处)。吊带需可靠地固定在腕部石膏固定环上,向内成角畸形可通过将吊带移至掌侧调整,反之向外成角则通过背侧的固定环调整。后成角和前成角,可利用吊带的长短来调整,后成角时加长吊带,而前成角则缩短吊带。使用悬垂石膏治疗应经常复查拍 X 线片,开始时为1~2周,以后可改为 2~3 周或更长的间隔时间。石膏固定期间应注意功能锻炼,如握拳、肩关节活动等,减少石膏固定引起的不良反应。对某些患者,如肥胖或女性,可在内侧加一衬垫,以免由于过多的皮下组织或乳房造成的成角畸形。当骨折的短缩已经克服、骨折已达到纤维性连接时,可更换为 U 形石膏。

悬垂石膏曾成功地治愈过许多患者,但也不乏骨折不愈合或延迟愈合的例子。故治疗期间应注意密切观察,若固定超过 3 个月仍无骨折愈合迹象,已出现失用性骨质疏松时,应考虑改用其他方法,如切开复位内固定加自体植骨,不要一味地坚持下去,以避免最后因严重的失用性骨质疏松导致连内固定的条件都不具备,丧失有利的治疗时机,对中老年患者更应注意这点。

(2)U 形或 O 形石膏:多用于稳定的中下 1/3 骨折复位后,或应用其他方法治疗肱骨干骨折后的继续固定手段。所谓 U 形即石膏绷带由腋窝处开始,向下绕过肘部,再向上至三头肌以上。若石膏绷带再延长一些,使两端在肩部重叠则成为 O 形石膏。U 形石膏有利于肩、腕和手部的关节功能锻炼(图 6-1),而 O 形石膏的固定稳定性更好一些。

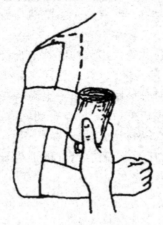

图 6-1 U 形石膏

(3)小夹板固定:对内外成角不大者,可采用二点直接加压方法(利用纸垫);对侧方移位较多,成角显著者,常用三点纸垫挤压原理,以使骨折达到复位。不同水平的骨折需用不同类型的小夹板,如上 1/3 骨折用超肩关节小夹板,中 1/3 骨折用单纯上臂小夹板,而下 1/3 骨折需用超肘关节小夹板固定。其中尤以中 1/3 骨折的固定效果最为理想(图 6-2)。

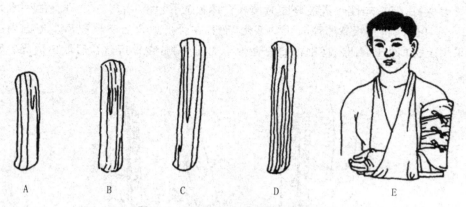

图 6-2　小夹板固定治疗肱骨干骨折
A.内侧小夹板；B.前侧小夹板；C.后侧小夹板；D.外侧小夹板；E.小夹板固定后的外形

利用小夹板治疗肱骨干骨折时，经治医师需密切随诊，观察病情的变化，根据肢体肿胀的程度随时调整夹板的松紧度，避免因固定不当而引起并发症，同时鼓励患者在固定期间积极锻炼患肢功能。

（4）其他治疗方法：采用肩人字石膏、外展架加牵引或鹰嘴骨牵引等治疗肱骨干骨，但多数情况下已经较少使用。

（二）手术治疗

如果能够正确掌握手术指征并配合以高质量手术操作，绝大多数的肱骨干骨折可以正常愈合。同时可以减少因长期石膏或小夹板等外固定带来的邻近关节僵硬、肌肉萎缩和失用性骨质疏松等不利影响，甚至可在在固定期间从事某些非负重性工作，治疗期的生活质量相对较高。不利的方面是：所花费用较多，需二次手术取出内固定物，手术本身具有一定的风险等。

1.手术治疗的适应证

（1）绝对适应证：①保守治疗无法达到或维持功能复位的；②合并其他部位损伤，如：同侧前臂骨折、肘关节骨折、肩关节骨折，伤肢需早期活动的；③多段骨折或粉碎性骨折（AO 分型：B_3、C_1、C_2、C_3）；④骨折不愈合；⑤合并有肱动脉、桡神经损伤需行探查手术的；⑥合并有其他系统特殊疾病而无法坚持保守治疗的，如严重的帕金森病；⑦经过 2～3 个月保守治疗已出现骨折延迟愈合现象，开始有失用性骨质疏松的（如继续坚持保守治疗，严重的失用性骨质疏松可导致失去切开复位内固定治疗的机会）；⑧病理性骨折。

（2）相对适应证：①从事某些职业对肢体外形有特殊要求，不接受功能复位而需要解剖复位的；②因工作或学习需要，不能坚持较长时间的石膏、夹板或支具牵引固定的。

2.手术治疗的方法

（1）拉力螺丝钉固定：单纯的拉力螺钉固定只能够用于长螺旋形骨折，而且术后常需要外固定保护一段时间，优点是骨折段软组织剥离较少，骨折断端的血运影响小，正确使用可缩短骨折愈合时间。

（2）接骨钢板固定：尽管带锁髓内钉的使用趋于增多，但现阶段接骨钢板仍在较广的范围内继续应用，缘于其操作简单，易于掌握，无须 C 形臂 X 线透视等较高档辅助设备。钢板应有足够长度，螺钉孔数目不得少于 6 孔，最好选用较宽的 4.5 mm 动力加压钢板（DCP 或 LC-DCP），远近骨折段至少各由 3 枚螺钉固定，以获得足够的固定强度。对于短斜形骨折尽量使用 1 枚跨越骨折线的拉力螺钉,而粉碎性骨折最好同时植入自体松质骨(图6-3)。AO推荐的手术入路是后侧切口(Henry1966),将钢板置于肱骨干的后侧,而且在骨折愈合后不再取出。但国内多数骨科医师愿意采用上臂前外侧入路,将钢板放置在骨干的前外侧,在骨折愈合后取出内固定物也相对比较容易。

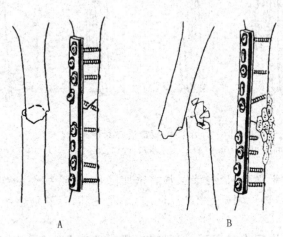

图 6-3　肱骨干骨折钢板螺钉内固定

A.横形骨折的固定方法;B.如为粉碎性骨折应Ⅰ期自体松质骨植骨

(3)带锁髓内针固定:随着带锁髓内针的普及应用,以往的 Rush 针或 V 形针、矩形针已较少使用。使用带锁髓内针的优点是软组织剥离少,术后可以适当负重,用于粉碎性骨折时其优点更为突出。由于是带锁髓内针,其尾端部分基本与肱骨大结节在同一平面,对肩关节功能影响不大(近期可能有一定影响)。使用时刻采用顺行或逆行穿针方法,与股骨或胫骨不同的是,其近端锁钉一般不穿过对侧皮质(避免损伤腋神经),而远端锁钉最好采用前后方向(避免损伤桡神经)(图6-4)。

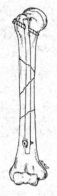

图 6-4　髓内针治疗肱骨干骨折(顺行穿针)

(4)外固定架固定:从严格意义上讲,外固定架固定是一种介于内固定和传统外固定之间的一种固定方式,其有创、有固定针进入组织内穿过两侧皮质,必要时可切开直视下复位。优点是创伤小,固定相对可靠,愈合周期比较短,不需二次手术取出内固定物,对邻近关节干扰小。缺点是针道可能发生感染,尽管其固定物已经比其他外固定方式轻便了许多,但仍有不便,用于中上

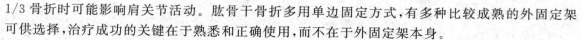

1/3骨折时可能影响肩关节活动。肱骨干骨折多用单边固定方式,有多种比较成熟的外固定架可供选择,治疗成功的关键在于熟悉和正确使用,而不在于外固定架本身。

（5）Ender针固定:采用多根可屈件的髓内针——Ender针固定,现国内少数医院的医师仍在应用。利用不同方向插针和三点固定原理,可较好地控制骨折端的旋转,成角。操作比较简单,既可顺行也可逆行打入。术前需要准备比较齐全的规格、型号,包括不同长度和直径的Ender针。切忌强行打入,否则可造成骨质劈裂和髓内针穿出髓腔。

（张东兵）

第二节 股骨干骨折

股骨干骨折是指股骨小转子下 2～5 cm 至股骨髁上 2～5 cm 之间的骨干骨折。

一、诊断

（一）病史
多有明显外伤史。多数骨折由强大的直接暴力所致,如打击、挤压等;一部分骨折由间接暴力引起,如杠杆作用、扭转作用、高处跌落等。前者多引起横断或粉碎性骨折,而后者多引起斜形或螺旋形骨折。儿童的股骨干骨折多为不全或青枝骨折,成人闭合性股骨干骨折后,内出血量可达 1 000～1 500 mL,开放性骨折则出血量更多。

（二）症状和体征
伤后肢体剧烈疼痛,不能站立,主动活动丧失,被动活动剧痛。局部严重肿胀、压痛,功能障碍,大多数患者可有明显短缩、成角及外旋畸形,以及骨异常活动及骨擦感。上段骨折可合并髋关节脱位;下段骨折可合并血管神经损伤及膝部损伤;部分患者早期因失血量大或剧烈疼痛可发生创伤性休克,极少数患者有发生脂肪栓塞综合征的可能;因交通创伤造成的股骨干骨折常合并其他部位的损伤,如髋关节脱位、股骨颈及股骨转子间骨折。

（三）辅助检查
X线检查可明确诊断及骨折类型,特别重要的是检查股骨转子及膝部体征,以免遗漏同时存在的其他部位的损伤。

二、分型

（一）根据骨折的形状分为五种类型
（1）斜形骨折:大多数由间接暴力引起,骨折线为斜形。
（2）螺旋形骨折:多由强大的旋转暴力引起,骨折线呈螺旋状。
（3）横断骨折:大多数由直接暴力引起,骨折线为横形。
（4）粉碎性骨折:骨折片在 3 块以上者,如砸压伤。
（5）青枝骨折:断端没有完全断离,多见于儿童。
（二）根据骨折部位分为 3 种类型
（1）股骨干上 1/3 骨折。

(2)股骨干中 1/3 骨折。

(3)股骨干下 1/3 骨折。

三、治疗

(一)非手术治疗

1.小夹板固定

(1)适应证:无移位或移位较少的新生儿产伤骨折。

(2)操作方法:将患肢用小夹板固定 2～3 周。对移位较大或成角较大的骨折,可行牵引配合夹板固定。因新生儿骨折愈合快,自行矫正能力强,轻度移位或成角可自行矫正。

2.悬吊皮牵引法

(1)适应证:3 岁以下儿童。

(2)操作方法:将患儿的两下肢用皮肤牵引,两腿同时垂直向上悬吊,其重量以患儿臀部稍稍离床为度。牵开后可采用对挤、叩合、端提捺正手法使骨折复位,然后行夹板外固定,一般牵引 4 周左右。

3.水平皮牵引法

(1)适应证:4～8 岁的患儿。

(2)操作方法:用胶布贴于患肢骨折远端内、外两侧,用绷带缠绕患肢放于垫枕或托马架上,牵引重量 2～3 kg。上 1/3 骨折屈髋 50°～60°,屈膝 45°,外展 30°位牵引,必要时配合钢针撬压法进行复位固定;中 1/3 骨折轻度屈髋屈膝位牵引;下 1/3 骨折行屈髋屈膝各 45°牵引,以使膝后关节囊、腓肠肌松弛,必要时行一针双向牵引,即在牵引针上再挂一牵引弓向前牵引复位,减少骨折远端向后移位的倾向。4～6 周X 线复查视骨折愈合情况决定是否去除牵引。

4.骨牵引法

(1)适应证:8～12 岁的儿童及成年患者。

(2)操作方法:中 1/3 骨折及远侧骨折端向后移位的下 1/3 骨折,用股骨髁上牵引;骨折位置很低且远端向后移位的下 1/3 骨折,用股骨髁间牵引;上 1/3 骨折及骨折远端向前移位的下 1/3 骨折,用胫骨结节牵引。儿童因骨骺未闭,可在髌骨上缘 2～3 横指或胫骨结节下 2～3 横指处的骨皮质上穿针牵引。儿童牵引重量约为 1/6 体重,时间约 3 周;成人牵引重量约为 1/7 体重,时间 8～10 周。上 1/3 骨折应置于屈髋外展位,中 1/3 骨折置于外展中立位,下 1/3 骨折远端向后移位时应置于屈髋屈膝中立位,同时用小夹板固定,第一周床边 X 线照片复查对位良好,即可将牵引重量逐渐减轻至维持重量(一般成人用 5 kg,儿童用 3 kg)。若复位不良,应调整牵引的重量和方向,检查牵引装置和夹板松紧,保持牵引效能和良好固定,但要防止过度牵引。对于斜形、螺旋形、粉碎性及蝶形骨折,于牵引中自行复位,横断骨折的复位可待骨折重叠纠正后施行,须注意发生"背对背"错位者,应辅以手法复位。牵引期间应注意患肢功能锻炼。

(二)手术治疗

1.闭合髓内针内固定

(1)适应证:股骨上及中 1/3 的横、短斜骨折,有蝶形骨折片或轻度粉碎性骨折及多发骨折。

(2)操作方法:术前先行骨牵引,重量为体重的 1/6,以维持骨折的力线及长度,根据患者全身情况,在伤后 3～10 天手术。在大转子顶向上作短纵形切口,长为 3～4 cm,显露大转子顶部。在大转子顶内侧凹陷的外缘,在 X 线电视监视下插入导针,进入骨髓腔达骨折线处,复位后,沿

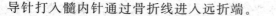

导针打入髓内针通过骨折线进入远折端。

2.切开复位,加压钢板内固定

(1)适应证:股骨干上、中、下1/3段横形、短斜形骨折。

(2)操作方法:手术在平卧位进行,大腿外侧切口,在外侧肌间隔前显露股骨干外侧面,推开骨膜后,钢板置于股骨干外侧。

3.角翼接骨板内固定

(1)适应证:对髓内针不能牢固固定的股骨下1/3骨折。

(2)操作方法:同切开复位加压钢板内固定,此接骨板有角翼,可同时在两个平面进行固定,此钢板应置于股骨干的外侧及前外侧。

4.带锁髓内针内固定

(1)适应证:适用于几乎所有类型的股骨干骨折,尤其适用于股骨中下1/3骨折及各段粉碎性骨折。

(2)操作方法:术前实施骨牵引1周,患者平卧或侧卧位,在牵引及G形或C形臂X线机监视下进行,手法复位后从大转子内侧插入导针,经骨折部达骨髓腔远端。借助瞄准器于大转子下向小转子方向经髓内针近侧横孔穿入1~2枚螺丝钉,锁住髓内钉。在髁上横孔经髓内针穿入1~2枚螺丝钉锁住远端。术后即可在床上活动,4~5天依据骨折类型可适当扶拐下地活动。

(三)药物治疗

对开放性骨折出血过多或休克者,应用敏感抗生素抗菌消炎及液体支持疗法,输入成分血或全血。择期手术治疗,术前半小时预防性应用抗生素,术后一般应用3天。合并其他内科疾病应给予对症药物治疗。

(四)康复治疗

早期进行股四头肌舒缩锻炼及踝关节伸屈活动,2~3周行牵引的患者则可撑臀、抬臀,逐渐大范围伸屈髋膝关节。行手术内固定者,视固定的可靠程度及折端愈合情况决定下床活动时间。去除牵引或外固定架后,可在小夹板保护下在床上锻炼1~2周,然后扶双拐下床逐渐负重活动。

(张东兵)

第三节 胫腓骨干骨折

胫腓骨由于部位的关系,遭受直接暴力打击的机会较多,因此胫腓骨骨折在全身长管状骨骨折中最为多见,约占全身骨折的13.7%。其中以胫腓骨双骨折最为常见,胫骨骨折次之,单纯腓骨骨折最少。因胫骨前内侧紧贴皮肤,所以开放性骨折比较多见,有时伴有广泛的软组织、神经、血管损伤,甚至污染严重,组织失活。这给治疗带来了很大的困难,选择一种最好的治疗方法,一直是骨折治疗的研究方向。

一、发病机制

(一)直接暴力

胫腓骨干骨折多见于交通事故和工伤,可能是撞击伤、车轮碾压伤、重物打击伤。暴力常来自小腿的前外侧,所造成的胫腓骨骨折往往在同一水平面上,骨折线多呈横断形或短斜形,可在暴力作用侧有一三角形的碎骨片。骨折后,骨折端多有重叠、成角、旋转等移位。较大暴力或交通事故伤多为粉碎性骨折,有时呈多段,因胫骨前内侧位于皮下,骨折端极易穿破皮肤,肌肉也会有较严重的挫伤。即使未穿破皮肤,如果挫伤严重,血运不好,亦可发生皮肤坏死、骨外露,容易继发感染。巨大暴力的碾锉、绞轧伤可能会有大面积皮肤剥脱、肌肉撕裂、神经血管损伤和骨折端裸露。

(二)间接暴力

多为高处坠落、旋转暴力扭伤、滑跌等所致的骨折,骨折线多呈长斜形或螺旋形,胫腓骨骨折常不在同一平面上,即胫骨中下端而腓骨可能在上端,一般腓骨骨折线较胫骨骨折线高。软组织损伤一般较轻,有时骨折移位后骨折端可戳破皮肤形成开放性骨折,这种开放性骨折比直接暴力所造成的污染好得多,软组织损伤轻,出血少。

骨折的移位取决于外力的大小、方向,肌肉收缩和伤肢远端重量等因素。暴力较多来于小腿的外侧,因此可使骨折端向内侧成角,小腿的重力可使骨折端向后侧倾斜成角,足的重量可使骨折远端向外旋转,肌肉收缩又可使两骨折端重叠移位。儿童胫腓骨骨折遭受的外力一般较小,而且儿童的骨皮质韧性较大,多为青枝骨折。

二、分类

对骨折及伴随软组织损伤的范围和类型进行分类可以让医师确定最佳的治疗方案,也可使医师能够踪治疗的结果。

胫骨骨折的 OTA 分型:胫骨骨折分为 42-A、42-B、42-C 三大型,每型又分为三种亚型(图 6-5)。

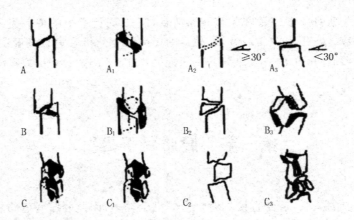

图 6-5 胫骨骨折 OTA 分型

(1)42-A 型。A_1:简单骨折,螺旋形。A_2:简单骨折,斜形(成角大于或等于 30°)。A_3:简单骨折,横形(成角小于 30°)。

(2)42-B 型。B_1:蝶形骨折,蝶形块旋转。B_2:蝶形骨折,蝶形块弯曲。B_3:蝶形骨折,蝶形块游离。

(3)42-C 型。C_1:粉碎骨折,骨折块旋转。C_2:粉碎骨折,骨折块分段。C_3:粉碎骨折,骨折块不规则。

三、临床表现及诊断

临床检查局部疼痛明显,肿胀及压痛,可有典型的骨折体征,骨折有移位时畸形明显,可表现为小腿外旋、成角、短缩。应注意是否有神经、血管损伤,检查足趾伸屈活动是否受影响,足背动脉和足跟内侧动脉搏动强度及小腿张力是否增高。

骨折引起的并发症往往比骨折本身产生的后果更加严重,应避免漏诊,需尽早处理。小腿远端温暖以及足背动脉搏动未消失绝非供血无障碍的证据,有任何可疑时,都有必要进行多普勒超声检查,甚至动脉造影。对小腿的肿胀应有充分的警惕,尤其是触诊张力高、足趾伸屈活动引起相关肌肉疼痛时,有必要进行筋膜间室压力的检查和动态监测。

软组织损伤的程度需要仔细地检查和评估,有无开放性伤口,有无潜在的皮肤剥脱、坏死区。捻挫伤对皮肤及软组织都会造成严重的影响,有时皮肤和软组织损伤的实际范围需要经过数天的观察才能确定。这些对于骨折的预后有重要的意义。

儿童青枝骨折或裂缝骨折临床无明显畸形,受伤小腿可抬举,仅表现为拒绝站立及行走,临床检查时使伤侧膝关节伸直,在足跟部轻轻用力叩击,力量可传导至骨折端,使局部产生明显疼痛。

X线检查可进一步了解骨折的类型及移位,分析创伤机制、骨膜损伤程度以及移位趋势等。X线检查时应注意包括整个小腿,有些胫腓骨双骨折的骨折线不在同一水平面上,可因拍摄范围不够而容易漏诊,也不能正确地判断下肢有无内外翻畸形。

四、治疗

胫腓骨骨折的治疗目的是恢复小腿的负重功能。完全纠正骨折端的成角和旋转畸形,维持膝、踝两关节的平行,使胫骨有良好的对线,小腿才能负重。在治疗过程中重点在于胫骨,因为胫骨是下肢的主要负重骨,只要胫骨骨折能达到解剖复位,腓骨骨折一般也会有良好的对位对线,不一定强求解剖复位,但有时腓骨骨折的解剖复位固定有助于稳定其他结构。

每例骨折都各具有其特殊性,应根据每个患者的具体情况,如骨折类型、软组织损伤程度及有无复合伤等,进行客观的评价和判断,决定选择外固定还是开放复位内固定。

(一)闭合复位外固定

闭合复位外固定适用于稳定性骨折、经复位后骨折面接触稳定无明显移位趋势的不稳定骨折。稳定性骨折无移位、青枝骨折、经复位后骨折面接触稳定无明显移位趋势的横形骨折、短斜形骨折等,在麻醉下进行手法骨折闭合复位,长腿石膏外固定。复位尽量达到解剖复位,但坚决反对反复多次地、甚至是暴力式的整复,如果复位不满意,宁可改行开放复位内固定。膝关节应保持在20°左右的轻度屈曲位,以利控制旋转。如果屈曲过多,伸膝装置紧张,牵拉胫骨近端使得近骨折端上抬,骨折向前成角。踝关节应固定在功能位,避免造成踝关节背伸障碍,行走以及下蹲困难。石膏干燥坚固后可扶拐练习患足踏地及行走,2~3周后可开始去拐,循序练习负重行走。

(二)跟骨牵引外固定

跟骨牵引外固定适用于斜形、螺旋形、轻度粉碎性的不稳定骨折以及严重软组织损伤的胫腓骨骨折。对于不稳定骨折,单纯的外固定可能不能维持良好的对位对线。可在麻醉下行跟骨穿针,牵引架上牵引复位,短腿石膏外固定,用4~6 kg重量持续牵引,应注意避免过度牵引。3周左右后,达到纤维连接,可除去跟骨牵引,改用长腿石膏继续固定直至骨愈合。

骨折手法复位后,对于稳定性骨折,对位对线良好者,可考虑应用小夹板外固定。小夹板外固定的优点是不超关节固定,膝、踝两关节的活动不受影响,如果能够保持良好的固定,注意功能锻炼,骨折愈合往往比较快,因此小夹板外固定的愈合期比石膏外固定者为短。但小夹板外固定的部位比较局限,压力不均匀,衬垫处皮肤可发生压疮,甚至坏死,需严密观察;小夹板外固定包扎过紧可能造成小腿筋膜间室综合征,应注意防止。

石膏固定的优点是可以按照肢体的轮廓进行塑型,固定牢靠,尤其是管型石膏。Sarmiento认为膝下管型石膏能减少胫骨的旋转活动,其外形略似髌腱承重假体,使承重力线通过胫骨髁沿骨干达到足跟,可以减少骨延迟愈合及骨不愈合的发生率,并能使膝关节功能及时恢复,骨折端可能略有缩短,但不会发生成角畸形。但如果包扎过紧,可造成肢体缺血,甚至发生坏死;包扎过松、肿胀减轻后、肌肉萎缩都可使石膏松动,骨折发生移位。因此石膏固定期间应随时观察,包扎过紧应及时松开,发生松动应及时小心更换。长腿石膏固定的缺点是超关节范围固定,可能影响膝、踝两关节的活动功能,延长胫骨骨折的愈合时间。因此,可在长腿石膏固定6~8周后,骨痂已有形成时,改用小夹板外固定,开始循序功能锻炼。

闭合复位外固定虽经常发生一些较小的并发症,但却有较高的骨折愈合率,而且很少发生严重的并发症,而且经济。它适用于多种类型的胫腓骨骨折的治疗,但需要花费较长的时间,需要医师的耐心、责任心以及患者的信心和配合。

跟骨牵引复位外固定有其独特的优点,但随着骨折固定方法的日新月异,现在已很少作为胫腓骨骨折的终极治疗,而往往是早期治疗的权宜之计。长时间的牵引会严重影响患者的活动,可能会引起一系列并发症,尤其是老年人,更需警惕。

（三）开放复位内固定

胫腓骨骨折的骨性愈合时间一般较长,长时间的石膏外固定,对膝、踝两关节的功能必然造成影响。而且,由于肿胀消退、肌肉萎缩及负重等原因,石膏外固定期间很可能发生骨折再移位,造成骨折畸形愈合,功能障碍。因此,对于不稳定胫腓骨骨折采用开放复位内固定者日益增多。根据不同类型的骨折可采用螺丝钉固定、钢板螺丝钉固定、髓内钉固定等内固定方法。

1.螺丝钉固定

适用于长斜形骨折及螺旋形骨折。长斜形骨折或螺旋形骨折开放复位后,采用1~2枚螺丝钉在骨折部位固定,可按拉力螺钉固定技术固定。通常这些拉力螺钉与骨折线呈垂直拧入。1~2枚螺丝钉固定仅能维持骨折的对位,固定不够坚强,需要持续石膏外固定10~12周。尽管手术操作简单,但整个治疗过程中仍需要石膏外固定,因此临床应用受到限制。

2.钢板螺丝钉固定

不适合于闭合治疗的,尤其是不稳定的胫腓骨骨折均可应用。应用钢板螺丝钉,尤其是加压钢板治疗胫腓骨骨折时,应该采用改进的钢板固定技术和间接复位技术,小心仔细处理软组织,否则会引起骨的延迟愈合和很高的并发症发生率。加压钢板的类型有多种,应针对不同类型骨折做出不同的选择,就目前医疗情况而言,LC-DCP(有限接触动力加压钢板)为首选。应用近年来发展起来的LISS固定系统,通过闭合复位,经皮钢板固定的方法治疗胫腓骨骨折,具有操作简便、手术损伤小、固定可靠、术后恢复和骨折愈合快的优点,值得在有条件的单位推广使用。

胫骨前内侧面仅有皮肤覆盖,缺乏肌肉保护,所以习惯把钢板置于胫骨前外侧肌肉下面。但这样不能获得最大的稳定性以及最大限度地保护局部血运。

AO学派非常强调，骨干骨折的钢板应置于该骨的张力侧。从步态的力学分析，人体的重力线交替落于负重肢胫骨的内或外侧，并不固定，所以AO学派没有提出胫骨的张力侧何在，也没有强调钢板应置于胫骨的内侧。

从骨折的创伤机制和肌肉收缩作用而言，胫腓骨骨折的移位趋势多为向前内成角，前内侧的骨膜多已断裂，而后外侧则是完整的，是软组织的铰链之所在。因此胫骨的张力侧在内侧，外侧是完整的软组织铰链。钢板置于胫骨内侧，既可使内侧的张应力转为压应力，又可利用其外侧的软组织铰链增强骨折复位后的紧密接触以及稳定。

另外，胫骨前内侧的骨膜严重破坏，局部血运破坏，保护对侧完整的骨膜以保护尚存的血供极为重要。如果按照旧习惯，把钢板置于外侧，则不仅将仅存的来自骨膜的血供完全破坏，也将滋养动脉破坏，危及髓内血供。可见，就大多数胫腓骨骨折而言，钢板放在胫骨内侧可达到骨折稳定的要求，也符合保护局部血运的原则。这也正是BO所要求的。

所以当胫骨前内侧软组织条件许可的情况下，钢板应放在内侧，但由于胫骨前内侧的皮肤及皮下组织较薄，严重损伤后容易坏死，可把钢板放在胫前肌的深面、胫骨的外侧。

3.髓内钉固定

大部分需要手术治疗的胫腓骨骨折，可采用髓内钉治疗（图6-6），尤其是不稳定性、节段性、双侧胫腓骨骨折。用于胫骨的髓内有多种，如Ender钉、Lottes钉、矩形钉、自锁钉、交锁钉等。Ender钉、Lottes钉适合治疗轴向稳定的各型胫腓骨骨折，它可以防止胫骨发生成角畸形，但可能发生骨折端旋转、横移位等，有将近50％的患者仍需要石膏辅助固定。Wiss等建议对发生在膝下7.5 cm至踝上7.5 cm范围并至少有25％的骨皮质接触的骨折方可用Ender钉治疗。胫骨交锁髓内钉基本上解决了对旋转稳定性的控制，可用于膝下7 cm至踝上4 cm的轴向不稳定性骨折。

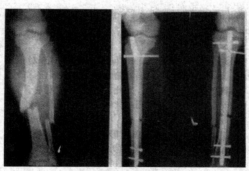

图6-6　胫骨骨折交锁髓内钉固定术

胫骨交锁髓内钉的直径一般为11～15 mm。距钉的顶部4.5 cm处有15°的前弯，以允许髓内钉进入胫骨近端的前侧部位；在钉的远端6.5 cm处有3°的前弯，在插髓内钉时起到一个斜坡的作用，以减少胫骨后侧皮质粉碎的机会；髓内钉的近端和远端各有两个孔道，以供锁钉穿过；锁钉为5 mm的自攻丝骨螺丝钉。

对于骨干峡部的稳定性胫腓骨骨折，如横形、短斜形、非粉碎性骨折等，可以采用动力型胫骨交锁髓内钉，有利于骨折端间的紧密接触乃至加压。对于所有不稳定性胫腓骨骨折，髓内钉的近、远两端各需锁2枚锁钉，以维持肢体的长度及控制旋转。Ekeland等报告应用胫骨交锁髓内钉获得较好的结果，但他们认为应慎用动力型或简单的无锁胫骨交锁髓内钉，因为大部分的并发症都发生于动力型胫骨交锁髓内钉,他们也不赞成对胫骨交锁髓内钉常规地做动力性加压处理。

由于不扩髓和扩髓相比具有以下潜在优点:手术时间短,出血少,合并严重闭合性软组织损伤者能较少地干扰骨内膜血供等。所以大多数学者推荐采用不扩髓髓内钉。Keating等报告了一项随机前瞻性研究,他们对不扩髓和扩髓胫骨交锁髓内钉所治疗的开放胫腓骨骨折进行了比较,除不扩髓组的锁钉断裂较高外,不扩髓和扩髓胫骨交锁髓内钉治疗的开放胫腓骨骨折的其他结果在统计学上没有显著性差异。Duwelius等建议将不扩髓交锁髓内钉用于治疗合并较严重软组织损伤的胫腓骨骨折,而将扩髓交锁髓内钉用于治疗没有明显软组织损伤者。

值得一提的是,由于胫骨交锁髓内钉治疗胫腓骨骨折日渐盛行,使得一些骨科医师将其应用范围扩大至更靠近近端和远端。因此,在胫骨近1/3骨折采用交锁髓内钉治疗,出现胫骨对线不良成为常见问题,应引起重视。

4.外支架固定

无论是闭合或开放性胫腓骨骨折均可应用,尤其是后者,更有实用价值。用于合并有严重皮肤软组织损伤的胫腓骨骨折,不仅可使骨折得到稳定固定,而且方便皮肤软组织损伤的观察和处理。用于粉碎性骨折或伴有骨缺损时,可以维持肢体的长度,有利于晚期植骨。而且不影响膝、踝关节的活动,甚至可以带着外支架起床行走,所以,近年来应用较广。具体应用在开放性胫腓骨骨折节中阐述。

五、预后

(一)筋膜间室综合征

筋膜间室综合征主要发生在小腿、前臂以及足,以小腿更为多见,也更加严重。它并不是只发生于高能量损伤,也并不是只发生于闭合性损伤中,低能量的损伤和开放性损伤也可出现。小腿的肌肉等软组织损伤或骨折后出血形成血肿,加上反应性水肿,或包扎过紧,使得筋膜间室内压力增高,可以造成血液循环障碍,形成筋膜间室综合征。

小腿的筋膜间室综合征发生于胫前间隙最多,胫后间隙次之,外侧间隙最少,多数有多间隙同时发生。胫前间隙位于小腿前外侧,内有胫前肌、伸趾肌、第三腓骨肌、胫前动静脉和腓深神经。当间隙内压力增高时,小腿前外侧肿胀变硬,明显压痛,被动伸屈足趾时疼痛明显加剧,随后发生伸趾肌、胫前肌麻痹,背伸踝关节和伸趾无力,但由于腓动脉有交通支与胫前动脉相同,因此,早期足背动脉可以触及。

筋膜间室综合征是一种进行性疾病,刚开始时症状可能不明显,一旦遇到可疑情况,应密切观察,多做检查,做到早期确诊、及时处理,避免严重后果。由于筋膜间室综合征筋膜间室内压力增高所致,早期的切开减压是有效的治疗手段。要达到减压的目的,就要把筋膜间室的筋膜彻底打开。早期的彻底切开减压是防止肌肉、神经发生坏死以及永久性功能损害的有效方法。

(二)感染

开放性胫腓骨骨折行钢板内固定后,发生感染的概率最高。Johner和Wruhs报告当开放性胫腓骨骨折应用钢板内固定时,感染率增加到5倍。但随着医疗技术和医药的不断发展,感染的发生率明显下降。尽管如此,仍不可小视。对于开放性胫腓骨骨折,有条件地选择胫骨交锁髓内钉和外支架固定是明智的。一旦感染发生,应积极治疗。先选择有效的药物以及充分引流,感染控制后,应充分清创,清除坏死组织、骨端间的无血运组织以及死骨,然后在骨缺损处植入松质骨条块,闭合创口,放置引流管作持续冲洗引流,引流液中加入有效抗生素,直至冲洗液多次培养阴

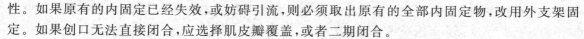

性。如果原有的内固定已经失效,或妨碍引流,则必须取出原有的全部内固定物,改用外支架固定。如果创口无法直接闭合,应选择肌皮瓣覆盖,或者二期闭合。

(三)骨延迟愈合、不愈合和畸形愈合

胫腓骨骨折的愈合时间较长,不愈合的发生率较高。导致胫腓骨骨折延迟愈合、不愈合的原因很多,大致可以分为骨折本身因素和处理不当两大类,多以骨折本身因素为主,多种原因同时存在。

1.骨延迟愈合

Russel 在 1996 年对胫骨骨折的愈合期提出了一般标准。①闭合-低能量损伤:10~14 周;②闭合-高能量损伤:12~16 周;③开放性骨折平均 16~26 周;④Castilo Ⅲb Ⅲc:30~50 周。一般胫骨骨折超过时限尚未愈合,但比较不同时期的系列 X 线片,它仍处于愈合过程中,可以诊断骨延迟愈合。根据不同资料统计有 1%~17%。在骨折治疗过程中,必须定期复查,确保固定可靠,指导循序功能锻炼,促进康复。

对于胫骨骨折骨延迟愈合,如果骨折固定稳定、可靠,则可以在石膏固定保护下及时加强练习负重行走,给以良性的轴向应力刺激,以促进骨折愈合。当然也可以在骨折周围进行植骨术,方法简单,创伤小。另外,还可以采用电刺激疗法。

2.骨不愈合

一般胫骨骨折超过时限尚未愈合,X 线上有骨端硬化,髓腔封闭;骨端萎缩疏松,中间有较大的间隙;骨端硬化,相互间成为杵臼状假关节等。以上 3 种形式的任何 1 种,可以诊断骨不愈合。骨不愈合的患者在临床上常有疼痛、负重疼痛、不能负重,局部在应力下疼痛、压痛、小腿成角畸形、异常活动等。

胫骨的骨延迟愈合和不愈合的界限不是很明确的、骨延迟愈合的患者,患肢可以负重,以促进骨折愈合,但如果是骨不愈合患者,过多的活动反而会使骨折端形成假关节,所以应该采取积极的手术治疗。可靠的固定和改善骨折端周围的软组织血运是主要的手段。

对于胫骨骨不愈合,如果骨折端已有纤维连接,骨折对位、对线可以接受时,简单有效的治疗方法是在胫骨骨折部位行松质骨植骨,术中注意保护局部血液循环良好的软组织,骨折部不广泛剥离,不打开骨折端。胫骨前方软组织菲薄,可能不适合植骨,可以行后方植骨。

对于骨折位置不能接受,骨端硬化,纤维组织愈合差者,需要暴露骨折端,打通髓腔,采用 LC-DCP、胫骨交锁髓内钉、外固定支架重新进行可靠的固定,再在骨折端周围、髓腔内植入松质骨条块。

如果是骨折处局部有瘢痕或皮肤缺损引起的骨不愈合,改善局部血运则有利于骨折的愈合。可以选用腓肠肌内侧头肌皮瓣转位覆盖胫前中以及上 1/3 皮肤缺损;比目鱼肌肌皮瓣转位覆盖胫骨中下段皮肤缺损;也可以用带旋髂血管的皮肤髂骨瓣游离移植修复胫骨缺损和局部皮肤缺损。

对于骨缺损引起的骨不愈合,可以根据骨缺损的情况采取不同的方法。如果骨缺损不是很大,在5~7 cm 以内,可以取同侧髂骨块嵌入胫骨骨缺损处植骨。骨缺损在 5~7 cm 以上,可以采用带血管的游离骨移植术。

3.畸形愈合

胫骨骨折的畸形容易发现,一般都得到及时的纠正,畸形愈合的发生率较低。但粉碎性骨折、有软组织或骨缺损以及移位严重者,容易发生畸形愈合,注意及时发现,早期处理。前文亦已提及,在胫骨近 1/3 骨折采用交锁髓内钉治疗,极易发生成角畸形。

从理论上讲,凡是非解剖愈合,都是畸形愈合。但许多非解剖愈合,其功能和外观都是可以

接受的。所以判断骨折畸形愈合要看是否是造成了肢体功能障碍或有明显的外观畸形。这也可以作为骨折畸形愈合是否需要截骨矫形的标准。

4.创伤性关节炎、关节功能障碍

由于骨折涉及关节,骨折固定时间长、固定不当,骨折畸形愈合,筋膜间室综合征后遗症等原因,都会造成创伤性关节炎、关节功能障碍。无论是创伤性关节炎还是关节功能障碍,一旦发生,都缺少有效的治疗方法,关键在于预防。

5.爪状趾畸形

小腿的后筋膜间室综合征会遗留爪状趾畸形;胫骨下段骨折骨痂形成后,趾长伸肌在骨折处粘连也可引起爪状趾畸形。爪状趾畸形可以影响穿鞋、袜,也可能影响行走,应注意预防。患者早期要练习伸屈足趾运动。如果爪状趾畸形严重,被动牵引不能纠正,可以行趾关节融合术或屈趾长肌切断固定术等。

（张东兵）

第四节　肩锁关节脱位

一、病因

肩锁关节脱位通常由暴力自上而下作用于肩峰所致。坠落物直接砸在肩顶部后,锁骨下移,由于第1肋骨阻止了锁骨的进一步下移,如果锁骨未骨折,则肩锁、喙锁韧带断裂,同时可伴有三角肌和斜方肌锁骨附着点的撕裂,肩峰、锁骨和喙突的骨折,肩锁纤维软骨盘的断裂和肩锁关节的关节软骨骨折。锁骨的移位程度取决于肩锁和喙锁韧带、肩锁关节囊以及斜方肌和三角肌的损伤程度。

二、分型

Urist 根据关节面解剖形态和排列方向,把肩锁关节分为三种形态(图 6-7)。Ⅰ型,冠状面关节间隙的排列方向自外上向内下,即锁骨端关节面斜形覆盖肩峰端关节面;Ⅱ型,关节间隙呈垂直型排列,两个关节面相互平行;Ⅲ型,关节间隙由内上向外下,即肩峰端关节面斜形覆盖锁骨端关节面。Ⅲ型的结构居于稳定型,Ⅰ型属于不稳定型。在水平面上,肩锁关节的轴线方向由前外指向后内。

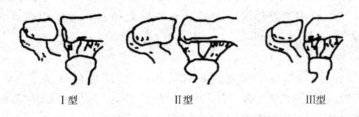

Ⅰ型　　　　　Ⅱ型　　　　　Ⅲ型

图 6-7　肩锁关节三种形态

三、分类

Rockwood 等将肩锁关节脱位分为Ⅰ～Ⅵ型(图 6-8)。

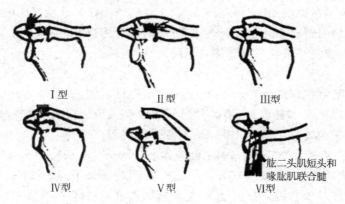

Ⅰ型　　　　　　　　Ⅱ型　　　　　　　　Ⅲ型

Ⅳ型　　　　　　　　Ⅴ型　　　　　　　　Ⅵ型

肱二头肌短头和
喙肱肌联合腱

图 6-8　肩锁关节损伤分六型

(一)Ⅰ型

指肩锁关节的挫伤,并无韧带断裂和关节脱位,肩锁关节稳定,疼痛轻微,早期 X 线平片阴性,后期可见锁骨远端骨膜的钙化。

(二)Ⅱ型

由更大的外力引起,肩锁韧带和关节囊破裂,但喙锁韧带完好,肩锁关节不稳定,尤其是在前后平面上不稳定。X 线平片上可看到锁骨外侧端高于肩峰,但高出的程度小于锁骨的厚度,肩锁关节出现明显的疼痛和触痛,但必须拍摄应力下的 X 线平片来确定关节不稳定的程度。

(三)Ⅲ型

损伤肩锁韧带和喙锁韧带以及锁骨远端三角肌附着点的撕裂。锁骨远端高于肩峰至少一个锁骨厚度的高度。

(四)Ⅳ型

损伤的结构与Ⅲ型损伤相同,但锁骨远端向后移位进入或穿过斜方肌。

(五)Ⅴ型

损伤三角肌与斜方肌在锁骨远端上的附着部均从锁骨上分离,肩锁关节的移位程度为 10%～30%,同时在锁骨和肩峰之间出现明显的分离。

(六)Ⅵ型

损伤较少见,由过度外展使肩锁韧带和喙锁韧带撕裂所致,锁骨远端移位至喙突下、肱二头肌和喙肱肌联合腱后。

四、临床表现及诊断

查体有局部疼痛、肿胀及肩锁关节不稳定伴锁骨远端移位,X 线平片可以帮助评价损伤的程度。患者直立,摄双侧肩锁关节的前后位平片,然后进行两侧比较。必要时可在患者腕部悬挂 4.5～6.8 kg 的重物,可以观察到肩锁关节的不稳定,重物最好系在患者腕部,避免让患者用手握,以使上肢肌肉能够完全放松。

五、治疗

(一)非手术治疗

Ⅰ型损伤通常采用吊带制动,配合局部冰敷、止痛药物治疗。Ⅱ型损伤的治疗方法与Ⅰ型相似,如果锁骨远端移位的距离不超过锁骨厚度的1/2,可应用绑扎、夹板或吊带制动2~3周,但必须在6周以后才能恢复举重物或参加体育运动。

(二)手术治疗

对于Ⅲ、Ⅳ、Ⅴ、Ⅵ型损伤应行手术治疗,手术方法有许多种,可以分为五个主要类型:①肩锁关节复位和固定;②肩锁关节复位、喙锁韧带修复和喙锁关节固定;③前两种类型的联合应用;④锁骨远端切除;⑤肌肉转移。常用的手术方法如下所述。

1.喙锁韧带缝合、肩锁关节克氏针内固定术(改良 Phemister 法)

通过肩部前内侧的 Thompson 和 Henry 入路,显露肩锁关节、锁骨外侧端及喙突。探查肩锁关节,去除关节盘或其他妨碍复位的结构,然后褥式缝合肩锁韧带,暂不要打结,接着逆行穿出克氏针,整复脱位的肩锁关节后顺行穿入,使其进入锁骨2.5~4 cm。通过前后位和侧位(腋部)X 线平片检查克氏针的位置和复位的情况。如二者均满意,于肩峰外侧边缘将克氏针折弯90°并剪断,保留0.6 cm 的钩状末端以防止其向内侧移位,旋转克氏针,将末端埋于肩峰下软组织内,修复肩锁关节囊和韧带,并将预先缝合喙锁韧带的线收紧打结,修复斜方肌和三角肌止点的损伤。术后处理用肩胸悬吊绷带保护,术后2周去除绷带并拆线,开始主动活动,8周在局麻下拔除克氏针。克氏针的折断和移位是常见的并发症。

2.喙锁关节的缝线固定术

作一个弧形切口显露肩锁关节、锁骨的远端和喙突,显露肩锁关节,彻底清除关节盘或其他碎屑,褥式缝合断裂的喙锁韧带,暂不打结。用直径约为0.7 cm 的钻头在喙突上方的锁骨上前后位钻两个孔,在喙突基底的下方穿过1根不吸收缝线,并向上穿过锁骨的两个孔,复位肩锁关节,打紧缝线,这样缝线就可不绕住整个锁骨,以避免缝线割断锁骨。如果仍有前后向不稳定,可按 Phemister 法用1枚克氏针固定肩锁关节,最后收紧打结喙锁韧带的缝线,修复肩锁关节囊,缝合撕裂的三角肌和斜方肌。术后处理同改良 Phemister 法。

3.喙锁关节螺钉内固定及喙锁韧带缝合术(改良 Bosworth 法)

通过前内侧弧形切口显露肩锁关节和锁骨末端,向远外侧牵开三角肌以暴露喙突尖和喙锁韧带(图 6-9)。同 Phemister 法一样,检查肩锁关节,去除关节盘或其他妨碍复位的结构,缝合喙锁韧带,暂不要打结,用直径为4.8 mm 的钻头在锁骨上垂直钻一个孔,此孔在锁骨复位后应同喙突基底在同一直线上。复位锁骨,用另外一个直径为3.6 mm 的钻头通过先前在锁骨上钻好的孔在喙突上再钻一个孔,选择一个合适长度的 Bosworth 螺钉穿过两孔,拧紧螺钉使锁骨上表面与肩峰上表面平齐,收紧打结喙锁韧带缝线,修复撕裂的斜方肌和三角肌止点。术后用悬吊带制动,1周后去除悬吊,开始轻微的主动功能锻炼,2周拆线,术后6~8周取出螺钉,10周内避免超过90°的外展运动和举重物。

4.锁骨远端切除术(Stewart 法)

通过前方弧形切口显露肩锁关节、锁骨外侧端及喙突,沿锁骨长轴切开关节囊和肩锁上韧带,骨膜下剥离显露锁骨,然后修复关节囊和韧带,用咬骨剪或摆动锯在骨膜下自下外方斜向内上方截除1 cm 长的锁骨外侧端,挫平上缘残端。褥式缝合损伤的喙锁韧带,暂不打结,交叉穿入

2枚克氏针,将锁骨外侧端维持在正常位置。术后悬吊制动1周,进行轻微的主动环绕运动,2周拆线,增加活动量,4周内避免抬举重物,8周内避免体育活动。

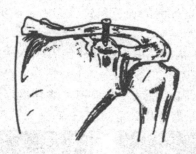

图6-9 改良 Bosworth 法

5.喙肩韧带移位加强肩锁关节术(Neviaser 法)

通过前内侧弧形切口显露肩锁关节、锁骨外侧端及喙突,切断喙肩韧带在喙突前外侧缘的起点,向下推压锁骨外侧段,复位肩锁关节,用克氏针1~2枚,贯穿固定肩锁关节,将喙肩韧带向前上翻转,固定缝合于锁骨外侧端前方,修复肩锁韧带和喙锁韧带。术后处理同 Stewart 法。

6.喙肩韧带移位重建喙锁韧带术(Weaver 法)

同 Neviaser 法显露肩锁关节、锁骨外侧端及喙突,切断喙肩韧带在肩峰前内侧缘的起点(图6-10)。在锁骨外侧端相当于喙突尖的上方行锁骨切骨术,切骨线由内下向外上倾斜,切除锁骨外侧端约2 cm。在切骨端近侧1 cm处,于锁骨前壁钻两个骨孔,以细钢丝或粗丝线在喙肩韧带的肩峰端作褥式缝合,两线端分别经髓腔,从锁骨的骨孔引出。下压锁骨,恢复正常喙锁间距,抽紧缝线,结扎固定,使喙肩韧带移入锁骨断端的髓腔内。

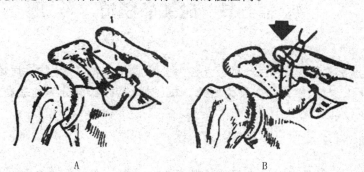

A   B

图6-10 Weaver 法喙肩韧带移位重建喙锁韧带术

A.切除锁骨外侧端,切断喙肩韧带;B.喙肩韧带移入锁骨断端的髓腔内

术后用 Velpeau 绷带固定患肩4周,之后改用三角巾悬吊4周,术后8周去除悬吊,进行康复训练。

7.Dewar 手术

显露肩峰、肩锁关节及锁骨外侧端,自肩峰和锁骨外侧端前方切断三角肌附着点,行骨膜下剥离,显露肩锁关节。切除破碎的肩锁关节囊,软骨盘,显露锁骨外侧端并切除1.0 cm。切开喙突上方的锁骨前方骨膜,将锁骨前面1.5~2.0 cm的皮质骨制成粗糙面,于骨粗糙面中央由前向后钻孔备用。切开胸肌筋膜,显露喙突及其下方的肱二头肌短头、喙肱肌和胸小肌。在肱二头肌短头、喙肱肌和胸小肌之间作由下而上的逆行分离,至喙突前、中 1/3 交界处,环形切开骨膜,在喙突角部由前向后钻备用。以骨刀在喙突前、中 1/3 处截骨,使喙突骨块连同肱二头肌短头腱和喙肱肌一起向下翻转,以 1 枚适当长度的加压螺钉贯穿固定喙突骨块于锁骨前方原钻孔部位。将三角肌前部重新缝合。

术后三角巾悬吊患臂 3 周,3 周后练习上举及外展活动,6～8 周后即可负重功能训练。

8.锁骨钩钢板内固定、喙锁韧带缝合术

近年我们采用锁骨钩钢板内固定,喙锁、肩锁韧带缝合治疗肩锁关节脱位(图 6-11)取得满意疗效。该方法固定牢靠,并可早期行肩关节功能锻炼,又无克氏针内固定断裂后游走的危险。

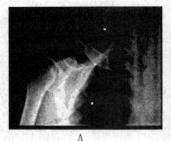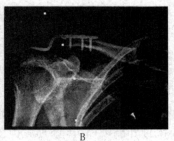

图 6-11　肩锁关节脱位锁骨钩钢板内固定、喙锁韧带缝合术

A.术前 X 线平片;B.术后 X 线平片

（张东兵）

第五节　肘关节脱位

肘关节脱位是肘部最常见的损伤,在全身各大关节脱位中占 1/2 左右,居第 1 位,多发生于青少年,儿童和老年人少见,多为间接暴力所致。按脱位的方向,可分为前脱位、后脱位两种,后脱位最为常见,前脱位甚少见。

一、创伤机制

肘关节由肱桡关节、肱尺关节和上尺桡关节所组成。这 3 个关节共包在一个关节囊内,有一个共同的关节腔。肘关节从整体上来说,以肱尺部为主,与肱桡部、上尺桡部协调运动,使肘关节做屈伸动作。构成肘关节的肱骨下端呈内外宽厚,前后扁薄状,其两侧的纤维层则增厚而形成桡侧副韧带和尺侧副韧带,关节囊的前后壁薄弱而松弛。由于尺骨冠状突较鹰嘴突低,所以对抗尺骨向后移位的能力较对抗前移位的能力差,常易导致肘关节向后脱位。

肘关节脱位主要由间接暴力所造成,由于暴力的传导和杠杆的作用而产生不同的脱位形式。患者跌倒时,肘关节伸直前臂旋后位手掌触地,外力沿尺骨纵轴上传,使肘关节过度后伸,以致鹰嘴尖端急骤撞击肱骨下端的鹰嘴窝,在肱尺关节处形成杠杆作用,使止于喙突上的肱前肌及肘关节囊的前壁被撕裂,肱骨下端前移位,尺骨喙突和桡骨头同时滑向肘后方形成肘关节后脱位。由于环状韧带和骨间膜将尺桡骨比较牢靠地夹缚在一起,所以脱位时尺桡骨多同时向背侧移位。

由于暴力作用不同,尺骨鹰嘴和桡骨头除向后移位外,有时还可以向桡侧或尺侧移位,形成肘关节侧方移位。向桡侧移位又可称为肘外侧脱位,向尺侧移位称为肘关节内侧脱位。

若屈肘位跌倒,肘尖触地,暴力由后向前,可将尺骨鹰嘴推移至肱骨的前方,成为肘关节前脱位,多并发鹰嘴骨折,偶尔可出现肘关节分离脱位,因肱骨下端脱位后插入尺桡骨中间,使尺桡骨分离。脱位时肘窝部和肱三头肌腱被剥离,骨膜、韧带、关节囊被撕裂,以致在肘窝形成血肿,该血肿容易发生骨化,成为整复的最大障碍,或影响复位后肘关节的活动功能。另外,肘关节脱位可合并肱骨内上髁骨折,有的还夹入关节内而影响复位,若忽视将会造成不良的后果。移位严重的肘关节脱位,可能损伤血管与神经,应予以注意。

二、诊断

(一)肘关节后脱位

肘关节肿胀、疼痛、压痛。肘关节呈靴样畸形,尺骨鹰嘴向后突出,肘后关系失常,鹰嘴上方凹陷或有空虚感。肘窝可能触及扁圆形光滑的肱骨下端,肘关节后外侧可触及脱出的桡骨小头。肘关节呈屈曲位弹性固定,肘关节功能障碍。

X线正位见尺桡骨近端与肱骨远端相重叠,侧位见尺桡骨近端脱出于肱骨远端后侧,有时可见喙突骨折。

(二)肘关节前脱位

肘关节肿胀,疼痛,肘后部空虚,肘后三点关系失常,前臂较健侧变长,肘前可触及尺骨鹰嘴,前臂有不同程度的旋前或旋后。

X线侧位可见尺骨鹰嘴突出于肘前方,或合并尺骨鹰嘴骨折,尺桡骨上段向肘前方移位。

(三)肘关节侧方脱位

肘关节内侧或外侧副韧带、关节囊和软组织损伤严重,肘部内外径增宽。内侧脱位时肱骨外髁明显突出,尺骨鹰嘴和桡骨小头向内侧移位;外侧脱位时,前臂呈旋前位,肱骨内髁明显突出,尺骨鹰嘴位于外髁外方,桡骨头突出。肘部呈严重的内翻或外翻畸形。X线可见外侧脱位尺骨半月切迹与外髁相接触,桡骨头移向肱骨头外侧,桡骨纵轴移向前方,前臂处于旋前位。内侧脱位时,尺骨鹰嘴、桡骨小头位于肱骨内髁内侧。

三、治疗

新鲜肘关节脱位一般采用手法复位,固定3周后去除外固定做功能锻炼。合并血管神经损伤者早期应密切观察,必要时行手术探查。对于陈旧性肘关节脱位,经手法整复失败者,可采用切开复位术。

(一)手法复位外固定

1.新鲜肘关节脱位

(1)肘关节后脱位:助手用双手握患肢上臂,术者用一手握住患肢腕部,另一手握持肘关节,在对抗牵引的同时,握持肘关节前方的拇指,扣住肱骨下端,向后上方用力推按,置于肘后鹰嘴部位的其余手指,向前下方用力端托,在持续加大牵引力量后,当听到或触诊到关节复位弹响感觉时,使肘关节逐渐屈曲90°～135°,复位即告成功。肘关节恢复无阻力的被动屈伸活动,其后用三角巾悬吊前臂或长臂石膏托在功能位制动2～3周。

(2)肘关节前脱位:应遵循从哪个方向脱出,还从哪个方向复回的原则。如鹰嘴是从内向前脱位,复位时由前向内复位。术者一手握住肘部,另一手握住腕部,稍加牵引,保持患肢前臂旋内同时在前臂上段向后加压,听到复位的响声,即为复位。再将肘关节被动活动2～3次,无障碍时,将肘关节屈曲135°用小夹板或石膏固定3周。合并有鹰嘴骨折的肘关节脱位,复位时前臂不需牵引,只需将尺桡骨上段向后加压,即可复位。复位后不做肘关节屈伸活动试验,以免导致骨折再移位,将肘关节保持伸直位或过伸位,此时尺骨鹰嘴近端向远端挤压,放上加压垫,用小夹板或石膏托固定4周。

(3)肘关节侧方脱位:术者双手握住肘关节,以双手拇指和其他手指使肱骨下端和尺桡骨近端向对方向移动即可使其复位。伸肘位固定3周后进行功能锻炼。

2.陈旧性肘关节脱位

复位前,应先拍X线片排除骨折、骨化性肌炎,明确脱位类型、程度、方向及骨质疏松等情况。行尺骨鹰嘴骨牵引,重量为6～8 kg,时间约为1周。肘部、上臂行推拿按摩,并中药熏洗,使粘连、挛缩得到松解。在臂丛麻醉下,解除骨牵引,进行上臂、肘部按摩活动,慢慢行肘关节屈伸摇摆、内外旋转活动,范围由小到大,力量由轻到重,然后在助手上下分别牵引下,重复以上按摩舒筋手法,这样互相交替,直到肘关节周围的纤维粘连和瘢痕组织以及肱二、三头肌得到充分松解,伸展延长,方可进行整复。患者取坐位或卧位,上臂和腕部分别由两名助手握持,作缓慢强力对抗牵引,术者两手拇指顶压尺骨鹰嘴突,余手指环握肱骨下端,肘关节稍过伸,当尺骨鹰嘴和桡骨头牵引至肱骨滑车和外髁下时,缓缓屈曲肘关节,若能屈肘90°以上,即为复位成功。此时鹰嘴后突畸形消失,肘后三角关系正常,肘关节外形恢复。复位成功后,将肘关节在90°～135°范围内反复屈伸3～5次,以便解除软组织卡压于关节间隙中,再按摩上臂、前臂肌肉,旋转前臂及屈伸腕、掌、指关节,以理顺筋骨,行气活血。然后将肘关节屈曲90°位以上,用石膏托或绷带固定2周,去除固定后,改用三角巾悬吊1周。

(二)切开复位外固定

对于陈旧性肘关节脱位手法复位不成功者及骨化性肌炎明显者,可采用切开复位及关节切除术,术后肘关节功能改善比较满意。手术一般取肘正中切口,分离出尺神经加以保护,将肱三头肌肌腱作舌状切开并翻向远端,行骨膜下剥离松解肱骨下端,清除关节内瘢痕组织,进行复位。如不稳定可用克氏针将鹰嘴与肱骨髁固定,放置引流条,固定3周后进行肘关节功能锻炼。若脱位时间较长,关节软骨已变性剥脱,已不能行切开复位术。取肘后方切口,将肱骨远端由内外上髁水平切除或保留两上髁而将其间的滑车和外髁的内侧部切除,呈鱼尾状,适当修正尺骨鹰嘴使其形状与肱骨下端相对应并切除桡骨头。彻底止血,将肘关节屈曲90°～100°位,于内外髁上缘打入2枚克氏针,术后石膏托固定,2周后拔除克氏针,4周后进行功能锻炼。

(张东兵)

第六节　膝关节半月板损伤

一、概要

膝关节半月板主要是纤维软骨组织,位于股骨、胫骨之间的关节隙两侧,内外各一。内侧半月板外形呈 C 形,外侧半月板近似于 O 形。半月板的横切面呈三角形(楔形),外缘厚,中央(游离缘)薄。半月板前、后角附着于胫骨平台前、后部(图 6-12)。

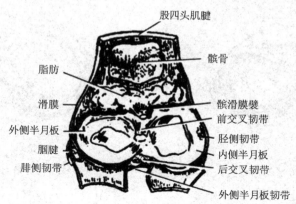

股四头肌腱
髌骨
脂肪
滑膜
髌滑膜襞
前交叉韧带
外侧半月板
胫侧韧带
腘腱
内侧半月板
腓侧韧带
后交叉韧带
外侧半月板韧带

图 6-12　膝关节内外侧半月板

半月板的生理功能表现如下。①滚珠作用:有利关节的活动;②缓冲作用:吸收纵向冲击及震荡,保护关节软骨;③稳固关节作用:防止膝过度伸屈、膝内外翻及内外旋,也防止股骨过度前后滑移;④调节关节内的压力:分布关节液。半月板撕裂后功能丧失,反而引起关节继发病变。

半月板损伤在欧美地区以内侧半月板损伤较多,而在亚洲则以外侧半月板损伤较多,原因是亚洲地区外侧盘状半月板的人较多。

二、发病病因

主要由直接暴力和间接暴力引起,其中以间接暴力多见。最常见的是半月板矛盾运动的结果。

(1)当膝关节运动时,股骨髁和胫骨平台有两种不同方向的活动。屈伸时,股骨内外髁在半月板上面做前后活动;当旋转时,半月板则固定于股骨髁下面,其转动发生于半月板和胫骨平台之间。故半月板破裂往往发生于膝的伸屈过程中又有膝的扭转、挤压或内外翻动作时。在体育运动中,产生这种半月板矛盾运动的动作很多,很容易引起半月板损伤。

(2)以蹲位或半蹲位为主的工作人员反复的蹲立提重物,使膝关节常处于屈曲、伸直位,有时还有外翻和旋转动作,反复磨损引起外侧半月板或后角的损伤,病史中可无明显外伤史。

半月板损伤的类型:损伤类型可根据半月板撕裂形态而分,常见类型如下。①边缘分离:大多发生在内侧半月板前、中部,有自愈可能;②半月板纵裂:也称"捅柄样撕裂"或"提篮损伤"(图 6-13),大的纵裂易于产生关节交锁;③前角损伤:可为半月板实质撕裂,也可能为前角撕脱骨折;④后角损伤:多较难诊断,表现为膝后部疼痛(图 6-14);⑤横行损伤:多发生在体部,临床疼痛较明显,偶有关节交锁;⑥水平劈裂:大多在半月板体部中段呈层状部分裂开,尤以盘状半月板多见,无论是关节造影还是关节镜检查均易漏诊,应撬起半月板内缘查看;⑦内缘不规则破裂:半月板内缘有多处撕裂,可产生关节内游离体、关节交锁与疼痛;⑧半月板松弛:常有膝不稳定感,关节间隙触诊可有凸出、压痛及滑进滑出感,半月板摇摆试验常阳性。

总之,半月板损伤后失去正常张力,产生异位活动,经常引起膝关节疼痛,关节积液,交锁,导致膝关节不稳,甚至引起膝关节骨性关节炎。半月板损伤后撕裂缘变圆钝,显微镜下可见软骨退行性变,细胞坏死,基质破坏等。陈旧性半月板损伤经常肿胀积液者,可引起滑膜肥厚,慢性滑膜炎反应的表现。

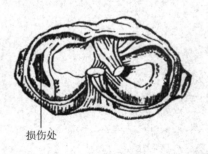

损伤处

图6-13 半月板捅柄样撕裂

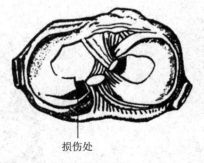

损伤处

图6-14 半月板后角损伤

三、临床表现

(一)症状与体征

1.疼痛

疼痛是因半月板损伤后牵扯周围滑膜引起的。半月板撕裂后,其张力失常,膝关节运动时半月板的异常活动牵拉滑膜以致疼痛。疼痛特点是:固定在损伤的一侧,随活动量增加疼痛加重,部分患者疼痛不明显。

2.关节交锁

活动时突然关节"卡住"不能伸屈。一般急性期交锁不多见。多在慢性期出现。交锁后关节酸痛,不能伸屈。可自行或在医师帮助下"解锁"。"解锁"后往往会有滑膜反应肿胀,交锁特点固定于损伤侧。

3.弹响声

膝关节活动时可听到或感到半月板损伤侧有弹响声。

4.关节肿胀积液

急性损伤期,多有滑膜牵扯损伤或伴有其他结构损伤,往往关节积血积液。慢性期关节活动后肿胀,与活动量大小有关。关节液是黄色半透明的滑液。是慢性创伤性滑膜炎的结果。关节肿胀积液可用浮髌试验及膝关节积液诱发试验检查。

5.股四头肌萎缩

半月板损伤有明显症状,长期未治疗,可致股四头肌萎缩,股内侧肌更明显。但股四头肌萎缩不是特异体征。

6.关节隙压痛及突出

半月板损伤侧的关节隙压痛阳性,压痛点多与半月板损伤的部位相吻合(如体部损伤,压痛在体部)。还可触到损伤的半月板在关节隙处呈鞭条状隆凸,往往也是压痛所在。半月板隆凸对诊断有意义,但应与囊肿相鉴别。

7.半月板摇摆试验

方法是患者仰卧,膝伸直或半屈,医师一手托患膝,拇指缘放在内或外侧关节间隙,压住半月板缘,另一手握足部并内外摇摆小腿,使关节间隙开大缩小数次,如拇指感到有鞭条状物进出滑动于关节间隙或感到响声或疼痛,即表示该半月板损伤。

8.麦氏征(McMurray 征)

做法等于在重复损伤机制,对急性期患者由于疼痛多不能奏效,但对慢性期最常用,且有一定诊断价值。本法的准确率与检查者的经验有直接关系。传统认为麦氏征阳性必须由疼痛和膝关节内响声两者构成,但这种典型的阳性体征较难诱出,所以现在也有人认为,在麦氏征试验中,疼痛或响声两者其中之一出现,该试验即可为阳性。注意半月板损伤的响声与滑膜炎、膝关节骨关节病等细碎响声不同,为一种弹响声。具体方法:医师一手握患者足部,另一手扶膝上,使小腿外展内旋,然后将膝由极度屈曲缓缓伸直,如关节间隙处有响声(听到或手感到)和/或疼痛,即表明内侧半月板损伤。也可反方向进行,外侧痛响,即外侧半月板损伤。

9.研磨试验

患者俯卧位,膝关节屈曲 90°,助手将大腿固定,检查者双手握患侧足向下压并旋转小腿,使股骨与胫骨关节面之间发生摩擦,半月板撕裂者可引起疼痛。若外旋位产生疼痛,表示内侧半月板损伤。若内旋位产生疼痛,表示外侧半月板损伤。

10.鸭步试验

患者全蹲位小腿分开,足外旋向前走,出现疼痛者为阳性。多说明半月板后角损伤。

11.半月板前角挤压试验

膝全屈,一手拇指按压膝关节隙前缘(半月板前角处),一手握小腿由屈至伸,出现疼痛为阳性。

半月板损伤常合并其他结构的断裂损伤,如内侧副韧带、交叉韧带断裂,关节软骨损伤,骨软骨骨折等。症状、体征往往复杂多样变化很大,尤其在损伤急性期,关节肿胀疼痛明显,须仔细检查明确诊断。

(二)辅助检查

半月板损伤依靠病史及临床检查多可做出较正确的诊断,但仍存在 5% 左右的误诊率,因此仍需要一些特殊检查来完善诊断,常见有如下辅助检查。

1.常规 X 线检查

可排除骨关节本身的病变,关节内其他损伤和游离体。有人认为膝外侧间隙增宽、腓骨小头位置偏高对盘状软骨的诊断有一定价值。

2.关节造影

根据我们的经验,用空气和碘水双重对比造影,结合临床表现对半月板撕裂的诊断符合率可达 96% 以上。

3.磁共振成像(MR)

该技术作为一种非侵入性、无放射线、无并发症的技术,用于半月板损伤的诊断价值较大,能发现一些关节镜难以发现的后角撕裂及半月板变性。其诊断正确率文献报道相差甚大,为 70%～97%。但费用昂贵,有一定的假阳性和假阴性,这方面的研究需进一步发展。

4.膝关节镜

优点是既是诊断手段又是治疗手段,能直接看到关节内的病变及部位,损伤少,恢复快。诊断正确率可达 95% 以上。对半月板后角损伤和半月板水平裂诊断有一定难度。熟练掌握本法,需要专门的训练和知识,这方面直接关系到诊断正确率的高低。

5.超声波检查

这是一种无损伤的检查方法,与操作人员的经验有直接关系。

四、家庭保健护理

为了预防半月板损伤,运动前要充分做好准备活动,将膝关节周围的肌肉韧带充分活动开。要加强股四头肌的力量练习。股四头肌力量加强了,落在膝关节的负担量相应就会减少。另外不要在疲劳状态下进行剧烈的运动,以免因反应迟钝、活动协调性差而引起半月板损伤。

五、治疗

(一)保守治疗

1.急性期单纯半月板损伤

应抽去积液积血,局部冷敷,加压包扎,石膏托固定,制动 2～3 周。若有关节交锁,可用手法解锁后石膏托固定。解锁手法,患者侧卧,医师一手握住患足,一手固定患膝,先屈曲膝关节同时稍加牵引,扳开交锁膝关节间隙,然后来回旋转腿至正常范围,突然伸直膝关节,解除交锁,疼痛可立即解除,恢复原有伸屈活动。急性期中有时诊断不明,不必急于明确诊断,以免加重损伤,可按上法处理后,石膏托固定,待肿胀、疼痛消退后再检查。

2.未合并其他损伤的半月板损伤

先予保守治疗,优点在于小裂伤有时急性期过后可无症状,边缘裂伤有时会自愈。具体手法:患者仰卧,放松患肢,术者左手拇指按摩痛点,右手握踝部,徐徐屈曲膝关节并内外旋转小腿,然后伸直患膝,初期可在膝关节周围和大腿前部施以滚、揉等法以促进血液循环,加速血肿消散。

(二)手术治疗

1.急性期半月板损伤

伴关节积液者,若关节积液严重,怀疑有交叉韧带断裂或关节内骨软骨切线骨折时,应行急诊手术探查,切除损伤的半月板,修复关节内其他损伤。

2.慢性期半月板损伤

诊断明确,且有症状并影响运动者,应手术治疗。能做半月板部分切除的尽量不做全切。有人认为半月板全切后,半月板有自然再生能力。但其再生的质量及时间均不足以防止骨关节炎的发生。对纵裂、大提篮撕裂、内缘小撕裂者宜做部分切除。边缘撕裂或前角撕裂者可做缝合。即使是全切除者,亦应在靠近关节囊的半月板实质中进行,避免出血。

3.手术后处理及功能锻炼

要求术后膝加压包扎加石膏后托固定。第 2 天床上练股四头肌静力收缩。内侧半月板手术者第 3 天开始直腿抬高,外侧手术者第 5 天直腿抬高,并带石膏托下地挂拐行走。10 天拆线,2 周去石膏,逐渐增加股四头肌力量,第 3 个月开始部分训练。康复要有计划按规律进行,以不加重关节肿痛为标准。关节镜手术后用大棉垫加压包扎膝关节,术后 6 小时麻醉消退后,就可以开始膝关节伸屈活动和股四头肌锻炼。对于术前股四头肌已有明显萎缩者,应积极鼓励其锻炼,并且需待股四头肌肌力恢复达一定程度后,方能负重和行走。

(张东兵)

第七节 膝关节交叉韧带损伤

一、膝关节前交叉韧带损伤

膝关节前交叉韧带损伤是膝关节较为严重的运动创伤。由于韧带所在的解剖位置较深和功能的重要性,如未能早期发现和及时正确治疗,对运动训练和日常生活都会带来很大影响。

前交叉韧带起于胫骨上端非关节面髁间前区,与外侧半月板的前角紧密结合,止于股骨外髁内侧面的后部,即股骨干纵轴的后面。韧带可分为前内束和后外束。韧带纤维呈螺旋形分布。膝关节伸屈活动时,纤维束交叉扭转,以此调整膝关节活动中的稳定。膝关节屈曲 40°~50°,韧带张力最小,膝关节过伸位或过屈位韧带张力最大。前交叉韧带的主要功能是防止胫骨离开股骨向前移位,同时兼有防止膝过伸、过屈及膝过度内翻的作用。

(一)病因与发病机制

1.膝关节内外翻损伤

篮球、足球及柔道运动员在运动训练或比赛时,由于竞争激烈,膝部被猛力碰撞或在凌空跃起落地时一足边缘着地,重心倾斜,使膝关节处于内翻或外翻位遭受暴力,造成前交叉韧带部分断裂或完全断裂。其中外翻位损伤较为多见,部分伤员常合并内侧副韧带和半月板撕裂。

2.膝关节过伸损伤

武术、足球运动员比赛时膝关节伸直位,对方球员撞击或踢伤小腿上段,胫骨上端接受暴力后突然后移,造成前交叉韧带断裂。足球运动员踢球不准确,即"踢漏脚"时,小腿的重力和股四头肌的收缩力形成"链枷"样作用,造成前交叉韧带断裂。

3.膝关节屈曲损伤

足球或柔道运动员比赛时,当膝关节处于屈曲位时,小腿后方如突然受到暴力打击,可造成前交叉韧带单纯断裂。

膝关节前交叉韧带断裂的部位可在下起点、上止点或中段,以下起点和中段为多见(图 6-15)。

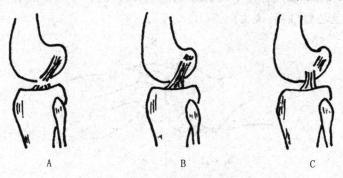

图 6-15 膝关节前交叉韧带断裂的类型
A.韧带下起点离断;B.韧带上止点离断;C.韧带中段离断

前交叉韧带断裂后第 1 周即开始退行性变,3~6 个月后在关节液的侵蚀和自身缺血中多数逐渐溶解而不复存在。

(二)症状及体征

1.急性受伤史

如膝关节内外翻或膝过伸过屈位损伤病史。

2.膝关节疼痛和不稳

伤员主诉,受伤当时有关节撕裂感,疼痛剧烈,随后即不能参加常规训练和比赛,不能站立行走,感觉关节不稳。

3.膝关节肿胀功能受限

膝关节前交叉韧带损伤常有关节出血,如附着点骨片撕脱,出血更快,关节腔积血较多时肿胀明显。伤员常将患肢保持在屈曲位,拒绝帮助扶持,伤侧膝关节伸屈活动明显受限。

(三)检查

1.前抽屉试验

伤员平卧位,屈膝90°,屈髋45°,足底踏于床上,助手固定骨盆。医师坐于床上,臂部轻压患者双足,双手拇指放于胫前,其余四指怀抱腘部,将胫骨近端向前拉,如错动幅度超过健侧,前抽屉试验阳性,表示前交叉韧带有断裂,将胫骨近端向后推,移动幅度超过健侧,后抽屉试验阳性,表示后交叉韧带损伤(图6-16)。

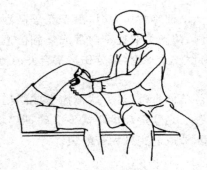

图6-16　膝关节抽屉试验

2.Lachman试验

伤员平卧,屈膝20°,足部放在床上,医师两手分别握住股骨下端与胫骨上端,做方向相反的前后错动,如错动幅度超过健侧,视为阳性(图6-17)。

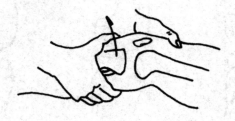

图6-17　Lachman试验

3.垂腿位抽屉试验

伤员坐于床边,双小腿自然下垂,肌肉放松,医师双膝固定小腿,双手握住伤员胫骨上端,进行前抽屉试验,如活动幅度超过健侧即为阳性(图6-18)。

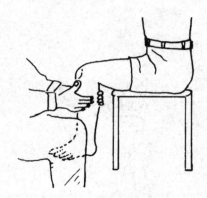

图 6-18　垂腿位抽屉试验

4.轴移试验(ALRI 试验)

患者斜卧位,患侧在上,足内旋放于诊察床上,医师两手置于膝上下,予以外翻应力,膝部逐渐屈曲,股骨外髁有向前半脱位,屈曲至 20°左右时,胫骨髁有突然复位的错动感,即为阳性(图 6-19)。

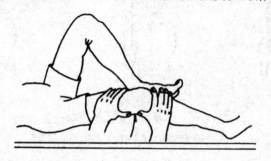

图 6-19　膝轴移试验(ALRI 试验)

值得注意的是即使这些试验阳性,也不能简单地认为前交叉韧带已断裂,因为有时合并损伤也能出现假阳性。

(1)腘肌腱在半月板和腓骨小头附着点断裂时,前内旋位抽屉试验显示假阳性。鉴别的方法是将伤足稍外旋行前抽屉试验即为阴性。

(2)膝内侧副韧带后斜束和纵束同时断裂,膝外旋位前抽屉试验也可表示假阳性。此时将小腿内旋行前抽屉试验假阳性即消失。

(3)后交叉韧带断裂,胫骨近端向后塌陷,前抽屉试验将其向前拉至正常位置有错动,与健侧对比可资鉴别。

5.X 线检查

(1)Segond 征阳性:X 线正位像,胫骨平台外侧有撕脱骨折片时表示前交叉韧带断裂。

(2)X 线正位像:如显示胫骨棘有撕脱骨折片翘起,可能是交叉韧带下止点断裂(图 6-20)。

(3)应力 X 线片:前抽屉试验下 X 线侧位像。屈膝 90°,以股骨后髁的切线为基线进行测量,与健侧对比,如小腿前移超过 5 mm,表示前交叉韧带断裂,后移 5 mm,表示后交叉韧带断裂(图 6-21)。

6.MRI 检查

以 MRI 诊断交叉韧带损伤,有人统计准确性为 93.6%。难以确诊的病例可行 MRI 检查。

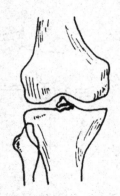

图 6-20　胫骨棘骨折提示前交叉韧带下止点可能损伤

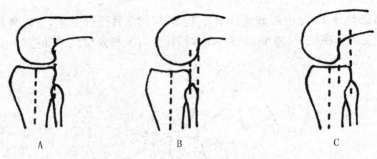

图 6-21　膝关节前后应力 X 线测量

A.正常；B.前交叉韧带断裂；C.后交叉韧带断裂

7.关节镜检查

急性外伤性关节血肿,体格检查韧带损伤有怀疑但很难肯定或急性复合性损伤,对交叉韧带损伤和半月板损伤有较多怀疑,可行关节镜检查,利于确诊和采取早期治疗措施。

(四)治疗

1.非手术治疗

前交叉韧带部分断裂属新鲜损伤者,可以前后石膏托固定膝关节 3～4 周,拆除外固定后须进行积极的功能活动。

2.手术治疗

前交叉韧带完全断裂属新鲜损伤或确诊在 2 周以内者,应以手术缝合为首选。尽管有学者认为早期手术会加重滑膜炎和关节纤维反应,但多数学者认为早期手术后膝关节功能恢复快,活动能力强,关节趋向稳定。但对于普通人群来说,手术与否应考虑多种因素,例如患者的年龄,有否合并关节囊或半月板损伤,活动能量及患者的要求等,要考虑患者的个体差异性。

前交叉韧带断裂在胫骨附着点带有骨块时,可以克氏针在胫骨结节内侧斜向外上钻孔,对准撕脱骨折块穿出,造成骨孔道 2 个,以尼龙线或钢丝 8 字穿过前交叉韧带近端,拉出骨孔道固定在胫骨上。前交叉韧带断裂在股骨附着点撕脱时,在股骨外髁外侧面对准附着点钻通两个骨通道,以多根尼龙线均匀穿过韧带远断端,牵出骨孔道固定在股骨髁外侧面(图 6-22)。

前交叉韧带体部断裂(中段),将两断端吻合后,再将缝线引出股骨、胫骨的骨孔道,相向拉紧固定在骨面上,这样较为坚固可靠(图 6-23)。

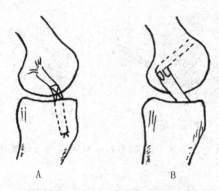

图 6-22 前交叉韧带断裂修复术

A.前交叉韧带于胫骨棘附着点撕脱修复；B.前交叉韧带于股骨髁附着点断裂修复

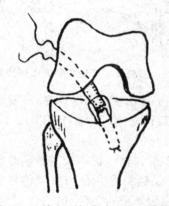

图 6-23 前交叉韧带中段断裂修复术

陈旧性前交叉韧带断裂可用自体髌韧带、半腱肌腱（图 6-24），股薄肌腱、髂胫束（图 6-25）及人工材料等移植物修补。各种材料中以髌韧带重建前交叉韧带较为理想（图 6-26）。

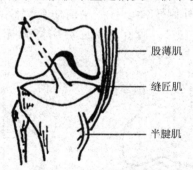

股薄肌

缝匠肌

半腱肌

图 6-24 前交叉韧带断裂半腱肌修复术

膝关节前交叉韧带断裂在关节镜下手术修复，术中创伤小，术后恢复也较快。

前交叉韧带重建的时机，是立即或择期，孰优孰劣目前仍有争议。大多数学者主张伤后先进行关节活动，有了适当的活动度，肿胀趋向消退，然后从容不迫地择期重建较为有利。Graf 报道重建前交叉韧带的 375 例患者中，术后屈曲小于 125°，伸直差 10°以上者，都是集中在伤后 7 天内手术的患者。

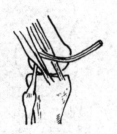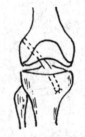

图 6-25　前交叉韧带断裂髂胫束加强修复术

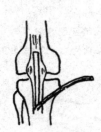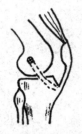

图 6-26　前交叉韧带断裂髌韧带瓣修复术

前交叉韧带重建成功与否取决于移植物的力学质量、位置、张力、固定及康复是否得当。

目前使用较多的移植物有:①自体骨-髌腱-骨(BPTB);②自体四股半腱肌;③跟腱或阔筋膜;④同种异体 BPTB。

在施行同种异体移植物手术前,对供体须进一步进行实验室检查,以排除人类免疫缺陷病毒(HIV)、肝炎、梅毒、慢性病毒、肿瘤及感染等。在切取异体移植物时应注意供体死亡后取材时间,一般规定冷冻尸体 24 小时内,室温下限为 12 小时内。

前交叉韧带修复重建术,在确定骨孔道定向时应考虑关节屈伸活动中将移植物的弯曲和应变减至最小限度。术中如胫骨孔道靠前太多,可造成股胫撞击和伸直受限。股骨骨孔道如过于靠前,弊端更大,可出现韧带缩短,关节活动度减少,若勉强活动可造成韧带断裂。一些学者主张,股骨钻孔最佳定向冠状面向外侧倾斜 20°,矢状面向前侧倾斜 23°。胫骨钻孔冠状面向内倾斜 24°,矢状面向前倾斜 50°(图 6-27)。骨孔道钻好后应将孔道边缘的毛糙突起磨平,以减少移植物的磨损。

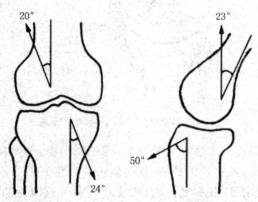

图 6-27　前交叉韧带重建术股骨和胫骨的钻孔定向

关于移植物的强度，Noyes 等人（1984）经试验证实，髌腱的强度是正常前交叉韧带的168%，半腱肌为 70%，股薄肌为 49%。

移植物的初始张力很重要，初始张力过低，股骨与胫骨出现异常活动，膝关节松弛，应力增加，移植物结合不良。初始张力过高，股胫关节压力增加，可出现关节强直或伸直受限。目前对移植物的最佳初始张力尚难以做出标准确定。一些学者主张在膝关节完全伸直位将移植物拉紧可避免张力过高。Noyes 主张膝关节屈曲 20°，移植物的张力前移 5 mm 较为理想。Burks 认为移植物的张力要根据移植物的不同材料来源及长度来确定，髌腱复合体的张力需 16 N，半腱肌 38 N，髂胫束 60 N。

自体腘绳肌移植前交叉韧带取材时要注意勿损伤隐神经。隐神经从后内侧关节间隙水平行经股薄肌浅面，屈膝 90°隐神经向后方滑移。术中分离肌腱时注意隐神经在缝匠肌与股薄肌腱之间的筋膜层穿出，要仔细辨认，避免损伤。

前交叉韧带重建将移植物予以固定的方式，有钛挤压螺钉、生物可吸收挤压螺钉、丝线及螺杆、U 形钉及内纽扣等。移植物若为带骨的髌腱，目前普遍认为金属挤压螺钉较为适宜。

前交叉韧带重建术后如各种韧带肌腱等动力结构之间的平衡失调，可出现关节纤维化的屈曲挛缩，其发病率在 4%～15%。由于关节内纤维形成，肌内软弱失调，也可出现关节僵直。其原因：①移植物位置不准确形成髁间窝纤维化；②因活动减少髌上囊纤维化；③开放手术出现股骨外髁和股骨髁上纤维化。关节纤维化造成屈曲或伸直受限，伸直受限损害更大，因为伸直不完全，股四头肌无力，出现屈膝步态，髌股之间因活动受限而疼痛。

关节纤维化的预防措施包括手术，宜在肢体肿胀消退和关节活动度恢复之后进行，康复的观念应贯穿术前及术后。早期认识关节纤维化形成的原因并适当采取措施是预防的关键。

关节纤维化的治疗包括推拿、功能疗法及关节镜下清创及松解术。膝关节屈曲挛缩俯卧位踝部增加重量予以活动和冷冻疗法也有一定疗效。Lobenhoffer 认为屈曲挛缩历时 1 年以上，宜行后关节囊切除术。Vacguero 报道关节松解术可以明显改善关节的活动度，如非手术治疗不满意，宜行关节镜下股四头肌松解术及外侧支持带松解术。

前交叉韧带重建在运动损伤的治疗中使用较为广泛，但需要翻修者也不在少数。据报道，前交叉韧带重建失败率为 5%～52%，这个数字应该引起我们高度警觉。前交叉韧带重建失败的原因：①关节纤维化；②伸膝装置功能不全；③关节炎；④关节松弛。

关节纤维化已如前述。伸膝装置功能不全在前交叉韧带重建术后的并发症中最为常见，其原因有切取自体移植时可能造成髌骨骨折、肌腱断裂、髌腱无力或股四头肌腱损伤等，也有髌腱力线异常或外侧髌骨压迫症。

"隐性骨损伤"是近年来提出的新名词，若以"拔出萝卜带出泥"来比喻，可能更易于理解。前交叉韧带离断时，影像学检查甚至肉眼直视其附着点完好无损，其实部分病例韧带附着点附近的骨小梁及其血管已遭受局限性断裂，骨小梁周围有微小渗血。据报道前交叉韧带损伤的患者中，76%以上存在隐性骨损伤。

形成关节炎的病因可能是原始损伤已有软骨骨折、半月板损伤或康复不当等累积而成。

关节松弛造成关节不稳定，在所有前交叉韧带移植重建的失败病例中占 7%～8%。出现关节松弛的原因有手术的技术操作，也有移植物的生物性能的优劣，关键是找出造成关节不稳定的根本原因和翻修的最佳方法。

前交叉韧带重建失败在手术技术上的失误主要有：移植物取材不当，骨孔道不在解剖位置上,髁间窝成形术不符合生理活动,移植物张力不当及移植物内固定不坚固等。

青少年前交叉韧带损伤,因骨骺发育未成熟,立即行韧带重建术,可能导致股骨和胫骨的骨骺损伤。所以对骨骺未闭合者须先行非手术治疗,以支具或康复活动保持关节活动度,待骨发育接近成熟时行前交叉韧带重建术较为适宜。

3.基因治疗

基因治疗的作用和意义已经被许多试验和临床所证实。对细胞因子的研究最初阶段是受免疫和肿瘤反应所启发。例如白介素、克隆刺激因子、干扰素等涉及免疫与造血调控的多肽类物质在刺激增殖等方面与细胞生长因子的功能有所相似和重叠,将生长因子(TGFs)和肿瘤坏死因子(TNFs)加以转化,用于刺激组织的生长功能,这显然是很有应用前途的方法。试验证实,软组织在愈合过程中,细胞因子在愈合的炎症期和再生期可发生下列作用:①减轻组织的炎症反应;②减少组织的瘢痕形成;③促进软组织的功能恢复。

韧带细胞纤维排列紧密,属无血管性纤维。韧带的细胞构成种类很少,所以韧带的愈合是既缓慢又复杂的过程。细胞因子可使韧带的愈合趋向进步和完善。很多细胞因子对韧带的愈合有促进作用,例如 FGFs、TGF-βs、PDGFs 等。近年来发现 BMP_12 和 BMP_13 有参与肌腱韧带形态发生的功能。

不同的韧带对各种生长因子的反应也会有差异。例如 MCL 的愈合能力比 ACL 强,当生长因子组合(bFGF、$TGF\beta_1$、PDGF 及胰岛素)发生作用时,MCL 可以生长更多的活性细胞。

随着对细胞因子的深入研究和应用,近年来有一种方法是将自体细胞加上增补的细胞因子使其联合发生作用。例如,应用取自骨髓或骨膜的自体间质细胞或增加取自皮肤及其他组织的成纤维细胞,可使韧带愈合中的替代物迅速增殖。这种有细胞基质和细胞因子组成的物质为软组织的愈合提供了新的选择方法。

细胞因子和生长因子为伤口的成功愈合提供了必要的条件。这些因子调节血管生长和有丝分裂,促成细胞分化、基质合成或重塑。细胞因子的来源并非单一性,在伤口愈合的不同时期来自血小板、白细胞、巨噬细胞及组织间质细胞等。

设法在伤口愈合部位促成细胞因子局部合成以加速愈合过程显然是合理的。将转基因疗法与局部注射细胞因子相比,转基因细胞可在愈合部位停留一定时间,以分泌所需要的细胞因子。

运动医学的基因治疗是将选择的基因转移至靶组织中,使转基因细胞在若干时间内维持基因表达水平,促进组织和伤口愈合。

目前基因治疗一方面应用前景非常广阔,另一方面也被一些不利因素所困扰。问题之一是基因表达的时间太短。例如滑膜细胞基因表达一般多在4周内即自行消失。自体肌腱移植时间有所延长,基因表达可超过6周。其次是有关基因表达的知识,我们所涉及的仅仅是冰山一角,远远没有了解和获取诸如基因的全部类型、反转录病毒的安全性、基因表达时间的延长以及利用基因治疗缩短愈合的过程和提高组织愈合质量的规律性等。但尽管如此,将基因转移至软骨、半月板、韧带和肌腱进行生物化疗,促进伤口愈合,为运动损伤的治疗提供了一种新的途径,这显然是非常令人鼓舞的。

二、膝关节后交叉韧带损伤

膝关节后交叉韧带是膝关节静力稳定中的重要结构。它起于胫骨髁间后窝后部,向内上方走行,止于股骨内髁髁间前内侧部。韧带分为前后两束,前束在外,后束在内。膝关节屈曲时前束紧张,伸直时后束紧张。后交叉韧带比前交叉韧带粗大,力量大约是前交叉韧带的两倍。后交叉韧带的主要功能是防止胫骨后移,限制胫骨过伸,适当体位尚有限制旋转和外展的作用。

后交叉韧带损伤在全部膝关节韧带损伤中占3%~20%,其中单独损伤占30%,伴有其他韧带损伤占70%。

(一)病因与发病机制

1.屈膝位损伤

篮球、足球及跆拳道等运动在训练和比赛时膝关节屈曲位,对方运动员以膝盖、肩部或足部踢压或撞击胫骨近端,使之突然向后移位,造成膝关节后交叉韧带断裂。这种损伤形式较为多见,可合并膝关节内侧或外侧副韧带损伤,也有合并前交叉韧带断裂,造成膝关节脱位(图6-28)。

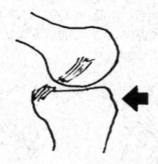

图6-28 膝屈曲位,胫前受到向后打击,后交叉韧带断裂

2.过伸位损伤

膝关节伸直位,突然被人从前方踢向后方,形成后交叉韧带损伤。如暴力强大,可合并前交叉韧带断裂或关节囊和外侧副韧带损伤(图6-29)。

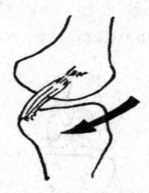

图6-29 膝过伸位,胫前受到向后打击,后交叉韧带断裂

(二)症状及诊断

1.伤史

膝关节屈曲位或过伸位急性损伤史。

2.膝部剧烈疼痛肿胀

受伤当时有突然撕裂样疼痛,如出血较多,关节积血,肿胀明显。

3.伤肢功能受限

不能继续参加训练活动,常保持在屈膝位以减少疼痛,膝关节明显不稳定。

4.后抽屉试验

阳性。

5.重力试验阳性

伤员平卧床上,医师将其双足上抬,使屈髋屈膝均呈 90°,伤侧小腿因重力而下沉,胫骨上端与健侧对比有凹陷,称为重力试验阳性。

6.X 线检查

如膝关节后交叉韧断裂在下止点,常能显示骨折片。应力位 X 线检查即后抽屉试验下拍片,胫骨后移 5 mm 以上有重要意义。为求确诊可行 MRI 或关节镜检查。

(三)治疗

膝关节后交叉韧带新鲜断裂应早期手术缝合为妥。韧带下止点断裂,如骨折块较大可以骨松质螺钉固定骨块于胫骨上。如不能固定,在胫骨前后方向钻出骨孔道,以钢丝或尼龙线 8 字缝合韧带拉至骨孔道口,固定于胫前(图 6-30)。

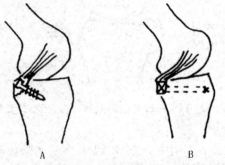

A   B

图 6-30 后交叉韧带胫骨附着区撕脱离断修复法

A.撕脱骨块螺钉固定;B.骨块不能固定,胫骨钻孔,丝线或钢丝固定

后交叉韧带如在上止点离断,须在股骨上钻出两个孔道,缝线 8 字贯穿韧带远断端,拉出骨孔道固定在股骨上(图 6-31)。

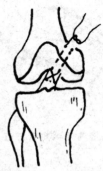

图 6-31 后交叉韧带股骨髁附着区离断股骨钻孔丝线或钢丝固定法

后交叉韧带如在中段断裂,可选择自体材料、同种异体材料或人工韧带等进行重建手术。

膝关节后交叉韧带损伤可在膝关节镜下探查和修复,同时可探查和修复其他韧带及半月板等。

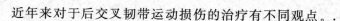

近年来对于后交叉韧带运动损伤的治疗有不同观点。.

后交叉韧带损伤要注意有否合并半月板损伤。据 Boynton 和 Tietjens 报道，225 例后交叉韧带损伤的患者中，有 34 例伴有半月板损伤，外侧半月板纵形裂伤最常见。对于这些合并半月板损伤的病例，有学者主张手术治疗。

后交叉韧带损伤的手术指征，一些学者认为伤后膝关节轻度或中度松弛（向后松弛<10 mm）可采用非手术疗法，同时进行关节的早期功能锻炼活动。后交叉韧带附着点撕脱骨折移位、韧带联合损伤及关节严重松弛（向后松弛>10 mm）的患者是手术的最佳适应者。后交叉韧带慢性松弛导致功能性不稳定，可选择韧带重建术以恢复功能。

后交叉韧带损伤急性修复宜在 2～3 周内进行，移植物以骨-髌腱-骨、股四头肌腱或腘绳肌腱较为适宜。

（张东兵）

第七章　烧伤修复

第一节　烧伤后瘢痕性秃发与颅骨缺损的修复

一、烧伤后瘢痕性秃发的修复

头皮深度烧伤破坏毛囊，创面愈合后就会导致瘢痕形秃发。由于有颅骨支撑，故头皮深度烧伤后，遗留的瘢痕很少发生挛缩，也很少形成增生性瘢痕。电烧伤导致的瘢痕性秃发还应注意是否伴有颅骨缺损等。烧伤后秃发的治疗原则是利用有毛囊的头皮修复秃发区，或将秃发区转移到不明显的部位，重点部位是额部发际和鬓角部，治疗方法主要有切除缝合、局部头皮瓣修复和皮肤扩张器修复法。

（一）切除缝合法

切除缝合法适用于面积较小且呈狭长形的瘢痕性秃发。一次不能完全切除者可分期多次切除。术中注意在切口两侧帽状腱膜下广泛游离头皮，分层缝合帽状腱膜及头皮，帽状腱膜的缝合困难时，可从创面内在帽状腱膜上做几道与切口平行的减张切口，帽状腱膜缝合十分重要；否则，术后瘢痕较宽，影响手术效果。

（二）局部头皮瓣修复法

对于圆形或三角形的秃发，如周围有足够面积的头皮组织，可设计各种局部头皮瓣，以推进、旋转的方式全部或部分覆盖秃发区。手术设计应注意头皮瓣的蒂部因在近心端，可先用血管多普勒测定一下头皮血管的走向，再进行设计，如皮瓣内能包含知名的动、静脉，则皮瓣的长宽比可不受限制。

（三）皮肤扩张器修复法

这是目前认为治疗瘢痕性秃发最为理想的方法。适用于不能直接切除缝合者（图 7-1）。

经过扩张，头皮面积可扩大一倍或数倍，扩张后毛发的密度虽有下降但不易察觉，外观较满意。不足之处是需要两次手术才能完成治疗，住院时间长，费用高。

二、烧伤后颅骨缺损的修复

对烧伤致颅骨缺损常用钛合金予以修复，制作修补材料时，钛合金有两种不同的构型：钛板和钛网。钛板厚度为 0.2～0.5 mm,术中成形时,根据颅骨缺损的大小剪裁后(略超出骨窗缘),用钳子根据所需的弧度塑形,采用覆盖法植入,周围用 5～6 枚配套钛钉固定。使用钛网修补的手术方法与钛板基本相同。钛网较钛板厚,弹性小易塑形,故不会因边缘锐利、上翘切割皮肤引起感染;菱形网眼大而密,便于术后引流积液和肉芽组织贯穿生长,有利于固定补片,也避免上翘与外露等并发症。目前认为,钛网克服了钛板成形不佳的缺点,手术效果比较理想。

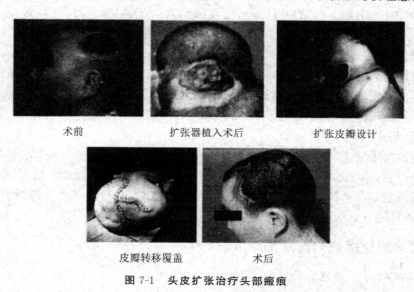

术前　　　　　　　扩张器植入术后　　　　　　　扩张皮瓣设计

皮瓣转移覆盖　　　　　　　术后

图 7-1　头皮扩张治疗头部瘢痕

其他如有机玻璃修复、硅胶片修复等因存在各种缺点,目前在临床并不常用。

(王　成)

第二节　颜面部烧伤瘢痕畸形的修复

一、概述

颜面部为身体的暴露部位,容易被烧伤而导致外观受损与功能障碍。其损伤主要包括以下几个方面:①瘢痕遗留颜面部本身导致的不美观。②瘢痕增生挛缩导致的组织器官移位、变形和表情活动受影响。③眼、耳、口、鼻等组织器官的缺损与功能障碍。在颜面部手术中,应以整复功能障碍与外观畸形为目的,两者不可偏倚。颜面部手术有其特殊性,应注意以下几方面的问题。

(一)手术时机

选择在烧伤创面愈合 6 个月以后,瘢痕稳定,趋于软化时为宜。由于颜面部血液供应丰富,故在瘢痕增生期,充血明显,并且瘢痕与皮下组织分界不清,术中出血多,渗血明显,容易导致术后血肿,影响手术效果。但对严重的睑外翻应早期治疗,以免导致角膜炎或角膜溃疡的发生。在等待手术期间应加强对瘢痕增生、挛缩的预防,如压力面罩、药物、硅凝胶膜的应用等,小口畸形可佩戴矫治器预防及治疗。

(二)手术方案及术前准备

根据病情和患者要求,权衡不同手术方法的利弊,制订手术方案。颜面部畸形整形常常涉及多个部位与器官,需要多次手术才能完成,手术方案应做全盘考虑、细心安排、分步实施。如不同部位手术时间顺序的选择;不同部位组织移植供区的配备;先、后手术部位间的影响等;患者的承受能力与康复时间等。术前准备除一般的常规准备外,应在术前 24 小时进行耳、鼻、口腔的清洁与消毒,术晨再清洁、消毒 1 次,尤其应准备好各种抢救设备,如吸引器、开口器、通气管、气管切开包等。

(三)麻醉方式的选择

颜面部烧伤畸形患者常伴有头后仰受限、张口困难等,导致麻醉插管困难,拔管后出现呼吸道阻塞引起窒息。术前手术者应与麻醉师共同检查患者,制订麻醉方案和应急措施。小范围的瘢痕整形采用神经阻滞麻醉和局部浸润麻醉可获得很好的麻醉效果。

(四)术后处理

患者全身麻醉未完全清醒时,应注意保持呼吸道通畅,除使用抗生素外,尤其应防止鼻腔、口腔的分泌物、食物污染手术区。敷料应包扎确实,尽可能减少面颊部活动。植皮手术拆线后应采用压力套与硅凝胶膜联合应用的方法减少皮片的挛缩。鼻再造后的鼻孔支撑胶管、耳再造后颅耳角、耳颞角的维持支具至少应使用半年以上。

二、颜面部烧伤瘢痕的修复

(一)颜面部的分区与修复

颜面部是人们喜、怒、哀、乐的表情部位,也有许多重要器官。各部分相互联系又各具独立性。颜面部可分为前额区、鼻区、眼周区、上唇区、下唇区、颏区和颧颊区等 7 个区。各区之间有一定的界限,与皮纹或张力线一致。手术时按皮肤皱纹或分区设计切口,则术后缝合线瘢痕不明显,也较自然、美观。

(二)修复方法

根据颜面部烧伤瘢痕病情不同,修复方法也十分灵活。如是多部位畸形,应作全盘统筹考虑。尤其是皮源紧张时尤应精密计划。一般明显的睑外翻、小口畸形、唇外翻等直接影响功能,可优先修复,其他部位可依据病情灵活掌握。颜面部是人体仪表最重要的部分,在修复方法的选择上应在考虑恢复功能的同时,如有条件应尽可能选择美容效果好的方法。

(三)面颊部瘢痕切除全厚皮片移植术

1.适应证

适用于耳前、眼睑、颧弓以下,下颌缘以上、鼻唇沟外侧的瘢痕畸形。可两侧同时实施手术。

2.禁忌证

严重的颈部瘢痕挛缩与面颊瘢痕相连者。

3.手术步骤

(1)手术前再次用温盐水和过氧化氢清洗颜面部。麻醉平稳后常规消毒皮肤和铺消毒单。

(2)沿内眦下方鼻唇沟,经下颌缘、耳前、颞部发际、颧弓、鱼尾区至眶下缘为一侧面颊瘢痕切除区。其中内眦和外眦附近切口向上弯。切口深达瘢痕深面疏松组织。

(3)瘢痕切除从耳前开始,由后向前,自上而下剥离达瘢痕深面、腮腺筋膜浅面,逐步将瘢痕切除。至咬肌前缘与下颌缘交界附近时,注意保护面动脉,至颊部应尽量多保留脂肪。

（4）继则向下睑、唇颊沟、下颌缘和颏部创缘外,进行皮下剥离,使周围组织充分松解和复位。修整创面使之平坦,彻底止血。

（5）按创面印模放大15％切取胸腹全厚皮片,移植于面颊部。打包包扎和绷带加压,外加弹性绷带加压包扎（图7-2）。

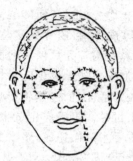

图 7-2 面颊部瘢痕切除皮片移植修复术

4.术中注意要点

（1）沿腮腺筋膜浅面切除瘢痕,可避免损伤面神经。在下颌角后方、前下方剥离达颈阔肌深面时,应防止伤及面神经颈支与下颌缘支。

（2）因面颊部瘢痕牵拉致下睑外翻者,可在瘢痕切除松解植皮术后修复。因眼本身皮肤缺损而睑外翻者,须遵守下睑分区植皮的方法。若下睑面颊为整块皮片,则内眦、外眦处的切口应超过内、外眦水平线。

5.术后处理

（1）卧床休息,头两侧放沙袋固定。给镇静、止痛剂3～4天。鼻管饲食。术后8～10天检查伤口,分次拆线,如有皮片下血肿或皮片坏死,应在10～12天内清创,补充植皮。

（2）术后14天开始,甩弹性面罩压迫颜面部,以促使植皮区和切口瘢痕变松软。

（四）额部瘢痕切除游离皮片移植术

1.适应证

全额部或限于颞额侧面瘢痕,选用厚中厚或全厚皮片移植。

2.术前准备

剃除两耳连线之间的颞、额顶区头发;或在术前3天每天洗头两次,并用1∶5 000苯扎溴铵浸洗头发10分钟,可不再剃发。

3.手术步骤

（1）术前清洗局部,常规消毒铺巾。

（2）沿鼻根"黄金点"做横切口,弯向上缘,斜向颞际前缘,向上至额侧区和前额发际,做整个额部分区切口。一侧额颞部植皮者,由前额发际至眉部做成多个锯齿状切口。

（3）自眉弓、两耳上方至枕部扎以橡皮管止血带。由眉弓向上逐步在瘢痕深面剥离,尽量保留额肌组织。额肌缺失者,沿骨膜浅面疏松组织剥离。剥离时由眶上切迹向上,勿损伤眶上神经和额动脉;眉内侧注意保护滑车上动脉;眉上外侧1.0～1.5 cm处勿过深,避免损伤脂肪层深面的面神经额肌支。瘢痕切除后,创面为整个额部分区或额颞侧面。

（4）用鼓式取皮机在下胸部、腹部或大腿,切取整张厚中厚皮片,创面宽度小于8 cm者,可切取胸、腹侧面全厚皮片移植,打包包扎和绷带加压,外加弹力绷带包扎。

(五)全颜面部整张皮片植皮

用于烧伤瘢痕畸形涉及整个颜面部。手术一次将全面部瘢痕切除,植以整张全厚皮片。手术要求瘢痕切除时剥离面要平整,除保留眉毛和2分钟的睑缘皮肤外,切除颜面部各区的瘢痕和残存的正常皮肤,使颜面部形成一个完整创面。对睑外翻者行上下睑缘粘连术,开大口角,矫治唇外翻,复位鼻孔缘的外方组织,彻底止血。根据颜面部创面印模布片的大小,以周边宽度加大1～2 cm的范围在季肋部或腹部取全厚皮片,将皮片先定位于额、颞和耳前等处,按眼裂、口裂、鼻孔开口处将剪开皮片,分别缝合,在鼻唇沟等处可做一些固定缝合以防止皮片移位,注意用碎纱布填塞颜面部凹陷部位,打包固定,加压包扎。供皮区用其他部位的中厚皮片覆盖。手术应特别注意止血要彻底,皮片缝合的张力松紧适度,如过紧将影响面部表情,过松则易引起皮片下积液或血肿,另外,包扎要压力均匀,确实可靠。术后应用抗生素、止血药和糖皮质激素,鼻饲与静脉营养,术后8～10天拆线。整张植皮手术一次完成,瘢痕少、外观较好,但手术创伤大、出血多,皮片下容易产生积液、血肿影响皮片成活(图7-3)。

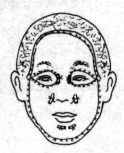

图7-3 全颜面整张皮片移植

(六)面颊部烧伤瘢痕畸形皮瓣修复

1.扩张皮瓣修复法

(1)适应证:适用于占面颊部1/2或2/3以下的瘢痕畸形。可两侧同时实施。

(2)手术步骤(图7-4)。

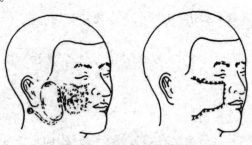

图7-4 面颊部瘢痕扩张皮瓣修复

第1期为埋扩张器:埋植的位置按瘢痕分布在面颊的情况而定。自口角至耳屏做一连线,将面颊区分为上方的颧面部和外下方的下颌部。瘢痕主要在外下方者,扩张器埋于颧面部和颈部耳后部;瘢痕主要分布在内上方者,则扩张器多埋植于面颊外下方,包括下颌部、颈部和耳后下部。方法:在瘢痕外侧0.2 cm正常皮肤或萎缩瘢痕上做切口,深达皮下脂肪,向预定埋囊区剥离。面颊正常皮肤含0.3～0.4 cm厚的皮下脂肪,于其深面进行剥离。颈部和耳后部则在颈阔肌浅面剥离。压迫止血,结扎出血点。把灯光照射在剥离区皮肤上,术者在剥离囊区操作时,可见皮肤皮下脂肪透光,呈黄白色,与暗色的瘢痕剥离平面比较,清晰可辨;还可由黄白色的亮度与均匀度,判明剥离平面是否偏深偏浅。按解剖层次剥离,操作易、出血少。在颧面或下部埋植140 mL的扩张囊,颈部选用240~300 mL的扩张囊为好。在剥离区稍大的皮下放置扩张囊,将其舒平并埋植注射阀门,放负压引流管。分层缝合切口,加压包扎。术后2~4天拔引流管,检查手术区有无血肿;8~10天分次拆线;10~12天开始,每5~7天向扩张囊内注射灭菌生理盐水20~30 mL,8~10周内使囊充盈,达到预定容量。使扩张的皮肤面积达到瘢痕切除松解后缺损创面的2.5~3.0倍。

第2期为扩张后皮瓣转位修复术:从原切口进入,取出扩张囊。切除囊四周的瘢痕组织,使囊区皮肤充分松动,囊壁厚而影响皮瓣伸展者,应剥离纤维囊壁;囊壁薄者,可考虑部分保留。舒平扩张囊区皮肤。按皮瓣推进、旋转、转位的原理,设计皮瓣。试样后,确定面颊瘢痕切除范围。如果由于面颊瘢痕牵拉,致下眼睑轻度外翻,应尽量松解或切除瘢痕组织,消除睑外翻。然后将皮瓣旋转推进至颞部鱼尾纹、下睑区、内眦下方、鼻外侧与鼻颊沟。皮瓣深面应与眶下缘深部组织做横行固定缝合,加强皮瓣向上提拉力量,且使皮瓣有一定的松弛度,预防创面愈合后皮瓣的回缩与重力,造成轻微睑外翻。如系双侧面颊部烧伤瘢痕,可同时在两侧埋藏扩张囊进行修复。瘢痕主要位于下颌区者,则取出颧颊部和颈-耳下部扩张囊后,舒平皮瓣,对向推进、旋转至下颌颊部缝合。不顺皮纹的缝合口,酌情加Z成形术,改成顺皮纹。创区负压引流,加压包扎。8~10天分次拆线。其余术后处理同一般颜面部整形手术。

(3)主要并发症:血肿、皮瓣远端血液循环障碍。轻度下睑外翻,由皮瓣重力作用或皮瓣不够松弛所致。

2.胸三角皮瓣转位修复术

(1)适应证:①面颊部广泛瘢痕,颈-耳后部缺乏正常组织可利用者。②年幼儿童烧伤,瘢痕绷紧面颊伴面骨发育不良者,通常选用同侧的胸三角皮瓣,必要时采用对侧。

(2)手术步骤:常规清洁口、鼻腔,消毒皮肤,铺消毒巾。皮瓣设计在第2、第3肋间胸骨旁1.0~3.0 cm的胸廓内动脉肋间穿支处,宽6.0~7.0 cm,皮瓣沿锁骨下缘斜向上外,长度可达22 cm,远端可位于三角肌中线后方1.0 cm皮瓣远端可较宽,由肩峰至腋前壁1~12 cm,可用以修复同侧全面颊区。按皮瓣设计常规,先画出面颊瘢痕切除范围,然后进行逆行设计,剪裁试样。最后画出切口设计线。依设计线切开皮肤、皮下组织,自肌膜表面锐性剥离,形成筋膜皮瓣。在锁骨下外侧胸肩交界的三角区,结扎胸肩峰动脉的皮穿支起始处。锐性剥离皮瓣止于胸骨旁3.5 cm处,改为钝性解剖,延长皮瓣上缘切口1.0~2.0 cm,下缘做角状切口,形成小三角皮瓣,宽1.0 cm,长2.0~2.5 cm,这两处切口,仅切开真皮,然后进一步钝性剥离。在较消瘦的患者或儿童患者,胸廓内动脉肋间穿支的上下交通支,即位于真皮深面脂肪浅层,应避免损伤。钝性分离止于胸骨旁1.0~1.5 cm处,有2.0 cm,下缘做角状切口,形成小三角皮瓣,宽1.0 cm,长2.0~2.5 cm,这两处切口,仅切开真皮,然后进一步钝性剥离。在较消瘦的患者或儿童患者,胸廓内动脉肋间穿支的上下交通支,即位于真皮深面脂肪浅层,应避免损伤。钝性分离止于胸骨旁1.0~1.5 cm处,有时也可看到动脉穿支,若未见到也不必做多剥离。皮瓣游离后,继续将供皮瓣区胸、腋部创缘进行皮下游离,将创缘适当拉拢固定缝合,以缩小创面。所遗创面,另取中厚皮片覆盖。供皮瓣区近段宽度小于6 cm者,剥离创缘后可直接拉拢缝合。皮瓣近端则缝成单蒂皮管,长5~6 cm。蒂下缘的小三角瓣,可用以封闭皮管蒂部,并减轻胸壁供区拉拢缝合时张力,必要时,加辅助切口缝成"Z"形。小三角瓣插入皮管蒂时,皮管上的小切口只要切开真皮。这样

2～3 个小皮瓣的交错缝合,使皮管变松弛,延长了皮管,并把蒂上移 1.0～1.5 cm。皮瓣转位至面颊部后,有利于减轻蒂部的张力,此时整个胸三角皮瓣即成为大型的单蒂皮管型皮瓣。垫起患者枕部,使头部呈俯视位,牵拉皮瓣至面颊部试样,画出瘢痕切除范围。在口角下方与咬肌前缘之间,斜向下设计一个三角形瘢痕瓣,以便与皮管型三角皮瓣缝结时形成铰链。按设计切除面颊瘢痕。将皮瓣转位至面颊部,皮瓣肉面与眼眶下缘做减张悬吊,定位缝合,再缝合创缘皮下组织与皮肤,最后缝合缝接处。放置负压引流管。

(王　成)

第三节　眼、眉部烧伤瘢痕畸形的修复

　　眼部皮肤是全身最薄的,烧伤后易产生瘢痕,发生挛缩。眼睛是人体最重要的感觉器官之一,对眼部烧伤瘢痕的治疗应积极而慎重。

一、眼部烧伤后畸形的修复

　　包括眼眦瘢痕畸形和眼睑畸形,眼睑畸形又包括眼睑外翻、眼睑内翻、眼睑缺损、球睑瘢痕粘连等。

(一)眼眦瘢痕畸形

　　主要为内、外眦蹼状瘢痕。若瘢痕在内眦平面以下,牵拉内眦角向下移位,可采用单个或连续 Z 成形术矫正;若是跨越上下睑的蹼状瘢痕,遮盖内眦角,可采用墨氏手术、五瓣成形术进行矫治。

(二)眼睑外翻

　　颜面部烧伤后易发生眼睑外翻,表现为睑缘和睑结膜向外翻转,易引起炎症、溢泪、干燥、溃疡等,严重睑外翻导致眼睑闭合不全时,角膜失去滋润和保护,有可能发生溃疡和溃疡穿孔而导致失明。睑外翻的治疗主要有皮片移植和局部皮瓣转移修复法。

1.皮片移植修复法

　　皮片移植修复法适用于瘢痕松解切除后出现皮肤缺损,而睑板等支持组织仍结构完好者。切口距睑缘2 mm 左右,切口两端一定要超过内外眦,松解要彻底,使泪小点与眼球相贴,忌剥离过深,以免形成凹陷。植皮时将切口两侧创缘向上下拉开,植入大小合适皮片。眼睑皮肤张力小,皮片移植后收缩率可达 30%～50%,皮片移植面积足够大,松解彻底是预防术后复发的关键。皮片选择中厚或全厚皮片,如全厚皮片最好选用耳后皮片或于臂内侧皮片(图 7-5)。

2.局部皮瓣转移修复法

　　对直线瘢痕引起的轻度睑外翻可采用 V-Y 和 Z 成形术矫治;对伴有皮下组织和睑板缺损的睑外翻,可采用从额颞部、颧部易位皮瓣与前额颞浅动脉岛状皮瓣进行修复。在修复眼睑组织全层缺损时,内层衬里的解决是关键。如下眼睑缺损面积不大,可于距上缘 2 mm 左右处由内眦到外眦做一平行切口,将皮肤、眼轮匝肌自睑板浅层剥离,下睑者在结膜与瘢痕的分界处切开,剥离残留的睑板结膜,用 3-0 丝线将下睑残留的结膜与上睑结膜边缘缝合,在上下睑之间形成一创面,在创面上植皮或覆盖皮瓣,10 天拆线,术后 2～3 个月,自上睑缘缝合处剪开皮肤和结膜组织,将睑缘的结合膜与皮肤缝合。另外,也可采用皮瓣预制眼睑组织的方法进行修复。先将额颞部或颧部易位皮瓣游离、掀起,然后取口腔下唇黏膜组织移植于皮瓣内层,将黏膜与皮肤缝合,制成内衬黏膜的复合皮瓣,将皮瓣在原位延迟 3 周后,再行睑外翻松解,易位修复创面,将黏膜与缺损区睑结膜缝合,然后分层缝合皮下、皮肤(图 7-6)。

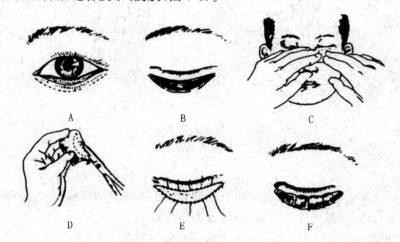

图 7-5 睑外翻全厚皮片移植修复
A.切口设计;B.切开;C.设计皮片印模;D.修剪皮片;E.皮片移植;F.打包加压包扎固定

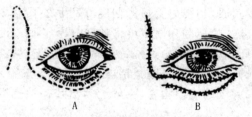

图 7-6 睑外翻局部皮瓣移植修复
A.皮瓣切口设计;B.皮瓣转移缝合

(三)眼睑内翻

瘢痕性睑内翻的病理基础是睑板瘢痕收缩变形,手术治疗也围绕睑板进行,临床表现为倒睫,倒睫刺激摩擦角膜,可引起疼痛及角膜损伤。

1.Z 成形术

在睑缘下方设计两条约 3 mm 宽的狭长皮瓣,其中一条皮瓣包含倒翻的睫毛及其毛囊在内,将两条皮瓣分离后按 Z 成形术原则互换位置,完成睑缘 Z 成形术,使内翻的睫毛离开眼球,矫正睑内翻倒睫。

2.霍茨手术

霍茨手术适用于上睑内翻。手术切口设计于重睑线上,楔形切除睑板和部分眼轮匝肌,对皮肤松弛者需要切除部分皮肤,缝针由皮肤切口下唇进针,穿经睑板切口下唇前面,再向上经睑板上缘,从皮肤切口上唇出针,缝合后即可见睑内翻得到矫正,同时完成重睑术(图 7-7)。

3.潘作新手术

此手术属睑板切断术,适合于睑内翻较重的患者。手术时翻转眼睑,沿睑板沟切断睑板,褥式缝合时穿过切口上唇之结膜、睑板,于睫毛前 1～2 mm 处穿出皮肤进行结扎,如此缝合 3 针。

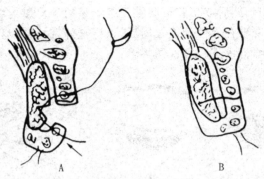

图 7-7　睑内翻霍茨法修复
A.术中；B.术后

4.睑板切除术

睑板切除术适合睑板有增生性瘢痕明显变形者。手术时翻转眼睑，在睑结膜面距睑缘2 mm处做平行于睑缘的切口，游离并切除睑板，缝合结膜切口。

（四）睑球粘连

睑球粘连是指睑结膜与球结膜以致角膜间发生的粘连。多由化学烧伤引起，热烧伤、眼裂伤、结膜疾病等引起者，亦偶尔见到。睑球粘连临床表现为眼球活动受限，严重者因眼球活动不能同步出现复视，若粘连累及角膜，则视力受损。粘连可发生在下睑，亦可上下睑同时发生，常见为下睑不完全性粘连。根据粘连的范围和部位可将粘连分为 3 种：①睑球前粘连，粘连发生于睑缘附近的睑结膜与球结膜之间，穹隆部结构正常。②睑球后粘连，粘连发生于穹隆部，睑缘部结构是正常的。③睑球全粘连，睑结膜与球结膜全粘连，严重时，上下睑缘也粘连，患者穹隆部结膜囊完全消失。轻微睑球粘连，并无功能损害者，一般无须治疗。粘连限制眼球活动，影响视力者均需要手术治疗。

1.睑球粘连瘢痕为索状者

切开瘢痕，解除粘连后，行 Z 成形术缝合修复。

2.小片状粘连

在球结膜粘连部边缘做切口，沿眼球向穹隆部剥离粘连，形成瘢痕结膜瓣，用此组织瓣修复睑结膜创面，球结膜创面采用结膜下分离，结膜瓣推进，拉拢缝合。

3.黏膜移植术

黏膜移植术适合较大面积的粘连手术时分开粘连，直达穹隆底部并看眼球活动是否恢复正常，然后在眼穹隆部、下唇或口颊部切取黏膜一片，覆盖并间断缝合在眼球与睑板的创面上，下穹隆底部应用褥式缝合 3 针在下睑皮肤上穿出固定，结膜囊内置入事先制备好的丙烯酸酯薄壳状弧形模型，以保持上下穹隆的深度，术毕加压包扎，术后 4 天隔天清拭分泌物，更换干净敷料，至术后 10 天拆除缝线，取出模型，清洗后继续戴用此壳状模型 3～6 个月，以防止黏膜后期收缩。

4.结膜桥形瓣术

对粘连分离后角膜下方的球结膜缺损创面，可于角膜上方做双蒂结膜瓣即桥形结膜瓣移植修复球结膜缺损区。具体操作是于角膜缘上 1～2 mm 做弧形切口，切口两侧与角膜下方的缺损相连接，再根据球结膜缺损创面的宽度做双蒂结膜瓣的另一切口，游离后越过角膜，移植到下部的球结膜缺损区。在其上部供区广泛结膜下游离后，缝合切口。

(五)睑缺损

睑缺损即眼睑的全层缺失。眼睑是眼球特别是角膜的保护屏障,一旦发生缺损,需要及时进行手术修复。眼睑全层缺损小可如切迹状,大则包括全部眼睑。严重烧伤时,眼睑的全层缺损常限于睑缘部分。全眼睑缺损者极为少见。眼睑缘损伤常合并睫毛缺损。

1.直接缝合

直接缝合适用于下眼睑缺损不超过全睑长 1/4,老年人不超过 1/3 者。沿灰线将缺损两侧眼睑劈开为前后两片,分层拉拢缝合,应避免两片的缝线在同一平面上。

2.推进式睑板结膜瓣加皮瓣修复术

推进式睑板结膜瓣加皮瓣修复术适用于睑缺损超过全睑长度的 1/4 者。于缺损处沿肌层与睑板间分离至穹隆部,形成睑板结膜瓣,向缺损部推进修复睑板结膜。皮肤侧用推进皮瓣修复。

3.外眦及韧带切开松解缝合术

外眦及韧带切开松解缝合术适用于睑缺损水平宽度小于 1 cm 者。在距外眦角 0.5 cm 的灰线处做与灰线垂直的 1 cm 长切口,分离结膜与皮肤、肌肉,切断外眦韧带上脚或下脚,将外眦角部的垂直切口横行缝合。

4.旋转皮瓣法

旋转皮瓣法适用于睑缺损达睑长 40% 者。在外眦角处形成直径约 2.0 cm 的半圆形皮瓣,其方向是背向缺损侧,内侧与外眦相接,切断睑缺损侧的外眦韧带脚和睑结膜,将皮瓣旋转,修复缺损,分层缝合。

5.颞部推进皮瓣

颞部推进皮瓣适用于下睑缺损小于全睑长度 1/2 者。自外眦角向颞部发际方向做切口,外端附加 Z 形切口,切断外眦韧带下脚,睑外侧组织向鼻侧推移,修复缺损,分层缝合。将颞部皮瓣推进修复继发缺损,穹隆部结膜分离后移作皮瓣衬里,Z 形皮瓣交错缝合。

6.睑板结膜或眼睑全层复合游离片移植

前者适用于修复上、下睑板部分缺损或上睑板或下睑板全缺损,方法为在同侧或对侧上睑板上缘切取一块与缺损同大的睑板结膜复合游离移植片缝于缺损部位,供区行直接拉拢缝合。

(六)眼窝缩窄

化学性烧伤或烧伤合并爆炸伤,以及眼部高温物直接接触烧伤均可引起眼球毁损,眼内感染、结膜缺损,眶内瘢痕性愈合,以致结膜囊缩窄,甚至闭锁。有时可伴有上、下眼睑缺如。

1.扩张法

扩张法适用于眼窝轻度狭窄,结膜正常者。利用正常结膜和皮肤的弹性与伸展性,先后置入由小到大的眼模,加压包扎,逐渐扩张成能容纳正常大小和形状的义眼球的结膜囊。

2.眶内瘢痕切除矫正术

眶内瘢痕切除矫正术适用于眶内瘢痕与结膜相粘连的轻度结膜囊狭窄。自眶上缘外侧做 3 cm 长的弧形切口,分离眼轮匝肌,暴露眶上外缘骨膜,在距眶缘 3~4 mm 的骨膜上做一与眶缘平行的切口,用骨膜剥离子将眶骨膜向眶内剥离,在已剥离的骨膜上做一长约 2.5 cm 纵形切口。使上睑提肌位于切口的鼻侧,用眼科弯剪以锐钝性分离相结合的方式或用手指导引剪刀方法,进入眶内分离粘连的结膜并彻底切除结膜下瘢痕组织,使眶内组织变平、结膜复位。注意勿损伤上睑提肌。纱布填塞结膜囊止血,用 5-0 丝线分层缝合骨膜、眼轮匝肌及皮肤切口。术后结膜囊用凡士林纱布填塞或放置眼模。术后 7 天拆线,佩戴合适的义眼。

3.全结膜囊成形术

全结膜囊成形术适用于全部或绝大部分结膜为瘢痕所替代的患者。全结膜囊成形术可采用中厚皮片游离移植法、双旋转皮瓣法或口腔黏膜移植法。

(七)泪点外翻

瘢痕涉及内眦部位时,常导致下泪点外翻,内眦角裂开变钝,可出现溢泪,周围皮肤可发生湿疹样改变。轻度泪点外翻可采用布拉斯考威克斯和克雷克法矫正,也可采用电烙法修复。重度泪点外翻常采用双 V 形切开缝合法治疗。

(八)睫毛缺失

睫毛可遮挡阳光直射,并因其灵敏的反射功能,有助于防止灰尘和飞虫落入眼内,故睫毛缺失,既影响外观,也有功能障碍。睫毛缺失最简易的修复方法为黏着人造睫毛,但烦琐不便,多数患者愿采用手术方法修复。以上睑睫毛为例。先在同侧眉偏内侧端的中央区、毛发方向指向外下方的部位,根据所需要修复的长度,切取包含 2～3 排毛发的移植片一条。于相当上睑游离缘外上方 2～3 mm 部位,做与睑缘平行、深及睑板的切口,稍将切口创缘两侧游离,将移植片嵌植其中,用细丝线缝合固定,最后包扎。10～12 天后拆线,正常眼球角膜的存在,有助于使移植的睫毛从睑缘向外前方的方向生长。如发现睫毛方向不符合要求时,可及早在一定时间内用火棉胶黏着以引导生长方向,有可能使其按所要求的方向转变。

二、眉烧伤后畸形的修复

眉毛参与构成人的容貌特征,在面部表情起着重要作用,还可阻挡汗水直接流入眼内。烧伤后眉畸形主要包括眉缺损和眉移位。

(一)眉缺损

烧伤后眉缺损常与上睑烧伤同时发生,对于缺损眉毛可采用画眉、文眉或者手术再造。手术包括毛囊移植,复合头皮片游离移植,头皮带蒂或岛状皮瓣移植,根据缺损情况和性别加以选择。

1.毛囊移植法

毛囊移植法适用于眉部分缺损的患者。耳后发际内切取全层头皮一块,顺毛发方向切取有毛囊的头发,用特制的注射推进器穿刺眉再造部位,将毛囊逐一移植到皮下组织内,针刺时与皮面呈 45°角,使植入的毛囊与正常眉毛方向一致。此法效果较好,但手术时间长。

2.复合头皮片游离移植法

复合头皮片游离移植法适用于一侧或者双侧眉毛缺损的患者(图 7-8)。先在眉部受区切开眼轮匝肌或额肌、帽状腱膜层,形成良好的血液供应创面基底。在同侧耳后发际按再造眉的形状,顺毛发方向切取带脂肪层的全层头皮片,宽度以 0.5～0.8 cm 为宜。剃除毛囊间的脂肪颗粒,将皮片移植于眉部创面间断缝合创缘,敷料加压包扎。术后 10～12 天拆线,该法更适合于女性的眉再造。

3.头皮动脉岛状瓣修复法

一般采用颞浅动脉顶支作为眉再造的血管。术前眉形设计、定位同头皮移植法。剃头后,用超声血管探测仪标出颞浅动脉及其分支:顶支、额支的行走方向,在顶支的末端画出眉形,使动脉的走向包括在眉形的中央。手术根据动脉走向做一切口,将头皮瓣于帽状腱膜深层掀起后,由皮瓣向血管蒂根部游离,在帽状腱膜浅层,分离头皮,找出动脉,在动脉旁开 0.5～1.0 cm 的距离结扎动脉分支,于帽状腱膜深层将动脉蒂游离出来,观察血液循环良好后,做眉部切口,在颞部打一皮下隧道至颞浅动脉根部,将皮瓣牵引至眉区创面。将头皮、皮瓣缝合,颞部置一橡皮引流片,适当加压包扎,在眉头留一小洞观察皮瓣血液循环。术后9～10天拆线。

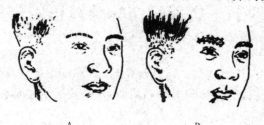

图 7-8　全厚头皮片游离移植再造眉
A.术前切口设计;B.全厚头皮片游离移植

(二)眉移位

眉移位表现为眉倾斜、眉过高或过低、眉向心性或离心性移位。有时几种畸形可同时存在。

1.眉倾斜

周围瘢痕牵拉造成,多使用 Z 成形术(图 7-9)。

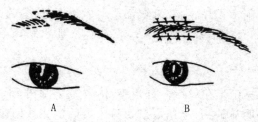

图 7-9　Z 成形术治疗眉移位
A.切口设计;B.Z 成形修复

2.眉过高或过低

眉过高或过低由额部或睑部瘢痕牵拉造成,可采用切除瘢痕,松解植皮术。

3.眉向心性或离心性移位

这是指眉头向内侧移位,或眉尾向外侧移位,由局部瘢痕牵拉。采用:①V-Y 或 Y-V 切开缝合术,适合于轻度移位者(图 7-10);②松解移位,游离植皮术。

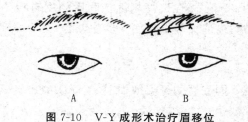

图 7-10　V-Y 成形术治疗眉移位
A.切口设计;B.V-Y 成形修复

（王　成）

第四节 鼻部烧伤瘢痕畸形的修复

鼻部位于颜面部中央,容易被烧伤。深度烧伤后,鼻部可出现瘢痕增生、挛缩,也可导致鼻孔缩窄、鼻翼缺损或鼻大部缺损,严重影响美观和功能,均需要后期整形修复,其手术时机一般等瘢痕成熟、软化后,以确保手术效果。

一、鼻部表浅瘢痕的修复

对仅有色素沉着和表面凹凸不平的表浅瘢痕以磨削为主,辅以其他治疗。磨削术理论上为磨除皮肤的表皮层或包括一部分表浅真皮层,达到消除凸或凹的瘢痕,使皮肤表面平滑的目的。磨除的厚薄或多少依皮肤的厚薄而定,磨除最深处犹如中厚植皮取皮的厚度,但通常情况下不宜太深,宁可多做几次,也不要一次磨得过深,以免造成新的瘢痕或色素沉着。瘢痕凸出或凹陷过重的部位,磨削的效果差,可在周围已经磨平后再沿皮肤皱纹线切除较大瘢痕,缝合,术后几乎无痕迹。其较浅的部分用磨削术去除,则效果较好。一般情况下,磨削一次后待 2~3 个月,皮肤完全恢复后再行第二次磨削,有的患者需要磨削 3~4 次,才能收到较好效果。

二、鼻背部瘢痕的修复

深度烧伤后鼻部出现瘢痕增生、挛缩,外形破坏,鼻翼内缘外翻,鼻孔朝天,严重者出现鼻前庭黏膜外露。如没有组织明显缺损,采用瘢痕切除松解后皮片移植修复,效果确实可靠。皮片采用全厚皮或厚中厚皮片,手术切除瘢痕时,须包括鼻根部、鼻翼部与鼻尖部连同部分正常皮肤一并切去,形成一个比较规整、左右对称的创面,在松解瘢痕时应充分纠正鼻翼内缘外翻,鼻尖部应切至鼻小柱部分成为 V 形,鼻两侧鼻颊沟、鼻根部横切口,如内眦或其他部位有挛缩时应充分松解且不应使切口线弯曲。瘢痕组织切除时,须仔细顺皮下组织层剥离,注意防止洞穿黏膜到鼻腔内,亦不得伤及鼻软骨。缝合时,先固定鼻根、鼻尖与鼻侧翼,使皮片能均匀对称,然后再继续细致地将皮片缝合固定于创缘,创缘留长线备打包包扎用。创面覆盖一层凡士林纱布,再用5~6 层纱布打包包扎。两鼻孔内用橡皮指套填塞后,再用牙印模或金属夹板固定之。利用皮瓣、皮管修复广泛鼻部瘢痕时,目前主张.选择额部扩张后的皮瓣转移修复、皮片打包包扎,绷带固定。鼻孔前庭用油纱布填塞,以确保鼻翼创面与皮片贴合,至少填塞 5 天后才能取出。

三、鼻翼缺损的修复

鼻部深度烧伤后,常出现不同程度的鼻翼缺损,轻者鼻翼缩小,失去圆润外形并伴有鼻黏膜轻度外翻;中度者鼻翼游离缘缺损达 1/2,黏膜外翻,鼻孔朝向前方;严重者鼻下端大部缺失,包括鼻尖、鼻翼与鼻小柱的缺失。轻、中度的鼻翼缺损可采用全厚皮片移植、鼻唇沟皮瓣或游离耳郭复合组织移植修复。在残留的鼻翼瘢痕上距鼻翼缘瘢痕与黏膜交界 0.3~0.5 cm 处做一弧形切口,切开瘢痕,在皮下层将切口下缘的瘢痕向下分离方向鼻孔成为鼻前庭衬里和鼻孔缘,分离时必须掌握好层次,过深或太浅均可造成向下、向内翻的瘢痕血液循环不良。形成的创面根据血液循环状况的好坏和面积的大小,可采用全厚皮片、鼻唇沟皮瓣及耳郭复合组织移植。若创面积小,血液供应又好可采用耳郭复合组织移植;若血液供应较差,皮片移植难以成活应考虑采用鼻唇沟皮瓣修复。如创面面积较大,血液供应较好,可采用全厚皮片移植修复。

(一)鼻翼缺损的复合组织移植

鼻翼全层缺损,原则上要求修复衬里、软骨支架和被覆组织3层结构。耳郭也是3层结构,其与鼻翼的组织结构相似,成活后,在颜色、质地、厚度及外形等方面均与鼻翼相匹配。手术能一期完成,治疗时间短,患者痛苦小。因此,游离耳郭复合组织移植是临床上修复鼻翼全层缺损的最佳手术方法。但受组织移植块成活的限制,复合组织块移植宽度不得超过1 cm,否则,难以成活,影响手术效果。因此,游离耳复合组织移植只适用于轻、中度鼻翼缺损的治疗。耳轮和耳轮脚的厚度及弯曲度与鼻翼相似,适用于鼻翼缺损的修复。鼻翼外下方的缺损,以从对侧耳郭后上缘切取为宜;鼻翼前方缺损,从同侧耳郭后上缘切取为好;耳轮尾部较宽厚,软骨有一定硬度和韧性,皮肤颜色、组织厚度接近鼻小柱,适用于鼻翼鼻小柱缺损修复。瘢痕较少的鼻翼缺损,采用单纯耳郭复合组织块移植,而瘢痕较多的鼻翼缺损,采用带有真皮下血管网的耳复合组织块在修复鼻翼缺损的同时,也修复鼻翼的瘢痕,可取得更佳的效果(图7-11)。

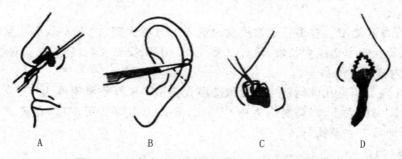

图 7-11　耳郭复合组织瓣游离移植整复鼻翼缺损
A.修剪鼻翼缺损;B.切取耳郭复合组织;C.移植修复鼻翼缺损;D.修复后

(二)手术方法和注意事项

局部麻醉成功后,完全切除鼻翼缺损边缘的瘢痕组织,露出健康的组织及软骨。根据鼻翼缺损的大小,用纱布或X线片取模确定耳郭复合组织的大小。如果患者鼻翼表面有较多的瘢痕组织,可将其一并切除,所取的模型应包括真皮下血管网皮片的大小。根据模型,用亚甲蓝在耳郭上标记后切取组织块:将切取的组织块放置在鼻翼缺损区,先缝合鼻翼衬里层,再缝合鼻翼外侧皮肤,软骨不需要缝合。手术后,向鼻腔内填塞碘仿纱条要适度,以对鼻翼形成支撑为宜,不要填塞过紧;否则,会影响鼻翼血液供应,也可能造成切口裂开。注意观察耳郭组织块的血液供应。一般手术后,耳郭组织块先水肿变紫,然后变红,逐渐过渡到正常颜色。

四、鼻尖、鼻下端缺损畸形的修复

鼻下端为鼻部形态的特征,包括鼻翼、鼻小柱和鼻尖。鼻下端缺损为严重的颜面部烧伤畸形,需要采用全鼻再造手术进行修复,常用的方法有前额皮瓣、上臂内侧皮管修复法。

目前,多采用扩张器前额皮瓣法。除正常皮肤外,额部Ⅱ度烧伤愈合的成熟瘢痕也可采用此方法进行鼻再造。手术应注意以下几个方面:①植入的扩张器要够大(200 mL),扩张的时间要够长(2个月以上)。②扩张器植入的层次应在额肌以下,使皮瓣内包含有眶上动脉或滑车上动脉,以保证皮瓣的血液供应。③皮瓣的设计有多种形式,应根据患者鼻部的瘢痕和周围情况灵活选择。额侧皮瓣，靠一侧滑车上动脉和鼻背动脉供血，皮瓣旋转达180°，蒂部扭转较大；额侧皮瓣，以一侧滑车上动脉为蒂，适合于发际较低者。术前应用血管多普勒探查血管血流情况及走向，确定皮瓣蒂的位置。④皮瓣外形设计，远端为三叶状，中叶宽2 cm，用于鼻小柱及鼻尖塑形，两侧叶相距6.0～7.5 cm，用于两侧鼻翼的塑形。近端形态、宽窄根据术中鼻根部创面大小决定。采用扩张器皮瓣在术后皮瓣有20%～40%的缩小，因此，应考虑到鼻部今后的缩小量。⑤鼻衬里，可利用外翻的黏膜复位，将鼻根部的瘢痕性皮肤向下翻转与鼻再造皮瓣内翻作为衬里。⑥术后放置负压引流，引流管由额部达鼻背，鼻背覆盖塑形纱布，适当加压包扎，鼻孔放置支撑通气橡皮管，注意观察皮瓣血液循环情况。⑦鼻孔支撑管应放置6个月以上，防止鼻孔挛缩，术后1年半到2年，鼻部外形才基本稳定，如外形有不满意的部位叫进行修整。

五、鼻孔缩窄的整复

轻度狭窄表现为鼻孔缘瘢痕蹼遮住部分鼻孔，重度可出现鼻孔环状挛缩，仅存留一小气孔，严重影响呼吸。根据不同临床表现采用不同的修复方法。

(一)Z成形术

适用于轻度鼻孔缩窄。在鼻孔边缘蹼状瘢痕内上方鼻尖部、内下方鼻小柱基部内侧和外下方鼻翼外脚，以蹼状瘢痕边缘为长轴，设计Z形皮瓣，切开、交错、缝合即可扩大鼻孔。

(二)鼻唇沟皮瓣

适用于鼻孔底部与鼻孔外侧壁瘢痕导致的鼻孔狭窄。根据狭窄侧鼻孔与正常鼻孔大小的差距，确定鼻唇沟皮瓣的大小，以鼻翼沟为中心轴线，设计一不等Z形皮瓣，将鼻翼外脚三角瓣与鼻唇沟瓣交错，即可扩大鼻孔。

(三)皮片移植法

适用于鼻孔严重狭窄，鼻前庭有广泛瘢痕者。手术先松解、切除鼻孔内及周围的瘢痕直达梨状窝，达到呼吸通畅。取薄中厚皮片，将皮片与鼻孔外创缘缝合，后将皮片塞于鼻腔内，覆盖鼻浅创面，用油纱布将鼻腔填满，使皮片与创面紧贴，术后6天，用外裹油纱布的通气橡胶管替换填塞的油纱布，术后9天拆线。放置鼻孔扩张橡胶管半年以上，可预防鼻孔再次挛缩。

六、全鼻缺损再造

鼻位于颜面部中央的突出部位，其下端的鼻尖和鼻翼易遭受创伤或烧伤，造成鼻部分缺损或鼻部瘢痕挛缩畸形。鼻下端较大缺损或全鼻缺损严重影响美观，需要通过全鼻再造来修复。

(一)鼻部缺损的分类

1.轻度鼻缺损畸形

常见于以下几种情况：鼻部深Ⅱ度烧伤、创面愈合后，鼻翼和鼻尖部挛缩变形，鼻下端缺损小于0.5 cm，鼻翼软骨边缘仅少许缺损；外伤引起的鼻下端缺失，如鼻尖与鼻小柱大部分缺损或鼻翼缺失。

2.中度鼻缺损畸形

常见于鼻下部分分外伤或感染造成的鼻尖和鼻翼缺失。其特点是鼻的梨状孔上缘基本正常、鼻中隔外露。鼻翼一侧或两侧缺失，残留的鼻翼与鼻小柱因瘢痕挛缩明显上提。该类鼻缺损临床最常见，除需要再造鼻衬里外，还需要做鼻延长。

3.严重鼻缺损畸形

严重鼻缺损畸形是指鼻部毁损性损伤,如鼻部Ⅲ度烧伤,创面愈合后严重畸形。

(二)常用的修复方法

鼻部结构包括皮肤软组织覆盖、软骨和鼻骨支架与黏膜衬里3个部分。因此,全鼻再造就是重建上述3种结构,完整的全鼻再造可分解为衬里再造、鼻支架再造和外覆盖再造。根据外覆盖的制作方法不同,将全鼻再造分为不同方法。根据鼻外覆盖的形成部位不同,分为额部皮瓣法、前臂皮瓣法和皮管法。其中额部皮瓣在皮肤的色泽、质地、血液供应,以及外形方面较其他皮瓣有明显优势,为首选。

额部皮瓣是所有前额皮瓣的总称,根据皮瓣轴型血管的不同,分为以滑车动脉为主的前额正中皮瓣、以眶上动脉为主的额部皮瓣和以颞浅动脉为主的额斜皮瓣。其中以滑车动脉为主的前额正中皮瓣,因血液供应可靠、容易旋转,只需要一次手术就可以完成鼻外覆盖的修复,是额部皮瓣全鼻再造的首选。其他皮瓣主要用于前额正中有瘢痕的患者,由于鼻再造时皮瓣的旋转幅度大,为保证手术成功,往往需要先行皮瓣延迟手术。根据鼻外覆盖的制作不同,额瓣法全鼻再造术分为额部正中皮瓣全鼻再造术和额部扩张皮瓣全鼻再造术。额部正中皮瓣全鼻再造术是将额部正中皮瓣易位反转,形成鼻外覆盖,皮瓣供区通过皮片移植来修复,优点是治疗时间短,再造鼻不回缩;缺点是额部供区不美观。额部扩张皮瓣全鼻再造术是通过埋置扩张器,待额部获得足够多余组织后,再形成鼻外覆盖。皮瓣供区直接拉拢缝合。该法除了具有传统额部皮瓣的优点外,额部供区可以直接缝合而不需要植皮,对额部外观影响不大。另外,额部皮瓣经过扩张,组织结构明显变薄,有利于鼻下端(鼻尖、鼻翼、鼻小柱)的塑形。但该法要求有良好的组织支撑,否则皮瓣易收缩,引起再造鼻的变形。

1.额部正中皮瓣全鼻再造术

额部正中皮瓣全鼻再造术主要适用于额部发际较高的患者。

(1)手术前设计。

轻度鼻缺损的衬里设计:由于鼻翼外侧脚和鼻小柱残基仍存在,鼻长度在正常范围内,故设计时,不需要考虑鼻定位和鼻延长问题,可根据鼻尖与鼻翼缺损的大小,以鼻残端部为蒂设计局部皮瓣,将皮瓣翻转,形成鼻衬里。

中度鼻缺损的衬里设计:①单侧鼻翼缺失,根据健侧确定鼻翼外侧角,使两边对称。②双侧鼻翼均缺失,自鼻中崤向两侧做一水平线,自双眼内眦向下做垂线,垂线与水平线相交点为患者新的鼻翼点。另外,设计时应考虑松解瘢痕后,残存的鼻翼复位后的位置变化。

手术后鼻外形是否美观,很大程度上取决于鼻翼外侧角的外形。因此,残存的鼻翼应尽量保存,缺损侧在鼻翼点处沿标准的鼻翼缘设计弧形线。标记梨状孔的正中点边缘为鼻延长的切口线。沿双侧鼻面沟向上画线,经过内眦的内侧向上,与通过鼻黄金点的水平线相交设计为以梨状孔边缘为蒂的鼻背部舌状皮瓣,然后自鼻黄金点沿正中画线向下至梨状的正中点,形成两个舌状瓣,翻转后交错缝合固定鼻尖形成两侧鼻翼的衬里,夹层埋植支架,有时还考虑用皮管做全鼻再造。

(2)手术操作:以中度鼻缺损的衬里制作为例。沿梨状孔边缘 ABC 线切开至鼻腔,将切口下鼻组织整个下移。使残存的鼻翼及鼻小柱复位。沿 OB 线切开皮肤至鼻背部肌肉,沿 AOC 线切开皮瓣至骨膜。在骨膜上游离皮瓣至梨状孔缘约 2 mm,将皮瓣翻向下面。覆盖鼻下移形成的洞穿性损伤。将 OB 线两边的皮肤分别与鼻中隔黏膜缝合以封闭鼻中隔缺损,沿鼻翼缘切开皮肤至鼻软骨,在鼻翼软骨的表面游离皮瓣至鼻缺损的边缘,形成蒂在内侧的局部皮瓣,将残存的鼻小柱自鼻嵴处切开,向上游离,形成蒂在鼻小柱残端的皮瓣,然后反转,形成鼻小柱的衬里。将鼻背部形成的几个皮瓣缝合形成鼻衬里、外覆盖的再造。

额部三叶皮瓣的设计(图 7-12):三叶瓣是目前临床上最常采用的额部皮瓣设计法,其中二叶分别形成患者的两个鼻翼,中间一叶形成鼻尖部及鼻小柱,三叶柄形成鼻背,三叶的长度是鼻黄金点至唇红缘的距离,二叶间的距离为 6.0～7.5 cm,每叶宽度为 2.5～3.0 cm,三叶的柄宽根据模拟的实际鼻高度用软尺测量。将设计的三叶瓣放置在额部正中,使瓣尽量靠近发际,柄放置在额部正中,距眉毛 0.5～1.0 cm 处,如果柄端距眉毛少于 0.5 cm,应将二叶瓣的瓣稍偏离正中,偏离方向同额瓣旋转的方向。用 2% 利多卡因行局部浸润麻醉。麻醉后,按设计线切开皮肤和额肌,在额肌与骨膜之间游离皮瓣。在柄端与眉毛之间逐渐切断额肌在皮肤下游离,切断额肌时,不要损伤滑车上动脉,将皮瓣反转 180°,观看皮瓣是否与衬里缝合无张力。如皮瓣蒂部张力过大,应继续游离蒂部,以加长蒂部。

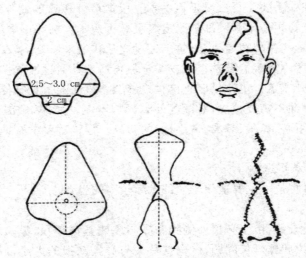

图 7-12　额部三叶皮瓣的设计

鼻支架的制作:根据鼻下部软骨缺损的情况,用 L 形硅胶雕刻合适的假体,以对鼻尖构成支撑。假体雕刻完成后,将其与鼻衬里缝合固定,特别注意与鼻骨骨膜的(梨状孔处)的固定,在此处固定牢固,可防止鼻成形后假体下移。

先将三叶瓣中叶的中点与鼻小柱的中点对位缝合,然后将另外两叶与鼻翼沟中点对位缝合,再缝合两侧鼻翼外侧角。缝合时,不是将外覆盖与鼻翼衬里简单的对位缝合,而是在缝合鼻翼沟中点时,应使外覆盖在缝合鼻翼外侧角时有一定的张力,这样才能形成鼻翼外侧角的形态。定点缝合完成后,依次缝合切口。在鼻翼沟的上缘横向贯穿缝合一针,内收鼻翼上端,向鼻孔内塞入碘仿纱条,对鼻孔塑形。取上臂内侧全厚皮片,将其缝合于额部供区,打包加压包扎。打包时,不要让蒂部受压,用油纱布覆盖蒂部创面外露术后注意观察鼻外覆盖血液供应,及时处理引起血液供应障碍的原因。术后 3 周开始蒂部训练,开始每天训练 2～3 次,每次阻断 15 分钟。以后逐渐增加训练次数和加长训练时间,待阻断蒂部,鼻外覆盖血液供应无障碍时,断开蒂部,修整鼻根部。

2.额部扩张皮瓣全鼻再造术

额部扩张皮瓣全鼻再造术主要适用于额部发际较低的患者。分为 2 期,第 1 期为额部扩张器的埋置与皮瓣扩张,第 2 期为全鼻再造。

(1)额部扩张器的埋置与皮瓣扩张。

手术设计:切口一般选择额部正中上方发际内,长度约 4 cm;扩张器一般选用容量 170 mL 长方形立体扩张囊,该种扩张器完成扩张后,获得纵行和横行的皮肤面积大;用紫药水标记皮瓣游离范围,向下至眉弓,两侧至通过左、右眉弓中点的垂线。

手术操作:获得纵行和横行的右眉弓中点的垂线。按手术前设计的切开皮肤及帽状腱膜,在帽状腱膜、额肌与骨膜之间游离皮瓣,同向下至眉上 0.5 cm,两侧至眉峰的上方;皮瓣游离完成后置入扩张器,将注射壶埋入切口七方的发际内;通过注射壶向扩张器内注入 20 mL 生理盐水,看注水是否通畅;在直视下缝合切口,以免损伤扩张器,切口处放置一橡皮引流条。扩张器取出,当扩张完成后就可以进行鼻再造手术,但由于扩张皮瓣存在收缩,故最好在注液扩张完成后 3 个月以上再行二期手术。

(2)全鼻再造。

手术设计:确定皮瓣主要血管的走行,在暗环境中通过电筒透光试验,观察并标记滑车上血管、眶上血管的走行及交通支,作为设计皮瓣方位及真皮下组织蒂的依据。因取出扩张囊后皮肤回缩 15%~20%,应将三叶瓣设计的较大。常用的三叶瓣参数如下:宽度为 7.0~7.6 cm,由鼻根黄金点至鼻尖长为5.0~5.5 cm,由鼻尖点至小柱基点长为 2.5~3.0 cm。以鼻尖点为圆心,直径 2.5 cm 范围内组织专供形成半球形鼻尖。一般情况下宽度为 7.5~7.6 cm 三叶瓣即能造出国人中等大新鼻(临床上最常选用)。

手术操作:根据设计,剪裁三叶瓣膜片,在扩张区皮肤按三叶瓣标记出切口线。鼻衬里再造和支架的雕刻同普通额部皮瓣法。衬里再造后,按设计线切开,取出扩张囊。将皮瓣旋转 180°,覆盖鼻背部创面,具体操作同额部皮瓣全鼻再造术。

(王　成)

第五节　颈部烧伤后瘢痕畸形的修复

一、颈部烧伤后瘢痕畸形的临床特征与分类

颈部瘢痕挛缩畸形多位于颈前区,瘢痕的增生、挛缩可能会累及皮肤,甚至颈阔肌使颈部的俯、仰、旋转等运动受限,甚至下唇、下颌部、面部、鼻翼、下睑等都可以被牵拉造成畸形或外翻。

临床上常以对功能的影响相对邻近器官的牵引程度分类,可分为Ⅰ、Ⅱ、Ⅲ、Ⅳ度,在选择治疗方法时,参考的价值最大。

(一)Ⅰ度

单纯的颈部瘢痕或颈胸瘢痕,其位置限于颏颈角以下。颈部活动不受限或后仰轻度受限,吞咽不受影响。

(二)Ⅱ度

颏、颈瘢痕粘连或颏、颈、胸瘢痕粘连。颏、颈甚至胸部均有瘢痕、挛缩后几个部位粘连在一起。下唇可有外翻,颏颈角消失。颈部后仰及旋转受限,饮食、吞咽有一些影响,但不流涎。下唇

的前庭沟尚存在,能闭口。

(三)Ⅲ度

下唇、颏、颈粘连。自下唇至颈前区均为瘢痕,挛缩后下唇、颏部和颈前区粘连在一起,颈部处于强迫低头姿势。下唇严重外翻,口角、鼻翼甚至下睑均被牵拉向下移位,不能闭口,发音不清,流涎不止,饮食困难。

(四)Ⅳ度

下唇、颏、颈、胸粘连。瘢痕上起下唇下缘、下至胸部,挛缩后使4个部位都粘连在一起,颈部极度屈曲,颈椎、胸椎后突,出现驼背。不能仰卧、不能平视、不能闭口、流涎不止。饮食、呼吸都发生困难。在儿童还可以继发下颌骨发育受限导致小颌畸形,或颏部前突、下前牙外翻。

二、颈部烧伤后瘢痕畸形的修复方法

成人单纯瘢痕增生或Ⅰ、Ⅱ度挛缩的患者以创面愈合后6个月左右,瘢痕及挛缩基本稳定后进行手术为宜。儿童因可能影响发育,Ⅲ、Ⅳ度挛缩的患者因影响生活,所以可提前手术。

(一)术前准备

术前应详细了解和检查患者的全身情况,如有呼吸道感染者应治疗控制,防止术后咳嗽影响皮片的成活。胸前存在破溃、溃疡感染的要及时换药,促进愈合。瘢痕隐窝多有污垢积存,术前要清理,减少感染风险。

(二)修复方法

应根据患者的年龄、瘢痕的性质、挛缩和畸形的程度、组织缺损的范围与周围正常皮肤是否松弛等情况选择全厚皮片移植、皮瓣移植、皮肤软组织扩张术等方式。原则上是颈中央部采用皮瓣修复,颏底和胸前可以植皮修复。现将各种修复方法分述如下。

1.Z成形术或四瓣成形术

此种方法适用于纵行的条索状或蹼状、多蹼状瘢痕。应用Z成形术或四瓣成形术既可增加原瘢痕部位组织的长度,又可改变瘢痕的方向,消除纵向的张力。如皮肤缺损较多,蹼状瘢痕单纯用Z成形术或四瓣成形术不能完全修复时,应结合皮片移植(图7-13)。

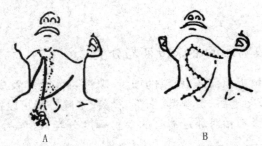

图7-13 颈部蹼状瘢痕挛缩,用Z成形术松解修复
A.切口设计;B.Z成形修复

2.皮片移植

此方法适用于瘢痕范围较广,亦不过深的患者。皮片移植中创面应仔细止血后将皮片横行铺在创面上。两块皮片之间的接缝应呈横的方向,皮片四周与创面边缘用间断缝合法缝合固定。在颏颈角处可打皮钉固定,使皮片与创面紧贴。冲洗皮片下积血,打包包扎固定,压力要适当,切勿过紧影响呼吸。术后用颈部石膏托固定,皮片存活后需要加戴颈托至少 6 个月,睡眠时,肩下垫高使头后仰,这样才能保证手术效果。

3.局部与邻近皮瓣移植

颈前区部分瘢痕切除后常可用局部皮瓣修复。颈前区瘢痕广泛的患者,凡瘢痕深、挛缩重、与深部组织粘连,而胸前、肩部有完好的皮肤或为浅Ⅱ度烧伤后的平坦柔软的瘢痕者,可考虑采用邻近皮瓣修复。常用的几种皮瓣介绍如下。

(1)颈部双蒂皮瓣:如瘢痕局限于颈的上半部者,切除瘢痕后循颈阔肌平面向下潜行剥离,达锁骨和胸骨切迹,后在其下界是做横的弧形切口,切开皮肤、皮下组织和颈阔肌,形成一个横的颈下部双蒂皮瓣,向上提起覆盖颈上部创面,供瓣区可植中厚皮片(图 7-14)。

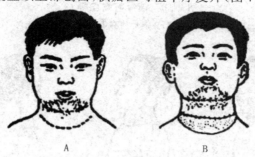

图 7-14　颈部双蒂皮瓣
A.皮瓣设计;B.皮瓣转移修复

(2)颈侧皮瓣:此种皮瓣适用于颈前区创面较小而颈侧部有正常皮肤的患者。皮瓣的蒂部可以做到耳后,包含耳后动脉在内,然后循深筋膜平面沿斜方肌前缘向前下延伸,长宽比例可达 2.5∶1,但若皮瓣超越中线或延伸到胸骨切迹以下时,需要先将皮瓣延迟。根据需要可设计双侧的颈侧皮瓣,转移到颈前区,予以上下交错缝合,供区植皮,也可行扩张器皮瓣预制(图 7-15)。

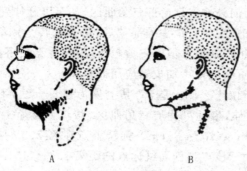

图 7-15　颈侧皮瓣
A.颈侧皮瓣位置;B.颈侧皮瓣转移修复颈前区

(3)锁骨前胸皮瓣:该皮瓣是修复颈部严重瘢痕挛缩中最常用的邻近皮瓣,其蒂位于锁骨区,斜向前下方循深筋膜平面做锐性剥离,长宽比例可达 2∶1,一般不要超过中线。成人单侧的锁骨前胸皮瓣可取到(8~9)cm×(18~20)cm,如设计双侧锁骨前胸皮瓣则足以覆盖颈前区。但此皮瓣位置较低,不易转移到颏部以上,故颈部或下唇有创面时需要另行植皮修复(图 7-16)。

(4)颈肩皮瓣和颈肩胛皮瓣:锁骨前胸区缺乏完好皮肤的患者可设计颈肩皮瓣,此皮瓣的蒂部起自颈的一侧,向上可达耳下,向前达锁骨上缘,向后可到颈后部,远端可达肩峰部三角肌的止端。皮瓣内可含耳后动脉,如将蒂部稍做向前下方,还可包含颈横动脉浅支,故血液循环丰富,长宽比例可达 4∶1(图 7-17)。

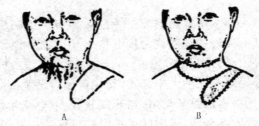

图 7-16 锁骨前胸皮瓣

A.锁骨前胸皮瓣位置;B.锁骨前胸皮瓣转移修复颈前区

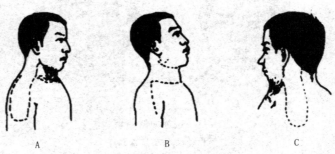

图 7-17 颈肩皮瓣和颈肩胛皮瓣

A.颈肩皮瓣位置;B.颈肩皮瓣转移修复颈前区;C.颈肩胛皮瓣

4.轴型皮瓣移植

最为常用的为胸三角皮瓣,其余还有颈浅动脉颈段皮支皮瓣。

胸三角皮瓣从胸大肌浅面向外伸展到肩部三角肌区,甚至可延伸到上臂肌肉的浅面,其蒂在胸骨外侧,内含胸廓内动脉的前穿支,它距头颈部较近,可直接转至颈部、下颌部、口内、颊部,甚至向上可达额部,用以修复软组织缺损。但因皮瓣较厚,显臃肿无表情,为克服以上的不足,可应用扩张后的胸三角皮瓣,从而可有效地增加皮瓣应用面积。

(1)皮瓣设计:胸三角皮瓣位于一侧上胸部,其上界为锁骨下线,下界为第 5 肋骨或第 4 肋骨,沿着腋前线的尖部向外延伸,最远可达肩三角肌区,甚至上臂上 1/2 处;内侧界为胸骨外缘 2 cm。最大面积为(10~12)cm×(20~22)cm。旋转轴点在第 2、3 肋间胸骨旁 2 cm 处。从旋转轴点至皮瓣最远端距离应大于该点到创面最远点的距离 10%~15%(图 7-18)。

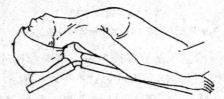

图 7-18 胸三角皮瓣的血液供应与皮瓣设计

(2)手术步骤:胸三角皮瓣切取前,先测量拟修复缺损,根据病变范围的大小、距离设计皮瓣,一般应较大缺损创面大 10%~15%,同时注意皮瓣旋转轴点到修复缺损的距离。先将皮瓣的上、外、下侧切开,掀起皮瓣时在深筋膜层,靠近胸大肌肌膜将胸肩峰动脉皮支、颈横动脉颈段皮支结扎,尤其皮瓣范围较大时,切勿损伤三者间的吻合支。分离到皮瓣蒂部即胸骨旁 2 cm 时,不要损伤穿支血管。皮瓣转移后,如觉得蒂部较紧,可将皮瓣下部逆切 1.0～1.5 cm。将蒂部制成管状,管心直径不可过窄,以能容纳小指通过即可。供区如不能拉拢缝合,可采用皮片移植修复。为了克服皮瓣臃肿及供区植皮问题,可采用胸三角皮瓣预扩张,扩张器的导水管及阀门可置于肩部外侧皮下,防止扩张囊下滑。胸三角皮瓣经过血液循环阻断试验达 1 小时以上无血液循环障碍出现即可断蒂。

（3）注意事项:①胸三角皮瓣是以胸廓内动脉胸前穿支为轴心血管的轴型皮瓣,因此,术中勿损伤轴心血管。制成管状前皮瓣的宽度一般不少于 7 cm,以免影响皮瓣血液循环。皮瓣转移到面部后,要采用良好的外固定,防止皮瓣撕脱。常采用的办法是应用头部胸部石膏固定,两者之间用木棍相连,固定后十分牢靠,且留有更换敷料的空间。②皮瓣血液循环训练与延迟,如皮瓣转移术后 7 天。无血液循环障碍。可行向液循环训练。③预扩张皮瓣的注意事项,预扩张的胸三角皮瓣在置入扩张器时,一般在深筋膜与肌膜之间,在剥离囊腔时,在胸骨旁一定注意不要损伤胸廓内动脉的胸前穿支,在胸骨旁 2～3 cm 时停止锐性剥离;否则,损伤皮瓣的轴心血管可导致转移后的皮瓣坏死。置入的扩张器要充分展平以免尖角“刺”伤正常皮肤。注水每次为扩张器容量的 15％左右,以皮肤有一定张力又不发生苍白为度。置入和注水过程一定严格无菌操作。

5.皮管移植

对严重的颈部瘢痕挛缩的患者如前胸、肩背部均无可供形成邻近皮瓣的组织时,则可设计皮管修复。皮管应尽量做在近颈部的位置,如胸腹皮管、背部皮管等,均须经过中间站携带,手术次数较多。

6.游离皮瓣移植

1972 年,Harri 和 Ohmori 首先报道,应用腹股沟游离皮瓣修复颈部瘢痕挛缩,将腹壁下动、静脉或旋髂浅动、静脉分别与面动、静脉做端端吻合,其中 9 例成功。但腹股沟区游离皮瓣组织太厚,修复后外形臃肿。1978 年,杨果凡等利用前臂游离皮瓣,皮瓣面积较大,质量好,血管蒂粗大,吻合容易成功。成年男性可取到 18 cm×25 cm,可以修复颈前区全部和下颌部、下唇直到两侧耳下的所有创面。

（三）术后处理

术后患者取仰卧位,术后 48 小时应严密观察呼吸道通畅情况,床旁备吸引器、气管插管器械和气管切开包。遇有呼吸困难者,即拆开敷料,检查伤口,如有喉头水肿则应及时行气管插管,甚至气管切开。如因皮片或皮瓣下血肿压迫呼吸道,应立即打开敷料、清除血肿、妥善止血后包扎。

颈圈的制作和应用:颈部瘢痕挛缩畸形矫正后,应用颈圈十分重要,尤其是游离植皮之后的应用对巩固疗效、防止挛缩复发有重要作用。颈圈要超过整个植皮区,最少上缘抵下颌缘,下缘达锁骨上缘,以维持颈部的位置。颈圈要柔软,对皮片均匀加压,不可有某些特别突出的点与线,防止皮片受压坏死,颈圈也不可太紧,以免影响颈部的正常活动。颈圈每天应取下检查皮片有无磨损,并及时调整。①硬纸板颈圈:用较硬的纸板按颈部形态剪成一颈圈形,其前部在下颌处应较宽,以保持头部稍后仰,再用棉花与纱布将硬纸板包裹妥善,再用绷带固定于颈部。②石膏颈圈:在植皮愈合后,用石膏制备颈圈,石膏定型硬化后,在两侧切开并修整,同时在剪开石膏两侧穿洞用带子连接,患者可自行穿戴。③可塑性颈托:用可塑性夹板制成颈托,因其具有热塑性,故可随时调整,且其重量轻、美观,患者配戴更加舒适。

（王　成）

第六节　躯干烧伤后瘢痕挛缩畸形的修复

躯干为人体衣着部位,单独烧伤者少见,多是由大面积深度烧伤引起,多见于儿童患者,尤以胸腹部多见。儿童大面积躯干烧伤后应予密切观察,遇有挛缩现象,应及时手术解除,以便患者正常生长发育。成年女性,一旦妊娠,电会因躯干瘢痕挛缩和腹部瘢痕影响到胎儿的生长,应在妊娠前解除躯干尤其是腹部严重的瘢痕挛缩畸形。躯干瘢痕挛缩畸形的修复原则是:彻底松解瘢痕,解除挛缩畸形,不影响生长发育。常用的修复方法如下。

一、瘢痕松解、切除中厚皮片移植

对于面积较大的瘢痕,尤其是挛缩性瘢痕,可行瘢痕松解、中厚游离皮片移植。这是目前最常用也是效果十分确实的一种方法。颈胸部瘢痕挛缩畸形,在治疗颈部瘢痕时,应同时考虑其对胸部的影响;必要时增加辅助切口使胸部能够完全张开,呼吸不受影响。

腋部瘢痕挛缩往往与侧胸壁有粘连,解除腋部瘢痕挛缩时应同时切开腋前壁瘢痕,并将切口延长直至使肩胸之间的瘢痕完全松解,使腋部瘢痕挛缩彻底松解,患侧上肢外展充分。上腹部瘢痕应在剑突下上腹部做一横切口彻底松解挛缩瘢痕组织;上腹部横行切开后,在剑突处顺中线向上切开或切除一条瘢痕组织,新生创面可用中厚游离皮片移植修复,植皮区打包包扎,并加用石膏绷带固定。女性患者的乳房瘢痕挛缩,可限制乳房发育,对于未成年女性,应将该部瘢痕全部切除,用中厚皮片移植修复,使乳房发育不受限制;在成年患者,可沿乳房边缘部位切开瘢痕,完全松解挛缩,使压缩的乳腺组织得到松解,以中厚皮片移植修复创面。

二、皮瓣转移

对于腰部环状瘢痕挛缩和瘢痕面积不大、增生不太明显的挛缩畸形,可将腹部和侧胸部正常皮肤做成一个或多个随意皮瓣,彻底断开并切除部分瘢痕后的创面由皮瓣覆盖,以达到打断环状束缚,增加胸廓活动度的目的。由于条索状瘢痕引起的挛缩畸形也可以行单个或连续 Z 成形术矫正。由于胸背部皮源广泛,如果有一定面积的正常皮肤,也可考虑放置软组织扩张器行皮肤软组织扩张术,将扩张后的皮瓣转移,修复瘢痕切除后的创面。

三、人工真皮加表皮移植

全身大面积烧伤引起,皮源稀缺、没有充足的供皮区可供选择。在这种情况下,可以考虑用人工真皮覆盖瘢痕切除后的创面,再在人工真皮的表面覆盖自体表皮的方法加以修复,以弥补供皮区的不足。

（王　成）

第七节 上肢烧伤后瘢痕挛缩畸形的修复

一、手部瘢痕挛缩畸形的修复

烧伤导致的手部瘢痕挛缩畸形约占烧伤后畸形的 70%,较为常见。近年来,国内治疗手部深度烧伤,采用早期切痂、大面积植皮等方法,很大程度地减少了后遗畸形。但因手部解剖复杂,组织结构精细,所以,在深度烧伤后切痂植皮处张力过大、术后早期包扎固定不当或术后缺乏适当的功能锻炼等情况下,极易出现手部瘢痕挛缩畸形。由于双手的活动功能极其重要,因此,手部畸形整复仍为烧伤后期整形中不可或缺的部分。

(一)手部烧伤后瘢痕挛缩的特点

手部组织结构的特殊性,使其能做出各种灵巧细致的动作。当手部深度烧伤后,瘢痕挛缩可使骨、关节、肌腱等出现畸形,也极易引起继发病变,如关节囊挛缩、筋膜挛缩、肌肉萎缩等,进而使畸形加重。有些患者烧伤瘢痕虽不深,但继发病变却相当严重,这是由于在早期治疗过程中创面愈合延缓、组织水肿、蛋白沉积和长期制动,导致纤维结缔组织增生,手部肌肉、关节和韧带挛缩、僵硬所造成。

(二)手部烧伤后瘢痕挛缩的分类

1.手背瘢痕挛缩

手背皮肤柔软,富有弹性。手指伸直时可见许多横纹与皱褶,以满足各指关节屈曲运动时皮肤纵轴的需求和虎口与指蹼横向展开时横轴的需求。而深度烧伤后遗留的瘢痕组织缺乏弹性,限制了手部活动,形成畸形,并随瘢痕的挛缩进行性加重,甚至完全丧失手的功能,以儿童最为常见。临床上根据损伤程度和功能障碍程度将其分为轻、中、重 3 度。

(1)轻度挛缩畸形:一般见于深Ⅱ度烧伤,真皮弹性组织损伤重,愈合后瘢痕形成使手背皮肤失去伸展性。经过早期比较妥善处理的手背瘢痕,病变主要限于皮肤组织层上出现增殖性瘢痕或由于切痂后移植皮片的收缩,瘢痕组织或皮片使手背失去弹性,关节活动轻度受限,握拳不紧。这种手背部畸形在切除瘢痕组织移植皮片后,一般可得到矫正,术后功能和外形恢复比较满意(图 7-19)。

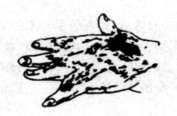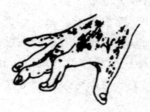

图 7-19　轻度"爪形手"

(2)中度挛缩畸形——"爪形手":这是常见而典型的手部严重烧伤畸形,由于Ⅲ度烧伤或深Ⅱ度烧伤继发感染,或手术治疗中损伤其他组织结构所造成。手背部皮肤及深部组织严重烧伤后形成的瘢痕挛缩畸形,主要表现有手横径缩窄、拇内收、紧贴第2指桡侧、指蹼粘连、大小鱼际边缘皮肤向背侧牵拉、掌骨被拉紧、正常掌横弓消失,甚至形成反弓。手背部瘢痕的纵向挛缩,使掌指关节背屈,近侧指间关节屈曲,远侧指间关节过伸,原掌骨与指骨所构成的正常纵弓也完全消失,手呈"爪"形,功能几乎完全丧失。此类畸形,手术治疗比较复杂,需要集皮肤、肌腱、骨关节、关节囊、韧带综合整复,效果也视畸形严重程度而异(图7-20)。

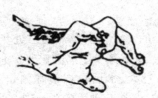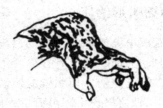

图7-20 中度"爪形手"

(3)重度挛缩畸形——"冰冻手":这是较"爪形手"更为严重的手部烧伤畸形。通常由于手背和手掌同时受到深Ⅱ度或Ⅲ度烧伤而造成的损伤畸形。病变深达骨骼、肌肉、关节,由于肌肉、关节的严重受损,手指已基本丧失了活动功能,所以称为"冰冻手"。此类畸形多见于儿童,严重者可丧失手的外形(图7-21)。

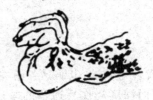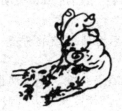

图7-21 "冰冻手"

2.手掌瘢痕挛缩掌

面皮肤较厚,角质层发达,与手背皮肤相比,同等程度的烧伤,损伤程度却大不相同,很少出现严重畸形。手掌瘢痕挛缩畸形常见形式为一指或数指屈曲粘连,一般不影响持捏与握拳功能。畸形严重时,大、小鱼际和各指均被瘢痕牵向掌心,形成握拳畸形,进而影响手部功能。若手指长期处于屈曲位畸形,可导致掌腱膜挛缩,发育中的儿童亦可出现神经、动脉及肌腱的短缩。临床上将手掌瘢痕挛缩分为以下3类。

(1)掌面瘢痕挛:缩多见于儿童。轻者仅有蹼状、条状瘢痕,表现为手指不能完全伸直、瘢痕挛缩明显、手指屈曲,甚至出现数指屈曲粘连于手掌远侧。长期畸形,指神经和血管不能与骨质以同等速度生长,形成弓状移位和短缩。屈肌腱被限制在腱鞘内,贴近骨面,可随骨质共同增长,短缩程度轻。指间关节易因瘢痕屈曲导致活动受限。拇指可因瘢痕屈曲粘连于虎口侧至大鱼际之间。

(2)掌心瘢痕挛缩:多由深Ⅱ度或较局限的手掌Ⅲ度烧伤引起,使手掌手指不能彻底展开,常需要充分松解粘连。创面植全厚皮片,因皮片的挛缩和切口线不协调,常需要修整才能使掌心充分展开。

(3)拳状粘连:儿童手部严重烧伤后易出现手指中节远端坏死脱落、屈肌收缩合并残指指蹼未分开包扎,即粘连挛缩呈握拳状,功能完全丧失。

3.手指残缺畸形

严重烧伤后可遗留不同程度的手指缺损畸形。严重者1～5指齐近侧指节中段截指,伴掌指关节僵硬或背伸。也有拇指完好,2～5指远指节或中远指节缺损,仍具有一定的对掌功能。

4.腕部瘢痕挛缩畸形

腕部畸形作为手部烧伤后畸形的一部分而存在。多由腕部Ⅲ度烧伤早期处理不当引起,而腕部损毁性烧伤多由电烧伤引起。屈肌腱、血管、神经、肌肉常被累及。

(三)手部烧伤后瘢痕挛缩的修复原则

瘢痕挛缩是一个渐进性的发展过程,随着时间的延长,挛缩畸形加重,儿童可直接影响手部的生长发育,所以应尽早手术,解除挛缩。但手部瘢痕挛缩畸形的病理变化复杂,自皮肤、肌腱、血管、神经直至骨、关节均可累及,直接损伤和继发畸形同时存在,治疗也极其繁杂细致。因此,手术前必须对畸形情况全面检查,包括瘢痕性质、范围、深度,肌腱、关节囊、韧带、手内肌挛缩畸形程度和骨关节病变程度与手功能活动范围等,并制订手术方案,病情严重者,如手部握拳状挛缩,松解手术需要考虑血管、神经短缩变化,必要时分期进行。增生性瘢痕和粘连的指蹼缝间,常集纳污垢细菌,术前注意清洁。手部整复手术的麻醉可根据情况采用臂丛、腕管神经阻滞、局部浸润加强化麻醉。治疗时应将恢复手部运动功能放在首位,同时兼顾外形美观。手的抓、捏、持、握离不开拇指,因此,修复时一定要有拇指,并尽可能多的保存其余手指;当手背瘢痕畸形进行修复时,需要松解虎口挛缩瘢痕、纠正内收畸形、修复掌指关节以增加活动度;而指间关节多考虑稳定性,一般行关节融合术;对于瘢痕切除后的缺损多用中厚皮片覆盖,个别极其严重者用皮瓣修复。

(四)手部烧伤后各种瘢痕挛缩的治疗

1.轻度手背挛缩畸形的治疗

手背轻度挛缩畸形主要在于皮肤瘢痕挛缩,深部组织并无损伤,因此,手术主要包括切除瘢痕、指蹼和游离植皮两个步骤。切除瘢痕组织时应考虑范围与深度,切口最好位于瘢痕外侧正常皮肤上,深度应达到正常皮下脂肪层,将瘢痕组织全部切除,手背畸形一般得以矫正,放松止血带,彻底止血,以待植皮。术中注意保留手背较大静脉,避免暴露深层肌腱和关节囊等重要组织。手背瘢痕挛缩形成指间蹼状粘连或瘢痕性并指时,应将蹼状粘连的瘢痕纵行切开,手指充分外展,在两侧皮缘下略做分离,使两侧瘢痕瓣自然回缩松开,然后切取中厚皮片移植覆盖创面,皮片与瘢痕切缘行间断缝合,再将皮片自手背侧掌骨头连线中点向掌侧予以切开。注意此皮片切口掌侧端须达到掌指关节平面。最后将皮片切口间断缝合2～3针,术后皮片收缩,可增加指间隙的深度,防止指间假蹼复发。另一种方法是在指蹼掌侧设计一个三角皮瓣,其基底在掌侧面,三角尖在背侧,切开后分离皮下组织,自然回缩,切口即形成M形,加深指蹼,开大指间。将该处所植皮片切开,形成两个三角,分别插植于三角瓣两侧。该法可避免直线性瘢痕形成。在虎口瘢痕松解术中如遇内收肌严重挛缩,可将其横头切断。术后妥善包扎固定。

2."爪形手"畸形的治疗

"爪形手"畸形是烧伤后深部组织如肌腱、关节等严重受损或继发病变产生,在切除瘢痕组织后,必须对肌腱和关节等深部组织进行综合处理,方能使畸形得到矫正。

(1)指间关节固定:指间关节背侧严重烧伤多有深腱中央束烧伤,近侧指间关节呈过度屈曲,远侧指间关节过伸畸形,关节囊与瘢痕粘连紧密,关节脱位,软骨面变形,一般难以恢复功能活动。较好的处理方法是在关节的背侧做纵行皮肤切开,直达关节囊,去除关节软骨面,将手指关节用克氏针固定于功能位,6周后拔除固定的克氏针。术后手指的捏持动作常方便有力。

(2)掌指关节矫正:矫正掌指关节的过伸畸形,恢复失去的纵弓是恢复手部功能的关键所在。掌指关节的矫正包括侧副韧带切除,背侧关节囊切开,关节腔内粘连松解和关节成形等方式,视畸形的严重程度而有次序的进行。掌指关节的侧副韧带是关节囊两侧的增厚部分,在关节伸直时表现松弛,屈曲时紧张。掌指关节长期处于过度背伸状态时,该韧带可因纤维化和挛缩而增厚、变短,既影响屈曲动作,还阻碍掌指关节复位,所以必须将其切除。手术方法是在伸腱正中或肌腱旁做切口,分出掌指关节后,将伸肌腱及骨间肌拉向一旁,暴露出白色增厚的侧副韧带,围绕侧副韧带做椭圆形切口,将其切除。此时掌指关节成形术,将掌骨头截除,使骨面略倾向掌侧,锉成弧形,保留指骨的关节软骨面完整,以便将来形成假关节。

(3)拇掌指关节矫正:拇指掌指关节严重背屈畸形和脱位,经上述处理后仍不能很好复位时,为保持拇掌指关节的稳定性,可考虑实施拇掌指关节融合术。融合时应将拇指置于外展且稍内旋的对掌位,术后第1掌骨与大多角骨的关节活动,可以代偿部分拇掌指关节活动,保持较好的对掌功能。手背瘢痕致使指伸肌腱缩短,妨碍拇指运动时,可行肌腱延长术,延长的肌腱可用周围疏松结缔组织覆盖。矫正拇内收畸形是"爪形手"畸形整复手术中的重要环节,切除虎口间瘢痕组织,切开挛缩的深筋膜,将第1掌骨拉开,发现拇内收肌和第1背侧骨间肌也有挛缩,严重妨碍指蹼的扩大,逐层切断内收肌横头,并将第1背侧骨间肌从第1掌骨上剥离,保留内收功能的同时松解肌肉的牵拉。如瘢痕挛缩严重,术后不能自主保持在外展位置时,可使用克氏针固定。

(4)创面修复:"爪形手"畸形经手背瘢痕切除、虎口开大、掌指关节复位、关节固定或肌腱延长等处理后,大多数的手背创面是可以用游离植皮方法修复的,只有少数患者需要用皮瓣。

3.手掌瘢痕挛缩畸形的治疗

松解瘢痕,利用瘢痕较轻的掌面和手指侧面皮肤,设计局部旋转皮瓣、Z成形术、H形切开、V-Y成形术等,优先覆盖近指节掌面、指蹼或拇指掌指关节,其余创面用全厚皮片移植。指神经、血管呈弓弦状缩短者,应尽量松解。包扎时切忌伸直手指,增加血管张力,使内径变细影响血液供应。无神经血管短缩者有时需要松解屈肌腱鞘两侧,甚至做骨膜下剥离。松解长段腱鞘,一边屈伸活动手指,一边用刀尖做多处小切开,甚至切开指间关节的掌面关节囊。创面用局部皮瓣和全厚皮片覆盖,植皮范围常至远侧掌横纹以外。掌心挛缩常需要顺掌横纹全长切开,超过虎口和小鱼际侧面,沿大鱼际纹切开,至手掌近侧或延伸至腕部,切除掌腱膜,周围充分松解。在大鱼际近掌心处勿损伤正中神经运动支。创面予以全厚皮片植皮。拳状粘连手术时先松解掌面瘢痕,使手掌手指伸展,修复并加深虎口,用克氏针固定手指于伸展位,术后进行弹力牵引。

4.手指残缺畸形

治疗目的随畸形程度而异。首先修复拇指功能,包括指转位再造拇指、趾-拇指移植及加深虎口等方法,而利用伤残示指及其掌骨转位再造拇指简便实用。其次是2~5指残缺时,行趾-指移植,恢复夹捏功能。

5.腕部烧伤后畸形

腕部烧伤后畸形作为手部烧伤后畸形的一部分,多由于腕部Ⅲ度烧伤早期未施行大片植皮,或创面治愈后未用夹板维持腕部于伸直位所至。轻者只需要切除瘢痕,皮片移植。重者切除瘢痕时,注意保护神经、血管,切断挛缩的掌长肌腱,松解腕周深部瘢痕,施行皮瓣转移。术后用弹力牵引,断蒂后用夹板保持腕关节于伸直位。

（五）手部烧伤后畸形的功能锻炼

手部瘢痕挛缩整复术只是为手的功能恢复创造条件，还必须配合术后的功能锻炼、康复治疗，减轻术后瘢痕生长，促进瘢痕软化，使皮片伸展，加强手部肌肉力量，训练手部各关节的活动等。其中物理治疗包括压迫疗法、温水浴、蜡疗、按摩、电热理疗、超声波离子透入等；体疗常通过各种器械对肌肉和关节进行锻炼，牵伸皱缩的皮肤和挛缩的瘢痕，练习手部肌肉与关节的协调性和灵活性。常用的有分指板、握力器、钢球、拉力器等。手部各关节的活动锻炼需要长期坚持、循序渐进。

二、腋部瘢痕挛缩畸形的修复

腋部瘢痕挛缩畸形常发生于深度烧伤后，由于腋窝部为一圆锥形顶部向上的空腔，前后为腋前后皱襞，烧伤后的瘢痕挛缩主要累及皱襞。临床上按对肩关节功能影响的严重程度分为两类：一为轻度畸形，表现为条索状或蹼状瘢痕，可有腋前部单蹼和前后部双蹼现象，肩关节活动轻中度受限；二为重度畸形，表现为上臂与侧胸壁完全粘连，并且往往合并有上肢瘢痕挛缩畸形，肩关节和上肢功能部分或完全丧失。而腋窝顶部往往留有正常皮肤，这部分皮肤在挛缩修复、皮瓣转移手术时可起到桥梁作用，不可去除。腋部瘢痕挛缩畸形的修复方法主要分为以下几种。

（一）Z 成形术（包括连续 Z 瓣）

适合于腋部条索状和蹼状瘢痕，挛缩较轻，范围不广，瘢痕周围有较多的正常皮肤组织者。轻者可用单个 Z 成形术，稍重者可用连续 Z 成形术进行矫正（图 7-22）。

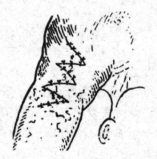

图 7-22　连续 Z 成形术修复腋窝瘢痕挛缩

（二）五瓣成形术

主要适用于蹼状瘢痕挛缩的治疗，该方法是 Z 成形术与 Y-V 成形术的一种结合，能够在不植皮的情况下最大限度地增加瘢痕长轴，使蹼状瘢痕得以松解。在设计皮瓣时所有皮瓣的尖端均应圆钝，不宜游离过宽，以免造成皮瓣血液循环障碍、尖端坏死，影响治疗效果。

（三）局部皮瓣转移加游离植皮

如腋部瘢痕广泛，腋窝顶部没有残留正常皮肤，而胸部或背部近腋窝处存在健康皮肤或较薄软的扁平瘢痕，可用来设计任意旋转皮瓣，移至腋窝顶部。皮瓣上、下遗留创面可用游离皮片移植进行修复。如瘢痕畸形严重，用局部任意皮瓣覆盖困难时可考虑使用轴形皮瓣。腋部常用的轴形皮瓣有肩胛旁皮瓣、侧胸皮瓣、背阔肌皮瓣。此类皮瓣优点是血液循环可靠；皮瓣设计可较大，以满足腋部创面的需要；皮瓣不易收缩，效果稳定可靠。

（四）瘢痕切除、松解植皮术

适用于重度广泛瘢痕挛缩畸形，周围没有可利用的正常皮肤。上臂与侧胸壁完全粘连，瘢痕切除松解后遗留较大面积的创面。术中瘢痕要彻底切除,挛缩充分松解,使肩关节恢复外展位与正常的活动范围。移植皮片宜用大张中厚皮片,植皮区应打包加压固定,上臂外展 90°,用外展架或石膏托固定,术后加强功能锻炼。

(五)功能与锻炼

腋部挛缩松解术后坚持理疗和体疗,是防止瘢痕再挛缩,促进功能恢复的重要手段。具体方法参见康复治疗。最简便的锻炼方法为"爬墙"练习,即患侧手臂上举按于墙上,手指逐步向上移动,至不能再上移时为止。也可用牵引和安装床头外展支架,睡眠时将肩关节制动于外展位,清醒时用于上肢肌力的锻炼,如此每天反复练习,可获得满意的疗效。

三、肘部瘢痕挛缩畸形的修复

肘部是烧伤后较容易发生瘢痕挛缩的部位之一,以屈侧多见,严重者呈环行瘢痕挛缩,宜尽早手术治疗;否则,会出现肘部血管、神经、肌肉等挛缩,甚至影响整个上肢的生长发育。瘢痕可涉及腋部、手背及前臂,造成肘关节严重屈曲畸形并限制活动;与腋部瘢痕相连可牵拉肩关节使肩部下垂;与前臂瘢痕相连常引起拇指背伸外展畸形。常用的手术方法有以下几种。

(一)瘢痕组织切除游离植皮术

肘部烧伤后出现大量增生瘢痕,挛缩畸形严重者可选用此法。瘢痕切除范围要视患者具体情况而定,原则上彻底切除,如果范围过广则先切除肘关节上下的瘢痕,以解除挛缩。手术在气囊止血带下进行,于肘窝粘连挛缩最紧密的部位横贯切开或行部分瘢痕组织切除,内外侧均要超过肱骨内外髁后方。在切除瘢痕组织过程中,逐渐将前臂伸直,并将挛缩的肌膜横行切开,使肌肉充分松解,遇有血管神经短缩时不要强行拉伸,宜在最大限度伸直位下植皮修复。创缘四周如过于紧张可做辅助切口,使呈锯齿状,减少植皮后继发挛缩。瘢痕切除后所形成的创面,用中厚游离植皮修复。固定包扎时,肘部置于微屈位,防止过分紧张影响皮片的生长。上肢广泛环状瘢痕和肘部伸侧瘢痕挛缩,治疗时可在上肢背侧肘关节上下各做一横行切口,直至深筋膜层,同时松解切口附近的软组织和深筋膜,有时需要将三头肌腱部分切开,使肘关节充分屈曲,创面移植中厚皮片,包扎后将肘关节固定于屈曲位,挛缩严重者需要行多次手术治疗。术后坚持进行理疗和体疗,肘关节可望恢复正常。

(二)瘢痕组织切除游离植皮术

肘部瘢痕虽涉及腋部、上臂及前臂,但瘢痕组织较软,在屈侧形成蹼状或条索状挛缩,周围无大片皮肤缺损时,可在周围正常皮肤或表浅瘢痕皮肤设计一个或多个 Z 形皮瓣行转瓣手术。手术常在臂丛或局部浸润麻醉下进行。术前在伸肘时瘢痕紧张状态下,按瘢痕挛缩的长轴做 Z 瓣轴线,根据周围皮肤质量向两侧做 Z 瓣的臂切开,每个三角瓣的大小和旋转角度可不完全相同。肘窝部分不宜有纵向切口。在肌膜下分离对偶三角瓣,当肘关节伸直后皮瓣交错缝合,缝线不宜有张力。如果仍有裸露创面,可加用游离皮片移植修复。术后用石膏托固定肘关节于伸直位,拆线后应坚持功能锻炼,以防止瘢痕的再次挛缩。

(三)瘢痕组织切除直接皮瓣转移

一般肘部瘢痕挛缩需要远处皮瓣转移修复的较少,仅在少数深度环行烧伤后的肘部瘢痕与深部组织紧密粘连,或深部组织损毁,需要做肌腱、神经修复时,考虑远位皮瓣转移修复瘢痕切除后的皮肤缺损。皮瓣移植可改善深在环状瘢痕挛缩引起的血液循环障碍。一般采用直接皮瓣,但靠近肘部的胸腹部须有足够的健康皮肤;否则,用皮管的方法修复才能满足要求。手术常在全身麻醉下进行。先自肘外侧切开,在瘢痕基底向内侧剥离,切除大部分瘢痕组织,在内侧留下数厘米的残端。在反复逆行设计后,确定在胸腹部设计皮瓣的位置、大小和长度,使蒂部位于胸腹部侧壁的腋中线略后,蒂部应有足够的长度,瓣不宜过大,切开皮瓣边缘,自皮瓣远端沿深筋膜下剥离达近腋中线蒂部,经适当修整后完全覆盖肘后部创面,皮瓣创缘与肘部创缘缝合固定,供区创面另取中厚皮片覆盖。术后常规打包、固定、包扎,肘部上下必须用宽胶布、绷带及腹带固定于躯干,防止肢体移动,确保皮瓣成活。3 周后断蒂,完成肘部修复。个别挛缩严重的患者,如关节囊有挛缩畸形时,术中彻底切除瘢痕组织,充分松解,仍不能使肘关节伸直时,可在尺、桡骨下端横穿一克氏针做骨牵引,包扎创面,切不可用暴力勉强伸直肘关节,以免损伤血管神经造成骨折。骨牵引最初可用 1～2 kg 重量,48 小时后逐渐加至 3～5 kg。牵引 1～2 周后,肘关节即可伸直,再行中厚游离皮片植皮。包扎后用石膏托将肘关节固定于屈曲位。术后 10 天左右拆线,14 天后开始功能锻炼,1 个月以后再完全拆除石膏托。

（王　成）

第八节　下肢烧伤后瘢痕挛缩畸形的修复

一、下肢瘢痕挛缩畸形的特点

瘢痕挛缩的部位不同,其功能影响也有所差异。如臀部广泛增生性瘢痕牵扯时,髋关节前屈受限,无法下蹲。腹股沟部的瘢痕挛缩时,髋关节屈曲不能伸直,站立时腰部前倾;腘部瘢痕挛缩时,则使小腿不能伸直。如为双侧患者长期不能下地活动,无法站立行走。小腿部烧伤后常形成增生性瘢痕,由于下肢血液回流不畅,站立与行走后患者感到胀痛,也可因为外伤或轻微感染而形成溃疡,加之局部血液循环较差,溃疡长期不能愈合。小腿下端足跟部瘢痕常与跟腱粘连,使踝部运动受限,严重者造成足下垂畸形;足背部瘢痕挛缩亦可造成各种不同程度的畸形,如足内翻或向上翻转等,严重时跖趾关节可以脱位,肌腱挛缩,或发育受到限制,足部完全失去正常外形。

二、下肢瘢痕挛缩畸形的治疗原则

下肢瘢痕挛缩的治疗目的,按本质区别可分为以下 3 个方面:①松解挛缩,复位异位组织,恢复局部功能。②行瘢痕切除,改变外形,改善局部形态。③切除伴有慢性疾病的瘢痕组织,消除恶变的隐患。总体来说,下肢瘢痕畸形的治疗,首先应考虑到松解挛缩,恢复其伸直与站立的功能,其次为髋、膝、踝等关节的活动与其他畸形的修复。

三、各种下肢瘢痕挛缩畸形的治疗

(一)腹股沟瘢痕挛缩畸形的修复

腹股沟的瘢痕常涉及下腹部与股部,其形状可以是条索状、蹼状或广泛片状。发生瘢痕挛缩时下腹部皮肤可受到牵扯,造成脐部向下移位,阴茎或阴囊亦可受到不同程度的牵拉。严重的患者可以造成下肢与髋部运动障碍,股不能伸直或站立时腰部向前或向一侧倾斜。修复方法的选择：①条索或蹼状瘢痕，畸形不十分严重，可采用Z成形术或局部皮瓣转移，以松解其挛缩。②瘢痕范围广泛，畸形严重者，则需要切除部分瘢痕，充分松解周围组织，彻底解除牵拉，使其恢复到原来的位置。瘢痕切除松解所形成的创面，用中厚皮片移植修复。植皮区行打包包扎，用石膏托固定。固定范围要包括骨盆和大腿，如涉及对侧，则两大腿都要用石膏固定。如果术中对髋关节的复位不能达到满意程度时，不可暴力强行复位，可在术后行牵引治疗。

（二）腘部瘢痕挛缩畸形的修复

腘部常因下肢严重烧伤后早期治疗或术后护理恢复不当而造成瘢痕挛缩。轻者，腘部有条索状或轻度增生性瘢痕，关节活动基本上不受限制或轻度受限。但由于膝关节活动频繁，活动度大，瘢痕常因牵扯而破裂，发生溃疡后经久不愈。严重者，可造成膝关节屈曲畸形，甚至完全丧失站立与行走功能。腘窝部瘢痕挛缩畸形的治疗方法可归纳为以下4种。

1.Z成形术

轻度条索状或蹼状瘢痕，可用Z成形术或五瓣成形治疗。

2.局部皮瓣加游离植皮

腘窝部瘢痕面积不大，挛缩呈轻到中度者，且周围正常

3.中厚皮片移植

将腘窝部瘢痕彻底松解或切除后，行游离中厚皮片移植是目前治疗腘窝部瘢痕挛缩畸形最常用方法。首先彻底松解瘢痕组织，充分松解创缘四周的粘连。腘窝上下应为横切口，两侧可做锯齿形的辅助切口，并超过侧中线，以防愈合后瘢痕再挛缩。术中应注意保护腓总神经及腘窝内的血管与神经，以防损伤。

4.牵引加游离植皮

对于严重瘢痕挛缩，病程长者，对已有神经、血管挛缩者，在瘢痕充分松解后，持续牵引治疗，创面可部分植皮或先用人工皮、冻干皮或用凡士林纱布和干敷料等包扎，于跟骨或胫骨下端横穿一克氏针做骨牵引，牵引一定要持续进行而不能间断。牵引的重量可由轻到重，牵引2～3周，膝关节即可伸直。应密切注意足部血液循环和足部感觉，以防过分牵引伤及神经血管。牵引伸直后，腘部为新鲜的肉芽创面，即可进行中厚皮片游离植皮。此时可拔去牵引的克氏针，用石膏托将膝关节固定于伸直位。10天左右拆除缝线，继续用石膏托固定直至患者能自动行走。

（三）小腿瘢痕的修复

1.小腿瘢痕溃疡的治疗

小腿广泛性烧伤瘢痕，无论是增生性或萎缩性瘢痕均仅有极薄的一层上皮组织，轻微的外伤即可使表皮损伤形成创面，经久不愈的伤口伴有不同程度的炎性渗出，形成下肢慢性溃疡，甚至有癌变的可能。

局部溃疡可用生理盐水、呋喃西林、康复新湿敷，小范围的创面或溃疡无明显感染迹象，可内涂莫匹罗星软膏，外敷凡士林纱布；每2～3天更换1次，如果能够愈合则不考虑手术治疗。如果创面经积极治疗后仍不能短期愈合，待肉芽生长良好，可行刃厚皮片植皮覆盖创面。长期溃疡连同瘢痕组织彻底切除。切除范围应较广泛，深达正常组织，胫骨前可切至骨膜浅层，切下之溃疡组织应送病检，以排除癌变。溃疡和瘢痕切除后的创面，如果没有骨质暴露，可行中厚皮片移植进行修复。如果瘢痕较深，溃疡时间长，合并有感染和下肢水肿者皮片移植成活率较低，应采用皮瓣进行修复。伤口愈合14天后始可下地活动。下地活动时植皮区或皮瓣区应用敷料包扎，最好用弹性绷带，以维持其良好的血液循环（图7-23）。

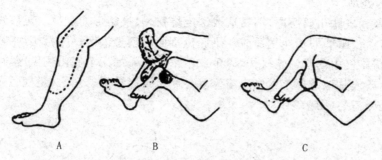

图 7-23 交腿皮瓣修复内踝部溃疡

A.术前;B.术中;C.术后

2.小腿瘢痕环状挛缩的修复

小腿部位因严重烧伤可导致环状瘢痕挛缩,可影响小腿的外形和静脉回流,下肢肿胀,感觉减退;严重者甚至会影响下肢的生长发育。修复的原则以彻底松解挛缩,改善血液循环为目的。一般瘢痕可以在切除或松解瘢痕解除挛缩后,用中厚皮片游离移植的方法修复;但在环状瘢痕挛缩严重与深部组织粘连时,则应用皮瓣或皮管进行修复。如无明显增生或溃疡,植皮部位应尽量避开胫前区,以确保皮片的成活。术后应穿弹力裤或弹力袜,以促进血液循环的早日恢复。

(四)跟腱挛缩足下垂(踝关节)的修复

跟腱挛缩足下垂为下肢严重深度烧伤治愈后常见的后遗症,其原因可因小腿后面瘢痕挛缩或因腓肠肌、跟腱部分损伤短缩所致;也可因小腿烧伤后治疗处理方法不当而引起。根据畸形严重程度,可分为单纯性与复杂性马蹄内翻足,严重者不能下地行走。治疗可根据畸形程度不同采取相应的手术方法。

1.采用 Z 成形术矫正足下垂

轻度单纯性马蹄畸形、局部瘢痕组织少的患者可使用这种方法。其方法是在跟腱部做"Z"成形术,延长跟腱,使马蹄畸形得以矫正,继发创面用中厚皮片修复。

2.采用皮瓣修复足下垂

由于跟腱部位的瘢痕组织常与跟腱紧密粘连,当瘢痕组织切除后跟腱直接暴露于创面,加之跟腱血液循环差,皮片移植成功率较低,因此,对于较严重的足下垂多采用皮瓣进行修复。目前最常采用的是足背动脉岛状皮瓣和足外侧皮瓣。这两种皮瓣的优点是皮肤质地与受区接近,耐磨擦,不臃肿并有感觉。如果两种都不能应用时则选用交腿皮瓣或游离皮瓣。

(五)足部烧伤瘢痕挛缩畸形的修复

1.足背与足趾瘢痕挛缩畸形的修复

足背部瘢痕挛缩常常会导致足趾背屈,形成仰趾畸形。对于条索状瘢痕可采用 Z 成形术或 W 成形术予以矫正;片状瘢痕可采用广泛彻底切除瘢痕或松解挛缩瘢痕组织后,创面行游离植皮即可纠正畸形。但在畸形较严重或背屈时间过久,骨关节已有畸形病变,肌腱短缩的患者,手术时应将伸趾肌腱延长或切断,跖趾关节融合等,使足趾完全伸直复位,然后再游离植皮。对暴露在创面中的肌腱应充分利用周围软组织覆盖后再行中厚皮片移植。术后,足踝部用石膏固定于背伸 5°~10°,防止继发挛缩;必要时术中可行克氏针固定足趾。对于瘢痕较深,肌腱和骨面暴露较多者,可采用交腿皮瓣或小腿逆行岛状皮瓣进行修复,效果良好。

2.足底瘢痕的处理

足底部位隐蔽和皮肤角质层厚,不易造成深度烧伤,瘢痕畸形亦少见。足底皮肤软组织的特殊解剖结构与其负重、耐磨的功能相适应。足底负重面的理想供区是跖弓间内侧,这种供区是有限的,因此,在皮瓣修复中均应谨慎操作,以争取手术成功。如无足底内侧供区,可考虑以足背皮瓣、足底浅层肌肉瓣或其他游离感觉性皮瓣修复足底负重区缺损。总之,足底负重区缺损的修复中,感觉的恢复是必需的(图 7-24)。

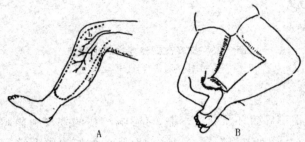

图 7-24　隐动脉交腿皮瓣修复足底或足跟的缺损

（王　成）

第八章 整形美容与修复

第一节 重 睑 术

一、重睑的临床分型

重睑形态特征因人而异,上睑沟皱襞的深浅、宽窄、长短、走行的不同,重睑的形态各异。临床分型目前尚无统一标准,较为公认的分型如下。

(1)平行型重睑:上睑皮肤皱襞与睑缘平行一致。内、中、外侧重睑宽度大致相同。

(2)开扇型重睑:上睑皮肤皱襞自内向外,逐渐离开睑缘、呈扇状,也称为广尾型。

(3)新月型重睑:上睑皮肤皱襞内、外眦较低,中间部较高,外形如同弯月状。

二、重睑形成机理

一直以来国外临床报道及理论研究认为:重睑之所以形成,是由于提上睑肌腱膜除了附着在睑板上缘外,尚有部分纤维穿过眶隔和眼轮匝肌,分布至重睑皱襞上的上睑皮肤,使提上睑肌收缩时将重睑线之下皮肤上提,重睑线之上皮肤提升不明显。形成皮肤折叠,导致重睑。但国内学者经过长期临床研究及尸检组织切片染色时,并未发现有上睑提肌纤维分布至上睑皮肤皱襞处。因而认为重睑形成机理对东方人来说是多因素结果。从而提出"阶梯理论"。

(1)上睑皮肤本身可以分为两部分:皱襞之上为眶部,皮肤较厚、较硬;皱襞之下皮肤为睑板前部,皮肤薄而柔软。这种厚薄、硬度不同的皮肤在重睑皱襞处形成交界,形成"阶梯"。

(2)眼轮匝肌也分为两部分:皱襞之上为眼部眼轮匝肌较厚且发达;皱襞之下为睑板前部眼轮匝肌薄而不发达。同样形成上述"阶梯"。

(3)眶隔在睑板前面的最低点为在睑板上缘处,睑板上缘之上的睑丰满而凸起,睑板上缘之下则表现为平坦。同样形成上述"阶梯"。

上述"阶梯"的形成,在上睑提肌提升时,"阶梯"交界处形成折叠,导致重睑。

三、重睑术的手术方法

(一)埋线法

1.适应证

适合上睑皮肤张力良好、上睑较薄、无明显臃肿、眼裂较大的单睑。

2.手术机理

通过缝合、结扎等非手术切开方法,使上睑皮肤重睑线位置的皮下组织与提上睑肌腱发生粘连。

3.连续埋线法

常规定点、划线、消毒、铺巾后局部浸润麻醉,睑板保护器保护眼球。以6/0无损伤缝合线,自上睑画定的重睑线外眦部进针,沿皮下穿过睑板前筋膜内穿行5 mm左右在皮肤出针,再自皮肤出针点原孔进针,同上法行5～6针后在内眦部适当位置出针同法从原针孔进,针在皮下穿线至外眦部最初进针点出针,使皮下线环形成"8"字形,外眦部将缝线线头线尾收紧,松紧度以不使上睑皮肤皱褶为宜,打结,将线头埋入皮下。同法行对侧手术。

4.间断埋线法

常规定点、划线、消毒、铺巾后,后部浸润麻醉。

(1)不穿透上睑缝合法:可用睑板保护器保护眼球。以6/0无损伤缝合线,自重睑线中内1/3交界处进针,在皮下穿过睑板前筋膜,向外眦部进针5 mm,重睑线上出针,原出针孔进针皮下行走后,自进针孔出针、打结,将线头埋入皮下。同法在内外侧各行一针上述缝合,同法行对侧手术,术毕。

(2)穿透上睑的缝合法:以6/0无损伤缝合线,自重睑线中、内1/3交界处进针,用睫毛镊翻开上睑穿透上睑至睑板上缘以上结膜面出针,再结膜面横向或纵向1 mm处,反向进针,穿透上睑至上睑皮肤进针点原孔出针、打结,将线结理入皮下,同法在向外侧重睑线上作1～2针缝合。同法行对侧手术,术毕。

(二)切开法

1.适应证

适合所有单睑者,尤其是上睑臃肿、皮肤松弛、老年性三角眼等受术者。

2.手术机理

沿重睑线切开,可去除多余眶隔内脂肪、松弛皮肤,并去除重睑线以下部分眼轮匝肌,暴露睑板前筋膜,缝合双侧皮缘及睑板前筋膜,使之粘连形成重睑。

3.常规操作

定点、划线、消毒、铺巾、局部浸润麻醉。

4.手术过程

沿划线切开,视情况决定是否去掉多余皮肤、眶隔脂肪及眼轮匝肌。去除重睑线以下眼轮匝肌,使睑前筋膜充分暴露,缝合上、下皮缘及睑板前筋膜,术毕,一周拆除缝线。

(三)小切口法

1.小切口埋线法

为避免单纯埋线法线头过浅,导致术后上睑增生小结,可作小切口将线结埋植较深,杜绝增生线头小结。常规准备后,在预备埋线位置作1 mm左右小切口,切开全层皮肤,在小切口内进针出针作间断埋线。

2.小切口去脂重睑术

针对上睑较薄、眼裂较大,但上睑脂肪袋明显的受术者。在预定重睑线中部作 5 mm 切口,切开全层皮肤,用眼科直剪钝性分开眼轮匝肌后,剪刀斜向上方,剪刀尖抵睑骨,钝性分离,此时眶隔脂肪即顺着剪刀退出而滑出,蚊式钳夹住眶隔,钝性分开眶隔,提起眶隔内脂肪,去除多余脂肪组织,视有无出血点决定是否结扎脂肪蒂。再在切开的皮下行间断埋线结扎,两边重睑线上视情况作间断埋线结扎。术毕。

3.一针埋线法重睑成形术的 0.618 定点法(图 8-1,图 8-2)

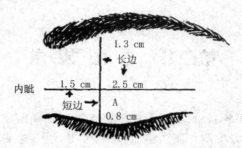

图 8-1　一针埋线法重睑成形术的 0.618 定点法(1)
内外眦长度为 4 cm,上睑高度为 2.1 cm

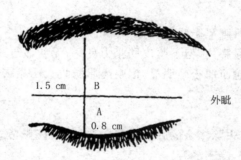

图 8-2　一针埋线法重睑成形术的 0.618 定点法(2)
B 为上睑高度黄金分割点,A 与 B 重叠为缝合点

(1)术前测量上睑高度及内外眦之间长度(这里的外眦指上睑皱褶外缘),得出黄金比例长边和短边。内外眦长度黄金比例短边靠近内眦,长边靠近外眦,A 点为黄金分割点。通过 A 作垂直线与睑缘交点为起点,上睑高度的黄金比值短边为长度定点 B,此点与 A 点重叠即为缝合中心点。

(2)缝线结扎:用 7/0 尼龙线穿 5×12 小圆针,从定点左侧 1 mm 进针,穿过部分睑板,从右侧 1 mm 穿出,再由原针孔进针,经皮下从进针孔出针,结扎缝线,结头埋于皮下。此法特点是采用 0.618 黄金分割律进行一针皮内埋藏缝线法重睑术的定点,使术后重睑线更具美感。在定点处理上进行了革新尝试。因操作是在盲视下进行,故要求缝挂准确,由于采用 7/0 细线,易断线而至重睑消失,故应特别小心。此法操作简单,需时短;痛苦少,定点方法新颖亦可用于切开法重睑术的定点。

(四)其他方法

1.电凝法

常规准备后,睑板保护器保护眼球,在预定重睑线上用电功能电离子仪作间断的经皮肤至睑前筋膜深度的烧灼,使创孔愈合后形成纤维瘢疤,连接皮下及睑前筋膜的粘带。本法在 80 年代后期兴起,因操作简单,曾被很多人运用。但其粘连不彻底形成重睑不牢固,且创口疤痕明显,现很少被人运用。

2.缝扎、压线法

常规准备后,在预定重睑线上作 3～4 针,穿过皮肤至睑前筋膜后返回,至进针点旁 5 mm 左右出针、结扎,一周拆线。使皮肤皮下与睑前筋膜压迫形成粘连。本法亦因粘连不牢固,现较少运用。

（王艳丽）

第二节　去 眼 袋 术

下睑眶隔筋膜、眶隔前眼轮匝肌、皮肤及皮下组织统称眶隔前壁组织。随着年龄增长,眶隔前壁组织松弛,张力降低,以及眶隔内脂肪组织过多、膨出,使下睑皮肤松弛,形成明显的下睑袋状外观称为眼袋。眼袋的出现使下睑皮肤松弛、色素沉着,从而影响外观。

一、下睑眼袋的分型

（1）Ⅰ型:皮肤松弛、皱褶,眶隔脂肪袋明显。

（2）Ⅱ型:眶隔脂肪袋明显膨出,但下睑皮肤张力良好,无明显皱纹。

（3）Ⅲ型:下睑皮肤及眼轮匝肌松弛明显,但眼隔脂肪袋无明显膨出。

二、手术机理

沿下睑睫毛边缘作切口,去除多余的膨出的眶隔脂肪,封闭眶隔,收紧松弛的下睑眼轮匝肌及皮肤,去除多余松弛的皮肤,严密缝合。

三、常规准备

划线确定松弛皮肤去除量,消毒、铺巾、局部浸润麻醉。

四、手术操作

（1）在外眦沟下 2 mm 左右,顺鱼尾纹方向切开外眦部皮肤 5～10 mm,用眼科剪顺下睑毛方向以下 1～2 mm 切开皮肤至内眦部,内眦部据睑缘弧度调整切口方向。

（2）提起外眦部皮肤做下睑皮下锐性分离,制作下睑肌皮瓣。

（3）顺眼轮匝肌方向钝性分开眼轮匝肌,暴露眶隔,钝性分开眶隔,多余眶隔脂肪组织膨出,去除多余眶隔脂肪组织脂肪蒂视有无出血,决定是否结扎,或脂肪蒂作电凝处理,防止出血,回纳脂肪蒂。

（4）深部封闭眶隔。

（5）收紧松弛的眼轮匝肌。

（6）将下睑肌皮瓣向外眦部提起,牵拉至下睑皮肤平整后,固定于外眦韧带上。

(7)受术者仰卧位注视正上方,牵拉下睑肌皮瓣越过下睑缘,使下睑皮缘在自然张力情况下,越过下睑切口缘皮肤即为多余皮肤。

(8)去除多余皮肤后,皮缘严密缝合。如为Ⅱ型眼袋,可只作下睑中部 10 mm 切口,钝性分离眼轮匝肌及眶隔组织,提起眶隔脂肪,去除多余眶隔脂肪后,回纳脂肪蒂,严密缝合皮肤,术毕。或做下睑结膜囊 5～10 mm 切口,去除多余眶隔脂肪组织,结膜面可不缝合,术毕。如为Ⅲ型眼袋,可免去操作中第 3、4 步骤。

（王艳丽）

第三节 隆 鼻 术

一、基础知识

人的种族不同,鼻的形态则不相同,鼻的美学标准也不相同。一般说来,东方人鼻的美学标准主要有以下几点,可供参考,现实生活中符合以下各项标准者较少。

(一)美学参数

(1)鼻梁长度:占面部长度的 1/3。

(2)鼻尖高度:占鼻长度的 1/3,男 26～30 mm,女 23～27 mm。

(3)鼻根高度:内眦至鼻根的高度,男 12 mm,女 10 mm。

(4)鼻宽度:两鼻翼缘外侧缘间距占长度的 7%。

(5)鼻唇角:鼻小柱与人中交角 90°～110°角。

(6)鼻面角:鼻梁与面部平面交角 28°～30°角。

(7)鼻额角:鼻骨与额骨鼻突交角 120°角左右。

(二)鼻外形

一般说来,国人的鼻外形小巧。男性鼻子以鼻根至鼻尖为一条直线,端庄挺拔,鼻孔呈高耸的"八"字形,水滴状。女性的鼻子鼻梁微凹,略有弧度,鼻头稍圆、微翘,鼻孔呈中等高度的"八"字形。

二、适应证

(1)18 岁以上单纯鼻梁平坦或凹陷。

(2)外伤性低鼻。

(3)唇裂继发性畸形鼻梁低平。

三、术前准备

(1)剪除鼻孔内鼻毛,清洁鼻前庭。

(2)适当应用抗生素,预防感染。

(3)根据患者鼻部情况雕刻硅胶支架,一般为 L 形,也可为船形或柳叶形。L 形适用于鼻尖低平明显者,柳叶形适用于鼻根、鼻背低平者。一般说来,女性用鼻假体支架应纤细,侧面观鼻背部应有一定的弧度,鼻根微上翘,以便与额鼻角有良好的衔接,自然、柔和;男性支架鼻背应挺直,鼻根部也应有一定的弯曲度,植入后使鼻额角自然。雕刻后用蒸馏水冲洗干净,高压蒸汽灭菌备用。使用无菌硅胶支架时,手术台上临时雕刻。

(4)局部浸润麻醉准备。

(5)面部正位、侧位、仰面位照相。

四、操作步骤

(一)设计

患者两眼平视,双上睑缘连线与面部正中线交叉处为鼻额点,鼻额点至鼻尖画一条正中线,作为剥离隧道参考用。

(二)消毒铺巾

患者平卧手术台,鼻前庭及面部常规消毒,铺无菌孔巾。

(三)麻醉

鼻尖、鼻小柱及鼻背部局部浸润麻醉。

(四)植入假体

小圆头刀沿鼻翼、鼻小柱基底翼状切开皮肤、皮下组织,牵开鼻小柱皮瓣,小剪刀或弯血管钳插入切口内,钝性分离鼻尖部、鼻小柱处,再于鼻背筋膜下、鼻根骨膜下剥离隧道至鼻额点,将雕刻的支架用生理盐水冲洗,小弯血管钳夹住尾端,经切口缓慢送入隧道,使尾端正好抵达鼻根,短臂植入鼻小柱处,缝合切口。

五、隆鼻术要点

隆鼻术后鼻部外观应达到正、稳、服帖、美4个要求。

雕刻合适的硅胶支架,是关键的第1步。设计鼻根高度适当,隧道剥离大小适宜,左右位置居中,则是关键的第2步。硅胶支架位于鼻根部骨膜下,增加硅胶支架稳定性是关键的第3步。

隆鼻后需要有理想的鼻外形。女性隆鼻术后应符合以下基本要求:鼻额角流畅,鼻梁微凹、鼻头微翘,侧面观还可有不同的形状,如高耸型、标准型、端庄型、流线型;男性隆鼻后鼻梁要端庄挺拔,给人以英俊、威武之感。

六、术后处理

(1)术后半卧位休息。

(2)应用抗生素,预防感染。

(3)术后3天避免大幅度的面部表情动作,以免牵动支架移位。

(4)避免触摸鼻部,不要擤鼻、抠鼻。

(5)术后6天拆线。

七、注意事项

(1)高鼻梁历来是容貌美的标准之一。隆鼻术可使鼻梁加高,增加美感。目前,植入的假体材料一般为医用固体硅胶支架,经过国内几十年的临床应用证明,合格的固体硅胶支架实用、安全、经济、效果较好。

（2）精神心理活动异常、对硅胶假体抱有怀疑、过敏体质、酒渣鼻或鼻背部其他慢性炎症者，不能进行隆鼻术。

（3）术中剥离隧道时，术者左手拇、食指按压鼻背部，凭感觉掌握剥离的深度和范围，防止穿破皮肤或鼻腔黏膜。隧腔大小适宜，过小不易放入支架，过大支架容易移动、偏斜。

（4）预制雕刻的假体大小适当，如硅胶假体植入后显得太高、皮肤张力过大，可再取出支架适当削薄后重新植入，一般应掌握宁低勿高、宁短勿长的原则，否则，术后假体支架可将皮肤顶破、穿孔。

（5）鼻梁凹陷明显、鼻背皮肤松动性较小者，应分次手术。

（6）如隆鼻术后，长期鼻背红肿，扪之有波动或假体有漂浮感，可能为排异反应所致的积液，应予以取出假体。

（7）术后鼻背或鼻尖部皮肤张力过大，皮肤菲薄或有穿孔趋势者，应自原切口处切开，取出假体，根据情况重新更换一较小的假体，也可于 3 个月后再重新进行隆鼻手术。

（8）有的患者鼻梁凹陷明显，鼻背皮肤紧张，可先雕刻一较小的硅胶假体，待鼻部皮肤松动后再取出假体，重新更换另一较大假体，称为分次隆鼻术。

（9）术后初期假体容易自皮肤切口处露出，因此缝线不要拆除过早。假体一旦部分外露，应立即取出。假体取出后须待 2～3 个月才能再次手术植入假体。

八、异常情况及处理

（一）感染

初期表现为局部疼痛、持续红肿，后期积液化脓可扪及波动，鼻支架有漂移感。处理：大剂量应用抗生素，仰卧位绝对卧床休息。如扪及波动，应采用穿刺抽液负压引流，方法为：于鼻背一侧低垂部位注射少量麻药，小尖刀切 2～3 mm 小口达隧道，插入输液塑料管，吸出脓液，生理盐水反复冲洗直至干净为止，最后用含抗生素的生理盐水冲洗 3 次，缝合 1 针固定塑料管，连续 5 mL 注射器持续负压吸引。如此操作第 1 天 2 次，第 2 天及第 3 天各 1 次，冲洗液依次递减。如无效，则需将植入的鼻支架取出。

（二）偏斜

较为常见，主要原因为隧腔分离偏斜，或隧腔过大术后未进行良好的固定，硅胶支架移位。处理：如为隧腔剥离过大所致轻度偏斜，术后 1～3 天内，可用手法推挤硅胶支架复位，然后于鼻根部一侧置加压垫，胶布拉向对侧粘贴加压固定 5～7 天。如为隧腔分离偏斜则应取出假体，重新剥离一新的隧道，再植入硅胶支架。

（三）阶梯畸形

鼻额角部呈阶梯状。原因为鼻假体支架缺乏弧度、鼻支架雕刻技术不佳、剥离隧道位置太浅或太低等。处理：取出鼻硅胶支架，另外雕刻合适的鼻硅胶支架，重新开创新的隧道植入。

（四）鼻梁过高

表现为鼻梁高耸，缺乏弧度，给人以"假"的感觉。处理：取出鼻硅胶支架，另外雕刻合适的鼻硅胶支架，重新开创新的隧道植入。

（五）鼻额角过高

表现为鼻额角上移，俗称"通天鼻"。处理：取出鼻硅胶支架，缩短鼻硅胶支架，重新植入。

（六）鼻额角过低

表现为鼻额角高度不够，鼻形不美。处理：取出鼻硅胶支架，更换合适的鼻硅胶支架，重新开创新的隧道植入。

（七）弧度不佳

表现为鼻梁太直，侧面观无自然弯曲度，额鼻角生硬等。处理：取出假体支架，修薄鼻硅胶支架中部或更换合适的鼻硅胶支架。

（八）鼻背过宽

隆鼻术后鼻背较突显。处理：取出鼻硅胶支架，重新更换适当宽度的鼻硅胶支架。

（九）鼻背过低

隆鼻术后鼻背仍较低。处理：取出鼻硅胶支架，重新更换适当厚度的鼻硅胶支架。

（十）鼻尖过低

隆鼻术后鼻尖仍显较低。处理：取出鼻硅胶支架，重新更换鼻尖部适当高度的鼻硅胶支架。

（十一）皮肤破溃

鼻根、鼻背、鼻尖、鼻小柱为好发部位，往往为鼻硅胶支架过大，皮肤张力高，逐渐将皮肤撑破所致。处理：取出硅胶支架，必要时 2～3 个月后重新手术植入合适的鼻硅胶支架。

（十二）局部慢性炎症

鼻背的某一局部皮肤间断性红肿、疼痛，往往为隧道剥离太浅，或硅胶支架仅仅位于皮下刺激因素引起。处理：取出鼻硅胶支架，必要时 2～3 个月后重新手术开创适当的隧道，植入硅胶支架。

（十三）排异反应

表现为鼻背长期不适、疼痛，局部红肿，可间断发作。处理：取出硅胶支架，必要时 3 个月后重新植入另一合适的硅胶支架。

（王艳丽）

第四节　酒窝成形术

酒窝是笑时出现于颊部口角水平线上小凹陷，又称"笑窝"，是东方女性美的点缀。酒窝是颊部肌肉收缩（主要是颊肌），由于肌肉与表面皮肤的牵拉而形成自然的生理性凹陷，常位于口角的两侧，有些人只出现在一侧，这种自然的凹陷并非每个人都具有，更不是某种缺陷的指征，只是这种生理性凹陷的存在，特别对于女性来说更能显示出温柔妩媚和甜蜜的气质。因此很多年轻的女性都希望能增添这种美。酒窝成形术，即是用美容外科手术的方法，人为地形成这种肌肉与皮肤的连牵动。但是，手术所造的人工酒窝与自然酒窝不同之处在于前者一经形成，无论面部肌肉收缩与否，这种凹陷均持续存在，而自然酒窝只是肌肉收缩时才出现。

一、术前准备

根据受术者的要求，选择酒窝的部位数量和大小。一般多在两侧颊部各形成一个酒窝，也有要求在一侧颊部形成一个酒窝，其位置应定在两口角的水平线和眼外眦的垂直线的交叉点上。

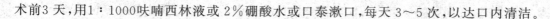

术前3天,用1:1000呋喃西林液或2%硼酸水或口泰漱口,每天3~5次,以达口内清洁。

二、手术方法

(1)定点设计:①自口角至耳垂下端作连线,在此线上距离口角3~3.5 cm处定点。②自两侧口角作水平线,由外眦部向下作垂直线,在两侧线交叉处定点。

(2)面部常规消毒,口腔内用碘伏消毒。

(3)用2%利多卡因局部浸润麻醉。

(4)在与定点相应的口腔黏膜处切约3 mm的小切口,用1号丝线或尼龙线自切口内进针,穿出定点处的皮肤自皮肤原针孔进针,穿经约3 mm的真皮后出针,自此出针孔再进针,于黏膜切口内出针,将两线端稍用力结扎,使定点处出现凹陷。将黏膜切口缝一针。

三、并发症及预防

(1)口腔伤口感染。口腔黏膜消毒不当、口腔黏膜切口过长结扎线头太长致口腔内感染形成脓肿。

(2)缝针折断。因面颊部全层组织较厚,无论是贯穿缝合或非贯穿缝合均有折针可能,故术前宜选择粗的缝针,术中注意缝合的弯曲度,避免强力拔针。

(3)面部定点处感染致瘢痕,面颊部定点处感染多由线头异物反应致穿皮肤愈后形成瘢痕,影响美观。

(4)酒窝太显或不显。酒窝在不笑时也呈现较深凹陷,主要是缝线结扎太紧或真皮层缝合太深所致。酒窝不显可能是缝线结剪脱或真皮层缝合太浅所致。

(5)口腔颊部硬结。术后缝合处可能出现硬结,经3~6个月后,瘢痕软化可能消退。

(王艳丽)

第五节 颏部美容术

一、颏部有关解剖

颏部美容手术是1972年由Gonzales-ulloa报告手术切除颏下垂开始的。颏部美学形态以颏略前突、颏颈角明显者为美形颏。

颏附近的解剖:肌肉系除口轮匝肌外尚有笑肌、三角肌、降口角肌、下唇方肌、颏肌、颈阔肌。这些肌肉均由面神经,如下颌缘支等支配。主要供血动脉是面动脉、颏动脉、颏下动脉、上唇动脉、下唇动脉。

二、颏成形术

颏畸形可分为小颏和巨颏两类,并可于颌骨畸形并存。此只介绍单纯颏畸形矫正。

(一)术前设计

施行颏畸形矫正时,首先考虑下颏的3种基本关系。只在当受术者的鼻唇角及上唇同上切牙关系基本正常时,轻度下颌前突或后缩才适合作单纯成形术。按 X 线片测量分析颏部畸形所在,施行水平截骨时,参考的依据是 Da vinci 的面部 3 等份分割法,Ricketts 的面部黄金比及其审美平面。鼻根与颏点的连线垂直于眶耳平面即为突出的理想程度。

(二)手术方法

1.切口

沿前庭沟上方 3～5 mm,$\overline{5|5}$ 相对应的唇侧黏膜上做弧形切口,先切开黏膜,切断颏部肌肉与骨膜,贴骨面剥离,显露截骨线部位。

2.截骨

按设计标出截骨线,用有刻度探针指导截骨。截骨方法很多,目前广泛应用的是口内水平截骨术。缩颏量一般控制在 5～9 mm 较为合适。

3.固定

截骨完成后,止血,冲洗伤口,清理骨渣,将颏正中活动骨块置入最佳位置后用钢丝结扎固定。

4.缝合与包扎

将骨膜、肌肉为一层予以缝合,再缝合黏膜。颏部及颏下垫松软纱布,轻压包扎。

三、隆颏术

常用隆颏材料为医用固体硅橡胶置入隆颏术,有口外经路和口内经路两种入路。

(一)适应证

适用于咬颌正常的轻度颏后缩畸形者。

(二)手术方法

(1)选择大小、厚薄和形状合适的颏假体,必要时可作适当修整。

(2)按假体形状在颏部标记剥离范围。

(3)局部浸润麻醉。

(4)在 $\overline{2|2}$ 龈唇沟处做长 1.5 cm 的黏膜切口,切开黏膜和肌肉,向齿槽骨切开骨膜,用剥离器紧贴骨面一直剥离至颏缘。将假体置入骨膜下。如此操作,小切口大腔穴,置入假体位置稳定,不致上移。

(5)缝合固定:将骨膜和肌肉一起缝合,黏膜缝合。颏部覆盖少许松软纱布,胶布固定周,以防假体移位。

(三)并发症

常见的是置入假体向上移位,下唇沟消失和下唇内翻等并发症。个别病例还可能发生骨髓炎,假体不稳定,致局部溃破,继发感染。凡假体穿破黏膜或皮肤者必须及时取出。

四、颏下垂修复术

(一)适应证

颏下垂是该部脂肪组织随年龄增长而发生下垂,因此,颏下垂是老年化的表现少数年轻人也会出现下垂颏。主要特征是颏部脂肪增加和蓄积,颏下皱褶明显及多余皮肤,有人称"巫婆颜",因此需给予美容修复。

（二）手术方法

根据颏下垂的程度,设计剥离范围,然后在颏下缘作皮肤横形切先分离真皮下层至设计剥离范围,再掀起颏下脂肪筋膜瓣。如颏前突明显,可切除该脂肪筋膜瓣,或因颏皱褶明显可将脂肪瓣向前推进,将瓣拉平,填充皱褶。如颏前突消失,需将该脂肪筋膜瓣翻转到颏前,并固定 3～5 针,使颏前突明显。如多余皮肤下垂,可将多余的皮肤切除(图 8-3)。此法可彻底修复颏下垂。

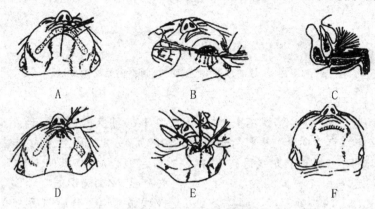

图 8-3　下颌脂肪袋切除术
A.切口;B.剥离;C.切除脂肪范围;D.牵拉皮瓣;E.剪除多余皮肤;F.缝合

（王艳丽）

第六节　小切口微创面部提升术

一、"S-lift"面部提升及其改进术式

1997 年 Baker 于耳前设计切口,在侧面部垂直鼻唇沟方向条状切除 SMAS 后提紧缝合,改善面部下垂;1999 年 Saylan 提出"S-lift"面部提升的方法,之后 Tonnard、Hopping 等,进一步加强并改善了这种方法。

（一）适合人群

"S-lift"面部提升针对面中下部及颈部轻到中度的下垂,可以改善鼻唇沟加深、下颌线的松弛、不规整,以及颈部的松弛。手术切口小、不需要广泛和深层的剥离,恢复时间快,荷包缝合一般在腮腺浅面和咬肌浅面的 SMAS 进行,不易损伤面神经分支。

（二）手术过程

1.手术切口设计

在耳前顺耳轮脚、耳屏、耳垂自然曲线设计"S"形切口(图 8-4),阴影内为切除皮肤。

2.分离

在皮下分离,向前至眼轮匝肌和颧大肌边缘,前下至鼻唇沟,下方可到下颌缘下 1～2 cm,后方达耳下耳后乳突区。

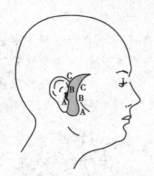

图 8-4　S-lift 耳前皮肤"S"形切口,阴影内为切除皮肤

3.SMAS 的折叠、悬吊

根据 SMAS 筋膜的松弛程度,在两个方向,进行 SMAS 筋膜的荷包缝合。

一个方向为耳前垂直方向的"U"形荷包缝合,宽度为 1~2 cm,上缘为颧弓,下缘到下颌缘下,可包括部分颈阔肌,以 2/0 尼龙线进行 SMAS 的荷包缝合后,将其向上提升固定与颧弓;第二个方向斜向前下,和第一个方向约成 30°角,做一"水滴形"或椭圆形的"O"形荷包缝合,大小和宽度根据面颊部 SMAS 的松弛程度。同样以 2/0 尼龙线做荷包缝合后向后上方提升后,固定于外侧颧弓骨膜(图 8-5)。调整两侧的缝线张力,两侧对称后,可适当修整荷包缝合中膨出的筋膜,分层缝合切口。

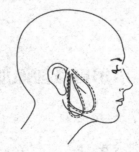

图 8-5　SMAS 筋膜的 U 和 O 形荷包缝合,其上方悬吊于颧弓外 1/3 骨膜

4.延长切口

之后,Tonnard、Hopping 等在此基础上沿颞部发际线适当延长切口,延长、扩大荷包缝合的范围并悬吊、提升颧脂肪垫,以取得更好的效果(图 8-6)。

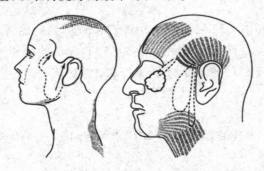

图 8-6　Tonnard 改良"S-lift"(MACS-lift)的皮肤切口及 SMAS 缝合设计

二、额部、颞部小切口额部提升术

小切口额颞部提升术在国内已开展多年,通过额、颞部发际内小切口,进行额颞部分离,采用特殊的器械,离断额肌、皱眉肌等,并可结合锯齿线等悬吊技术对中面部进行提拉,具有确切的临床效果,但操作在盲视下进行,处理额肌和眉间肌群时准确性欠缺,较易出现血肿等并发症。

（一）适合人群

轻到中度的面部皮肤老化、额纹、眉间纹、鱼尾纹及眉下垂、中面部松弛。

（二）手术过程

1.切口

额部正中发际内矢状切口长 1.5～2.0 cm,在颞部发内 2 cm 平行发际切口,长 3.0～4.0 cm。

2.麻醉

双侧眶上孔眶上神经阻滞麻醉,额、顶、颞部肿胀麻醉。

3.术中

正中切口直至冒状腱膜下,用扁平剥离器在帽状腱膜下层面剥离额部,下方至眶上缘、鼻根部;颞部在颞浅筋膜浅层分离,下至颧骨上缘,外至耳前方,在颞线处与额部贯通;注意保护面神经额支。贴近骨面可继续剥离达眉下方、外眦角部位,将眉掀起,形成眶周深层次剥离。在额颞切口处同一层次向后剥离 1～2 cm,不做顶枕部剥离。用钩刀或锯齿刀,根据需要在额纹及眉间纹明显处,离断额肌、皱眉肌和降眉肌。颞部 SMAS 筋膜水平褶式折叠缝合,也可在切口处切开颞浅筋膜,紧贴颞深筋膜小心分离,形成颞浅筋膜瓣,向后上方固定于颞深筋膜用以加强提高眉及提拉颞部。观察两侧对称后,间断缝合切口,向后上方牵拉包扎,适当加压固定。术后眼部涂眼膏及眼药水,术后 4 天去除包扎敷料,8～10 天拆线。

三、颞部小切口＋经上睑切口眉间肌去除

面部老化的患者,常常伴有上眼睑的皮肤松弛,在重睑线或紧贴眉下缘去除多余的皮肤,是纠正上睑皮肤松弛的常用术式,通过上睑的切口可以在直视下处理眉间肌群,消除眉间纵纹和鼻根横纹。结合颞部小切口的侧面部除皱,可以较好地改善老化的面容。

（一）适合人群

面部轻到中度的老化,外侧眉毛下垂、外眼角下垂、有明显的鱼尾纹、眉间纹,同时伴有上睑皮肤的老化,但无内侧眉毛下垂、无眉间区鼻根上皮肤缀余。

（二）手术过程

1.颞部小切口除皱

颞部发际后 1～2 cm 平行发际切口,可于颞浅筋膜的浅面或紧贴颞深筋膜浅面两个层面分离,都需注意保护面神经额支。于颞浅筋膜浅面可及眼轮匝肌外缘及侧面部;于颞深筋膜深面至颧弓上缘和眶外侧,并于此处进入骨膜下,松解释放外眦和眉外侧,向外上方提拉固定,纠正眉外侧下垂、外眼角下垂,改善鱼尾纹。

2.经上睑切口眉间肌去除

上睑切口设计同纠正上睑皮肤松弛的重睑线切口或眉下缘切口。去除多余皮肤后,于眼轮匝肌深面向眉间钝性分离,内侧区分离接近眶上缘时,可见皱眉肌边缘,其纤维为斜行走向,和水平走行的眼轮匝肌有所区别。进一步钝性分离眼轮匝肌,可更好地暴露皱眉肌和在肌肉内部走

行的滑车上神经分支及血管。小心地去除部分皱眉肌,注意保护滑车上神经分支,一旦有出血,立即电凝止血(图 8-7)。

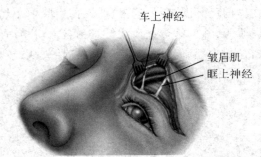

车上神经

皱眉肌
眶上神经

图 8-7　经上睑切口暴露皱眉肌以及滑车上神经分支

对于有眉间横纹者,可通过上睑切口于眼轮匝肌深面,向鼻背根部横向分离,切断降眉间肌纤维。

四、颞部切口结合下睑缘切口中面部提升

面部老化也经常伴随下睑皮肤的松弛和眶隔脂肪的疝出,下睑支持韧带松弛所导致的睑颊沟加深也更加重了老化的表现。中面部颧脂肪垫的下移会导致面颊部轮廓的丧失和鼻唇沟加深,通过下睑缘切口可以在改善眼袋的同时,上提中面部的组织,也可结合颞部小切口的除皱,进一步的改善中下面部的老化。

(一)适合人群

面部轻到中度的老化,外侧眉毛下垂、外眼角下垂、鱼尾纹,同时伴有眼袋、脸颊沟明显,中面部的下垂,鼻唇沟加深。

(二)手术过程

1.颞部切口

颞部发际后平行发际切口,切开至颞深筋膜表面,紧贴颞深筋膜表面向内下方剥离,内侧至眶外侧缘,下方至颧弓上缘。到达眶外侧壁后,在眶外侧壁和颧弓内 1/3 段上缘,以锐利剥离子剥开骨膜,进入骨膜下。

2.下睑缘切口

设计同眼袋切口,可沿外眦部鱼尾纹向外侧方向适当延长 0.5~1.0 cm,随肌纤维剪开眼轮匝肌显露眶隔,于眼轮匝肌深面、眶隔表面向下钝性分离至眶下缘,向外至颧突,眶下缘下 0.5 cm 切开骨膜,在骨膜下分离上颌骨表面及部分颧骨体表面,并向外与颞部剥离腔隙相连通,内侧可至鼻骨,向下至梨状孔边缘及龈颊沟,注意保护眶下神经。

3.缝合切口

将分离的复合组织瓣向上方、外上方提拉,在下睑缘切口,将骨膜提紧后缝合固定于眶外侧骨膜,适当去除疝出眶隔脂肪,将眼轮匝肌瓣提紧后固定于外眦部骨膜,去除多余皮肤,缝合切口。颞部可去除多余皮肤及颞浅筋膜,颞浅筋膜和颞深筋膜固定后分层缝合切口。

五、颧脂肪垫的悬吊

颧脂肪垫是位于中面部皮下和 SMAS 之间的致密脂肪组织,位于以鼻唇沟为底边,尖端朝

向颧突方向的三角形区域,它的老化下移,会导致鼻唇沟加深和面颊部饱满度的丧失,在行颞部切口除皱的同时,可以采用不可吸收缝线、锯齿线、恩多泰装置等悬吊颧脂肪垫,其固定点位于外眦垂线和耳屏水平线交点,或更加靠近鼻唇沟区域,向外上方固定于颞深筋膜,可以有效地改善鼻唇沟和恢复中面部的形态。

(王艳丽)

第七节　线形材料面部提升术

面部的衰老是我们人体衰老最先显现出来的表现,延缓和缓解这种表现会使人视觉上年轻,会增加人的自信心。缓解衰老效果最确切直观的方法是手术,传统的手术方法创伤大,恢复时间长。近年来不断涌现的改良手术方法和微创手术方法,临床上,每种方法都有一定的疗效,虽然减少了手术创伤,缩短了恢复时间,但是还是需要一定的创伤恢复期。为了寻找一种能不用手术"刀"的方法,不但可以让患者轻松地经历手术过程,很快地完成术后恢复期,并能达到完美的手术效果。线形面部提升术不需要"动手术刀",通过非常小的创伤,即可获得非常好的效果,是一个理想的面部提升的方法。

一、线形面部提升术的解剖学基础

Hamara1990 年提出皮肤和 SMAS 层之间有一层增厚的脂肪层,呈三角形,三角形的底位于鼻唇沟,尖位于颧突,颧脂肪垫位于支持韧带内侧,与 SMAS 层连接疏松,而与皮肤致密相连。颊脂肪垫位于咬肌前缘 SMAS 层深面。系较大的脂肪团块,外层由纤维膜包裹。

颊脂肪垫的包膜即颊脂肪垫颧突包膜形成较韧的纤维组织固定脂肪垫。有 6 条支持韧带起于骨膜或深层组织穿过颧脂肪垫,止于表面的皮肤,对颧脂肪垫有支持作用。6 条韧带分别为:眼轮匝肌支持韧带上层、颈弓韧带、颧骨皮韧带、颧骨下皮韧带、颈阔肌皮肤前韧带、颊上颌韧带。

随着年龄的增长,骨容量的萎缩、支持韧带的欠稳固、SMAS 的乏力;加之重力作用和面部表情肌收缩的次数增加,致使颧脂肪垫与皮肤合为一体松垂,导致特征性的衰老面容。线形面部提升术就是通过导针将线形提升材料在面部各个组织层次穿行,直接经过所有希望提升的组织(如骨膜、SMAS、颧脂肪垫等),从而对松垂组织选择性地进行直接而有效的提升。

二、线形面部提升术采用的材料

常用的材料包括以下几种:①编织线。②锯齿线可分为:可吸收锯齿线和不可吸收锯齿线。③"小帽子"面部提升材料是由一种 3/0 的聚丙烯材料做基体,线上附着 8~11 个透明状聚乳酸小椎体做成的特殊材料。④弹力线为医用硅胶材料,可分为:光面弹力提升线和锯齿弹力提升线。⑤五爪钩是由一种可被人体吸收降解的生物材质(Bioabsorbable Co-polymer)构成。⑥生物膜片。生物膜片采用广州冠昊生物科技股份有限公司生产的外科修补膜软组织补片,注册号:国食药监械(准)字 2007 第 3461318 号。生物膜片以牛心包膜为原料,经系列处理技术制成的,以Ⅰ、Ⅲ型胶原纤维为主的生物膜片。

动物实验和物理实验数据显示如下。

（1）持续张力和瞬间抗顶破强度均符合要求，生物膜软组织补片的力学性能满足于临床要求。

缝合力：在膜片边缘2 mm处穿线，固定膜片和缝线，通过拉力机测出实际数值测试数据：8.9±2.1 N。

（2）生物膜软组织补片对免疫细胞具有良好的通透性，发生炎症反应可促使免疫细胞聚集，快速诱导自体组织血管化，显示良好的组织相容性和抗感染能力。

（3）生物膜软组织补片植入体内后，3个月出现降解现象，并有新生胶原纤维生成；术后12个月，膜片全部降解，被排列有序的胶原纤维所取代，抗顶破能力不变。

三、线形面部提升术的原理

面部衰老是因为岁月的流逝和重力作用，造成支持皮肤软组织的纤维、韧带松弛，使皮肤、脂肪、肌肉受重力影响导致松弛下垂。最主要的是 SMAS 筋膜系统和眼周及颧脂肪垫松弛和下垂、脸颊结构下垂、鼻唇沟加深（图 8-8），面颊部失饱满出现皱纹，面部皮肤下垂。因此，将下垂的颧脂肪垫上提复位成为现代面部提升术的关键。

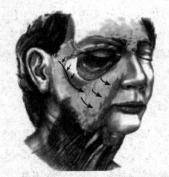

图 8-8　颧脂肪垫等松弛和下垂示意图

线形面部提升术是用特制的导针将生物线形材料导入体表各层软组织内，利用其良好的提拉作用和力学平均分配，将松垂的面部组织复位提紧，提升、对抗、矫正松弛下垂的软组织，并促进胶原形成，最后被动性吸收，形成新生的支持韧带，而其张力不会改变，达到预防衰老，防皱去皱，矫正下垂，抚平皱纹凹陷等多重作用（图 8-9）。正因为生物线形材料被动性吸收，体内胶原蛋白替代性生成的支持韧带，因此面部提紧效果可以维持较长时间，而且体内不遗留异物。

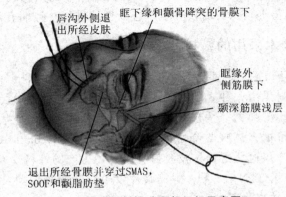

图 8-9　线型材料提升面部组织示意图

四、线形面部提升术的手术方法

(一)线形材料准备

线形材料采用生物膜片裁剪制作。

1.线型材料裁剪

将生物膜片裁剪成8～12 cm长,0.5～0.8 cm宽的条线形膜片6～10条备用。

2.制作线型材料膨突结节

将裁剪好的线形生物膜片打结形成4～6个膨出结节,或将7号丝线同时打入线形生物膜片膨出结节,或在线形生物膜片一端连接7号丝线。

(二)手术步骤

1.面部设计画线

在发际线额颞角点 a 和耳轮上极连线中点 b 设计 A 点,在 A 点和 a 点连线的中点设计 B 点,A、B 点为进针点。在下颌角 c 和口角 d 之间设计一条直线 cd,沿鼻唇沟设计直线自鼻翼 e 至下颌角和口角之间的直线交界点 f,在 ef 连线的中点垂直向上旁开0.5～1 cm 设计 C 点,在 fC 连线的中点垂直向上旁开0.5～1 cm 设计 D 点。在 cf 连线的中点设计 E 点,在 Ef 连线的中点设计 F 点,C、D、E、F 点为线形材料提拉后的止点,它们之间的距离为1.0～1.5 cm 左右。在 ef 连线中点相对应的颊黏膜面设计 X 点,在 cf 连线和 ef 连线交叉点相对应的颊黏膜面设计 Y 点,X、Y 为出针点(图 8-10)。

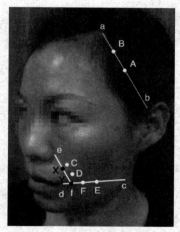

图 8-10　设计进针点和出针点

2.穿针埋线

用 12 号针头在 A、B、X、Y 点扎孔,用血管钳自 X 点向 C、D 点形成隧道,自 Y 点向 E、F 点形成隧道(图 8-11)。用针尖部位有针孔的特制导针自 A 点进针,引导带有导线的线形生物膜经 XC 和 XD 隧道牵入,用力上提,两条线形生物膜的最后一个膨出分别停留在 C、F 点;自 B 点进针,引导带有导线的线形生物膜经 YE 和 YF 隧道牵入,用力上提,两条线形生物膜的最后一个膨出分别停留在 E、F 点;将 B 点的两条生物膜线导线自 B 点穿入,通过颞深筋膜,从 A 点穿出,提紧后两条导线相互打结,在颞深筋膜形成锚着点(图 8-12)。

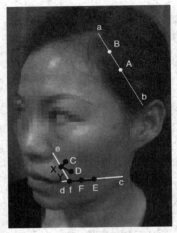

图 8-11　口腔内导入隧道

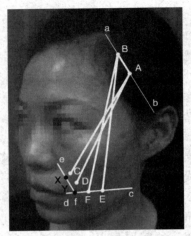

图 8-12　线型材料植入示意图

3.针孔缝合

将 A 点孔的 7 号缝线线结植入针孔,清理针孔毛发,缝合发际内和口腔内针孔。

五、线形面部提升术的优势

(1)创口微小隐蔽,创伤甚轻,手术时间短,局部肿胀轻微,不需要住院,体表外露部位不遗留手术痕迹,几乎不需要恢复时间。

(2)材料柔软,组织相容性好,6～12 个月后可逐渐被动性吸收,被自体组织替代,且不影响张力,因此非常安全、效果持久。

(3)线形材料多个膨出部位可使组织获得多点均衡提升,提升效果强而持久,且不会影响面部表情。

(4)改变以往面部提升的方式,不用切开手术,采用导针穿入,避免血管神经损伤,减轻组织损伤。

(5)线形材料可以有效地穿过并提紧颊脂肪垫,颊脂肪垫由纤维结缔组织和脂肪组织组成的网状结构,结构较为致密,可以承受向上悬吊的牵张力,从而达到面部有效的提升效果。

(6)线形提升材料可以在面部任何部位穿刺,直接到达所希望提升的部位(如鼻唇沟),从而对松垂部位选择性地进行直接而有效的提升。

(7)线形提升材料可以在面部各个组织层次穿行,直接经过所有希望提升的组织(如颊脂肪垫等),从而对松垂组织选择性地进行直接而有效的提升。

(8)进行过线形面部提升手术的受术者,随着时间推移,面部组织再次松垂的,可以再次手术,在发际线内寻找到原结扎线,向上提紧有效固定,可以获得再次提升效果,而面部不会肿胀或表情异常。

(9)对线形面部提升效果不满意的,可以在任何时间再次手术进行调整。

六、线形面部提升手术要点

(1)穿针的层次要准确,以免损伤面部重要器官和组织,线形材料提紧的松紧程度要适中,以防局部出现凹陷。

（2）如果在局麻下手术,穿针完成后先让受术者坐位,查看面部是否有局部凹陷,两侧提紧程度是否对称,如有不甚完美的地方,可以及时调整。

（3）如果局部无法调整平整,可将线形材料抽出,重新植入,以达到最佳效果。

（4）剪断生物线后一定要把针孔处的头发清理干净,以防针孔感染和毛囊炎。

（5）针孔处采用 7/0 快速吸收缝线缝合。手术结束针孔及周围的组织和毛发应清洗干净,并用金霉素软膏涂抹。

（6）线形面部提升术操作要点如下。①宁深勿浅:避免出现明显凹陷外观。②多条植入:提升力均匀,避免滑脱。③松紧适度:提升线不宜过紧,以免组织变形及影响表情。④分布匀称:根据需要提升力选择每侧线形材料的数量。⑤导针植入:手术无需切口,导针植入深埋。⑥站立设计:采用站立位设计画线。⑦仰卧操作:手术采用仰卧位,操作方便,手术安全。⑧坐位检查:手术结束,如应坐位检查,如发现面部有明显凹陷,可进行局部调整,如果调整困难,可取出线形材料重新植入。

七、线形面部提升术术后处理

（1）针孔处 3 天内不沾水。

（2）3 周内不要在手术部位强力按摩。

（3）面部术后避免食用硬的食物以及夸张的表情。

（4）1 周之内避免进食刺激性食物。

（5）严格遵守医师嘱咐服药及复诊。

八、线形面部提升术并发症

线形面部提升手术常见的并发症有:血肿、感染、局部毛囊炎、双侧不对称、局部凹陷、面神经损伤等。清晰地了解面部解剖结构、熟练地掌握手术技巧、精细地进行手术操作,对防止和减少并发症的产生尤为重要。

（王艳丽）

第八节　肉毒素注射技术

肉毒素的出现给整形美容行业带来革命性的变化,其独特的治疗效果使非手术美容成为可能。自 2002 年被批准使用于消除眉间纹以来,其使用量增长很快,肉毒素占所有注射美容的操作的 2/3 以上,不仅是最常用的注射美容操作,也是所有整形美容中例数最多的操作。据 ASPS 统计,2000 年肉毒素注射例数为 0.79 每百万例,而 2011 年已经达到 5.67 每百万例,增长 610%,近几年的平均年增长率为 10% 左右。

一、肉毒素的基础知识

（一）发展历史

1895 年首次分离出肉毒杆菌,1920 年提取了粗制的肉毒素,1946 年提纯了结晶状的肉毒素,1978年首次应用于临床,用于治疗斜视,此后还被应用于治疗面部痉挛和睑痉挛。1987年开始应用于美容领域,用于治疗面部皱纹,是目前最有效的非手术除皱方法。

(二)生物学特性

肉毒素是最强的生物毒素之一,是肉毒杆菌产生的外毒素,有 A、B、C_1、C_2、D、E、F、G 等8种抗原型,C_2 型是细胞毒素,其余均为神经毒素,其中以 A 型毒力最强,目前用于临床治疗的主要是 A 型肉毒素。

(三)衡量单位

肉毒素的剂量以"单位(u)"表示,如果按重量计算,1个单位的肉毒素重量大约为 20 ng。1个单位的肉毒素是指体重 20 g 的小鼠腹腔用药后的半数致死剂量,按体重计算,成年人的半数致死量大约是3000单位,所以临床应用时,单次注射量一般不超过 200 U。

二、肉毒素对人体组织的作用

(一)作用效果

1.松弛骨骼肌

肉毒素可阻断神经肌肉的信号传导,使骨骼肌产生松弛或麻痹。肉毒素与运动神经末梢有特异性亲和力,可以和运动神经或交感神经末梢表面的受体结合,进入神经末梢内与酶复合物结合,分裂 SNAP-25 蛋白,抑制神经递质乙酰胆碱的释放,最终阻断神经信号的传递,导致骨骼肌产生失神经性麻痹。

2.抑制各种腺体

肉毒素对各种腺体(如汗腺、涎腺)都可产生抑制作用。

3.抑制疼痛

对感觉神经可产生止痛作用;还可缓解肌肉紧张性疼痛、带状疱疹性疼痛、偏头痛等。

4.对血管的作用

抑制血管扩张神经,治疗血管扩张性疾病。

(二)作用时间

肉毒素注射后 2～3 天肌肉开始出现松弛,在 7～14 天作用明显,此后可以维持 3～6 个月。

(三)作用特点

暂时性的作用:肉毒素对组织的作用是暂时性的,其原因如下。肉毒素是一种蛋白质,会随着时间而逐渐代谢和失活;此外,机体可产生新生的神经末梢突触,恢复神经和肌肉的连接。

三、肉毒素制剂

临床应用最早的肉毒素制剂是美国的 Botox(保妥适)和英国的 Dysport,中国于 1993 年自行生产了衡力(BTX-A),此后还有日本的 CsBot 等其他国家的肉毒素制剂。美国 FDA 于 1989 年批准肉毒素应用于神经肌肉疾病,2002 年批准应用于治疗皱纹。中国 SFDA 于 1997 年批准国产肉毒素的临床应用,2010 年批准美国的 Botox 可以应用于临床。目前我国 SFDA 批准使用的肉毒素制剂有 2 个。

(1)国产的"衡力"牌 A 型肉毒素,兰州生物制品研究所生产。冻干粉,有 50 U 和 100 U 两种瓶装制剂。其赋形剂为明胶及右旋糖酐等。

(2)美国产的"保妥适"A 型肉毒素,美国 Allegan 公司生产。冻干粉,常用的制剂为 100 U

的瓶装制剂,其赋形剂为人清蛋白。

四、肉毒素在整形美容方面的应用

(一)减轻面颈部皱纹
肉毒素注射可以减轻由肌肉收缩引起的动态皱纹,常用的有额纹、眉间纹和鱼尾纹等。

(二)皮肤细腻化
由于一些未知的原因,在注射肉毒素的区域,皮肤会变得光泽细腻,毛孔缩小,皮肤光亮,进一步提高了肉毒素的美容效果。

(三)缩小肌肉
通过注射肉毒素后,引起肌肉的局部失神经支配,产生失用性的萎缩而体积缩小。常用于注射咬肌和小腿肌肉群,起到缩小面下部宽度和小腿宽度的作用。

(四)改变面部容貌
通过精确注射面部的一些特定肌肉,改变肌肉的动态平衡,调整五官(如口角和眉毛)的位置,使面容年轻及美化。对于一些面部有缺陷的患者,比如由于肌肉过度牵拉引起的露龈笑、鼻头低垂等,注射肉毒素后可以改善容貌。

(五)抑制多汗症及腋臭
注射肉毒素后可以抑制汗腺的分泌,达到治疗的效果。

(六)缓解肌肉痉挛
对于一些神经性的肌肉痉挛,比如眼睑痉挛和面肌痉挛的患者,通过注射肉毒素可以阻断神经传导,起到缓解的作用。

(七)抑制瘢痕
有实验显示肉毒素可以抑制瘢痕的形成,软化增生的瘢痕。

五、肉毒素使用的注意事项

(一)充分告知患者
药典标明的适应证是"肌肉痉挛"或"眉间纹",其他应用均属于"标签外用药"。注射前要给患者充分的告知及签署知情同意书。

(二)必须配备急救药品及设备
注射场所内必须配备氧气和肾上腺素等急救药品及设备。

(三)实名制购买
目前国家规定肉毒素必须开具纸质处方,患者须实名制并标明身份证号码。

(四)肉毒素注射的危险区域
面中部(可引起面部表情异常)、上睑及眉区(可引起上睑下垂或眉形异常)、颈前部(可引起发音及吞咽困难)、口唇(可引起语言不清晰)。

(五)肉毒素制剂的保存和配制
肉毒素是一种蛋白质,其制剂是冻干粉剂,冷藏或冷冻保存,2~8 ℃可保存 2 年,−5~−20 ℃可保存 3 年。

(六)肉毒素的配制
制剂为冻干粉,使用生理盐水稀释至 40~100 U/mL 的浓度用于注射。溶解肉毒素时应缓慢操作,避免出现大量的气泡,因为肉毒素在空气和液体的交界面上有可能出现结构的改变,从而导致效力的降低。肉毒素溶解后尽量一次用完,剩余部分可置于冷藏箱内,尽快使用。一般不主张使用利多卡因溶液稀释肉毒素。

六、肉毒素使用的禁忌证

(1)精神心理疾病等不适合美容治疗的患者。

(2)严重的全身性疾病者。

(3)孕妇及哺乳期妇女、12岁以下的儿童。

(4)对肉毒素以及所有其他成分(比如清蛋白、明胶等)有过敏史的患者。

(5)肌肉性疾病如重症肌无力及上睑下垂者。

(6)近期在使用氨基糖苷类抗生素者。

(7)某些特定人员需慎用,如依靠面部表情或发声工作的人。

七、肉毒素的注射方法

(一)设计

在面部平静和表情两种状态下对需要注射的部位仔细观察,辨别表情肌所在的部位,使用记号笔对注射点进行精确的标记,由于肉毒素的作用半径在 5 mm 以上,所以相邻两个注射点之间的间距一般在 10 mm 以上。此外还需注意在面部或肢体两侧的定点要保持对称。

(二)麻醉

肉毒素注射一般不需麻醉,对于敏感患者,可以使用 5%利多卡因软膏涂抹或神经阻滞麻醉,注射前冷敷也有助于减轻注射疼痛。

(三)器械

可选用胰岛素注射用带针注射器,或使用 1 mL 的注射器配 30 G 或 4.5 号针头。

(四)制剂浓度

肉毒素的常用浓度为 40～100 U/mL,即 100 U 一瓶的肉毒素可以溶解在 1～2.5 mL 的生理盐水中,同样的注射剂量,如果使用不同浓度的肉毒素,注射的容量是不同的

(五)注射剂量

除皱注射常用的单点注射剂量是 2～4 U,肌肉缩小注射的单点剂量是 10～20 U,单人单次的注射总量一般控制在 200 U 以内。注射剂量需要精确控制,更重要的是左右两侧相同注射点的剂量应该相等,以避免出现效果不对称。需要注意的是,由于男性肌肉通常比女性强壮粗大,所以对男性的注射剂量应该比女性患者高 50%甚至 100%。一般认为,相同剂量条件下,小容量多点注射比大容量单点注射效果更均匀;相同剂量条件下,高浓度低容量比低浓度高容量作用范围更精准。

(六)注射深度

注射深度的控制非常重要,由于肌肉的层次和厚度各有不同,所以注射的深度也不尽相同。对于动力性皱纹,理论上讲应该注射在肌肉内,但是面部许多部位的肌肉菲薄,针头难以准确达到肌肉内。往往采用皮内或皮下注射,待药液自行扩散至肌肉层内,如眼轮匝肌。有时为了避免注射后作用过深过泛,也可采用皮内注射,以期肉毒素自然扩散后其作用范围恰到好处,如皱眉肌的尾部。对于以缩小肌肉为目的注射就比较简单,由于此类肌肉一般都比较粗大,直接注入肌

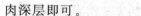

肉深层即可。

（七）注射后处理

注射之后应在医院留观 15～30 分钟，以防一旦出现不良反应可以及时处理。注射后不要揉搓或用力按摩注射部位，以免加快药物扩散到周围肌肉，造成不需要的效果。

（八）再次注射

肉毒素的再次注射一般需要在前一次注射后的 3～6 个月，不可短时间内重复多次注射，容易引起机体的免疫抗体。

（九）肉毒素的疗效时间

注射后 48 小时左右即可出现肌肉松弛或麻痹的效果，可维持 4～6 个月甚至更长，所以一般注射后 2 天即可出现动态皱纹减弱的效果。肌肉缩小的效果一般要 1 个月左右开始出现，其原因是肌肉收缩减弱或停止而导致的萎缩，效果可以维持 6～12 个月，更长效果的保持需要注意减少该肌肉的运动及负荷。

八、临床常用的注射项目

（一）鱼尾纹

鱼尾纹由外眦部眼轮匝肌收缩造成。眼轮匝肌呈环形位于眼裂周围，在眼眶及眼睑的皮下。可以在外眦部的眼轮匝肌部位注射 3～8 点，每点 2 U（图 8-13）。图中的圆点是必注射点，三角点为辅助注射点，如果患者的皱纹范围较大，可进行注射。注射前嘱患者用力眯眼，观察鱼尾纹的范围，按此范围标记注射点，以保证注射点能作用到整个鱼尾纹的范围。注意：①不要注射到下睑正下方部位或颧骨以下部位，以避免其作用扩散到面中部，使口角或颊部下垂以及笑容僵硬。②内眦部的皱纹如果比较严重，可以在皱纹集中处注射 1～2 个单位（参见图中内眦部的三角点）。③部分鱼尾纹特别严重的患者，注射后由于轮匝肌的外部松弛，中内侧的轮匝肌收缩加强，使得下睑正下方的皱纹会出现异常加重。④少数内外眦均注射的患者，轮匝肌松弛后可引起眼袋的凸显。⑤患有干眼症的患者要慎用，防止进一步抑制泪腺的分泌。⑥注射要尽量浅层，30°进针，当针眼刚刚全部进入皮肤即可停止，进行注射。

（二）眉间纹

眉间纹由皱眉肌、降眉肌、降眉间肌收缩造成，这三块肌肉位于前额中间的下部，在额肌的深面，它们收缩可形成眉间和鼻根部的皱纹。皱眉肌是横行的，起自鼻骨根部，斜向外上止于眉中部上缘的皮肤。收缩时可以形成眉间纵向的皱纹，降眉肌和降眉间肌是纵行的，从鼻根部的鼻骨向上到达眉间的皮肤，收缩时可形成眉间下部和鼻根部横行的皱纹。可以在肌肉处注射 5～7 点，一般每点 4 U，眉上两点注射 2 U（图 8-14）。图中的圆点是必注射点，三角点为辅助注射点，注射前嘱患者用力皱眉，以确定注射的范围，在眉间肌肉最厚处对称注射 3～5 点，在眶上孔附近的眉上方找到用力皱眉时出现的"酒窝"（图中的 X 点位置），在此处注射 2 U。注意：①在眉间部可垂直进针，当感觉针头碰到阻力（颅骨）时停止，开始注射。②眉上方 X 点处需斜行进针，做皮内注射。

（三）抬头纹

抬头纹又叫额纹，由额肌收缩造成。额肌的上缘和帽状腱膜相延续，下缘止于眉上方，和眼轮匝肌在同一平面，分左右两片，均匀分布在额部的前方。去除额纹可在额肌的肌肉内注射 4～8 点，每点 2 U（图 8-15）。图中的圆点为必注射点，如果皱纹较重或前额较高，则可加注射 2 点

（图中的三角点）；如果额部较宽，则可加注射 4 点（图中的 X 点）。注射前嘱患者用力上抬眉毛，观察额纹的范围和深度。注意：①注射点要高于眉上缘 1.5 cm 以上（图中的虚线），以免药液下渗而影响到上睑提肌，造成上睑下垂。②部分患者有上睑下垂症状，长年累月的额肌收缩造成额纹的加深，这类患者如注射肉毒素后可能会引起上睑下垂的症状突显。③注射点和注射量要左右对等，以免出现眉毛外形左右不对称。④注射时容易出现额部正中多于两侧，眉毛的外侧会出现上挑。⑤需深部肌肉内注射，垂直进针碰到阻力（颅骨）时停止，开始注射。⑥对于二次修整的患者，如果做微细调节，可以做低剂量的皮内注射，以减缓药力作用。

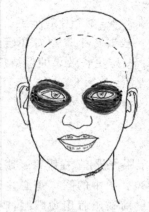

图 8-13　鱼尾纹注射示意图

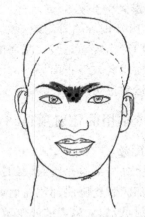

图 8-14　眉间纹注射示意图

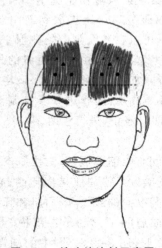

图 8-15　抬头纹注射示意图

（四）口周纹

中老年人的口周会出现放射状的细小皱纹，是由于口轮匝肌的收缩造成的，口轮匝肌呈环形围绕口周，可以在口轮匝肌内注射少量的肉毒素（图 8-16），舒缓皱纹。一般注射 2 或 4 或 6 点，单点剂量 2～4 U，注射在唇缘 5 mm 以内。注意：①从小剂量开始尝试，必须注意左右两侧的绝对对称；②上唇正中不要注射，会造成唇峰平坦；③口角处不要注射，容易造成口角下垂及流口水；④下唇慎用，容易影响口唇功能；⑤注射后短期内可能会影响爆破音的发声，应该告知，因此不要给声音工作者（如歌手和老师等）做口唇部的注射。

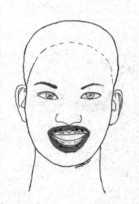

图 8-16　口周纹注射示意图

(五)面部其他注射

1.口角上调

年龄增大后口角会下垂,肉毒素注射松弛降口角肌可以使口角上提。一般每侧 1 点,每点 2 U,注意尽量注射至肌肉的下部(图 8-17 中的三角点),如果注射至口角附近,作用过于强烈,两侧不易对称,此外,还容易引起口轮匝肌的松弛,影响口角闭合。

2.颏部皱坑

许多中年人会在用力抿嘴时颏部出现皱坑,显示出老年人的外观,这是由于肥厚的颏肌收缩所致。在颏肌的下部注射肉毒素,可以明显改善这种情况(图 8-17 中的圆点)。一般注射 2～3 点,每点 4～5 U。注意左右对称,深部注射至肌肉层。

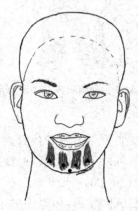

图 8-17　口角下垂颏部皱坑注射示意图

3.眉尾上调

中年人的眉毛外侧容易下垂,可以在眉尾下方的眼轮匝肌上注射少量的肉毒素,松解轮匝肌对眉毛的下拉力,使眉梢上移。一般注射 1～2 点,每点 2 U。可先注射圆点处,如需加强效果,可追加注射三角点处(图 8-18)。

4.鼻背鼻根纹

在极度皱眉或耸鼻子的时候,鼻背部会出现斜行的皱纹,可以在皱纹处左右对称注射 2 点,每点 2 U,皮内注射。

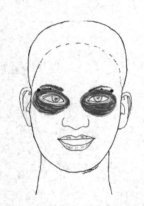

图 8-18　眉尾上调注射示意图

(六)颈部皱纹

颈部纵行的皱纹是由于颈阔肌长期收缩所致,可以使用肉毒素注射松解。一般在条索深部的肌肉内多点注射,间隔 10 mm,每点 4 U(图 8-19)。注意不可注射过深,注意避开声带附近,以免引起发声异常。

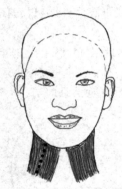

图 8-19　颈阔肌内注射示意图

(七)咬肌肥大

咬肌参与构成了面下部的宽度,咬肌位于下颌骨的外侧,起自颧弓,止于下颌支和下颌角的外缘。对于一些面下部过宽的求美者,可以进行肉毒素的注射,以缩小咬肌,减小面下部的宽度。一般每侧注射25~50 U,分 3 点注射(图 8-20),两侧合计不超过 100 U。注意:①注射点要在耳垂和口角连线的下方,并且需要注射在肌肉深部,如果注射过浅或过高,容易影响到表情肌,造成面部表情不对称,最常见的是口角歪斜。②注射后大约 1 个月起开始出现咬肌缩小,效果会持续半年以上。③注射后应该减少咀嚼运动及咬合过硬的食物,以免抵消肉毒素的缩小作用。④注射后咬合力量会下降大约一半以上,对于一些坚硬的食物难以咀嚼。

(八)小腿粗大

对于小腿比较粗大的女性,可以注射肉毒素缩小小腿肌肉。主要注射在浅层肌肉即小腿三头肌的腓肠肌内,可以缩小肌肉,使小腿外形轮廓减小。腓肠肌的两头分别起自股骨内、外上髁,下行合并成跟腱,止于跟骨。肉毒素注射主要位于肌肉最厚的区域,在注射前站位标记注射点,注意两侧对称,一般每侧注射 6~8 点,每点 6~8 U,双侧合计 100 U,注射深度 1.5 cm 左右。

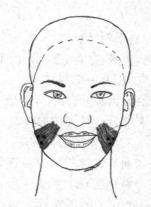

图 8-20　咬肌缩小注射示意图

（九）多汗症

多汗症常见的是腋下多汗症,对于轻中度的腋臭效果也很好。在腋下有腋毛的区域进行多点皮内注射,点点间隔 10 mm,每点 2 U,每侧腋下注射不超过 50 U,双侧注射 100 U 以内。此注射法也适用于手掌多汗症,但手掌注射必须要浅,注射在皮内,注射过深会影响到手部的肌肉活动和精细功能。

九、面部肌肉的应用解剖

（一）额肌

起止点:起源于发际与帽状腱膜,止于眼眶上缘眉毛及鼻根部皮肤。层次:位于额部皮肤及皮下脂肪深层。功能:收缩可使眉部上抬,产生额纹(抬头纹),对眉毛运动来说,与眼轮匝肌拮抗。注射注意点:注射点过低可能使眉毛和眼睑下垂,安全区:眉上 1.5 cm。

（二）眼轮匝肌

分为眶部和睑部两部分,环形走向。眼轮匝肌范围较大,上缘与额肌纤维交杂糅合,覆盖皱眉肌;上睑外沿可覆盖颞浅筋膜前部,下睑眼轮匝肌下缘覆盖上唇提肌群的起始部及鼻翼,外侧可覆盖部分咬肌起始部。起止点:眶部眼轮匝肌起自(眶内侧缘)眶内上缘额骨上颌突、内眦韧带、上颌骨额突以及眶内下缘,睑部轮匝肌起自内眦韧带及其附近的骨壁。层次:位于皮下,表面的皮下脂肪组织较少。功能:眼轮匝肌对眼裂起括约作用,外侧眶部肌肉收缩可发生眼周皱纹,呈鸟爪状或鱼尾状。

（三）降眉间肌 & 降眉肌

起止点:下端起自鼻骨与鼻外侧软骨连接部,上端大部止于额肌中段,小部分与额肌交错后止于眉头及眉间皮肤,呈倒梯形。层次:皮下,层次上与额肌相延续。功能:组成降眉肌-降眉间肌联合体,收缩时下拉眉头及眉间的皮肤,是造成鼻根部横向皮肤皱纹的主要原因。降眉肌和降眉间肌的关系:一般认为降眉肌位于"倒梯形"肌肉联合体的两侧,为两条细长的菲薄肌肉,两者在解剖学上无明显界限。

（四）皱眉肌

起止点:起自眶内上缘的额骨膜,向外向上走行,止于眉中部上方的皮肤。层次:位于眼轮匝肌眶部和额肌的深面,两侧眉弓之间。功能:该肌收缩时牵眉向下,使两眉头间皮肤产生纵沟,出现皱眉的表情。皱眉肌受面神经颞支支配。

（五）鼻肌分"横部"和"翼部"

起止点："横部"位于鼻背中部，为扁平斜行肌束，左右对称，覆盖于鼻外侧软骨表面。其外端于提上唇鼻翼肌深面起自梨状孔外侧，肌纤维斜向上、前、内走行，在中线与对侧同名肌纤维共同附着在一层增厚的纤维膜上。"翼部"位于鼻下部两侧，为条形肌束，左右对称。其外端于提上唇鼻翼肌深面起自梨状孔外侧，肌纤维绕经大翼软骨后外方，止于大翼软骨。层次：鼻背筋膜深面。功能：压下鼻梁、鼻尖，提起鼻孔的外侧部分。长期收缩易造成鼻背部纵行皱纹，俗称"兔纹"。

（六）鼻中隔降肌

起止点：起于上颌骨切牙窝内侧和前鼻棘旁的二股降鼻中隔肌肌纤维汇合，与上唇上半段的口轮匝肌纤维交织，穿过口轮匝肌止于鼻小柱与上唇交界部的皮肤真皮和 Pitanguy 韧带；另外，以前鼻棘旁为起点的肌纤维还止于鼻小柱内的鼻翼软骨内侧脚及膜性中隔。（Pitanguy 韧带：位于鼻中线，起自鼻背下 1/3 的鼻背筋膜，沿鼻背正中线向下行至鼻尖转折向后，走行于两侧鼻翼软骨内侧脚之间，止于鼻小柱基底部。组织学显示 Pitanguy 韧带内的肌纤维与降鼻中隔肌的肌纤维相联系。）层次：位于上唇轮匝肌深面及鼻小柱下方软组织浅面。功能：大笑时上提上唇，下拉鼻尖。是造成静态或动态时鼻尖下拉的主要原因。

（七）口轮匝肌

起止点：无明确的骨性起止点，浅层口轮匝肌纤维附着于两侧口角蜗轴部。层次：分浅、中、深 3 层。浅层为口轮匝肌的固有纤维；部分来自颊肌唇部的纤维，构成口轮匝肌深层；中层由颧大小肌、提上唇肌、降下唇肌的肌纤维参与组成。功能：对口唇部起括约作用，收缩时使口唇闭合，并参与咀嚼、发音等。口周放射状的皱纹形成与之有关。

（八）提上唇鼻翼肌

起止点：起自双侧上颌骨额突及眶下缘，向下走行，止于两侧鼻翼及上唇。层次：相对较浅，位于浅层口轮匝肌下。功能：内侧部分使鼻孔开大，外侧部分收缩可上拉或翻转上唇。

（九）提上唇肌

起止点：起于眶下缘下方 2～5 mm 处及眶下孔区骨面，肌纤维向下、向内通过上唇鼻唇沟外侧真皮，大部分肌纤维止于上唇段鼻唇沟内侧真皮及皮肤唇红交界处。层次：位于提上唇鼻翼肌的深面。与 SMAS 相延续。功能：牵拉上唇向上。

（十）颧小肌

起止点：起于颧颌缝缝后方的颧骨，肌束斜行向下、向内，在上唇提肌外侧 1/3 浅面入上唇，肌纤维止于鼻唇沟内外侧皮肤的真皮。层次：与 SMAS 相延续。功能：参与上唇上提的动作以及鼻唇沟的形成。

（十一）提口角肌

起止点：起于眶下孔以下骨面尖牙窝，肌束向下外集中，一部分到达口角真皮，一部分进入下唇组织，与口轮匝肌的中层相融合。层次：较深，位于颧大小肌及提上唇肌的深面。功能：牵拉口角向上。

（十二）颧大肌

起止点：起于颧颞缝前方骨面，肌纤维斜行向下、向内分为深浅两层，通过口角提肌深浅两面。浅层肌束终止于口角上、下皮肤，深层肌束穿过口轮匝肌到上唇。层次：与 SMAS 层相延续。功能：上拉口角。

(十三)笑肌

起止点:肌纤维稀疏起自咬肌筋膜,在颈阔肌的浅面,其外侧起点如燕尾状向下集中呈弧形,其纤维集中附着于口角蜗轴尖及尖下部分。层次:较浅,在颈阔肌(SMAS)浅面。功能:向外上方牵拉口角,出现笑容。

(十四)降口角肌

起止点:起自下颌骨外斜线及颏结节,呈扇形向上集中,呈倒三角形,一部分到达口角真皮,一部分进入上唇,组成口轮匝肌中层。层次:表浅,位于皮下。功能:下拉口角。

(十五)降下唇肌

起止点:起自两侧下颌骨外斜线,向内上方行走,止于下唇口轮匝肌。层次:较表浅,位于降口角肌深面。功能:下拉下唇。

(十六)颏肌

起止点:起于下门齿下方下颌骨前缘中央骨嵴,止于颏部真皮层,两侧的颏肌相互纵横交错。层次:位于降下唇肌的深面。功能:上提颏部皮肤,使下唇前伸。许多中年人会在用力抿嘴时颏部出现皱坑,又称作"鹅卵石样畸形",显示出老年人的外观,这是由于肥厚的颏肌收缩所致。

(十七)咬肌

起止点:浅层起于上颌骨颧突、颧弓下缘前 2/3,止于咬肌粗隆下颌支外侧下半;中层起于颧弓前 2/3 深面,止于下颌支中分;深层起于颧弓深面,止于下颌支上部和喙突。层次:位于腮腺深面。功能:上提下颌骨并使下颌微伸向前,参与下颌侧方运动。

(十八)颊肌

起止点:起自下颌骨牙槽突后外侧面和翼下颌缝,肌肉分 3 部分,上部肌束直达上唇,下部肌束直达下唇,中部肌束在口角部交叉,其上半部肌束经口角到下唇,下半部肌束经口角到上唇。层次:较深,位于口周围肌上下组的深面和口腔黏膜浅面之间。功能:保持颊部张力,使食物维持在口腔中。牵拉口角向后,咀嚼、吮吸。

(十九)颈阔肌

起止点:起自三角肌和胸大肌筋膜,止于下颌骨体下缘部分纤维与口角、口下部纤维相结合。颈阔肌到达下颌缘后有一部分肌肉向口角方向延伸,其在降口角肌与降下唇肌之间的水平面前行,在笑肌的下方,最终附着于口角轴,即颈阔肌口角轴部。层次:皮下浅层。功能:收缩时,颈部皮肤出现横行皱纹。也是造成衰老人群下面部下垂的原因之一。

(二十)胸锁乳突肌

起止点:起点有两个头:内侧头起于胸骨柄前面,外侧头起于锁骨内侧的 1/3,止于乳突及上项线外侧。层次:位于颈阔肌深面。功能:一侧收缩,使头转向本侧,脸面转向对侧;两侧同时收缩,使头后扬。一侧胸锁乳突肌长期痉挛导致斜颈畸形。

十、肉毒素注射的并发症及处理

(一)肉毒素注射的不良反应及并发症

1.局部注射反应

疼痛、水肿、瘀斑等,一般无需处理,数天内即可消退。

2.肌肉松弛反应

注射部位的肌肉松弛无力,如咀嚼无力等。

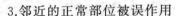

3.邻近的正常部位被误作用

多由于肉毒素向周围扩散,导致不需要作用的部位也产生肌肉松弛。最常见的是影响面部的肌肉,导致表情不自然、上睑下垂、复视、表情不对称、眉毛位置不佳、发音异常等。

4.变态反应蛋白

由于肉毒素是一种蛋白质,其制剂中的稳定剂是人清蛋白或明胶等,都具有抗原性,有可能引起变态反应蛋白。

5.免疫抗体反应

机体对肉毒素可能会产生抗体,导致再次注射时效果不佳。据报道抗体产生的发生率大约是5%左右,抗体作用可持续3年以上。

6.全身严重反应

极少数人由于对肉毒素反应过度敏感、或注射量过大,都可能导致全身的严重反应,甚至危及生命。

7.远隔效应

肉毒素局部注射后,在身体的其他部位出现轻微的不良反应,如全身乏力、头痛恶心等全身症状。其机理还不清楚,有推测认为可能是肉毒素进入血液循环或是进入神经系统导致的全身反应。

8.其他不良反应

注射部位麻木、畏光流泪、头痛、额部紧绷感、邻近部位皱纹加深、轻度下睑外翻、暴露性角膜炎等。

(二)肉毒素注射不良反应的对策

1.一般的注射反应

可以在注射时使用最细小的针头、注射后局部压迫片刻、冷敷。

2.上睑下垂

在注射额纹时,在眉上1 cm内不要注射,以免作用到上睑提肌。如果出现症状,则需要等待数月自行恢复,如果睁眼困难影响工作,可在白天使用肉毒素拮抗剂(如妥拉苏林或脱氧肾上腺素眼药水)滴眼以缓解症状。

3.复视

在眼周注射时需要离开眼球,细心准确,避免注射过量,尤其要注意不要注射过深,使药液进入眼眶达到眼球周围的眼外肌。出现复视一般只能等待自然恢复。

4.表情异常

在注射面部各个注射点时,需要注意不要注射大容量,不要注射到皮下层,以免药力扩散过快。表情异常往往在注射后数天出现,一般1～2个月后会逐渐恢复自然。

5.发音异常

一般都由于喉部注射后作用过深引起,一般需要等待数月后自然恢复。

6.作用外延

为了确保注射后作用的局限,需要注意注射剂量、注射容量、注射层次3个因素,在可能起效的前提下,使用最小的注射剂量、高浓度低容量、注射到皮内,可以将肉毒素的作用局限到最小的范围内。反之,如果将高剂量高容量的肉毒素注射到皮下,就很容易引起作用范围的扩大。

7.变态反应蛋白

在注射场所必须配备肾上腺素和氧气等必要的抢救药品及设施,注射后嘱患者在医院留观

15 分钟以上。对于高敏患者可以在注射前做皮试,以确保安全。

8.免疫抗体反应

抗体产生还无法预测,应该尽量不要短时间重复给药,容易引起抗体产生。对于产生抗体的患者,可以改用其他类型的肉毒素,如 B 型肉毒素。

9.远隔效应及严重全身反应

在可以起效的前提下,尽量减少给药量,以防止出现不必要的作用。其发生还无法预防,如果出现危及生命的全身严重的反应,需要立即抢救,使用抗毒素及血液透析等全身性的治疗。

(张景坤)

第九节　乳房缩小整形术

一、概述

乳房的过度发育使乳房的体积过度增大,产生乳房肥大,俗称巨乳症。乳房肥大给女性带来精神上及肉体上的痛楚。

乳房容积大于 $250\sim300$ mL 称为乳房肥大;乳头或乳房最低缘低于乳房下皱襞称为乳房下垂。乳房肥大常常伴有不同程度乳房下垂,严重的乳房肥大及乳房下垂,其乳房下缘可超过脐孔,甚至到达耻骨水平,造成形体臃肿,行动不便,肩背部酸痛,平卧时有胸部受压及窘迫感。炎热天气时,两侧乳房之间,以及乳房下皱襞区,常常处于浸湿状态,出现湿疹、皮炎、糜烂等皮肤损害。巨大的乳房或严重下垂的乳房,使女性失去匀称、苗条的曲线美的轮廓,代之以粗壮的形体,使患者羞涩,深受难以启齿的肉体及心理的精神压力,失去自信及参加社会生活的勇气。

(一)乳房肥大的原因和分类

根据乳房肥大的原因分为三类:乳腺过度增生性乳房肥大;肥胖型乳房增大;青春型乳房肥大。

1.乳腺过度增生性乳房肥大

表现为乳腺组织过度增生,肥大的乳房坚实,乳腺小叶增生明显,常有压痛。在月经周期期间,常常有自发性疼痛,并伴有乳房下垂,较多发生在已婚育的女性。严重者,由于乳房的赘生及经久的胀痛,给患者带来心理上及肉体上折磨,他们会要求医师作乳房全切除,以解除其多年的心理上及肉体上的折磨。

2.肥胖型乳房肥大

表现为整个乳房匀称的肥大,在组织结构上,是以乳房中的脂肪匀称增生为主,在病理上表现为乳房皮下有脂肪增生,在乳腺组织之间,也有脂肪增生及浸润,这类乳房肥大的患者伴有全身性肥胖,肥大的乳房虽可能伴有不同程度的乳房下垂,但是较乳腺过度增生性乳房肥大为轻。

3.青春型乳房肥大

青春型乳房肥大是一种青春发育期发现的乳房渐进性增大,并过度发育,乳腺组织增生、肥大,乳房表现为匀称性肥大,乳房下垂不明显,这类患者有时有家族史。

(二)乳房肥大及下垂的分度

根据乳房肥大及乳房下垂的程度分为:轻度肥大下垂,中度肥大下垂,重度肥大下垂。一般有 3 种方法来确定。

1.根据肥大的程度

轻度肥大:单侧乳房体积达 400～600 mL;中度肥大:单侧乳房体积达 600～800 mL;重度肥大:单侧乳房体积超过 800 mL;如果单侧乳房体积超过 1 500 mL,称为"巨乳"。

2.根据乳头下垂的程度

轻度肥大下垂:乳头下降 1～7 cm;中度肥大下垂:乳头下降 7.1～12 cm;重度肥大下垂:乳头下降＞12.1 cm。

3.根据乳头与乳房下皱襞的关系

轻度肥大下垂:乳头低于正常位置,但在乳房下皱襞平面以上;中度肥大下垂:乳头在乳房下皱襞平面以下,但未到达乳房最低点;重度肥大下垂:乳头达到乳房最低点。

一般来说,轻度乳房肥大每侧切除的乳房组织量＜200 g,中度肥大每侧切除的乳房组织量在 200～500 g,重度肥大每侧切除的乳房组织量＞500 g。

(三)乳房缩小整形术

乳房肥大需行乳房缩小整形术,乳房下垂需行乳房悬吊术。乳房缩小整形术种类繁多,基本上有以下几个发展演变过程:

1.乳头、乳晕血供蒂的变化

乳头乳晕血供真皮蒂在上(上蒂瓣);蒂在下(下蒂瓣);蒂在两侧(水平双蒂瓣),蒂在乳房上、下方(垂直双蒂瓣),尚有乳头乳晕附着在乳腺体上(中央腺体蒂),以及乳头乳晕游离移植等。

2.乳房皮肤切除及整形的变化

乳房皮肤的整形是乳房多余皮肤、皮下组织切除,周围皮肤的皮瓣转移整形,包括乳房三皮瓣整形法(改良 Strombeck 法及改良 McKissock 法),乳房内侧,外侧皮瓣旋转整形(Strombeck 法,McKissock 法,Marchac 法,Lejour 法等),以及乳房外上方及内下方皮瓣旋转移植整形(如 L 型,B 型切口整形)等。

3.乳房缩小整形术后瘢痕形态的变化

是一简易的命名方法,如 Y 形,倒 T 形,直线形,L 形,双环形等。

(四)乳房缩小整形术的基本要求

1.保持乳房良好形态

不论何种方法,术后应该能满足乳房的基本美学要求。乳房在正常位置,两侧对称,乳房下皱襞不被破坏,乳头在乳房下皱襞以上且朝向外下方,乳晕大小正常,乳房具有一定的动感和垂感。

2.能满足乳房组织切除的量

乳房缩小整形术主要是通过切除一定的组织量来达到缩小乳房的目的,因此,不论何种方法,都应该能方便切除足够的乳房组织,而不至于引起血运障碍和形态异常。

3.足够的乳房突度

乳房缩小整形术后要能保证具有一定的乳房突度,否则就不是美观的女性乳房。

4.良好的乳头乳晕血供

乳房缩小整形术的难度就在于既要切除足够的乳房组织、保持良好的乳房形态,又要确保乳头乳晕良好的血供而不至于造成坏死。

5.切口瘢痕小

切口瘢痕要小且隐蔽,尤其是有色人种,乳房缩小整形术后过度的瘢痕也是难以接受的。

6.创伤小,手术简便

手术创伤要小,最好朝微创发展。手术设计不要过分复杂而难以理解和掌握,手术方法简便,易于操作,便于推广。

(五)乳房缩小整形术的并发症及其处理

1.出血

包括术中及术后出血。乳房缩小整形手术中的出血是较为常见的,双侧重度乳房肥大缩小整形术,其手术范围比乳房根治手术大得多。因此,手术过程中要严格止血,对于重度乳房肥大缩小整形手术,应备血。术后出血者,少量渗血,可加压包扎,应用止血药物,并严密观察;明显的出血或活跃的出血,应进手术室止血。

2.血肿

由于手术中止血不彻底,或术后引流不畅,造成血肿,可集于皮下,也可集于乳腺组织内。轻的血肿,可用针筒抽吸;严重者需手术清除血肿。

3.感染

乳房缩小整形术后感染较为少见,由于哺乳期手术,乳房或全身存在潜伏性感染因素,手术后感染发展。也可能由于术前及术中的一些因素造成感染。感染有急性感染及慢性感染两种,前者宜积极抗感染治疗,条件成熟时,作切开引流。慢性感染常因急性感染处理不当,或局部存有异物,或坏死组织,造成切口长期不愈合,宜彻底清创,消灭无效腔,改善局部组织血供,控制感染。

4.切口裂开,皮瓣坏死

肥大乳腺组织切除较少,乳房皮肤切除过多,术后局部皮肤张力过大,造成创口裂开;血肿、感染也可能造成切口裂开;皮瓣转移后血供不良,造成皮瓣坏死。术前谨慎手术设计,术中细致操作,防止血肿、感染、皮肤张力过大等,是防止切口裂开及皮瓣坏死的关键。

5.乳头乳晕坏死

乳头乳晕血供不良是造成坏死的原因。造成移植乳头乳晕坏死,原因有:乳头乳晕的蒂太长。术中应注意乳头乳晕真皮蒂或腺体蒂的长宽比例,保留蒂部较粗大血管,防止乳头乳晕的血供不足。

6.形态不良

乳房缩小整形术后形态不良包括:乳房过大或过小;乳房位置不良;乳房失去半球形形态;双侧乳房形态不对称;双侧乳头位置及饱满度不对称;乳头凹陷等。这些都可通过精密的手术设计、细致的操作进行预防。术后出现这些状况,常常需要经过再次手术进行矫正。

7.切口瘢痕增生及乳房硬块形成

是由于手术创伤大,造成局部皮肤瘢痕,或是乳腺及皮下组织坏死,造成局部硬块。

8.乳头感觉丧失

第4肋间神经损伤所致。术中应尽量保留该神经。

9.泌乳功能丧失

对于轻度乳房肥大及下垂的患者,手术过程中应尽可能只切除乳房下部,防止乳腺导管的损

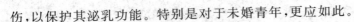

伤,以保护其泌乳功能。特别是对于未婚青年,更应如此。

10.乳房再发育

少数患者经过乳房缩小整形后,乳房再度发育增大。

二、中央腺体蒂法乳房缩小整形术

乳房缩小整形术的术式很多,不论是水平双蒂法,还是 Mckissock 的垂直双蒂法,或是 Robbins 的改良单蒂法,以及 L 形乳房缩小整形术,均存在比较严重的瘢痕,尤其不适用于东方女性。因此,多年来,一直在不断探索能够尽量减少术后瘢痕、保留乳头乳晕的感觉功能及塑造一个形态美的半球形乳房的较完美术式。自 Himderer 采用双环法乳房悬吊术以来,经过不断改进,双环法乳房缩小整形术为巨乳缩小提供了新的概念、新的方法,是目前较为完善的术式。从乳头乳晕血供来看,双环法是以中央腺体蒂为基础来保证乳头乳晕的血供,因此,又称中央腺体蒂法乳房缩小整形术。

乳房解剖学的深入研究及乳头乳晕深动脉的提出,是本术式得以实现的基础。乳房的动脉是由浅层动脉和深层动脉两个系统共同组成,乳头乳晕深动脉位于乳腺的中心,是乳头乳晕重要的深部血供来源,其起源、走行和分布均相对恒定,均源于胸廓内动脉。而且随着乳房体积的增大,乳房深动脉的直径也相应增加,单纯依靠乳房深部血供完全可以保证乳头乳晕的存活。本术式主要以乳头乳晕深动脉作为乳头乳晕的供养血管,同时以乳腺附着于胸壁的组织为蒂,而乳头乳晕是这个组织瓣的一部分,这是保证本术式无乳头乳晕坏死发生的基础。

(一)手术适应证

(1)轻、中、重度乳房肥大,尤其是中度乳房肥大。

(2)乳房下垂。

(3)乳房不对称畸形。

(二)手术方法

1.术前设计

患者站立位,标记前正中线、锁骨中线、腋前线,第 2 肋平面水平线,乳房下皱襞。

先确定乳房缩小成形术后新的乳头乳晕位置,可根据以下方法综合确定:锁骨中线外 1 cm 与第 4 肋间交界处;两乳头连线、乳头与胸骨颈静脉切迹连线呈等边三角形,两乳头间距在 18～22 cm;上臂中点水平线与锁骨中线外 1 cm 交界处。

然后设计切口线。内环切口线:在乳头乳晕的自然状态下,以乳头为中心、半径 2 cm 画圆,即为新乳晕的大小;外环切口线:根据以下四点确定外环的位置、形状和大小。

(1)上点(A):新确定的乳头位置上 2 cm。

(2)内侧点(B):(新确定的两乳头间距/2)-2 cm。

(3)下点(C):距乳房下皱襞 5～7 cm 处。

(4)外侧点(D):在腋前线。

(5)依此四点在乳头乳晕周围画一个圆,根据乳房的高度,可向内缩小 1～3 cm。外环不一定为圆形,也不一定以乳头为中心,可以是椭圆形或不规则形,以确保外环四周的张力相等。

2.麻醉及体位

气管内插管全身麻醉。平卧位、双上肢外展于侧台并固定,以便术中能半坐位观察。常规消毒、铺巾。

3.手术操作

(1)真皮帽的形成沿内环切口线和外环切口线切开表皮层,切去两环之间的表皮,在乳头乳晕周围形成真皮帽;真皮帽的直径不能太小,最好在 10 cm 以上,这样可以较好地包裹腺体,有利于乳房塑形。

(2)皮瓣分离沿乳腺表面向乳房基底部分离,注意保持皮瓣的厚度和平整,在近外环处皮瓣不能太厚,要去除多余的脂肪,以便缝合后乳晕边缘平整。在分离皮瓣时,一定要达基底部,内侧达胸骨边缘,上达第二肋或肋间,外侧达侧胸壁,下达乳房下皱襞,在近基底处注意结扎胸肩峰动脉乳腺支,尽量避免损伤胸廓内动脉的穿支和胸外侧动脉的乳腺支。

(3)腺体切除:根据需要去除乳腺的量,分别楔形切除乳房的上极和下极,或切除周边乳腺,要保留乳头乳晕基底的乳腺组织,上下极切口不能贯穿。切除乳腺组织时注意观察乳头乳晕血运。

(4)乳房塑形:将上极边缘缝合并固定于第二肋,其内上方和外上方也分别固定一针,下极乳腺边缘间断缝合。将真皮帽边缘稍分离后缝合固定于胸壁,缝合时注意调整乳头的位置和方向,使乳头在正常位置并略朝外下方,并对比两侧是否对称。

(5)缝合用直针穿尼龙线作真皮内荷包缝合,逐渐均匀收紧向乳晕靠拢,直径约 4 cm。乳晕边缘稍作皮下分离,用 5/0 Proline 间断缝合皮肤。皮下放置负压引流管一根从腋窝引出。胶布固定塑形。

(三)注意事项

(1)应在术前站立位设计切口线,尤其是乳头乳晕位置的确定,麻醉后平卧位不利观察。

(2)分离皮瓣时一定要平整,边缘较薄,基底部可稍厚,否则会出现凹凸不平,分离要到胸壁,这样有利于真皮帽的固定,保持乳房良好的突度。乳腺上极固定时,要保持平整、自然,分别向上方、外上方、内上方固定,避免上方形成台阶。

(3)要保留乳头乳晕底部的乳腺组织,并确保与胸壁相连,以保证乳头乳晕的血供;重度乳房肥大,由于腺体蒂较长,切除腺体过多时,有造成乳头乳晕血运障碍的可能。

(4)如果能保留第 4 肋间神经,则可保留乳头乳晕的感觉。

(5)荷包缝合要用不可吸收缝线,可吸收分线吸收或断裂后,会造成乳晕扩大、变形、瘢痕形成;缝合不宜过深,否则会造成"火山口"样改变。

(6)设计外环时,要注意缝合后四周的张力均等,否则缝合后乳晕会牵拉变形。

(7)术后乳房可能会较硬,甚至皮肤淋巴水肿,乳晕边缘皱褶,3～6 个月后则逐渐消退,乳房变柔软,皱褶不明显。

三、直线瘢痕乳房缩小整形术(Lejour 法)

直线瘢痕乳房缩小整形术(Lejour 法)是一种术后乳房下方直线瘢痕的乳房缩小整形技术,是 Dartigues 的改良术式。本手术在欧洲广泛地受到推荐,采取乳房蘑菇形切口,乳头乳晕上方为蒂,中部乳腺组织切除,及下部乳房皮下组织分离,乳房形态的整形主要靠乳腺组织的再塑形,手术后立即效果显示乳房下方不平整,手术后远期效果良好。Lejour 有 1 000 余例的临床经验报告。

该手术的原则有三:①广泛的乳房下部皮肤及皮下组织分离,减少皮肤缝合张力,减少瘢痕。②畸形矫枉过正,以便取得较好形态。③作脂肪抽吸,去除不必须的组织,便于乳房缩小的塑形。

（一）手术适应证

该手术方法既可用于轻度及中度乳房肥大，也可用于重度乳房肥大。

（二）手术方法

1.手术设计

受术者站立位或坐位。

绘制乳房中轴：在离胸骨中线约 10 cm 处，通过乳头中点，绘制一垂直线，上达乳房上方，下超越乳房下皱襞中点到季肋缘。

乳房上限的确定：将乳房上推，绘出乳房上缘的界限。

乳房切除范围的预测：将乳房推向外侧，在乳房内侧绘出与季肋部乳房中轴相连的垂直连线；将乳房推向内侧，在乳房外侧绘出与季肋部乳房中轴相连的垂直连线。乳房内侧及外侧的垂直连线之间，是乳房多余皮肤切除的范围。

在乳房内侧及外侧垂直线确定后，将两线在乳房下皱襞上方相交成一弧线。

乳晕上方的设计线是位于新乳头上方 2 cm 处（新乳头位置确定方法见乳房缩小整形基本技术），从此点出发，在乳房内、外侧各绘一弧线，相交于两垂直直线，相交点的位置，根据乳房大小而变化。

2.手术操作

（1）皮下浸润：取半卧位手术，麻醉后在乳房下部作 0.5％利多卡因加 1∶100 000 肾上腺素 20 mL 局部浸润，减少手术过程中出血，对巨大乳房则用 40 mL 的 0.5％利多卡因浸润。

（2）乳头乳晕皮瓣蒂去上皮，从乳头及乳晕上部设计线到其下 2 cm 区域去上皮。

（3）脂肪抽吸：在乳房下部切口线上方作一小切口，用 6 mm 三孔钝头脂肪抽吸管，在乳房上部，内侧及外侧进行抽吸。

（4）沿着切口线切开皮肤，须保护乳头乳晕蒂不受破坏，在皮肤下留 0.5 cm 的脂肪，如同皮下乳房切除的进路一样。

（5）切除乳房下中部的乳腺组织。切除范围向上方到第三肋间处，即乳房上界划线处，在胸肌筋膜表面切除。如果是巨大的乳房，乳腺实质的切除包括乳头乳晕下的乳腺组织。其乳头乳晕可长达 10～12 cm。用缓慢吸收缝线，缝合两侧及上部乳腺组织。矫正乳房下垂。

（6）皮下、皮内皮肤缝合，矫正乳房下皱襞的猫耳畸形（图 8-21）。

（三）注意事项

（1）对于重度乳房肥大下垂者，乳头距新形成的乳头乳晕位置较远，真皮蒂则较长，要注意蒂的长宽比，以防乳头乳晕血运不良。

（2）注意乳房下皱襞皮肤的处理，以形成良好的乳房下皱襞形态。

四、负压抽吸法男性乳房肥大矫正术

男性乳腺发育症是一种良性症，大多为原发性，发病机制尚不明确。可能与多种因素有关，如血中性激素水平异常、组织中性激素受体分布和数量异常、对激素反应改变、肥胖、医源性因素和综合因素等。男性乳腺发育症可见于新生儿、青春期及中老年患者，以青春发育期为多见。青春期男性乳腺发育症多与肥胖或者局部乳房组织性激素受体的数量多有关，乳房肥大以脂肪组织的增多为主。

男性乳腺发育症导致男性形体异常，对年轻男性产生较大心理压力，多数患者要求治疗。外科手术是治疗男性乳房肥大的有效方法,常用的方法有经乳晕切口乳腺切除术和负压抽吸法男性乳房肥大矫正术。

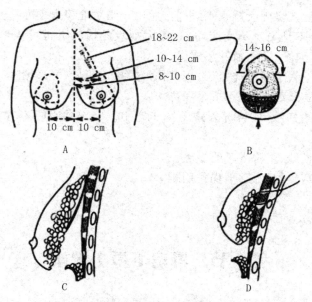

图 8-21 直线瘢痕乳房缩小整形术(Lejour 法)
A.新乳头定位及乳房皮肤切口设计;B.乳头乳晕去表皮,上方真皮蒂形成;C、D.乳腺组织悬吊及再塑形

负压抽吸法男性乳房肥大矫正术的优点:①术后胸部外观好。脂肪抽吸法的皮下抽吸能够保持皮肤的平整自然,胸部不易出现阶梯样变化。②原本多余的皮肤能自行回缩,不用切除。③乳头、乳晕很少发生感觉障碍,也不易出现坏死。④手术创伤小,术后很少出现血肿。⑤切口小而隐蔽。⑥手术简便安全。

(一)手术适应证

(1)青春期男性乳房肥大,尤其是以脂肪堆积为主的男性乳房肥大。

(2)皮肤弹性较好、无松弛的老年男性乳房肥大。

(3)少数腺体增生为主的男性乳房肥大。

(二)手术方法

患者术前取站立位或坐位,画出肥大乳房的范围,注意在画出的乳房边缘后,再标出宽约1～3 cm 范围的过渡区。切口取在乳房下皱襞线下 2 cm 与腋前线交界处。

平卧位、双上肢外展于侧台。切口处 1% 利多卡因(含 1∶100 000 肾上腺素)局部浸润麻醉,先做0.5 cm小切口,从切口刺入注水针,注入肿胀麻醉液(生理盐水 2 000 mL,利多卡因 2.0 g,肾上腺素 2 mg),每侧约 800～1 000 mL。注意分层均匀注射,注射后局部按摩 2～3 分钟。

将切口开大,约为 1 cm 大小,能伸进较粗的吸脂针。自切口插入较粗脂肪抽吸针,先深层后浅层均匀抽吸,抽吸中要注意保留一定厚度的脂肪组织,注意过渡区抽吸不能过度,以免边缘不平整,注意术区与周围的自然衔接。中央部乳头、乳晕下方多为乳腺组织,可用力抽吸。最后可换用细口径抽吸管再进一步修整,注意保持胸部皮肤整体平整。

术后切口缝合 1 针,可置细乳胶管或皮片引流,术中出血少者,可不放置引流,直接用棉垫加压包扎,借用腹带固定。术后 7～10 天拆线,术后 1 周后改用弹力绷带包扎固定或穿弹力背心,坚持 2～3 个月。

(三)注意事项

(1)负压抽吸法男性乳房肥大矫正术原则上适用于脂肪堆积为主的男性乳房肥大,对于腺体为主的男性乳房肥大也不是绝对不能应用,在用力抽吸的情况下也可吸出部分腺体,但出血较多,术后注意引流,加压包扎,防止血肿形成。

(2)如果乳头乳晕下为少量腺体组织,用力抽吸效果不明显,可采用"旷置"的方法,抽吸基底脂肪,适当保留周边脂肪组织,使乳房平整即可。

(3)注意乳房外侧的抽吸,使胸部外观不至于宽扁。腋部抽吸时不宜过深,以免损伤血管、神经。

(4)不适用于皮肤松弛、乳房下垂明显者。

(5)切口选择在腋窝虽然隐蔽,但操作困难。

(张景坤)

第十节 乳房下垂上提术

一、概述

乳房下垂一般是以乳头的位置在乳房下皱襞水平或以下以及乳房的最低缘在乳房下皱襞以下为诊断依据的,乳房肥大的患者大多数都具备上述两个特征,单纯乳房下垂是乳房体积在正常范围(200～300 mL)或以下者,而乳头下移和皮肤松弛。

乳房下垂是由于乳房腺体与脂肪结缔组织高度增生,使皮肤和悬吊支持结构扩展,乳房萎缩后皮肤和悬吊支持结构的弹性降低,久之不能使乳房回缩复原,故而乳房松弛垂坠如袋状。乳房体积大的患者症状明显,乳房体积基本如常但松垂很明显者,也影响体态曲线。重度乳房下垂给生活和工作均带来诸多不便。乳房下垂是一种生理现象,常见于多次妊娠并哺乳的中老年妇女。

临床上,常常以乳头、乳晕的位置与乳房下皱襞的关系来确定乳房是否有下垂和下垂的程度。

Ⅰ度:亦称轻度下垂,下垂的乳头与乳房下皱襞平行,乳腺组织常较少。

Ⅱ度:亦称中度下垂,下垂的乳头位置介于乳房下皱襞与乳房最低位置之间。

Ⅲ度:亦称重度下垂,下垂的乳头位于乳房下皱襞以下或乳房最低点,即乳头在乳房的最低位置。但临床上一般根据乳房下垂的严重程度确定分度,并非将乳头达乳房的最低点才定为Ⅲ度,如有的乳房下部肥大者,乳房最低缘已下垂到肋弓水平而乳头位置并非在乳房最低点,仍可分在此列。

乳房下垂需要通过手术矫正,一般采用乳房悬吊术,重度乳房下垂可采用乳房肥大缩小整形的术式,轻度乳房下垂也可用隆乳术的方法矫正。

传统的乳房悬吊方法是单纯用缝合线将乳房上极在第二肋或肋间平面与深筋膜缝合固定,但所形成的粘连较弱,固定不持久,容易复发。为了获得较持久的悬吊效果,应重新安排所有的乳房连接支持结构,依靠一系列的支持结构共同形成内乳罩来固定新塑形的乳房。乳房悬吊结构的重建就是通过此类手术在腺体周围创造形成类似自然情况下有悬吊固定作用的支撑结构。加强悬吊支持的方法有真皮乳罩技术,乳房悬吊韧带固定,乳腺组织瓣悬吊固定及人工材料(聚糖乳酸与聚酯的混合网,聚丙烯单丝网片)的应用,取得良好效果。

二、双环法乳房下垂矫正术

此方法具有切口隐蔽、瘢痕不明显、乳房塑形好、下垂矫正效果持久、方法简便等优点。

(一)手术适应证

(1)单纯乳房下垂。

(2)轻、中、重度乳房下垂。

(二)手术方法

1.术前设计

站立位,标记前正中线、锁骨中线、第二肋平面、乳房下皱襞。

以胸骨切迹中点为圆心,18～22 cm 为半径的圆弧与乳房中线的交点作为新乳头中心点,并以此为圆心标记出半径为 2 cm 的新乳晕上半边缘线,内外两端画线连接至原乳晕边缘。乳头间距过宽者,可适当将新乳头乳晕设计向内上,如乳头到乳房下皱襞的距离较大,则外环切口线的下缘可设计在距乳房下皱襞 7～8 cm 处。

以乳头为中心,2 cm 为半径画圈,为内环切口线。

2.麻醉及体位

气管内插管全身麻醉。平卧位,双上肢外展。常规消毒铺巾。

3.手术操作

沿内外环切口线切开皮肤,两环之间去表皮。然后在真皮的上边缘线切开至腺体表面,沿腺体表面向上剥离至乳腺上极,两侧达腺体上半部的内外边缘,然后转向深方,沿深筋膜表面向下剥离至第 4 肋水平左右(达乳头乳晕水平),全部去除腺体后方深筋膜浅面松弛的浅筋膜组织(即浅筋膜深层),仔细止血。

单纯悬吊①对于直径较小的乳房,将乳腺上极上提至第 2 肋或第 2 肋间水平,以不可吸收线分别将乳头乳晕后相应的腺体及乳腺上极缝合固定于第 4 肋及第 2 肋(或第 2 肋间水平)处的深筋膜。②对于直径较大且扁平的乳房,将上半腺体纵行切开形成以下半部为蒂的 3 个部分,中间部分宽 4～5 cm。两侧腺体在中间部分后方以可吸收线相对缝合,以缩小乳房直径并使中央组织增厚而增加乳头乳晕部位的突出度,然后上提腺体缝合固定。

用真皮帽辅助悬吊如果两环之间的真皮帽足够大,在乳腺上极缝合固定后,将真皮帽向内、上、外 3 个方向悬吊固定。

用人工合成材料辅助悬吊如聚丙烯单丝网片,将网片剪裁成上半乳腺面积大小(可在上述缩小乳房直径后),缝合于腺体后面,上提后将两者与深筋膜缝合固定,也可将网片置于腺体与皮肤间,其上端与腺体上极共同缝合固定于第 2 肋或第 2 肋间深筋膜,其下端缝合于新乳晕上边缘下的腺体表面。

悬吊联合胸大肌下假体隆乳上述剥离后,顺胸大肌走行方向切开深筋膜分开肌肉,在肌层下剥离腔穴,置入合适大小硅凝胶乳房假体,缝合深筋膜关闭假体腔。然后按上述方法进行腺体悬吊,注意勿伤及假体。

悬吊完成后,将乳头乳晕上提至新位置,暂时缝合上边缘。取坐位观察乳头乳晕位置及朝向是否合适,然后外环真皮内荷包缝合,缩紧外环切口,使之与乳晕大小相匹配。间断缝合皮肤(图 8-22)。放置负压引流管一根,从腋窝引出。术后加压包扎。

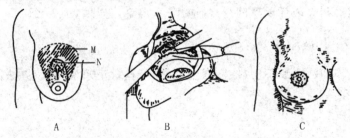

图 8-22　双环法乳房下垂矫正术

A.确定新乳头乳晕位置,并在两乳晕间画椭圆环(M.皮下分离范围;N.新乳头位置);B.在切口上缘分离皮下显露腺体上半并形成腺体;C.上移乳晕缩紧外环皮肤乳晕缝合

术后 2～3 天拔出引流管,8～10 天拆线。穿弹力胸罩 3 个月。

(三)注意事项

(1)考虑到腺体、乳头乳晕血供及其感觉的维持,乳腺下半与皮肤及深筋膜间不做过分分离。

(2)缝合时,注意保持乳晕周围的张力均等,使乳头乳晕达到良好的形态。

(张景坤)

第十一节　乳房再造术

一、概述

乳房缺失的原因最多见于乳房良性或恶性肿瘤切除后乳房缺失;也可因为外伤及烧伤造成乳房缺失;先天性一侧乳房缺失或两侧乳房缺失。乳房缺失造成女性形体、精神上的创伤,只有乳房再造才能弥补。尚有易性癖的患者,由男变女性,也须进行女性乳房再造。

乳房再造是乳癌综合治疗的一个重要组成部分。在美国每年大约有 200 000 女性被诊断为乳癌,其中约 1/3 接受乳房切除术,必须面临乳房再造的选择。由于乳房再造可以提高生活质量,满足患者心理需求,已成为乳癌治疗中的一个潜在的质量评估指标。实际上,乳房再造是建立"可逆乳房切除",通过最有效的手段恢复乳房切除术后患者的心理幸福感。

选择乳房再造的患者有一个复杂的决策过程,包括再造的类型和时机。自 20 世纪 80 年代 TRAM 皮瓣应用以来,自体组织乳房再造不断发展,现在有多种选择,可以用带蒂皮瓣、延迟带蒂皮瓣、保留部分肌肉的游离皮瓣以及穿支皮瓣进行乳房再造。假体置入乳房再造也有几种选择,如采用异体真皮或牛真皮覆盖假体下极,各种形状的盐水假体和 FDA 认证的硅凝胶假体的应用。患者也可选择即时乳房再造(乳房切除术后立即进行乳房再造)或延迟乳房再造(乳房切除术后的其他任何时间进行乳房再造)。以前认为,患者只有经受一段时间乳房切除术后畸形的痛苦后,才能意识到乳房再造的必要性,但现在我们知道,患者对于即时乳房再造的愿望和延迟乳房再造一样强烈。然而,辅助放疗的普遍应用,使再造时机的选择变得更为复杂。尽管众说纷绘,许多外科医师对于有放疗指征的患者宁愿推迟乳房再造时间,由于即时乳房再造后进行放疗存在一定的潜在并发症,影响美学效果。另外,还一些证据表明,乳房再造也可能影响放疗的效果。

(一)乳房再造的时机

乳房缺失的原因不同,乳房再造时机的选择也不同。

外伤性乳房缺失、先天性乳房发育不良乳房缺失,宜等待女孩至发育年龄时进行再造;变性手术后的乳房再造时机选择,随受术者的身体及心理准备情况而定。

乳腺癌乳房切除后的乳房再造可即刻施行,也可在第一次手术后3~6个月后进行二期乳房再造,即完成化疗后再进行手术。如果乳腺癌手术后需进行放疗的患者,则宜在停止放疗后6~12个月后进行,待放疗后皮肤及皮下瘢痕软化后,或"趋于软化"时进行。

所有乳房再造的患者,特别是乳癌术后的患者,必须是身体健康、情绪稳定,没有精神及心理的障碍,没有癌症复发的危险,而且对侧乳房是健康的。

(二)乳房再造的内容

(1)乳房皮肤缺失的修复:这是乳房再造首先要解决的问题。皮肤缺失的修复方法可应用组织扩张器,使皮肤扩张,增加皮肤的面积;采用局部皮瓣转移修复,包括上腹部逆行或旋转皮瓣移植;腹部皮瓣或皮管转移;背阔肌肌皮瓣移植;腹直肌肌皮瓣移植;以及显微外科游离皮瓣移植等。

(2)乳房形态的塑造:乳房的皮肤修复的同时,或修复之后的一定时期进行乳房半球形形态的塑造,包括应用肌皮瓣移植,假体移植等。

(3)腋窝前壁缺失及锁骨下空虚区域的形态重建常常用肌皮瓣移植进行修复。

(4)乳头、乳晕再造。

(5)矫正双侧乳房的不对称性。

(三)再造乳房所需组织量的判断

乳房再造术前,应对再造乳房所需的组织量进行估计,具体方法如下:①站立位测量健侧乳房从锁骨中点垂直向下经乳头到乳房下皱襞的弧形距离;测量健侧乳房从胸骨中线向外经乳头的到腋前线的弧形距离。②站立位测量患侧胸部从锁骨中点垂直向下到对侧乳房下皱襞平面的距离;测量患侧胸部从胸骨中线向外到腋前线的距离。③将健侧测量结果减去患侧测量结果,可作为设计移植皮瓣的长宽及埋植扩张器或乳房假体容积的参考。

在设计再造乳房的组织量时,应使再造乳房的下皱襞低于健侧1~2 cm,以避免假体置入后纤维囊收缩,造成再造乳房位置过高。同样,再造乳房的内侧及外侧的范围,也应较健侧乳房的内、外侧超出1~2 cm。

患侧乳房锁骨下及腋部前皱襞空虚者,在设计移植肌皮瓣时,除了考虑皮肤缺损修复外,还应考虑用肌瓣再造腋前皱襞。

(四)再造乳房形态塑造

乳房再造不仅是皮肤缺损的修复、增加胸部的隆起,而且要使隆起的形态具有正常乳房水滴形曲线的形态,且两侧对称。

健康的年轻女性乳房为水滴形,而年长妇女的乳房皮肤松弛,并下垂。乳房上部,即乳头上方与胸壁呈斜坡形,大约呈45°角,而乳头下方的乳房与胸壁成钝角。

为达到上述乳房形态,有两种途径:一是设计适当大小及形态的肌皮瓣,并安插在胸部正确的位置；二是选择适当容积和形态的乳房假体，并植入正确的位置。

背阔肌肌皮瓣多半采用斜棱形或横棱形皮瓣，并携带大量脂肪和背阔肌，皮瓣用于修复患侧乳房皮肤缺损，可根据皮肤缺损的大小和形态进行修剪；脂肪及肌肉用于扩充乳房容积或作为乳房假体的覆盖组织。肌皮瓣修复的位置对再造乳房的形态影响较大，其最佳效果是将棱形皮瓣移植到再造乳房的下部，构成再造乳房的下外侧部分，但是，由于乳癌根治术胸部切口瘢痕的位置多变，因此，移植肌皮瓣的位置往往受到原切口瘢痕位置的制约，移植肌皮瓣可横行插入原切口瘢痕内，也可垂直或斜行插入原切口瘢痕内。

对于健侧乳房较大或下垂明显者，可行健侧乳房缩小或悬吊，以达到两侧对称。

（五）乳房再造的适应证和禁忌证

（1）Ⅲ期或Ⅳ期乳癌患者或需要辅助放疗者，是即时乳房再造的相对禁忌证。

（2）自体组织乳房再造比假体置入乳房再造更有利于接受放疗。

（3）乳房切除后 2～3 个月，化疗结束后，进行延迟乳房再造。

（4）接受赫赛汀（Herceptin）治疗的患者，乳房再造前应检查心功能。

（5）患者术前应停用他莫昔芬（三苯氧胺）至少 2 周，以免静脉血栓形成。

（6）慢性阻塞性肺病、冠心病、严重哮喘、不稳定性糖尿病和严重肥胖者是乳房再造的禁忌证。

（7）高凝状态和风湿免疫疾病及吸烟患者为乳房再造的相对禁忌证。

（8）应进行全面的体格检查，来评估是否适合乳房再造以及适用于何种方法。

（9）根据对侧乳房来判断进行乳房对称性手术的必要。

二、术前准备

多学科协作对提高乳癌治疗水平是非常重要的。乳癌治疗的各种方法和各个阶段都会影响乳房再造的效果，整形外科医师必须同普外科、放疗科及肿瘤科医师密切合作，共同关心这个复杂的治疗过程。了解乳癌分期以及各阶段辅助治疗方案相当重要，一般来说，对于导管原位癌（DCIS）以及 1 或 2 期的导管癌可以进行即时乳房再造，对于炎性乳癌或 3、4 期乳癌，由于需要配合积极的辅助治疗，尤其是放疗，通常进行延迟乳房再造。

（一）放疗

早期乳癌临床试验协作组（EBCTCG）指出，不论是否进行全身化疗，放疗能降低 2/3 的局部复发率。所有的晚期乳癌、直径大于 4 cm 的原发性乳癌、伴有 4 个及以上阳性淋巴结、弥漫性钙化、播散性导管原位癌的患者，都有进行胸壁和局部淋巴结广泛放疗的指征。虽然放疗在乳癌治疗上起到非常积极的作用，但对乳房再造却造成不利影响。虽然外科医师对有放疗指征的患者是否行即时乳房再造的看法不同，但大多数都认同自体组织乳房再造后对放疗的耐受力要比假体置入乳房再造强得多。据报道，扩张器/假体置入乳房再造后放疗的并发症发生率高达 50%，包括感染、切口裂开、假体外露、包膜囊挛缩和外观不佳等。自体组织乳房再造，如 TRAM（横形腹直肌肌皮瓣）皮瓣乳房再造后放疗的风险较高，可出现部分皮瓣坏死、脂肪坏死、轮廓畸形和乳房体积缩小等，可能需要再次手术。另外，同未接受放疗的再造乳房相比，放疗后的再造乳房美学效果更差。由于这些原因，外科医师需要了解乳癌术后放疗的情况，来决定乳房再造的时机，这也进一步说明整形外科医师要和乳癌治疗小组其他医师保持密切联系的重要性。

通常在乳房切除术后 6 周，所有切口良好愈合开始放疗，如果一时不能确定是否需要放疗时,最好的方法就是进行延迟-即时乳房再造,即进行保留皮肤的乳房切除术后放置皮肤软组织扩张器,保持乳房皮肤处于扩张状态,不至于萎缩塌陷,等最终病理结果出来后,如果不需要放疗,患者可以立即进行合适方法的乳房再造,可行自体组织乳房再造,或继续扩张器扩张,然后置入假体乳房再造。如果需要放疗,则放瘪扩张器,开始放疗,另一种方法是在放疗前快速扩张,然后取出扩张器,置入乳房假体,这样可以降低切口裂开的可能,但会增加包膜挛缩的发生率。另外,也可以在放疗结束后再更换假体。对于自体组织乳房再造,只有所有切口愈合后才能进行放疗,对愈合不良的部位,应考虑植皮,促进愈合。与放疗科医师共同商讨计划放疗的区域是有必要的,确保用来乳房再造的 TRAM 皮瓣的脂肪组织不在照射靶区,避免较高脂肪坏死率的发生。

如果放疗结束后行延迟乳房再造,大多数外科医师只使用自体组织乳房再造,如 TRAM 皮瓣、穿支皮瓣或背阔肌肌皮瓣进行乳房再造,一般情况下,应该在放疗结束后 6～8 周进行乳房再造。用显微外科游离皮瓣乳房再造时,应该考虑到受区血管有可能受到放疗的损伤。最后,应告知患者,在照射区域行乳头乳晕再造时,切口裂开、皮片坏死或皮瓣血运障碍的发生率较高。

(二)化疗或激素治疗

早期乳癌临床试验协作组回顾分析了化疗后 15 年的随访结果,认为不论淋巴结是阳性,还是阴性的患者,辅助化疗都能显著降低其死亡率。最新的辅助化疗方案对乳房肿瘤直径大于 1 cm 的患者都是有效的,可减少局部复发或远处转移的机会。个体化化疗的效益是通过已知预后因素来评估的,包括患者年龄、总体健康状况、肿瘤的大小、阳性淋巴结数目、ER、PR 及 Her-2 的状况以及可见的化疗效果。最常见的一些化疗不良反应是恶心、呕吐、乏力、脱发和白细胞降低。

一般情况下,最好是化疗结束后 2～3 个月再进行乳房再造。乳房再造前应使血细胞计数恢复正常,并改善衰弱状态,此外,应使患者体重维持稳定,否则,再造乳房体积过大,影响美观效果。接受赫赛汀(Herceptin,抗-HER-2 抗体)治疗的患者,应该注意检查心脏功能,因为有 1%～4% 的患者可能发生心脏衰竭,10% 的患者心功能减退,这些患者应常规随访,用心脏放射性核素扫描(MUGA)检查心脏功能。此外,至少术前 2 周停用他莫昔芬,因为他莫昔芬的肝脏代谢物具有雌激素效应,半衰期为 5～6 天,它可使血栓形成蛋白增加,从而增加患者深静脉血栓(DVT)形成的风险。

(三)基因检测

大约 1/3 的女性乳癌患者有家族史,5%～10% 女性患者发生基因突变属于高危人群,其中大多数基因突变与 *BRCA*1 或 *BRCA*2 基因有关。人群中乳癌的发病率为 12.5%,而 *BRCA*1 基因携带者乳癌发病率为 55%～85%,*BRCA*2 基因携带者为 37%～85%。自从基因检测在临床上普遍应用以来,许多具有基因危险因素的女性选择预防性乳房切除术。询问患者是否准备接受基因检测,并讨论双侧乳房切除的必要性和术后乳房再造的重要意义,这是非常重要的。应告知患者,TRAM 皮瓣或 DIEP 皮瓣只能使用一次,如果患者决定推迟预防性乳房切除术,则无法再用 TRAM 皮瓣或 DIEP 皮瓣行乳房再造。一般来说,用相同的方法同时行两侧乳房再造,能获得较好的对称效果。

(四)肿瘤监测

目前的证据显示,乳房再造不会影响肿瘤监测。多数肿瘤复发是远处转移,或在保留乳房皮肤的部位复发,回顾性研究表明,乳房再造不会增加局部复发的风险。患者应该每年到肿瘤科检查一次,用 TRAM 皮瓣或穿支皮瓣进行乳房再造的患者应每年进行一次再造乳房的 X 线检查。

(五)术前病史和考虑因素

按照希波克拉底誓言,乳房再造的目标之一是"无害优先"原则,即乳房切除术后乳房再造不应推迟化疗或放疗而妨碍患者的肿瘤学治疗;不应延误肿瘤复发的诊断;不应增加不可接受的手术并发症。目前的资料显示,乳房再造是安全的,不妨碍辅助治疗或肿瘤复发的检测。此外,尽管乳癌复发的部位最常见于保留的乳房皮肤,但长期的随访结果没有发现即时乳房再造会增加局部复发率。

(六)过去史

获得完整的病史非常重要。慢性阻塞性肺病、冠心病、病态性肥胖和糖尿病等慢性疾病通常是乳房再造的绝对禁忌证。肥胖是术后并发症发生的显著危险因素,限制了乳房再造方法的选择。一般来说,身体质量指数(BMI)超过 30 是 TRAM 或 DIEP 皮瓣乳房再造的相对禁忌证;肥胖患者进行扩张器/假体置入乳房再造时往往需要延长导管将注射壶置于皮下来方便注水;对于严重肥胖患者,很难得到一个足够大的商品化的假体。严重哮喘、肺气肿或其他慢性阻塞性肺病也是乳房再造的禁忌证,尤其禁忌采用 TRAM 皮瓣或 DIEP 皮瓣乳房再造。糖尿病患者由于切口愈合困难和感染并发症的机会较高,乳房再造应慎重。尽管硅凝胶和自身免疫性疾病之间不存在明确的相关性,但是,许多风湿病学家仍然特别关注有自身免疫性疾病的患者(如红斑狼疮、类风湿关节炎等)的假体置入乳房再造。患有高凝状态疾病的患者,如真性红细胞增多症,应该请血液科医师会诊,而且,这种情况下,乳房再造的手术时间应该尽量短,术后尽早活动。TRAM 皮瓣乳房再造,由于改变了腹壁和躯干的运动力学,可能造成慢性背部疼痛,甚至背部功能障碍,术前告知患者这些情况同样是很重要的。

(七)社会史

需要详细了解患者的社会史,全面评估患者是否适合进行乳房再造。尼古丁可显著增加外科手术并发症,对于吸烟的患者,应该推迟乳房再造时间,直到患者戒烟为止。其他需要改变乳房再造计划的情况是,为了改善血供,而改用显微外科游离 TRAM 皮瓣移植,或对 TRAM 皮瓣进行延迟。对于年轻女性应考虑未来怀孕的问题,TRAM 皮瓣乳房再造的女性一般不鼓励怀孕。选择乳房再造方法时要考虑患者的爱好,例如,背阔肌皮瓣会限制上半身的功能,打网球或高尔夫球等体育活动则受到影响;TRAM 皮瓣会限制躯干弯曲 10%~19%,考虑这些因素同样是很重要的。

(八)体格检查

体格检查时,除了检查乳房外,还要评估体形和身体质量指数(BMI)。BMI 大于 30 的女性不适合用腹部皮瓣进行乳房再造,肥胖患者由于乳房过大,需要置入假体才能满足对称的要求。检查乳房时,应考虑乳房切除的设计,乳房切除范围必须包括乳头乳晕复合体(NAC)和所有先前活检的手术切口,但不包括空针穿刺活检的部位。在扩张器/假体置入乳房再造时,尤其应注意去除 NAC 和活检切口之间的皮肤的重要性,因为这个部位的皮肤会发生坏死,对乳房再造构成威胁。应当注意乳房皮下组织的厚度,因为皮下组织过薄能够看到假体的形状。也应当注意对侧乳房的大小和形状,对侧小乳症可能需要隆乳,乳房下垂可能需要乳房悬吊固定术,从而保持两侧乳房的对称性。此外,还应当注意乳房下皱襞不对称、胸壁不对称以及脊柱侧弯的问题,因为它们可以导致再造乳房的不对称。在延迟乳房再造时,术前应该充分估计乳房切除的范围和保留的乳房皮肤的厚度,如果乳房上极被广泛切除,则需要更多的自体软组织来充填缺损。

应当检查用于乳房再造的皮瓣供区。充分评估腹部皮下组织的量(过少或过多)、皮肤质量、有无瘢痕存在、腹壁松弛度或有无疝形成。当腹部存在腹腔镜手术切口瘢痕、剖宫产横行切口瘢痕和阑尾切口瘢痕时,仍然能够应用腹部皮瓣进行乳房再造,但是,开胸手术的切口瘢痕会妨碍背阔肌皮瓣的应用。

体检结束时,最好了解患者对乳房大小和形状的理想愿望,而这个愿望往往与体检的结果相去甚远,在考虑乳房再造方法和对侧对称性手术时,应当尽量满足患者的愿望。例如,乳房较小的患者可能希望有一对大的乳房,在这种情况下,最好选用扩张器/假体置入乳房再造方法,同时行对侧隆乳术;如果患者只想保持原来乳房大小,则不需要置入假体,仅用背阔肌肌皮瓣再造乳房即可,当然 TRAM 皮瓣或 DIEP 皮瓣也是合适的选择。巨乳症患者可能希望乳房能小一些,在这种情况下,乳房切除时切口设计要慎重,最好设计成垂直切口,与对侧乳房缩小术的垂直切口一致。重要的是要让患者知道,再造乳房的正常衰老过程可能与对侧正常乳房有所不同,一般来说,两侧相同类型的手术方法容易使两侧乳房达到长期的对称性,如组织扩张器/假体置入乳房再造,对侧隆乳术;或自体组织乳房再造,对侧乳房悬吊术或巨乳缩小术。

三、硅凝胶假体置入即刻乳房再造术

早期乳腺癌保乳手术患者,乳房皮肤大部分保留,胸大肌、胸小肌保留,锁骨下区饱满无畸形。只是肿瘤及周围组织切除后,乳房容积缩小或局部畸形,可置入适当大小硅凝胶假体,使两侧乳房对称。这是一种最简单的乳癌术后即刻隆乳方法。

(一)手术适应证

(1)Ⅰ~Ⅱa 期乳癌保乳手术患者。

(2)无远处转移。

(3)患者有隆乳要求。

(二)手术方法

气管内插管全身麻醉,平卧位,患侧上肢外展,皮肤表面标记肿瘤界线。常规消毒铺巾。切口选择:可取乳晕切口、乳房外上缘弧形切口或乳房下皱襞切口。距肿瘤 1~2 cm 完整切除肿瘤及周围组织,切除后行快速病理检查,确认切缘周围癌细胞病理检查呈阴性。清扫自背阔肌前缘至胸小肌内侧缘的腋窝淋巴结。缝合肿瘤切除后乳腺残端,在胸大肌筋膜表面分离乳腺组织,形成乳腺后腔隙,也可在胸大肌后间隙分离。将合适大小的硅凝胶假体置入乳腺后腔隙,或胸大肌后间隙。观察乳房形态、大小和两侧对称性,并进行调整,达到满意为止。缝合皮肤。放置负压引流管一根,加压包扎。术后 2~3 天拔出引流管,7~10 天拆线。

(三)注意事项

(1)如乳腺组织切除较多,或皮肤切除缝合后较紧,立即置入假体后不能达到理想的突度,或乳房张力大,手感不佳。则先在乳房后间隙或胸大肌后间隙放入 300~400 mL 圆形扩张器,注射壶埋植于切口皮下,一周注水 1~2 次,充注盐水的量应超过设计置入硅凝胶假体容积的150 mL 左右,扩张 4~6 个月后更换硅凝胶假体。

(2)如胸大肌被切除或部分切除,或假体表面软组织较少,可切取背阔肌转移至胸前覆盖假体。

(3)埋置扩张器后,或置入硅凝胶假体后可根据乳癌治疗的需要进行放疗,但放疗后包膜挛缩的发生率较高。

(4)Becker 报道,可使用改良的永久性扩张器替代乳房硅胶假体。此假体由内、外双层硅橡胶囊组成。内囊有一硅胶管经阀门穿过外囊与注射壶相连接,可供注水使内囊扩张。外囊内按不同规格充注相应体积的硅凝胶。当选用合适假体置入后,可经内囊将皮肤逐步扩张,同时假体外的纤维囊也能充分扩张。当注水到额定值后(通常可适当超量以减轻纤维囊的挛缩),拔除硅胶管时,内、外囊的阀门自行闭合能防止泄漏。在拔管前,应仔细调整假体的体积,同时要兼顾再造乳房的活动度稍逊于健侧的情况,才能使再造乳房逼真、对称。

四、背阔肌肌皮瓣(LD)乳房再造术

背阔肌是背部大块扁平三角形肌肉,起自下 6 个胸椎、腰椎、骶椎棘突及后髂嵴,部分起自下 3～4 肋骨及肩胛骨下角,是一块巨大的肌皮瓣、肌瓣的供区。背阔肌由胸背动静脉所供养,胸背动静脉是腋动静脉的分支肩胛下动静脉的终末支,成年人胸背动脉直径 1.5 mm 以上,静脉直径在 2.5 mm 左右。背阔肌由胸背神经所支配。

背阔肌肌皮瓣转移进行乳房再造,不但可作为乳房皮肤缺损的修复,还可利用其丰富的皮下组织,充填乳房,满足乳房容积的需要;背阔肌扁平、宽大,转移到胸部后可充填乳癌根治术后锁骨下区和腋窝的空虚凹陷;在胸大肌不全或缺失,或残余乳房软组织不足,背阔肌肌瓣可作为硅凝胶假体或组织扩张器的覆盖物。背阔肌肌皮瓣乳房再造术是一种常用的乳房再造方法。

(一)手术适应证

(1)改良乳癌根治术后即刻再造乳房。

(2)乳癌根治术后二期乳房再造。

(3)先天性乳房不发育乳房再造。

(4)外伤性乳房缺损的再造。

(5)其他方法乳房再造术后形态不佳的修复。

(二)手术方法

1.术前设计

背阔肌的解剖边缘在患者站立或坐位时可以在体表观察到,肌瓣大约 30 cm×15 cm 大小。一般肌瓣表面的岛状皮瓣的宽度不超过 10 cm 时,供区可直接缝合。

背部后上方的岛状皮瓣常被用于乳房再造,因为肌皮瓣转移后背阔肌位于皮瓣的上方,有利于乳房的充填,并且供区瘢痕可被胸罩带遮盖,比较隐蔽。另一个合适的选择是斜形岛状皮瓣,其上端可以在腋窝,也可以在后内方靠近脊柱处。

理想的状态是,岛状皮瓣完全位于背阔肌表面,以获得足够的血供。背阔肌的上缘位于肩胛下角平面,最好在患者两上肢自然下垂的状态下标记,背阔肌下缘位于髂后上棘平面,岛状皮瓣的下缘至少应在此平面上 8～10 cm;背阔肌的前外侧缘位于腋后线,让患者双手背向髋部用劲收缩背阔肌,可以在体表显现背阔肌前外侧缘;背阔肌的后内侧缘靠近脊椎。同样,在站立位或坐位的情况下,标记两侧乳房下皱襞,以保证乳房再造后两侧对称。

2.麻醉及体位

气管内插管全身麻醉。切取皮瓣时,患者应侧卧位,注意垫好对侧腋窝,以防术中压迫神经造成损伤。消毒范围应包括同侧上肢并用无菌巾包裹,这样有利于肩部活动,方便操作,上肢外展不应超过 90°,以免臂丛神经牵拉损伤。皮瓣切取后在转移之前建议先将皮瓣存放在无菌小袋中,供区关闭后,患者改为平卧位,再将皮瓣从小袋中取出,转移至胸部,完成乳房再造。

3.手术操作

(1)切口:切口的大小和位置取决于诸多因素,包括如何利用岛状皮瓣、期望供区瘢痕的大小、切取皮瓣所需时间的长短和难易程度等。一般来说,可以通过切取岛状皮瓣的切口来分离背阔肌,如果不需要皮肤,只切取背阔肌,切口一般从腋后线开始,延长5～20 cm。切口延长的多少可根据对供区瘢痕大小的愿望来决定。一般皮下组织的切取可超过背阔肌边缘,包括腋窝区皮瓣蒂部的皮下组织均可切取。扩大的背阔肌肌皮瓣可以用于乳房再造时增加组织量,这种情况下,可以设计鸢尾花式的皮瓣,在背阔肌表面携带更多的脂肪组织。近来,扩大的背阔肌肌皮瓣可包含肩胛区的脂肪和筋膜组织,以增加组织量。

(2)肌皮瓣切取:先在肩胛区分离背阔肌起点内上部肌纤维,然后与其深面的前锯肌进行分离。沿脊柱、棘突旁的肌肉筋膜和腰骶筋膜分离背阔肌起点肌纤维。仔细辨认从肋间后动脉发出的小血管,小心分离并彻底止血,逐步将背阔肌向腋窝掀起。胸背动静脉位于背阔肌止点的附近。仔细辨认胸背动静脉并保护,然后将背阔肌与邻近肌肉分离。将大圆肌与背阔肌分离是非常重要的,这可避免背阔肌旋转后造成的腋窝区的局部隆起。一般情况下,标准的背阔肌肌皮瓣转移,不需要离断背阔肌止点。如果为了肌皮瓣转移的需要,一定要切断止点时,那么要先清楚地辨认胸背动静脉后才能进行离断。靠仔细辨认和沿胸背动脉的前锯肌支追踪,可以很容易地确定胸背动脉主干,分离结扎前锯肌支,可以延长血管蒂长度,增加旋转弧。继续向近端游离血管蒂到旋肩胛动脉分出平面可进一步增加蒂部长度。将背阔肌附着点从肱骨分离切断是增加背阔肌肌皮瓣旋转弧的很好的方法。

(3)肌皮瓣转移:在胸部切口和分离肌皮瓣的腋部切口之间打一皮下隧道,切取的肌皮瓣可以以腋窝为轴心旋转至胸部,安插于保留的乳房皮肤的深面,替代切除的乳腺等软组织。

(4)供区闭合:供区可以直接缝合关闭,但要注意,不要将分离的皮下组织与深层的肌肉缝合固定,因为这样会在背部供区的皮下组织和深层肌肉之间形成不自然的粘连。放置引流管以避免供区血肿或血清肿的发生。然后将患者改为仰卧位。

(5)乳房塑形和缝合:背阔肌肌皮瓣转移至乳房切除的部位并固定后,将不需要作为皮肤修复的岛状皮瓣的部分去表皮并修整,置于皮下用于增加乳房凸度。调整背阔肌瓣并塑形,使其与对侧乳房的形态一致。如果置入乳房假体,应将肌肉覆盖在假体表面,起保护和支撑的作用。

术后3～5天根据引流情况拔出引流管,术后7～10天拆线。

(三)注意事项

(1)背阔肌肌皮瓣尤其适用于乳房切除时行腋窝清扫需要进行腋窝充填的乳房再造。同样,乳房切除术行腋窝清扫时更容易考虑到背阔肌较易转移和放置自然的优势。

(2)手术过程中将大圆肌与背阔肌分离,并切断背阔肌后缘的筋膜对皮瓣的移动和旋转是非常重要的,这样可以延伸皮瓣,同时避免旋转后造成腋窝区的臃肿。为了能与对侧较大而下垂的乳房相一致,应将背阔肌缝合固定至胸大肌,以获得理想的外观。供区关闭时最好不要缝合固定背阔肌皮瓣切取后背部形成的腔隙,缝合固定这个腔隙会在皮下组织和深层肌肉之间形成一个不自然的粘连。

(3)乳房较大范围局部切除术后或乳房部分切除术后保留乳房皮肤和乳头乳晕复合体时的乳房再造可选用微小背阔肌肌皮瓣转移。

(4)如果暂时不能确定再造乳房的大小,可以先插入一个垫片以防肌皮瓣塌陷、腔隙闭锁,这也可以防止随后放疗造成的皮瓣挛缩。二期再置入乳房假体。

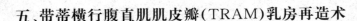

五、带蒂横行腹直肌肌皮瓣(TRAM)乳房再造术

带蒂 TRAM 皮瓣的血供来自于腹直肌的穿支血管。腹直肌起于耻骨联合和耻骨嵴,止于第 5～7 肋软骨。是腹壁的直接组成部分,收缩时可使脊柱前屈。由下 6 对或 7 对肋间运动神经支配。具有双重血供:肌肉上部血供来源于乳内血管的终末支腹壁上血管,肌肉下部血供来源于髂外血管分出的腹壁下血管。这两组血管在肌肉中段以血管网的形式相互吻合,因此可以以任意一端为蒂将整块肌肉掀起。以腹壁上血管为蒂的 TRAM 皮瓣转移可以修复胸部缺损。

Moom 及 Talor 研究证实:腹壁上下动脉吻合有 3 种形式,大多数有两个吻合网(57%),约有 29%仅有一个吻合网,14%有 3 个平行的吻合网。即便如此,临床上应用单蒂的腹直肌肌皮瓣做乳房再造,有时仍难以避免皮瓣坏死。实践证明,上述吻合形式有时不足以提供 TRAM 皮瓣的血液供应。因为有 10%左右的病例,其吻合支不足以提供下腹部皮瓣的血供。

带蒂 TRAM 皮瓣是 Hartrampf 在 1982 年首先报道的。目前下腹部皮瓣仍然是自体组织乳房再造最常用的方法之一,无论是带蒂 TRAM 皮瓣、游离 TRAM 皮瓣,还是 DIEP 皮瓣,或 SIEA 皮瓣。在考虑所有的乳房再造方法时,无论是自体组织乳房再造还是假体置入乳房再造,大多数外科医师都认为 TRAM 皮瓣具有无与伦比的优势,它可以再造出一个柔软、顺畅、自然的乳房,并具有与对侧自然乳房保持对称一致的良好潜能。

(一)手术适应证

(1)类同背阔肌肌皮瓣乳房再造,但本术式具有皮肤及皮下组织量更大的优点,有时做乳房再造无须安放乳房假体,也能达到乳房形体再造的目的。

(2)由于本术式可同时进行腹壁整形,因此,对于多产妇及中年妇女,腹壁肥胖并且松弛,要求同时进行腹壁整形的患者更为适合,多余的腹部皮肤及皮下组织,正可用于乳房再造。

(3)下腹部没有手术瘢痕,同侧胸廓内动脉存在并通畅。

(二)手术方法

气管内插管全身麻醉。平卧位,双上肢外展并固定,常规消毒铺巾。

一般情况下,肌皮瓣上缘起自脐孔下,下缘到耻骨上皱襞。如果年轻的女性腹部皮肤紧张,上下范围可缩小。两翼可达髂前上棘。预先作下腹部对捏,检测下腹部皮肤的张力,及可切取范围。TRAM 皮瓣的切取通常从皮瓣上缘开始,掀起皮瓣,暴露腹直肌上部。在皮瓣的上缘和乳房切除后的缺损之间进行皮下分离,形成皮下隧道。尽量使隧道位于中线位置,以保留乳房下皱襞的良好形态,但是皮下隧道要足够大,允许 TRAM 皮瓣顺利穿过。

皮瓣的蒂部可以是一侧腹直肌,也可以是两侧腹直肌。准备皮瓣转移时,除了皮瓣和腹直肌间的附着外,其他附着部位均应分离切断。无论是单蒂还是双蒂皮瓣,可切取所有的腹直肌,也可保留腹直肌外侧和内侧肌纤维束,仅切取腹直肌中央部分。保留部分肌肉的皮瓣切取技术可以保留部分腹直肌和前鞘,有助于腹壁供区术后功能恢复。网状补片修补或加强也有助于腹部供区的闭合。当皮瓣转移到胸部时,可以关闭腹部供区,上腹部皮下游离,将皮瓣向下牵拉,与下腹部皮肤边缘直接缝合,关闭供区缺损。在脐部位置重新开孔,将脐拉出重建脐孔。腹部供区关闭后,患者取半卧位,将 TRAM 皮瓣通过皮下隧道转移到患侧胸部,修剪皮瓣并塑形,如果乳癌原切口是横行的或斜行的,则 TRAM 皮瓣安插在原切口瘢痕内,如果切口位于上胸部,则可在相当于乳房下皱襞或其上方 2～3 cm 处,设计 TRAM 皮瓣移植受区的切口。反复调整,保证再造乳房良好的形态,并与对侧乳房保持一致。腹部供区和再造乳房下各放置负压引流管一根,腹

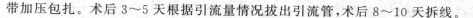

带加压包扎。术后 3～5 天根据引流量情况拔出引流管,术后 8～10 天拆线。

(三)注意事项

(1)典型的 TRAM 皮瓣可分为四个区域,直接覆盖在腹直肌表面的和腹直肌邻近区域的皮瓣血供是可靠的,离腹直肌最远的区域血供最不可靠,在 TRAM 皮瓣转移到胸部之前应切除该区域。

(2)对于吸烟、过度肥胖和伴有明显其他全身疾病的高危患者,可对 TRAM 皮瓣做一些改进,以增加皮瓣血供。这些改进包括双蒂血供,即切取双侧腹直肌,使皮瓣得到双侧腹壁上血管的灌注;还可以采用"增压"的方法,在解剖带蒂 TRAM 皮瓣时分离保留一定长度的腹壁下血管,将其与胸背血管吻合,使皮瓣得到双重血供。

(3)上腹部到胸部的皮下隧道要足够宽大,并良好止血,皮瓣通过隧道转移后,要注意蒂部不能扭转或过度牵拉。

(4)供区关闭时,要注意牢固缝合腹直肌前鞘,必要时用网状补片加强,以防术后腹部膨隆或腹壁疝形成。

六、游离横行腹直肌肌皮瓣(Free TRAM)乳房再造术

腹直肌具有腹壁上血管和腹壁下血管的双重血供,带蒂 TRAM 皮瓣的血供基于腹壁上血管,游离 TRAM 皮瓣的血供基于腹壁下血管。肌肉表面的皮肤和脂肪组织以及邻近区域的横行皮肤和脂肪组织的血供来源于腹直肌的穿支血管,这些血管离开腹直肌后,穿过腹直肌前鞘,供养皮下脂肪和真皮(真皮下血管网)。TRAM 皮瓣位于腹直肌的下半部分,实际上更靠近腹壁下血管,因此,游离 TRAM 皮瓣的血供更直接,与带蒂 TRAM 皮瓣相比,皮瓣的血供更好,这是游离 TRAM 皮瓣的主要优点之一。

(一)手术适应证

(1)与带蒂 TRAM 皮瓣相比,游离 TRAM 皮瓣血供较丰富,腹壁供区的缺损较小,可用于那些具有可接受并发症发生率的高风险患者的乳房再造。

(2)与带蒂 TRAM 皮瓣相比,游离 TRAM 皮瓣转移后安插更容易,具有更大的灵活性。

(3)与其他游离皮瓣乳房再造方法相比,游离 TRAM 皮瓣的另一个优点是软组织质量较好,脂肪和皮肤更接近于乳房组织,一般来说,可以获得最自然的乳房再造效果。

(二)手术方法

气管内插管全身麻醉。平卧位,双上肢外展并固定,常规消毒铺巾,无论是即时乳房再造还是延迟乳房再造,均需消毒腹部和整个胸部皮肤,包括对侧乳房。

切开 TRAM 皮瓣的上缘,在深筋膜表面向上分离至剑突和肋缘处。形成的上腹部皮瓣下拉后可以覆盖 TRAM 皮瓣切取后的缺损,确保腹部供区能够关闭。然后切开 TRAM 皮瓣下缘。

切开所选择腹直肌作为蒂部的一侧皮瓣的外侧缘,皮下分离,掀起皮瓣,直到显露第一排外侧穿支,切开腹直肌前鞘。

分离劈开腹直肌,辨认确定腹壁下血管,沿腹壁下血管向外下方解剖分离,直到髂外血管分出平面。此处通常有一根腹壁下静脉或一根大静脉伴一根较小静脉汇入髂外静脉。

切开皮瓣另一侧,掀起皮瓣,直到选定作为蒂部的腹直肌的内侧第一排穿支处,这时切断了供养皮瓣的对侧腹直肌的穿支血管。切开腹直肌前鞘,分离劈开腹直肌内侧,这时皮瓣制备完

成,可以准备游离移植。在断蒂之前,要准备好受区血管,并充分估计受区动脉灌注和静脉回流情况。

皮瓣切取后,下腹部的筋膜缺损,一般可以直接缝合,外用网状补片加强,或者用网状补片进行修补。按腹壁整形术的方法缝合腹部供区。手术结束时,用多普勒探测动脉血流状况,或置入静脉多普勒探头。腹部供区和再造乳房下各放置负压引流管一根,腹带加压包扎。

术后 3～5 天根据引流量情况拔出引流管,术后 8～10 天拆线。

（三）注意事项

（1）术后密切观察皮瓣血运,保证足够血容量,并应用血管活性药物。

（2）如果出现血管危象,应及时处理。

（3）患者一般取完全直立坐位进行游离皮瓣的安插,这样能确保再造乳房的良好形态。

七、腹壁下动脉穿支皮瓣(DIEP)游离移植乳房再造术

DIEP 皮瓣采用恒定的腹壁下动、静脉穿支作为皮瓣的供养血管,血管的直径在 2.0 mm 以上,有丰富的皮下组织,供乳房再造的形体塑形,并且摒除了 TRAM 皮瓣的最大缺点———腹直肌破坏导致的疝,是最近几年国内外学者首选的乳房再造的组织游离移植的供区。

（一）手术适应证

（1）具有乳房再造的适应证。

（2）具有显微外科组织移植的适应证。

（3）难以施行带蒂组织瓣移植乳房再造。

（二）手术方法

气管内插管全身麻醉。平卧位,双上肢外展并固定,常规消毒铺巾。选定一侧（左侧或右侧）作为蒂部后,切开蒂部一侧皮瓣的外缘,从筋膜层掀起皮瓣。使用头部放大镜,应用无创技术,显露和辨认足够粗大的穿支血管。用多普勒探测穿支血流情况。在穿支血管上方不远处切开腹直肌前鞘,向下延伸直到腹股沟区。在腹直肌前鞘深面向两侧分离腹直肌。分离穿支血管周围的一小段腹直肌,辨认确定穿支血管是从腹壁下血管发出。掀起腹直肌外缘,剥离腹直肌后鞘,进一步确认腹壁下血管并解剖血管。注意保留所有支配腹直肌的肋间运动神经。皮瓣解剖完成后,在腹壁下血管起始端切断,从穿支血管分离的腹直肌缺口处拉出腹壁下血管。切开皮瓣其余边缘,分离皮瓣,转移到胸部进行动静脉吻合。反复调整,保证再造乳房良好的形态,并与对侧乳房保持一致。直接缝合腹直肌前鞘,无需应用网状补片。整个腹直肌及所支配的运动神经得以保留。按腹壁整形术的方法缝合腹部供区。

手术结束时,用多普勒探测动脉血流状况,或置入静脉多普勒探头。

腹部供区和再造乳房下各放置负压引流管一根,腹带加压包扎。

术后 3～5 天根据引流量情况拔出引流管,术后 8～10 天拆线。

（三）注意事项

（1）术后密切观察皮瓣血运,保证足够血容量,并应用血管活性药物。

（2）如果出现血管危象,应及时处理。

（3）患者一般取完全直立坐位进行游离皮瓣的安插,这样能确保再造乳房的良好形态。

（4）游离皮瓣乳房再造最常用的两个受区血管是胸背动静脉和乳内动静脉。

八、腹壁浅动脉皮瓣(SIEA)游离移植乳房再造术

腹壁浅动脉发自股动脉(或者与旋髂浅动脉共干),在下腹部皮下组织中走行,通常到达髂嵴内侧。多数患者腹壁浅血管缺如或者过于细小,不能作为游离皮瓣移植。大约20%~30%的患者,腹壁浅血管粗大,可满足游离皮瓣移植的要求,这时,可优先考虑使用。注意腹壁浅血管蒂仅能满足同侧下腹部皮瓣的血供。该方法最大的优点就是对腹部供区的影响小。

(一)手术适应证

(1)同腹壁下动脉穿支皮瓣(DIEP)游离移植乳房再造术。

(2)腹壁浅动脉足够粗大。

(3)腹壁脂肪较多,单侧腹部皮瓣的量能够满足乳房再造的需要。

(二)手术方法

气管内插管全身麻醉。平卧位,双上肢外展并固定,常规消毒铺巾。

通过皮瓣下缘横行切口寻找辨认腹壁浅血管,通常在髂嵴内侧,正好在Scarpa筋膜的浅层或深层走行。皮瓣分离完成后,将腹壁浅动静脉与胸廓内动静脉吻合,将皮瓣安插在胸部并塑形,坐立位反复调整,保证再造乳房良好的形态,并与对侧乳房保持一致。按供区缺损形态切除对侧腹壁,按腹壁整形术的方法缝合腹部供区。

手术结束时,用多普勒探测动脉血流状况,或置入静脉多普勒探头。

腹部供区和再造乳房下各放置负压引流管一根,腹带加压包扎。

术后3~5天根据引流量情况拔出引流管,术后8~10天拆线。

(三)注意事项

(1)按显微外科术后常规护理。

(2)先分离腹壁浅动静脉,如果血管不够粗大,则应放弃。

(3)不切开深筋膜,也没有任何肌肉的分离,术后腹部并发症少。

(4)因腹壁浅血管蒂较短,要充分考虑供区血管的选择。

(5)腹壁较薄者,不适合选用该皮瓣进行乳房再造。

九、臀上动脉穿支皮瓣(SGAP)或臀下动脉穿支皮瓣(IGAP)游离移植乳房再造术

SGAP和IGAP是基于臀上血管或臀下血管供应的臀部穿支皮瓣,优点是供区隐蔽,有足够的组织量,术后恢复快。最大的不足是皮瓣切取的宽度有限,不过可以通过携带大量皮瓣边缘上方和下方的脂肪组织,以增加组织量,用于再造较大的乳房。另外,臀部皮瓣的脂肪组织具有较多的分隔,其柔顺性较差,皮瓣安插更为困难,再造乳房的手感也比较硬。

(一)手术适应证

(1)同腹壁下动脉穿支皮瓣(DIEP)游离移植乳房再造术。

(2)腹壁组织量不足,或者先前接受腹壁手术,可选择这一皮瓣。

(3)可用于已经使用TRAM皮瓣行一侧乳房再造,而后期对侧乳房也被切除需行乳房再造者。

(4)臀部脂肪较多,一侧臀部穿支皮瓣的量能够满足乳房再造的需要。

(二)手术方法

气管内插管全身麻醉。患者取侧卧或俯卧位,常规消毒铺巾。

从髂后上棘到股骨大转子划线,臀上血管蒂位于此连线的中上 1/3 处。皮瓣可以沿此斜线为中心设计,也可以旋转至水平方向设计在臀大肌上部。臀下动脉皮瓣的蒂部位于臀上动脉下方 4～5 cm 处,皮瓣同样可以蒂部为中心横行设计或斜行设计。皮瓣的宽度可达 13 cm,长度在 10～30 cm 之间。

先切开皮瓣的上、下缘,掀起皮瓣,保留附着于肌肉表面适量的脂肪组织,这些脂肪组织将作为肌皮瓣的一部分用于乳房再造。

切取臀上动脉皮瓣时,先辨认臀大肌上缘,与臀中肌分离,然后沿臀大肌向外侧分离直到大转子止点处,在此处切断臀大肌。如果要使肌肉深部能够良好暴露,也可切开臀大肌内侧的上部,在其深面可以找到臀上动脉,它从起点发出后,在梨状肌和臀中肌之间向外侧走行约 5 cm 到达骶骨缘。解剖此处的血管要谨慎,因为血管脆弱,而且术野很有限,即使使用自动撑开器也很难操作。一般情况下,可以获得 2～3 cm 长的血管蒂。切开皮瓣下缘连同附着的肌肉,在这个平面离断臀大肌,分离切断附着在皮瓣上的其他软组织,完全掀起皮瓣,然后断蒂。

切取臀下动脉皮瓣时,先找到臀大肌下缘,沿着大转子附着点切开外侧臀大肌。然后切开皮瓣上缘,离断臀大肌。将皮瓣和附着的臀肌折向内侧,暴露坐骨神经和臀下血管。在切取皮瓣时,不得不切断股后皮神经。在梨状肌深面解剖出臀下血管,可获得 4～6 cm 长的血管蒂。在关闭供区时,可在旁边器械台进一步解剖肌肉中血管蒂,可增加 1～2 cm 血管蒂长度。

患者转为平卧位,进行血管吻合和皮瓣安插。由于臀部皮瓣血管蒂较短,应该选择乳内动脉进行吻合。有些医师常规应用静脉移植来增加蒂部长度,也可解决蒂部过短的问题。在保证臀上或臀下血管蒂部血供的前提下,尽量少携带肌肉,也可以克服血管蒂过短的局限性,同时也避免了移植皮瓣的体积过大。将皮瓣安插在胸部并塑形,坐立位反复调整,保证再造乳房良好的形态,并与对侧乳房保持一致。

手术结束时,用多普勒探测动脉血流状况,或置入静脉多普勒探头。

臀部供区和再造乳房下各放置负压引流管一根,加压包扎。

术后 3～5 天根据引流量情况拔出引流管,术后 8～10 天拆线。

(三)注意事项

(1)按显微外科术后常规护理。

(2)臀部肌皮瓣的脂肪组织有较多的组织间隔,比自然乳房和 TRAM 皮瓣再造的乳房柔软性差,使得皮瓣安插较为困难,再造后的乳房不如自然乳房柔软。

(3)切取皮瓣之前,要测量并记录健侧乳房的长宽尺寸,可供臀部皮瓣设计时参考。

(4)由于臀部皮瓣血管蒂较短,应该选择乳内动脉进行吻合。

(王艳丽)

第十二节　小乳畸形和隆乳术

在临床工作中,小乳畸形的患者比较多见,这既有种族关系的原因,也有后天因素:包括饮食习惯、体育锻炼不足、内分泌失衡等。由于乳房小,致使胸部扁平,失去女性所特有的形体曲线美。产生平胸和小乳畸形的主要原因有:①乳房先天性双侧或单侧发育不良;②哺乳后乳房萎缩;③乳腺肿瘤行保留乳头、乳晕皮下乳腺切除术后;④体重急剧减轻,体形骤然消瘦;⑤乳腺癌术后。我国自 20 世纪 80 年代以来,随着人民生活水平、文化素质、社会文明的不断提高,要求隆乳术的人数与日俱增,年龄从 18～60 多岁。

她们希望通过隆乳术,增加乳房内容物,扩大乳房体积,改变乳房外形与曲线,以达到恢复女性胸部曲线美的目的。目前隆乳方式方法颇多,包括硅胶囊假体植入、自体真皮脂肪瓣充填/植入、自体脂肪注入以及亲水性聚丙烯酰胺凝胶注射隆乳等。本节将重点介绍以硅胶囊假体为主的隆乳术。硅胶囊假体自 20 世纪 60 年代初开始应用以来,由于临床应用时间长、病例数量大,基础及临床研究多,因而该材料的优缺点也就展现充分,其并发症也有多种方法可防治。

一、隆乳材料与隆乳术发展史

隆乳术是随着隆乳材料的不断更新而发展的。历史上曾经使用过的隆乳材料有注射用的液体物质、固定形状的乳房假体以及自身组织 3 种。

(一)液体材料注射

最早将石蜡用于人体的医师是 Ger Sung。1899 年 Ger Sung 在做了大量动物实验后,首次将石蜡用于一位因结核而行双侧睾丸切除术的青年。后来有人用于注入乳房。

许多年后,文献中开始出现了石蜡注入乳腺后的并发症的描述。1912 年,Hollander 报道了一位于 1904 年接受石蜡注射的患者,几年后局部出现了难看的硬结和瘘管,必须采用外科手段治疗。文献中提到的并发症有:因栓塞引起的局部黑矇、炎症反应、坏死、石蜡扩散形成的石蜡瘤以及迟发的肉芽肿反应等。1922 年,Schmorl 全面描述了此肉芽肿显微镜下的病理改变,其中在一位患者的石蜡瘤内发现了硬癌样改变。

石蜡注射的可怕历史,提醒外科医师们应慎重地应用此方法。20 世纪 50 年代,一些医师曾积极应用液体硅胶注射来达到乳房隆起的目的。远期的效果证明,将液体硅胶注入乳房不仅不能达到预期的效果,而且,石蜡注入后的并发症同样发生在液体硅胶注射后的患者身上,甚至出现乳腺结节、乳房皮肤慢性水肿、溃烂、肉芽肿性肝炎、栓塞、死亡等并发症。由于乳腺内注入异物及多发结节的发生,使乳房检查变得困难,还有可能掩盖乳房肿物的早期征象。但是,没有证据证明液体硅胶注射与恶性肿瘤的发生有关。现在,此种液体材料注射方法已被禁用。

近年来,乌克兰英捷尔法勒公司生产的可注射亲水性聚丙烯酰胺凝胶已作为一种软组织充填剂应用于临床,据报道用它注射隆乳方法简单,效果好,不产生明显包膜,不会挛缩,但临床应用时间较短,还缺乏远期效果评价,需进一步研究和临床观察。

(二)乳房假体植入

1949 年 Grindlay 和 Glagett 首次将凝胶海绵植入狗的体内进行实验。此后,1951 年 Waugh、1952 年 Moore 和 Brown 重复了上述实验。他们的研究证明:凝胶海绵是相对无反应性、无毒性、产生最小的炎性反应的物质,但长期植入后,凝胶海绵的形状会发生变化。

1951 年 Pangan 首先将凝胶海绵用于隆乳,聚氨基甲酸酯泡沫是最广泛地被用于隆乳的材料。这是一种固体,由二氰酸盐与树脂在水和催化剂的作用下生成,二氧化碳的释放又使固态的聚合体变为泡沫状。在应用前,首先将其塑形,然后浸入消毒液中 24 小时,最后将其植入乳房内。此种假体植入后,周围的纤维组织侵入假体,使假体变硬并收缩。为了预防这个问题,Edwards 主张用一层聚四氟乙烯将凝胶海绵包裹。这样就能有效地防止周围的纤维长入,防止术后假体的变形和收缩。由于此种方法并发症的发生率仍然很高,所以 50 年代时,隆乳术并不兴旺。直到1963年，Cronin和Gerow报道了他仍使用的硅胶假体后，才使得隆乳术得到迅速的推广并普及。

1965年Blocksma和Braley提出，理想的软组织植入体应具有以下性质：①不受软组织干扰；②无化学活性；③不产生炎性反应或异物反应；④无致癌性；⑤无变态反应或变态反应；⑥能形成理想的形状；⑦能被消毒。

实践证明，硅胶基本上符合上述要求。现在，最普遍应用的植入体是用硅凝胶充填的硅胶假体，它有许多不同的类型。

Simaplast假体是由一个可充填的硅胶袋组成。通过一个很小的切口将PVP、右旋糖酐或生理盐水充入其中，达到理想的体积。这种假体被许多外科医师应用，偶见假体缩小。

Ashley假体（Cronin假体的一种），是在硅胶囊内充入二甲基凝胶。它的特点是，此假体内部被隔膜分隔成3个部分。这样的假体植入人体内后，其体积分布均匀，一旦破裂，其体积改变或液体外漏也只是其内容物的1/3。

Gronin假体有不同的规格，以适应患者的需要。

1969年，Jenny介绍了一种与Simaplast假体相似的球形假体，其特点是硅胶囊壁上有一个活瓣。经乳晕内小的半圆形切口将其植入后，经此活瓣注入盐水，使其膨胀到理想大小。短期随访证明此种假体能产生柔软的形态自然的乳房，而且瘢痕几乎完全隐蔽在色素沉着的乳晕区。对于此种假体仍然需要回答的问题是，假体破裂或萎陷的发生率以及硅胶囊是否会成为一种透析膜。

Akiyama假体是一种硅胶袋，植入体内后再充填入二甲基凝胶。

迄今为止，以生产形态更好、更自然的假体为目的的研究工作一直在进行着。然而，十全十美的假体是不存在的，而基本能容忍的不足又见于多种类型的假体。Williams和Crossman在1972年和1973年分别回顾了硅胶假体的全部问题，Kees、Guy和Coburn 1973年总结了可膨胀假体的情况。他们的结论是：硅胶假体的选择应因人而异，主要取决于患者的身体状况和手术目的。内充以凝胶的假体最好用在乳房皮下切除后二期植入；可膨胀的假体适用于矫正乳房不对称和需要较小体积的隆乳术。可膨胀假体虽然能较其他类型的假体给被手术的乳房提供正确的体积，但这种优点常常被2%的萎缩率所抵消。

目前，美容整形外科医师正面临着硅胶囊周围的纤维包囊的收缩问题。1972年，Freeman描述了囊性收缩的病理改变。目前采取的预防措施有：减少敷料、应用硬的定形乳罩、使用预防性抗生素、使用可的松药液滴注等。但是，囊性收缩仍是目前假体植入后最严重的并发症。

硅胶假体植入的手术方法十分简单，有许多切口可供选择，如乳房下皱襞切口、乳晕周围切口、乳晕切口以及腋窝切口等。假体植入的部位已由早期的乳腺下改为胸大肌下，以期解决囊性收缩的问题。

应用硅胶假体的并发症主要取决于假体的理化性质。早期应用的凝胶海绵假体有较高的感染、收缩、硬化的发生率，而目前应用的硅胶假体几乎不会引起感染。术后积液是很少见的并发症。在某种程度上，术后积液虽然几乎见于各种类型的假体植入，但是这些积液经常很快自动消失。长期积液则需要应用阿司匹林或抗生素。

所有类型的假体植入的缺点之一是发生一侧或两侧的假体变位。避免发生的办法是选择合适的或稍小一点的假体，以及分离出合适的容纳假体的腔隙。

硅胶假体植入后产生囊性收缩时，传统的方法是施行包膜囊切开术。1976年Baker等报道了封闭的囊切开术,即用手掌从外面加压于变硬的乳房上,使变硬的囊破裂。此方法需要间隔一定时间反复施行,以防止再次收缩。硅胶假体植入后,一侧或两侧乳房疼痛非常少见,且原因不明。可能是感觉神经分支受压,必要时需要更换假体。

(三)自体组织移植

1.局部真皮脂肪瓣的移植

第一位应用局部真皮脂肪瓣隆乳的医师是Czemy。1933年,他为一名患者切除了乳腺纤维腺瘤后,用邻近的脂肪组织代替切除了的乳腺组织,取得了满意的效果。此后,在大约半个世纪的时间里,没有见到应用此种方法的报道。

应用局部真皮脂肪瓣隆乳,对于那些由于良性或恶变前的肿瘤而行乳房皮下切除的患者有特殊的意义。通常,乳房皮下切除后有许多皮肤存在,可在邻近设计去表皮的真皮瓣来隆乳,其优点是:此种真皮脂肪瓣体积吸收少,真皮的弹性与正常乳腺组织质地相似。但因组织量有限,常常不能满足需要。

1953年,Longacre提出了应用局部真皮脂肪瓣的适应证:慢性囊性乳腺炎、乳房痛、少女性乳房肥大。1959年,Longacre又总结了他10年中应用局部真皮脂肪瓣隆乳的经验,在他随访的患者中,局部转移的真皮脂肪瓣没有吸收和萎缩的现象。现在,局部真皮脂肪瓣的应用已发展到各种类型的带蒂的肌皮瓣。

2.游离真皮脂肪瓣的移植

1945年Berson首先报道了应用游离真皮脂肪瓣移植或真皮脂肪筋膜游离移植隆乳的方法,此后,Barnes(1950)、Watson(1959)都作了类似的报道。他们认为,应用游离真皮脂肪瓣移植隆乳,其术后乳房质地较假体植入更接近正常。但是,随访结果表明:游离真皮脂肪瓣移植有较多的并发症。1958年Conway和Smith报道,此种手术有50%的并发症,主要有:脂肪液化、坏死造成移植物的部分或全部吸收,以致有持久的引流液等。另外,在患者的受区还会留下难看的瘢痕。1970年,Watson报道,经过10~15年,游离移植的真皮脂肪瓣逐渐纤维化、硬化,很少有不需要取出的,鉴于上述这些缺点,大多数整形外科医师已经放弃了这种方法而赞成应用操作简便、创伤小的硅胶假体植入法。随着显微外科技术的发展,又有人试图应用吻合血管的真皮脂肪瓣的游离移植来隆乳。由于手术技术复杂,且创伤较大,目前仍难以被患者和医师所接受。

3.自体脂肪注入移植

20世纪80年代随着脂肪抽吸术的兴起,自体脂肪注入隆乳又成为热点,从理论上讲,这种自体脂肪隆乳方法应该说是理想的,但由于注入的脂肪细胞容易坏死、液化,引起注入部位的炎性反应,由于被注射脂肪有较高的吸收率,往往需要几次注射。

二、硅胶囊乳房假体

硅胶囊乳房假体用于临床隆乳术始于1963年。由Cronin和Gerow两位美容整形外科专家最先报道。他们所采用的硅胶囊乳房假体,外面为一完整的硅橡胶囊,囊内充入液态的硅凝胶,构成完整的囊状体。

经过几十年的发展,乳房假体的外形与构成不断有了新的改进,但是其囊膜式的原理仍然沿用。国外报道有多腔(室)型、双层囊膜型等。这些种类虽有新的变化,可是其制作工艺复杂,加工难度亦较大,从其保护囊内凝胶不外溢或即便破裂也只部分外溢的角度来看起到积极作用,但实际应用中并非十分理想。因为采用多腔设计,当一个软性的囊体出现切迹和皱褶,会使局部的应力集中或加大,这样,反而会造成外囊的牵拉性受损,并不能达到设计上的要求。

此外,手感也不如单囊式的好。双囊腔式假体从理论上讲应该是比较合理的,可乳房假体为一软性体内用品,内外两层囊膜之间存在离合摩擦问题。据报道,设计者对内外囊采用不同的充填物,内囊充入有机硅凝胶,胶封后整体放入外囊内,然后在外囊内充入生理盐水,起保护作用。细分析这种设计并非合理,因为医用硅橡胶具有弱的半透膜的性质,生理盐水及其他溶液可经膜外渗,然后被组织吸收,这样使外囊的液体会越来越少。有学者对同一型号、囊壁厚度都是0.3 mm的同一批硅胶囊乳房假体分别充注生理盐水、蒸馏水、高张盐水、10%葡萄糖液、右旋糖酐-40、高分子右旋糖酐液及液态有机硅凝胶,将它们置于同一空气环境中,每天进行观察,并用天平测其重量。其结果是:充注液态有机硅凝胶的乳房假体重量无变化,而充注其他溶液的乳房假体,室温放置消耗或者耗损率在每天0.5%左右。双囊腔乳房假体试验结果也和单囊腔相同。有学者设计的双囊腔乳房假体,其内囊为140 mL,外囊为200 mL,内外囊之间充注生理盐水60 mL,囊壁厚度都是0.3 mm,置上述同一环境观察测重,60天时,外囊生理盐水已减少一大半,并可见到盐结晶,外囊腔由于大量气体潴留比原体积膨大;100天时,外囊腔生理盐水完全消失,仅残留盐(氯化钠)结晶,而充注硅凝胶的内囊无变化。

在体内试用结果大体相似,几位接受用皮肤扩张器及充注式乳房假体术中充注生理盐水作隆乳手术的患者,多数在半年至1年内隆乳的效果消失,然后不得不重新置换充入硅凝胶体的乳房假体补救。还有人对单囊式硅胶囊乳房假体外膜表面涂以特殊的涂层,以防止硅凝胶中小分子物的外渗,据说有较好的效果。但是涂层材料的稳定性、抗老化程度、生物相容性等还有许多问题有待进一步研究。

(一)硅胶囊乳房假体的质量要求

(1)所用材料符合医用要求。

(2)全部操作须在超净工作台内进行。

(3)外观无色透明。

(4)密度为1.1~1.4,手感柔软性好。

(5)黏度应控制在4~8 Pa·s(即4 000~8 000厘泊)。

(6)有较好的伸展度。

(7)具有一定的抗冲击能力。

(8)外膜厚度应控制在0.3~0.5 mm。

(9)成品棉纸渗漏静置检验无渗漏。

(10)热稳性实验反复常规高压消毒无变化。

(11)挥发成分应小于1%。

(二)硅胶囊乳房假体的型号

硅胶囊乳房假体的型号有15种,根据受术者需要,选择合适的型号行隆乳术,是非常重要的。对某些特殊需要者,还可特地制作。硅胶囊乳房假体可做成圆盘状、锥体状、泪滴状等,不同型号的硅胶囊乳房假体,其底面直径和高度不同。

(三)消毒方法

用前将包装取掉(若是采用辐照消毒后的用品可直接在隆乳术中使用),对未进行消毒灭菌处理的乳房假体,可用中性肥皂液刷洗干净或用75%乙醇轻轻搓洗两遍后,用注射用水或蒸馏水反复冲洗干净,放入带孔的不锈钢或搪瓷容器内(最好每个容器内只放1只),容器外用:布单包好,进行常规高压消毒,1.05 kg/cm²(0.103 mPa)、121 ℃、20 分钟。温度不宜超过 130 ℃ 以上。通过上述消毒处理的硅胶囊乳房假体便可供隆乳术使用。

(四)注意事项

(1)选择的假体要与受术者的乳房大小相适应,过大或过小其手术效果均不理想。

(2)不可用环氧乙烷气消毒,禁用消毒液浸泡消毒。

(3)植入前的硅胶乳房假体(特别是消毒后)尽量避免与带有纤维的织物接触。

(4)植入时要再次认真检查,确定无异常、无渗漏可植入。

(5)假体外膜一经损坏,不可再用(手术中要仔细操作),最好有备用品。

三、隆乳术的适应证与禁忌证

(一)隆乳术适应证

(1)原发性乳腺发育不良,小乳畸形。

(2)体重骤减而体形消瘦。

(3)妊娠后(或绝育术后)的自发性乳房萎缩。

(4)青春发育期前乳腺组织病变(如感染)或因外伤受损导致的乳房发育不良或不发育。

(5)保留乳头、乳晕的单纯乳腺切除术后。

以上 5 点原因引起的小乳症均为隆乳术的适应证。此外,尚有以下 3 点:①乳房并不过小,但希望自己的乳房增大一些的要求强烈,且其胸部曲线轮廓具备增大的条件;②乳房虽不过小,但因种种原因所致的两侧大小不对称;③乳房虽不过小,但有轻度下垂,本人除有矫正下垂的要求外,还有增大乳房体积的愿望。

(二)隆乳术的禁忌证

(1)乳房组织有炎症时不得实施手术,须待炎症完全控制以后才可施行。

(2)机体其他部位有明显感染病灶者不宜做隆乳术,须将感染灶控制 1 个月后方可进行。

(3)要求隆乳术者心理准备不足,不宜手术。

(4)乳腺癌术后有复发或转移倾向者忌做。如术后 3 年以上病情稳定的可以考虑。

(5)有瘢痕体质者要慎重。

(6)自身条件不具备,却又坚持要求作过分大的隆乳术者,要慎做或不做。

(7)患有精神分裂症或有精神异常者不做。

四、隆乳术的麻醉选择

隆乳术的麻醉可选取全身麻醉,高位硬膜外麻醉、局部浸润麻醉及肋间神经阻滞麻醉。全身麻醉采用较少,如受术者术前精神高度紧张可考虑采用,但需加强术后护理,防止麻醉后期发生意外。

高位硬膜外麻醉较常采用。一般取 4~5 胸椎或 5~6 胸椎。需要指出,其麻醉有局限性。因胸 4~6 脊神经分布于胸前乳部皮肤、腺体组织、筋膜组织等,而胸大肌、胸小肌则分别由前外侧胸神经(由 5、6、7 颈神经外侧束组成)和前内侧胸神经(由 7、8 颈神经、胸 1 神经组成)支配。故在乳腺下埋植乳房假体时,仅用高位硬膜外麻醉即可;若将乳房假体埋植于胸大肌下间隙则需辅以局部浸润麻醉。应于胸大肌下间隙和其起点处,即前肋表面作适量局部浸润麻醉,使手术镇痛充分。

局部浸润麻醉也较多采用。如将乳房假体埋植于乳腺组织下，则局部麻醉药物可注射入乳腺与胸大肌表面筋膜之间，切口则分层麻醉。若将乳房假体埋植入胸大肌下，则切口分层麻醉后，另于胸大肌下间隙及沿 3～7 前肋表面注射局麻药物，镇痛即可充分。一般局部麻醉药量为 0.5%～1%普鲁卡因或 0.5%利多卡因，每侧 30～50 mL。

也可采用肋间神经阻滞麻醉。肋间神经沿肋骨下缘的肋间神经沟前行，于腋中线处分出前皮支和外侧皮支。前皮支穿出内肋间肌、前肋间膜，分布于胸前区；外侧皮支则于腋中线处穿出深筋膜，分布于外侧胸壁、乳房的皮肤和筋膜。选 3～5 肋间神经，于腋中线之后，各注射 2%普鲁卡因或利多卡因 2 mL，即可行乳腺下埋植隆乳术。若将乳房假体埋植于胸大肌下间隙，还须辅以少量局麻药于胸大肌下间隙及前肋表面作局部浸润麻醉，方可使镇痛效果增强。

作肋间神经传导阻滞麻醉时，操作要仔细，以防止刺破胸膜、损伤肺叶，引起血气胸等。

五、术前准备

与其他的美容外科手术一样，隆乳术有别于其他普通外科手术，其选择性更高、意向性问题为其所特有。术前的一般准备同其他外科手术是一致的，但术前受术者的精神准备和医患双方观点的统一协调是至关重要的。即使美容外科医师的技术再高超，但因受术者精神准备不充分，或手术结果未能满足受术者术前的愿望和要求，结果受术者感到不满意甚至沮丧，那么，这种手术也不能算是成功的。

（一）术前一般准备

采集病史，应注意了解受术者全身各系统的情况，有否妨碍手术的疾病存在，尤其要注意乳腺疾病的过去史，青春期乳房的发育和妊娠，哺乳对乳房的影响，有否乳腺癌的家族史，是否有过敏体质，有无乳房、胸部皮肤病等。

体格检查也应全面，防止疏漏。除系统检查外，重点要注意乳房、胸部皮肤状况，有否炎症、皮炎、外伤和瘢痕等。乳腺有否包块，腋窝淋巴结有无肿大，有无副乳等。如有异常，应查清楚，不可贸然施术。

辅助检查中应常规检查血、尿、大便、胸透、心电图、肝功能等。如有异常，应待正常后再施手术。术前一日受术者应剃除腋毛及手术区皮肤汗毛，以肥皂洗澡，必要时连洗 3 天。如果腋窝或乳部皮肤有炎症，应待炎症被控制后择期手术。如受术者精神紧张，可于术前一日晚服镇静剂。术前一日应将硅胶囊乳房假体刷洗干净，高压灭菌消毒后备用。为防止术中操作不慎或准备过程中不慎损伤硅胶囊乳房假体以及术中发现硅胶囊乳房假体大小不合适，与术前估计不符，应准备足够数量的假体备用。

此外，术前除填写好病历外，还应给受术者照相，包括正位、左右侧位和左右斜位 5 张照片。当然，术后应照同样 5 张照片作对比，同时还需照一张侧位 X 线照片。

（二）术者对手术效果的估计

美容外科医师于术前应与受术者充分交谈，掌握受术者的心理状态，准确把握受术者对隆乳术的具体要求。乳房的大小和形态标准并不像一般物体可以有精确的尺度，无论受术者或美容外科医师都不可能把标准定得那么死，尤其是受术者对隆乳的要求只能说出一些意向性意见。例如："要大得明显一些"；"中等大小就可以了"；或是"稍大一点"。有的受术者甚至以画刊中某个女郎的胸部为标准。美容外科医师必须根据她们的愿望，结合其具体条件，如身高、胖瘦、胸廓形状、身体比例等，尽可能准确地估计每侧乳房需要隆起的体积，即植入多少毫升的硅胶囊乳房假体。一般来说,对身材较高的人,其植入的假体应大些;胸廓宽大些的人,假体应大些;体形胖些的人,假体应大些。相反,则假体应小些。如要更准确地选择乳房假体的大小,可按本节中所述乳房测量方法对乳房进行测量,以此为基础选择假体。最简单的办法是让受术者戴上乳罩,内装乳房假体,具体观察,反复比试,找出最佳形态时的乳房假体(当然要注意两侧大小应对称)。也可用塑料袋盛上清水作这一试验。

另外,在乳房造型问题上,必须注意受术者原有乳房的形态,特别是对乳房下垂的受术者,在隆乳的同时要做相应的处理加以矫正,否则将影响隆乳术的效果。

(三)受术者的精神准备

准备行缩乳术的女性就医目的比较明确,她们除了为减轻巨乳所造成的肉体痛苦外(如因乳房过重,乳罩带勒致肩背酸痛、乳房下皱襞皮肤因汗渍而发生湿疹甚至溃烂等),还需要美化身段,方便选择服饰,除去精神上和心理上的负担。然而,要求隆乳术的女性没有因乳房小而发生的肉体痛苦,固然都是为了改善胸部曲线轮廓,但一部分人本来就很漂亮,故应详加了解她们要求隆乳术的其他目的。隆乳术虽能使体形更美,但却并不一定能解决她们的其他社会性问题,例如改善她们与丈夫或恋人间的关系等。这点必须让受术者明了,否则术后她们会感到失望,甚至术后反而增加她们的负担。了解受术者的社会关系问题也是必要的。有的受术者要求手术的目的明确,愿望也强烈,但其恋人、丈夫或父母兄妹,或周围要好的朋友、同事们却表示反感、结果手术虽然很成功,本人也很满意,但因生活环境中的气氛不愉快,产生精神压力,她们术后所获得的美的享受和满足将受到影响。对于这种情况应让她们了解清楚,要求手术的决定不要草率,要等待条件成熟。

隆乳术后有可能出现种种并发症,以纤维囊挛缩、乳房变硬最为突出。医师应把这些问题向受术者讲清楚,同时也要指出,某些问题是可以再次解决的,使她们术前有充分的思想准备。

此外,因受术者的基础条件所限,隆乳术的效果有可能达不到她们术前的想象,因切口选择不同,术后切口瘢痕显露的部位也不同。对此,医师应向她们阐明各种切口的利弊。所有这些问题都要取得她们的理解,并能与美容外科医师积极合作。

(四)医患双方的统一协调

由于人们的家庭出身、生活环境、社会地位、受教育程度等的不同,人们的审美观便不尽相同。医患双方亦是如此,对隆乳效果看法可能不尽一致。作为医师,必须负责任,尽量使双方观点统一协调。

一般来说,医者不应把自己的审美观强加于患者身上,只要要求不超出客观条件的允许范围应尽量满足患者对隆乳效果的要求。在现代年轻女性中,要求施行隆乳术的不少人对欧洲女郎的乳房很欣赏,即要求乳房曲线轮廓明显而强烈。但她们往往忽视欧洲女郎乳房假体的危害性。医者要阐明自己的美学观点,向她们提出合理的建议,取得她们的理解与信任,如果患者坚持要求做过大的乳房,那么,医者要负责任地拒绝施术。

六、隆乳手术切口及假体植入间隙的选择

(一)切口选择

隆乳术中常用的切口有腋窝切口、腋窝前皱襞切口、乳晕边缘切口、乳房下皱襞切口等数种(图 8-23)。

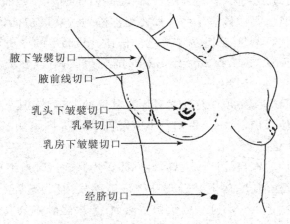

腋下皱襞切口
腋前线切口
乳头下皱襞切口
乳晕切口
乳房下皱襞切口
经脐切口

图 8-23　隆乳术的切口选择

1.腋窝切口

该切口位于腋窝顶部,平行于腋窝皮肤皱襞,长 3.5～4.0 cm。设计腋窝切口时应使患者双臂稍外展,备皮后顺着腋窝皮肤皱襞。画线并设计出剥离至胸大肌外缘下的区域。

腋窝切口有以下几个特点:

(1)在所有切口中,腋窝切口最为隐蔽,且因切口与皮肤皱襞一致,术后瘢痕不明显。

(2)自腋窝切口经过皮下进入胸大肌下间隙的距离较长,尤其剥离至设计范围线下缘的胸大肌附着处,一般人手指不能达到,因而常需采用长柄隆乳术剥离器,如无此器械,也可采用甲状腺拉钩的手柄端,不锈钢制压肠板或 26F 金属尿道探子代替。也有人设计了专用 L 形隆乳术剥离器。

(3)腋窝内有腋血管神经鞘,其内有重要的血管神经进入上臂与侧胸壁、肩胛部,因此术中只可切开皮肤与皮下浅层组织,切勿切开腋窝的脂肪垫,以免伤及上述血管神经,宜以手指在皮下向内下方游离进入胸大肌后间隙。

(4)由于胸大肌后间隙上方疏松而内下方和外下方附着处紧密,加之从切口到该处距离较长,因而常造成剥离的肌下腔隙在这两处不足,从而导致植入的乳房假体向上方移位,形成的乳房外观欠美观,尤以初学者常犯这种毛病。

2.腋窝前皱襞切口

位于腋窝前皱襞,在胸大肌的外侧缘稍靠后,与腋前线平行,切口长 3.0～4.5 cm。为目前应用较广泛的隆乳术切口。腋窝前皱襞缝切口有以下几个特点:

(1)切口位置较为隐蔽,距胸大肌外侧缘很近,通常切开皮肤、皮下组织后即可显露出胸大肌外侧缘,对乳房整体皮肤无损伤。

(2)剥离径路较腋窝切口短,剥离时一般手指即可,操作容易且手指感觉真实可靠。

(3)腋窝前皱襞切口的不足之处有 2 点:①该切口方向与皮肤纹理垂直,故术后瘢痕较为明显,且在穿游泳衣或戴乳罩后仍不能被掩盖,这在举臂运动时更明显,限制了一些有特殊需要的女性的应用(如演员、运动员等);②与腋窝切口一样,植入的乳房假体于术后容易向上方移位或因向内下方、外下方剥离不够,使新形成的乳房位置趋向偏上。

(4)腋窝前皱襞切口位置不能过于偏下。因乳头乳晕感觉主要来自第 4 肋间神经,它自腋中

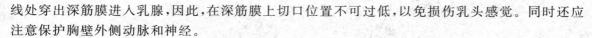

线处穿出深筋膜进入乳腺,因此,在深筋膜上切口位置不可过低,以免损伤乳头感觉。同时还应注意保护胸壁外侧动脉和神经。

3.乳晕边缘切口

在乳晕的下方或上方沿乳晕边缘作弧长 3~4 mm 的切口,通常选择下半部乳晕边缘 3~9 点处切开,上半部则是 9~3 点处。如果乳晕偏小,切口长度不足,可加做皮肤横行切口或在皮肤侧切除一半月形皮肤以扩大切口。

乳晕切口有以下几个特点。

(1)乳晕切口愈合后,因乳晕皮肤颜色呈深褐色,且有结节状乳晕皮脂腺掩饰,故而瘢痕不明显,符合美学要求。

(2)乳晕切口较小,剥离在直视下操作,不需任何特殊器械。对轻度乳腺萎缩并伴下垂者可通过乳晕上切口同时加以矫正。

(3)乳晕切口方向各层不同。皮肤皮下组织沿乳晕边缘切开。乳腺组织则需以乳头为中心呈放射状切开,或将乳腺组织下缘分出,将乳腺推向上方。胸大肌表面筋膜和胸大肌则应顺肌纤维走向切开分离,可最大限度减少组织损伤。

(4)乳晕切口的缺点:①如按 Rees 法横行切开乳腺组织,易损伤输乳管,引起阻塞及感染,并有可能造成以后的乳腺病变;②可能影响乳头的感觉与勃起;③给植入 180 mL 以上的密封囊式乳房假体造成困难;④切口层次多而错位,相互间的组织有一定的剥离面,近期易硬化成组织内瘢痕。

4.乳房下皱襞切口

该切口位于乳房下皱襞,即乳房下缘与胸壁返折处或靠下 1~2 cm 处。切口中心点通常选在乳头向下垂直线偏外侧处,切口长约 2~4 cm。有学者近几年将切口缩短至 2~2.5 cm。对植入硅胶囊乳房假体妨碍不大,不失为一种较为理想的隆乳术切口。乳房下皱襞经切口有以下几个特点。

(1)切口相对隐蔽,穿三点式泳装及戴乳罩时可完全遮盖切口。加之切口可缩短至 2~2.5 cm,并与皮肤纹理接近一致,远期观察切口瘢痕不明显。

(2)切口下部已无乳腺组织,仅为其延续筋膜,再下至胸大肌处肌肉组织已较薄,显露组织层次及手术操作较前述切口方便实用。该切口离内下界、外下界最难剥离的区域很近,因此利于操作,易避免剥离范围不够的缺点。该切口植入乳房假体甚为方便,且不易移位。此切口也适用于乳腺下埋植乳房假体。

(3)乳房下皱襞切口操作时不需特殊器械,不损伤乳腺组织,尤适用于未婚女性。

(4)无损伤重要神经血管之虑。

(二)隆乳植入间隙的选择(图 8-24,图 8-25)

1.乳腺后间隙

乳房假体植入胸大肌浅层乳腺组织下,手术简单,损伤小,隆乳位置、外观形态、手触摸感均很自然。

2.胸大肌下层植入

此间隙植入硅胶囊假体可减少假体破损和纤维囊性挛缩的机会。间隙分离准确,出血少,易分离。但分离到近胸骨体缘 1.0 cm 时注意避免损伤胸廓内动脉肋间穿支,否则易出血。目前,绝大部分乳房假体都是植入这一层。

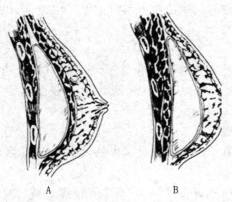

图 8-24 乳房假体植入间隙(一)

A.放在胸大肌和胸小肌之间;B.放在乳房腺体的下面

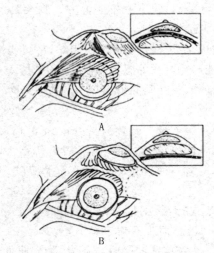

图 8-25 乳房假体植入间隙(二)

A.放在胸大肌后;B.放在乳腺组织后

七、手术操作

(一)硅胶囊乳房假体埋植于胸大肌下间隙

1.切口、剥离

按预定切口线切开皮肤、皮下组织达深筋膜,纵行切开深筋膜稍加游离,显露出胸大肌并在其深面向内下方以手指进行钝性剥离。在切开深筋膜时,应避免损伤该处下行的小动脉和神经。从腋窝切口至内下界和外下界的距离较远,一般人的手指达不到,有时需用长柄乳房剥离器剥离。

需要指出,胸小肌的起点附着于第3、4、5前肋,要准确无误地在胸大肌与胸小肌之间的间隙剥离有时很困难,操作中常常难免将胸小肌的部分起点从肋骨表面上掀开,但这不影响隆乳的效果。

此外,内下界为胸大肌和腹直肌的附着点,外下界为胸大肌、前锯肌附着点及交汇筋膜。这两处结构致密、坚韧,剥离时阻力很大。剥离范围不充分常发生在这两处。如果钝性剥离有困难,可考虑采用锐性剥离。但必须注意,乳房内动脉的前穿支自胸骨外侧约 1 cm 处穿出,进入肋间隙,穿过胸大肌,进入皮下组织,向外与皮肤表面平行走行。这些穿支中,以第 2、3 肋间隙中的前穿支最大,血管直径为 0.5～1.2 mm,平均为 0.7 mm。故应避免在该处采用锐性剥离。一旦切断穿支,因切口小且距离远,无法在直视下监视并止血,此点应切记。剥离应该充分,形成与植入假体相适应的囊腔,检查无异常后将热生理盐水纱布填塞以达压迫止血的目的。再切开对侧皮肤皮下组织,依次分离囊腔。同样用热盐水纱布填塞。然后取先一次的纱布,助手用深部拉钩,连同胸大肌外缘,皮下组织和皮肤向上提拉,准备放入假体。

2.植入假体

将乳房假体经切口送入剥离的腔隙需要一定的技巧。一般以双手食指前送,一指推送毕,固定不放松,另指再推送,如此交替进行,利用硅凝胶的流动性和硅胶囊的弹性,一部分一部分地送入。送入一半稍多时,便可很容易地迅速推送入腔隙(图 8-26)。将乳房假体推送入腔隙后,应检查其底盘工艺封口是否朝下,如果偏向它处,应调整至正确位置。然后在乳房上以手轻轻拍击或抚揉,使乳房假体在腔隙内充分伸展。用同样方法植入另一侧假体。

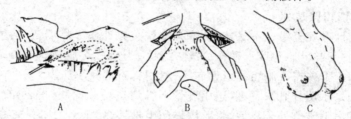

图 8-26　经腋窝切口胸大肌下隆乳术

A.从腋窝切口分离胸大肌间隙;B 硅胶假体置入胸大肌深层;C.缝合后

上述操作完成后,应仔细观察双侧乳房的位置、大小和形态。发现有异,可在不取出乳房假体的情况下再次剥离调整,直至满意为止。在操作中,应避免使用锐器,以防损伤乳房假体。

3.缝合

用 0 号线间断缝合深筋膜皮下层,3-0 号线间断缝合皮肤。缝合时要小心细致,严防针尖刺破硅胶囊。胸大肌后间隙剥离时一般出血少,极少有活动性出血,故在清除余血后,不必放置引流。

4.术后包扎

术毕,可在乳房周围和腋下放置大量松软敷料,以固定乳房假体,压迫止血。最后以胸带适当加压包扎,但不宜过紧,否则受术者呼吸困难;也不宜过松,否则乳房假体固定不牢,创部压迫止血效果不好(图 8-27)。

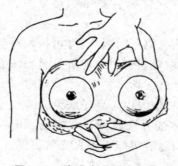

图 8-27　隆乳术后固定包扎

5.术后护理

2～3天后更换敷料可改用稍紧些的乳罩固定腋窝切口,隆乳术常见假体沿胸大肌下间隙向上移位,因此,更换敷料时必须检查假体位置是否正常。如有上移,可向下推至正确位置,重新用敷料加压固定。如移动度较大,可在乳房上部辅戴环形弹力绷带,以防止乳房假体上移(图8-28)。同时嘱受术者减少双上肢活动。

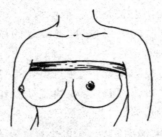

图 8-28　在乳房上部辅戴环形弹力绷带,以防止乳房假体上移

(二)经乳晕缘切口隆乳术

(1)切口线可设计在乳上缘或下缘,沿乳晕和皮肤交界处作3～4 cm长的半圆形切口,切开皮肤、皮下组织,在皮下与乳腺包膜上稍作分离,以乳头为中心点放射状切开乳腺包膜和乳腺组织。用两把鼠齿钳,上下夹持乳腺组织以便向深外切割,直达胸肌筋膜。

(2)另一种方法是不切开乳腺,一般选用乳晕下缘切口切开皮肤,皮下组织后在皮下与乳腺包膜之间,尽量向乳房下皱襞处分离后,将乳腺体向上推移,再于胸大肌分离囊腔范围。

(3)在乳腺下面与胸肌筋膜间按预定范围线剥离,所有条索羁绊均应清除。

(4)尽量在直视下止血。一般出血不多,可用生理盐水纱布吸去积血,必要时填塞温湿生理盐水纱布压迫片刻止血。

(5)如埋植充注式乳房假体,则用注射器经小壶注入生理盐水或备用的其他液体,使空囊膨胀至适当体积,大体上为术前估计量,然后用手轻轻拍击抚揉乳房,使囊壁充分伸展。

(6)受术者呈仰卧位和坐位,以观察其乳房位置、大小、形态是否合适。如不合适可再行分离调整,或改变体积,至满意为止。

(7)将充注器(小壶)另置它处,如乳房外侧部的皮下,以备将来利用。具体方法是以大弯或中弯血管钳潜行游离出一隧道至预定部位皮下,将充注口放至适当位置,使口对准皮下。逐层缝合切口。

(8)如用囊状乳房假体,可用拉钩将乳腺组织尽量上提,乳房假体则坠入式植入,手法同前述。

(9)如欲将乳房假体埋植于胸大肌下间隙,则可用拉钩将乳腺组织上下充分牵拉开,从外上至内下方向切开胸大肌筋膜。用中弯血管钳或长弯剪顺肌纤维方向钝性分离,达胸小肌筋膜,然后剥离腔隙,埋植乳房假体。逐层缝合切口。

此法的优点在于乳晕周围切口瘢痕由于乳晕肤色较暗,且有结节状的乳晕皮脂腺伪装,故不明显。另外,坠入式埋植乳房假体的方法较侧入式容易。但采用切开乳腺方法时有较多缺点:①切开输乳管容易导致切口感染;②有可能损害乳头的感觉;③手术出血较多;④未婚女青年显然不宜采用此法。

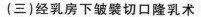

（三）经乳房下皱襞切口隆乳术

（1）切开皮肤、皮下脂肪组织，深达胸大肌表面筋膜，止血。

（2）如欲将乳房假体埋植于乳腺下面，则应用长弯剪沿胸大肌表面筋膜向上剥离至乳腺下缘。

（3）剪开乳腺下缘与胸大肌表面筋膜之间的联结纤维，使乳腺下缘游离，并经游离开的乳腺下缘在乳腺与胸大肌表面筋膜之间用手指或长剪向四周潜行分离至预定剥离范围线。

（4）埋植乳房假体后，分层缝合切口。应注意乳腺组织下缘应与胸大肌表面筋膜相缝合，以增强日后所形成的纤维囊下部的承受力。否则，乳房假体将因重力作用而下坠，经游离的乳腺组织下缘突出于皮下。结果除影响乳房外形美外，还可因乳房假体下坠而产生对软组织的长期慢性切割作用，导致乳房假体位置下移，甚至外露。国外曾有报道，乳房假体下移至右上腹部。

（5）如欲将乳房假体埋植于胸大肌下间隙，则用鼠齿钳将游离开的乳腺组织下缘夹持上提，在乳腺组织与胸大肌表面筋膜之间向上游离少许，以拉钩拉开切口上缘的皮肤和乳腺组织，在第5前肋表面投影线处顺胸大肌纤维走向切开胸大肌表面筋膜，再以中弯血管钳或长弯剪分离胸大肌纤维，达胸小肌筋膜。

（6）以手指或长弯剪向四周潜行游离，达预定范围线。

（7）以拉钩将胸大肌连同乳腺组织和皮肤切口拉开并尽量上提。按前述方法止血。

（8）埋植乳房假体后逐层缝合切口。应注意游离的乳腺组织下缘仍应与对应部位的胸大肌表面筋膜缝合，这样除能增强下部的承受力外，还可防止乳腺组织下垂。

（四）特殊情况隆乳术

1.不等大乳房的隆乳术

在要求隆乳的女性中，有不少人双侧乳房不等大。引起两侧乳房不等大的原因有以下几种：①双侧发育不均衡；②在青春发育期之前，一侧乳房部位有外伤或感染，损伤了乳腺组织致使乳房停止发育；③一侧乳房有良性肿瘤或囊肿；④因某种原因做了一侧保留乳头、乳晕的皮下单纯乳房切除术。

以上原因引起的双侧乳房不等大，均为隆乳术的适应证。不等大乳房的隆乳术手术操作同前述。为使两侧不等大的乳房在隆乳术后体积尽量相等，外形尽量相似，必须在手术中注意以下几点。

（1）准确测量出双侧乳房的体积（即毫升数）及其间的差额。选择好两侧乳房不同型号的乳房假体。简单的办法是：分别将两侧乳房置于盛满水的容器内，水浸至乳房基底部（基底部可事先标记好）溢出水的毫升数即为乳房体积，差额即可算出。以较大一侧乳房为准，根据前述乳房假体大小的选择方法确定型号（即毫升数），较小侧乳房的乳房假体的大小则为对侧型号加上差额。需要指出，两侧乳房大小差异较大时，不宜选择断面相似的乳房假体（即同是高断面或同是低断面的乳房假体），因为相同体积的假体，低断面的直径较高断面的直径大。如果将相似断面不同型号的假体埋植后，外观上，乳房的基底部难于做到一致。一般来说，乳房较大一侧宜选低断面的乳房假体，原乳房较小一侧宜选高断面乳房假体。

（2）手术操作顺序：宜先作乳房较大的一侧，因为该侧术后的乳房形态取决于乳房假体和原乳房两个基本因素，而较小侧术后的乳房形态，基本上决定于乳房假体。所以，较大侧隆乳术完成后，较小侧隆乳的剥离范围及乳房假体型号式样的选择，就能更趋准确。

（3）较大乳房侧隆乳术后，新乳房的基底部因原有乳房的占位而加大，故较小乳房侧的剥离范围宜稍大于对侧，可使两侧乳房的轮廓更易接近。

（4）较大乳房侧隆乳术后，因原有乳房的存在而使植入的乳房假体的覆盖层较厚，故外形轮廓较为浑圆自然；较小或扁平乳房则在植入乳房假体后，因覆盖层薄而外形轮廓不如对侧自然。这是目前手术不易解决的问题，必须向受术者讲清楚，以取得她们的理解与合作，从而减少术后的忧虑与不满。

2.轻度乳房下垂的隆乳术

不少妇女在哺育后，乳腺组织萎缩，皮肤松弛，出现不同程度的乳房萎缩下垂。她们常常为此感到忧虑，并希望通过手术恢复胸部原来的曲线美。这里只介绍轻度乳房下垂通过隆乳术及辅助处理的矫正方法。

1）单纯隆乳：①根据测量的原乳房体积选好一定型号的乳房假体，考虑到皮肤松弛，乳房假体的体积可较一般隆乳术时稍大。当然也要考虑受术者的意见和要求。②切口可根据具体情况加以选择。③术中乳房假体埋植位置不能偏高（即剥离范围不能偏高），否则下垂的乳腺组织被推向上方不充分，其结果是术后乳房基底部不错，但原乳房却可能偏低，外形不美。究竟什么位置为好，一般术前难以准确估定，这需要术者有丰富的经验。可靠的办法是在手术中调整，剥离范围线按常规画出，剥离后将乳房假体植入腔隙，平卧时乳房顶部位置是否偏下观察不出，故必须将受术者扶起成坐位观察。如发现乳房顶部位置偏下，则应在平卧后继续向下剥离，作适当剥离后再观察，至满意为止。④术毕包扎时，乳房上部宜有一定压力固定，以防止乳房假体上移。

2）隆乳加乳晕上缘去除部分皮肤：这类乳房单纯埋植乳房假体，矫正不了乳房下垂，且会出现隆乳部位和乳腺、乳头部位外形分离的十分独特的畸形。对这类乳房，有学者采用一种辅助处理的方法，简单而有效。①选上部乳晕周围切口。乳房下垂稍轻一些的可切除一月牙形多余皮肤，乳房下垂稍重一些的可适当增加皮肤切除量。②切开皮肤及皮下组织达乳腺包膜，在皮下与乳腺包膜之间用长剪向上潜行剥离，达乳腺组织上缘。剥离范围为以乳头为中心，夹角约60°的扇面。③在乳腺组织上缘继续向上剥离，达第2肋骨，显露出胸大肌表面筋膜。④剪开乳腺组织上缘与胸大肌表面筋膜之间的纤维连接，并在胸大肌筋膜表面，向下将乳腺游离至适当范围。⑤根据术前测定出的乳腺需要上提的距离，在乳腺组织的内上和外上部距乳腺上缘适当距离用7号丝线作贯穿缝合，穿透胸大肌，带上第2肋骨之骨膜及其表面筋膜，暂不收紧结扎。这两条线作为隆乳术后上吊下垂乳腺用。如果乳腺组织较厚而切口不够宽大，操作不方便，可以乳头为中心，呈放射状纵行切开乳腺上缘组织，以便于操作。⑥在乳头稍上处，顺胸大肌纤维走向切开胸大肌表面筋膜长约3～4 cm，用中弯血管钳或长剪按肌纤维走向钝性分开胸大肌达胸小肌筋膜，再用手指或长剪在胸大肌下间隙钝性游离至预定范围线，充分止血。⑦埋植乳房假体后，缝合胸大肌及表面筋膜。将预先缝好的乳腺组织悬吊线上提收紧结扎固定乳腺体。如乳腺已被切开应予缝合，再逐层缝合切口。

3）单纯皮下乳腺切除术后隆乳术：单纯皮下乳腺切除术后，如欲做隆乳术，可即时施行，也可半年至一年后进行。这类患者的患侧胸部除留有切口瘢痕外，皮肤的厚度及皮肤量是够的，胸肌是完整的，故覆盖层较厚，隆乳效果尚好。如果即时隆乳，可经原切口进行；如果择期手术，原切口瘢痕较大，可在切除瘢痕后隆乳。硅胶囊乳房假体显然不宜埋植于皮下，应埋植于胸大肌后间隙，手术操作同前述。

4）乳腺癌根治术后隆乳术：乳腺癌术后，无论单侧或双侧手术，均使女性胸部的曲线美消失。成功的手术在经过一个时期之后，癌症对生命威胁的心理压力逐渐减轻乃至消失，不少患者希望重新恢复胸部原有的曲线美,让生活更加充实。这是国内美容整形外科医师所碰到的越来越多的问题之一。乳腺癌手术是一种破坏性手术,作为治疗手段,目的是解除癌症对生命的威胁。作为胸部曲线美的重建手段,有乳房再造术与植入法隆乳术。本节主要介绍乳腺癌术后隆乳术。其适应证:①乳腺癌术后三年无复发迹象者(虽行乳腺癌根治术,但胸壁组织保留较完整者尤其是保留了胸肌)。②患者体质状况良好。手术麻醉同前述。切口宜选在原手术切口愈合处,应在尽量隐蔽的一侧,如下端或外侧。如果原切口瘢痕大,可同时切除瘢痕,进入胸大肌下间隙,手术操作同前述。行单侧或双侧隆乳术,应视健侧乳房大小及患者要求而定。硅胶囊乳房假体的选择同前述。有的患者不愿做隆乳术,可考虑选择佩戴外戴式人工乳房假体。

隆乳术后的护理直接关系到隆乳后乳房的美学效果,也将影响受术者术后的情绪和心理平衡,因此需要引起美容整形外科医师的足够重视。除应密切观察受术者的体温、脉搏、呼吸、血压等生命体征外,还应根据受术者术后的一些特殊情况给予适当护理。

(1)术后包扎:隆乳术后切口一般长度 2.5～5.0 cm,缝合后的伤口用无菌软纱布覆盖,并以胶布固定于皮肤上。环绕乳房四周用消毒干棉花、棉纱或泡沫海绵充垫,并稍加固定。

以棉纱布扎制的胸带、弹性胸带或弹性胸围作加压包扎固定,可起到支持固定乳房,便于乳房塑形,减轻疼痛和术后出血及其并发症的作用。加压要适当,压力过小,对于乳房的固定、塑形和止血不利;压力过大,受术者将感到呼吸困难。对采用硅胶囊乳房假体进行隆乳术者,一般不放置引流。术后 40 小时拆除包扎,切口更换敷料一次,此时要注意观察双侧乳房的位置、大小和形态。一般地说,最常出现的情况是乳房假体向上外方向移动,如遇这种情况应根据上部胸围选取合适周径带尼龙搭扣的较宽(4～5 cm)松紧带,在乳房假体上方环绕胸部压迫 7～10 天。较少出现的情况是剥离过于靠下而使一侧乳房下缘位置偏低,如遇这种情况,可用上述松紧带,环绕下胸部压迫 5～7 天。这时乳房假体周围组织已初步愈合,其位置一般不会再变动。拆除包扎后,应穿着合适的弹性乳罩。

(2)体位:受术者于术后早期应取半卧位,限制胸部及上肢活动。如头颈部位置过低受术者可出现胸闷、气憋等症状。限制活动还可防止乳房假体受床腔内出血及埋植的乳房假体移位。

(3)预防感染:硅胶囊乳房假体虽然组织相容性好,排异性小,但毕竟是一种异物,故隆乳术后应常规肌内注射或静脉点滴抗生素,以青霉素、头孢菌素、甲硝唑等最为常用,一般用药 5～7 天。部分受术者术后 2～3 天可能出现中等程度发热,属吸收反应,一般不超过 38 ℃,应予对症处理。但如 4～5 天后出现高热,应考虑是否有感染情况,需及时检查伤口及乳房皮肤有无红肿、波动感。一旦发生感染,应开放创口,取出假体并充分引流。

(4)拆线一般术后 7～10 天拆除缝线。

(5)术后护理:乳房假体埋植于胸大肌后间隙者,术后 3 天可离床活动,术后 2 周内,两臂应避免作上举、持重或其他剧烈运动,即限制胸大肌的强力收缩活动,以避免乳房假体在其包囊长牢固之前被压迫移位。3 周后可恢复正常活动。

术后需常规进行乳房按摩。按摩的目的是防止纤维挛缩,促进血液循环与创部愈合,一般可在术后3日开始进行。个别对疼痛敏感的受术者可稍推迟。应嘱咐受术者按摩要坚持半年。其方法是以手掌贴乳房,对乳房进行环绕挤压及上下挤压抚揉并穿插一些轻度抓捏。

(6)其他:术后换敷料时,如发现创口红肿或有少量渗出物,皮下剥离区发硬时(由乳晕周围切口经乳腺组织下缘或上缘进路时)可应用 TDP(特定电磁波)理疗 3～7 天,常有较好效果。

皮下剥离区发硬或乳房形态未达到受术者想象的结果时(常与受术者胸部基本条件有关,如原乳房大小、胸壁组织厚薄、胸廓形态等因素),应向受术者解释清楚,使其情绪稳定,心理平衡。

八、硅胶囊类乳房假体隆乳术并发症及其处理

硅橡胶囊乳房假体自 1963 年 Cronin 应用于临床以来,经过了 30 多年的临床观察和不断改进,总的来说,若无手术上的错误和术后护理的不当,其并发症不多见,是一种比较安全、操作不复杂、效果又令人满意,为女性所乐于接受的手术。可能出现的并发症和不满意效果有以下几点。

(一)包膜挛缩、乳房变硬

硅橡胶虽然与人体组织之间相容性好、无毒性,但它对人体来说,毕竟是一种异物,因此仍会引起组织反应,在假体周组织形成一层纤维组织包膜。如果这种纤维包膜发生挛缩,就会使硅胶囊乳房假体紧缩在一个变小的囊腔内,使乳房变硬,外形走样。

临床表现为乳房基底部收缩、变小、前突呈锥形或蘑菇状。收缩多从外上侧开始,呈卷帘样往下扩展。从生理上讲,这原本是一个正常的愈合过程,不是并发症,但从实际上来说,它直接影响隆乳术的效果。对于变硬的乳房,受术者肯定是不会满意的。

早在 1975 年 J Baken 就提出了隆乳术后乳房硬度的分级标准:

Ⅰ型:植入乳房假体后质感柔软,手不能触及,完全自然近似正常组织。

Ⅱ型:稍稍能触及植入的乳房假体,但看不出来,受术者无任何不适。

Ⅲ型:植入之乳房假体呈中等硬度,或许可看出形态改变,受术者有感觉。

Ⅳ型:乳房高度硬化,视诊时可看出乳房假体的形状,受术者感觉有疼痛,压之不适。

有学者认为上述评价标准至今仍有临床意义,它可作为评价隆乳术的效果和诊断纤维囊挛缩症的标准,以便指导临床治疗。实际上Ⅱ型、Ⅲ型在临床上较难区别。有学者认为Ⅰ型、Ⅱ型可视为成功病例,Ⅲ型可视为稍欠满意。

纤维挛缩率各家报道不一,国外报道高达 20%～40%,而且大多在术后 1 年内发生。对挛缩纤维囊壁进行生化检测,其胶原含量大大超过未挛缩的纤维囊,光镜检查可见较厚胶原纤维位于囊内层。因此多数学者认为纤维囊挛缩类似瘢痕组织收缩或认为是肌肉成纤维细胞的作用。

国内报道纤维囊挛缩率在 4%～10%,大大低于国外报道,这种差别可能与种族有关,纤维囊挛缩的原因至今不十分确定,可能与下列因素有关:血肿或感染;乳房假体清洗不干净,表面吸附有空气中的尘埃或棉纱;纸上脱落的纤维素微粒及滑石粉等;手术操作粗暴,组织损伤重;剥离腔隙不够大,或虽够大但尚有条索羁绊,致使埋植乳房假体的空间过小,张力过大;硅凝胶从硅胶囊壁渗出刺激纤维囊;受术者体质对异物有较强的反应等。此外,还有学者认为纤维囊挛缩与乳房假体受刺激(如胸大肌运动,低度毒性的病毒和细菌的无临床表现的感染,迟发性乳房假体周围小血管破裂等)有关。

预防的方法是:手术操作应轻柔细致,以减少损伤;剥离腔隙应够大,以减少张力;术中止血应彻底,防止血肿形成,一旦发生应及时清除;植入乳房假体前,腔隙内可放置激素类药物,以抑制结缔组织生长;术后常规抗感染治疗 1 周,如发生感染应及时将硅囊取出,待炎症控制 3 个月后再次植入;术后 6 个月内坚持乳房按摩,每天 2 次,每次 20 分钟,目的是使容纳乳房假体的纤维包膜囊加大。此外,选择高质量的乳房假体,术前认真清洗,术中避免与棉纱等物接触等,对预防纤维囊挛缩的发生也有一定作用。

处理方法是:纤维囊挛缩一旦形成,非手术疗法很难奏效,应于麻醉下将囊壁切开,取出乳房假体,将韧厚的囊壁作橘子瓣样切开松解,或作橘子瓣样条状切除松解,甚至可将基底部 1 周的

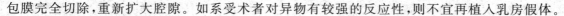

包膜完全切除,重新扩大腔隙。如系受术者对异物有较强的反应性,则不宜再植入乳房假体。

(二)位置异常、形态不美

1.位置异常

比较多见的是乳房体部在外上方,乳头不在隆乳后的乳房中心,而是偏向乳房的下缘,显得非常不协调,以及两侧位置不对称。

造成以上情况的原因是乳房假体向外上方移动。目前,我国绝大多数隆乳术是将乳房假体放置在胸大肌深面。剥离受床腔隙时,内下方为胸大肌与腹直肌的起点,比较坚韧,外下方的韧带也相当厚实坚韧。这两处剥离较困难,尤其是经腋窝,较高的腋前皱襞切口手术操作时更明显,如被忽视,则下缘范围不够大而外上方过宽,加之胸大肌的收缩作用,便逐渐将乳房假体挤向外上方。

预防方法是:①术前画线要对称;②经腋窝或较高位腋前皱襞切口的手术操作,应特别注意下缘的剥离要充分,埋植乳房假体后要反复观察乳房位置,下缘是否剥离充分,直至满意为止,上缘则应少作剥离;③如无特殊剥离器械或代用器械时,宜选取乳房乳晕周围切口、乳房下皱襞切口,或低位腋前皱襞切口,以方便剥离;④术后固定包扎时,应特别注意在乳房假体上外方放置足够的棉垫或弹性海绵与纱布敷料;⑤打开胸带后,如发现乳房假体上移,应适当向下推挤复位。考虑到上臂的活动、胸大肌收缩,应立即在乳房假体上方胸部用带尼龙搭扣的较宽松紧带环绕固定7～10天;⑥限制上肢剧烈活动2周。

一旦已经发生位置异常,组织愈合过程已经完成,则需要再次手术,取出乳房假体,重新剥离。也可不取出乳房假体进行剥离,但应仔细操作,防止损坏乳房假体。

2.形态不美

乳房假体的位置异常,无疑将影响形态美,此外还有下列因素:乳房假体的大小,直接关系到乳房形态。假体过小则嫌胸部欠丰满,过大则让人感到臃肿。美容外科医师应尽量体会并满足受术者对乳房大小的要求。年轻女性一般要求尽量大些,而中年以后的女性则一般要求稍偏小。如果未能满足她们的要求,尽管医师或其他人认为美了,她们自己也认为不美,感到不满意,那么,这种手术不能视为完善。然而有些受术者要求乳房过大,但本身条件却不允许,则需要详加解释,权衡利弊,取得她们的理解与合作,避免她们术后产生心理障碍。

隆乳后,乳房基底偏小,将显得挺拔、陡峭。这种形状为部分女性欢迎,但不少人并不乐意。产生这种形状的原因是假体受床范围偏小,乳房假体相对偏大,结果乳房假体向四周伸展受限,只好团褶向高度发展。预防的办法是剥离范围适当大些,使高度下降,整体显得圆润。相反,如果乳房基底偏大,高度不够,则外形欠丰满。遇此情况,可更换稍大的乳房假体或高断面乳房假体。

有时隆乳术后会出现乳房外下部凹陷或内下部凹陷,也有时内外下部同时凹陷,致使乳房上宽下窄,形状偏长。其原因是内外下部剥离不够所致。故剥离时必须充分,确实可靠。必要时可用锐性方法剥离,以保证乳房基底为圆形。

有时,两侧乳房分别向外侧张开,两乳头距离过宽,不符合美学要求。其原因是胸大肌在胸骨边缘附着紧密,分离不易;或术者担心损伤胸廓内动脉穿支以及麻醉不充分,受术者疼痛,使术者对内侧剥离不够。预防办法是,镇痛要充分,胸骨旁及内外侧部的分离可反复多次进行,力度要够,集中于一点,由点及面,方能剥离充分。

(三)血肿

发生率约1%。如果术后受术者主诉乳房区剧痛、胀感,应拆开胸带检查。如发现乳房不是术毕的柔软状态,而是肿胀、张力大,应考虑有血肿存在。一般来说,在胸大肌下间隙剥离时出血较少,因间隙内无重大血管,胸壁上的血管穿支也小。可能的原因是:①剥离中离开了胸大肌下间隙;②损伤胸大肌内较粗血管;③损伤了胸小肌内血管;④剥离内侧时使用了锐器;⑤动作粗暴,损伤了肋间动脉穿支;⑥术中虽见有出血,但因切口小,暴露不好,未能彻底止血。

预防办法是:①剥离层次要掌握准确,尽量不要偏离;②剥离时尽量不使用锐器。尤其是剥离内侧时忌用锐器;③剥离时动作不能过猛,既要用力,又要动作轻巧,循序渐进。

处理的方法是,在无菌操作下,取出乳房假体,清除血凝块,充分止血后再将乳房假体放入。必要时置引流管加压包扎或负压吸引。

(四)感觉异常

隆乳后有时出现乳晕部皮肤感觉过敏,减退乃至消失,乳头下垂,勃起差或不能勃起。这种现象虽然只是偶尔发生的,但因乳头、乳晕皮肤感觉对女性来说是很重要的,故一旦发生,应认为比较严重。

出现上述现象的原因是损伤了分布在乳头、乳晕的神经。一般在经腋前皱襞切口径路和经乳晕周围切口切开乳腺径路手术时容易发生。乳头、乳晕的感觉神经来源于第4肋间神经,它在胸大肌外侧缘穿出深筋膜,向内及前方穿出到达乳头。

腋前皱襞切口如高度不适当,正对第4肋间隙,在切开胸大肌缘的筋膜时,可能因不慎而切割过深,损伤神经,或靠神经过近,剥离牵拉时将其损伤;或缝合该部时,使神经受到牵拉、压迫。在乳晕周围切口径路手术时,如果切口外侧超过乳头水平线,而乳腺组织的切开也如此的话,就有可能损伤神经的末段。纵行切开损伤机会则很少。但因牵拉、缝合等也可使神经末段受到损伤。多数情况,乳头、乳晕感觉的减退是暂时的,以后会逐渐恢复。

预防办法:必须熟悉神经的解剖走向与分布。腋前皱襞切口尤其是胸大肌外缘筋膜切开部位要严格掌握,应在第4肋间隙上或在其下,以避免损伤神经。在该部位附近剥离时动作要轻柔,切忌粗暴。经乳晕周围切口,要注意外侧的 $1/6\sim1/5$ 不宜切开,乳腺组织应尽量避免横行切开,即使纵行切开也应力求准确。另外,乳腺组织切开时,向乳头方向的切口端不宜离乳头过近,否则损伤神经的可能性会增大。

(五)假体外露

假体外露比较少见。其原因有:①没有分层严密缝合,缝合层次过少,使局部对假体的覆盖层变薄,纤维包膜薄弱,假体对薄弱部位长期慢性切割终致外露。②切口感染、裂开,使假体外露。为避免这种情况的发生,术中缝合应严格分层并使之牢固,严格消毒及无菌操作,术后使用抗生素预防感染。

(六)硅胶囊假体破裂

硅胶囊假体一旦破裂,其内的硅凝胶(或称硅油)便会溢出至纤维囊内,使硅胶囊变小,乳房外观塌陷。如果发生在术后早期,则周围组织尚未愈合,硅凝胶可循疏松的组织间隙,向他处渗漏。由于硅凝胶对组织有一定的刺激性,故将出现组织反应。如在皮下,可表现为红、肿,在深部则有胀而不适的感觉。但纤维囊形成、牢固后,假体再破裂时则无明显不适。

引起硅胶囊假体破裂的原因有以下几点:①术前对乳房假体的质量检查不仔细,遗漏了可能破裂与渗漏之处;乳房假体薄壳封口的聚酯片不甚牢固及有些暗伤而未被发现。②术中不小心使乳房假体接触了锐器,造成暗伤。③术中缝合时不小心,缝针刺破了乳房假体,或钳子类夹持过乳房假体造成暗伤。④有薄弱点或暗伤的乳房假体,因受术者的剧烈运动或乳房部位受到过反复挤压使薄弱点或暗伤逐渐加重乃至破裂。⑤乳房假体团褶处因反复运动而破裂。

预防办法：①术前、术中对乳房假体的质量检查必须仔细，注意乳房假体薄壳封口处聚酯片的粘着处是否均匀，有无裂痕及渗漏。仔细观察囊壁厚薄是否均匀。可从不同方向挤压乳房假体，使囊内硅胶冲击囊壁的每一处。如发现有薄弱点则应弃用。②假体在术前清洗、消毒及术中使用时切忌与锐器（如手术器械、刀、剪、缝合针、有齿镊、鼠齿钳等）接触，以防不慎损伤或致暗伤。③术中埋植乳房假体时，尤其在切口小的情况下，虽然用挤压、推进的手法，但应用巧劲，动作轻柔，切忌暴力，抢速度。④缝合切口时，应将最内层组织牵引上提，以钝器挡开乳房假体后，直视下准确缝合（与缝合腹膜，避免损伤肠管相似）。⑤剥离腔隙范围应够大，并不得有条索羁绊，以使乳房假体充分伸展不团褶。

处理办法：一旦发生硅胶渗漏，应在无菌操作下取出假体，清除硅胶。硅胶吸附力很强，故需用大刮匙对囊内壁反复搔刮，同时用湿纱布反复擦拭，并用生理盐水反复冲洗，尽量清除干净。据目前多例观察，尚未发现残留硅胶对组织有毒害作用及其他不良反应，但远期结果尚待进一步考证。清洗干净后，可立即重新植入新的乳房假体，或闭合创口、引流，愈合3～6个月后重行手术。

（七）感染

近年来，随着隆乳手术病例的增多，已发生数例术后感染病例。如果受术者有乳房区疼痛，甚至跳痛，皮肤发红、肿胀，切口发红甚至有渗液，体温升高达38 ℃以上，实验室检查白细胞总数和分类增高，则表明有感染存在。

造成感染的原因有以下几点：①乳房假体消毒不严，吸附尘埃纤维微粒过多；②手术器具及手术室空气消毒不彻底；③手术操作无菌观念不强；④血肿的存在，皮肤坏死，切口裂开等；⑤乳房邻近组织有炎症却未能控制。

预防：①严格掌握手术适应证，乳房邻近组织若有炎症应于手术前进行处理；②乳房假体一定要清洗干净，避免与纱布等接触，必须高压灭菌消毒。不可使用消毒液浸泡消毒；③手术器械也应定期高压消毒，手术室定期用甲醛溶液或乳酸熏蒸消毒，每天应紫外线消毒；④严格术中无菌操作；⑤术中应尽量减少创伤，止血要彻底；⑥术后常规使用抗生素5～7天。如果严格遵循上述各项措施，感染率可大大下降。

处理：一旦发生感染，特别是波及受床腔隙时，应尽早手术取出乳房假体，彻底清洗干净，并放置低位引流，术后给予大量抗生素。再次埋植假体应在感染控制3～6个月后进行。有学者曾对两例受床腔隙感染病例进行处理。在取出乳房假体、彻底清洗后，更换新的乳房假体，术后低位对口引流，同时静脉点滴大量抗生素，获得了成功，术后10天痊愈出院。有学者认为这种处理要有严格适应证，即感染仅局限于受床腔隙内，不再扩散，也不严重，受术者健康状况较佳。

（八）切口瘢痕

据临床观察，容易出现切口瘢痕的部位依序是：腋前皱襞偏下切口，腋前皱襞偏上切口，乳房下皱襞切口，乳晕周围及腋窝切口。

引起瘢痕的原因有：①瘢痕体质；②缝合技术不良；③剥离范围偏小或乳房假体偏大所引起的较大张力；④皮肤、皮下组织损伤，尤其在切口小的情况下，为推送乳房假体而用挂钩强力牵拉切口致使挫伤；⑤切口感染。

预防及处理：①详细询问病史，了解受术者有无瘢痕体质，如有瘢痕体质，应向其说明并选择最隐蔽的切口；②注意乳房假体的选择和剥离范围的掌握，尽量不使切口张力过大；③尽量减少切口组织创伤，在送入乳房假体时，如有困难，不必追求过小的切口，应适当延长以免强力牵拉受损；④缝合切口时应分层缝合皮下组织和皮肤，准确对位缝合，也可采用皮内缝合；⑤腋前皱襞切口因隆乳后,胸前皮肤向前扩展,常致切口皮肤错位,此时应严格对位缝合;⑤如遇切口红肿甚至有少量渗液时,可考虑采用 TIP 理疗 3～5 天,常可收到好的效果。

九、自体组织隆乳术

(一)真皮-脂肪瓣游离移植法

(1)真皮-脂肪瓣游离移植法(还可包括筋膜组织)用以充填乳房,增大体积。这种方法在隆乳术的早期应用较多。真皮富含血管网,易与受区建立血运而成活。术前一般准备同其他隆乳术。

(2)选取真皮-脂肪较厚的部位作供区,如腹部、臀部,一般多选择两侧臀部。先用甲紫液在臀皱襞处顺皱襞方向画出需要大小的月牙形切取范围,一般长度可为臀下皱襞的内侧至外侧,宽度可选 6～8 cm,用碘酊固定。对臀部脂肪堆积较多的受术者,可切取更多一些。在隆乳部位皮肤标出埋植真皮脂肪组织的剥离范围线。

(3)削去表皮后,按预定范围线切取真皮与皮下脂肪,深度达臀肌筋膜,并结扎止血。然后分层缝合切口。

(4)在相当于乳房下皱襞处作弧形切口,长 4～5 cm,沿胸大肌表面筋膜剥离,范围以能容纳所切取的真皮-脂肪组织为准,即术前经估计而标记出的剥离范围线。充分止血。

(5)将切取好的真皮-脂肪组织修整,去除连接薄弱的脂肪团块,并加以折叠缝合数针,使真皮面朝外。在其周围以 1 号线等距离缝合 6 针,不打结。

(6)将真皮-脂肪组织埋植入上述剥离好的腔隙内,用缝针将 6 条线的两端分别在腔隙边缘穿出皮肤待用。

(7)收紧缝线,干线间置碘仿纱卷或橡皮管,打结使移植组织固定。

因此,在设计时应考虑到这点。脂肪组织坏死可发生液化,溃破皮肤可形成经久不愈的窦道,也可出现纤维化和钙化现象。近年来,有人采用显微外科吻合血管的游离真皮-脂肪瓣隆乳,使效果更好。

(二)带蒂真皮-脂肪瓣移植法

利用乳房下皱襞下的脂肪筋膜组织充填乳房。此种术式是成形蒂在上的乳房下皱襞下的脂肪筋膜瓣。将瓣向上翻转到乳房后间隙以达到隆乳的效果。此种术式的效果取决于乳房下皱襞下部的脂肪筋膜量(图 8-29)。

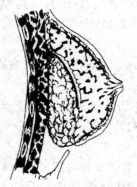

图 8-29 带蒂真皮脂肪瓣隆乳术

(王艳丽)

第十三节 头皮缺损的整形修复

一、头皮缺损的病因、分类与治疗原则

(一)病因

1.损伤

损伤是头皮缺损最常见的原因。深度烧伤、冻伤、强酸或强碱烧伤、电击、切割伤、撕脱伤、大剂量放射线照射等,均可使局部软组织缺损和坏死。

2.肿瘤

头皮的恶性肿瘤、良性肿瘤及斑痣在切除后可造成软组织缺损。如神经纤维肉瘤、皮肤癌、血管瘤、色素痣等,均需整形外科方法修复缺损。

3.感染

细菌感染可引起广泛软组织破坏,继而产生不同程度软组织缺损。

4.先天性软组织缺损

由于遗传因素或胚胎发育过程障碍,致患儿出生时头皮有不同程度的缺损。临床少见,常合并有颅面部器官畸形。这类缺损严重影响外貌及生理功能。

(二)分类

1.原发性缺损

因发育障碍所致的头皮缺损。

2.继发性缺损

因肿瘤等病变切除或外伤、感染等后遗的继发性头皮缺损。

(三)治疗原则

(1)根据软组织缺损的大小、深度、功能和美观的要求选择修复方法,以就近、从简、效果好为原则。首先要保证缺损的修复;其次在选择修复方法和材料时,应兼顾功能和形态的修复。

(2)修复时机的选择:①损伤所致瘢痕形成,一般在伤后 6 个月,以瘢痕软化、稳定后手术修复为宜;②感染致软组织缺损,需经换药或清创,感染基本得到控制后,方能施行缺损修复术;③肿瘤病变手术切除后的缺损,可立即修复。

(3)头皮血液循环丰富,修复过程中尽量保留和利用残存的正常组织或间生态组织,不可任意切除、摒弃。

(4)颅面部为暴露部位,易污染,感染是影响术后能否一期愈合及修复效果的重要因素。头皮毛发丛生,常夹杂污垢及致病微生物,故术前必须剃光头发,彻底清洗、消毒。术中的无菌操作,术后的正确护理、预防感染,也是重要的措施。

二、头皮缺损的修复

头皮缺损的修复方法,根据其缺损的范围、深度、损伤性质而定。

(一)部分头皮缺损的修复

1.直接缝合法(图 8-30)

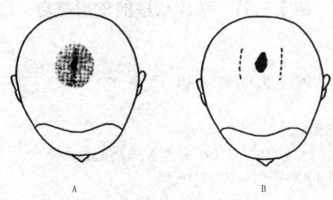

图 8-30　头皮小范围缺损的修复

A.潜行剥离；B.松弛切口

头皮缺损较小在 1 cm 左右者,可在潜行游离创口周围头皮后,直接拉拢缝合。在缝合有张力时,可在创面两侧距离创缘 3~4 cm 处做减张切口,或在助缝器牵引下缝合。

2.局部皮瓣法(图 8-31)

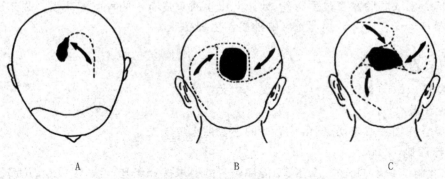

图 8-31　头皮局部皮瓣转移修复头皮缺损

A.单瓣法；B.双瓣法；C.三瓣法

头皮较小区域的缺损,不能用直接缝合法闭合创面者,可在头皮缺损附近的正常头皮组织部分,根据缺损的大小、形状、部位,设计一个或多个乃至整个头皮的皮瓣。在帽状腱膜下掀开各皮瓣,充分展开,反复以旋转-推进-交错方式,进行试转移,直至最佳覆盖缺损,无张力缝合。

由于头皮血液循环丰富,设计局部皮瓣可超过肢体传统皮瓣,设计长、宽为 1.5∶1 的比例。蒂部应位于颞部、耳后、额部或枕部,以保证皮瓣内含知名动脉。旋转后的皮瓣缝合应无张力。缝合后,皮瓣下应放置引流条并加压,以避免血肿形成。

3.游离皮片移植

缺损过大,无法用局部皮瓣修复者,只要缺损区骨膜存在,可切取中厚或刃厚度片,制成大张或邮票状的皮片,平铺于缺损区,将皮片缝合固定于创缘,或用网眼纱布固定皮片加压包扎。术后 10 天皮片成活后拆线。

（二）全头皮缺损的修复

1.颅骨钻孔后肉芽创面植皮

在颅骨外板每隔 0.5 cm 钻孔至板障层，见出血为度，用油纱布加压包扎。术后隔天换药，抗生素盐水纱布湿敷包扎，待板障肉芽组织长满后，取自体刃厚或薄中厚皮片移植覆盖创面。这是最简单方便、最有效的手术修复方法。缺点是需时较长，无头发生长。

2.游离大网膜移植中厚植皮

头皮缺损面积大且形状不规则，有颅骨或硬脑膜外露，或已有轻度感染征象者，可行血管吻合大网膜游离移植覆盖创面。

剖腹后，在胃大弯侧，自左向右逐一结扎右胃网膜动、静脉向胃大弯缘发出的分支，切断大网膜附着于横结肠的网膜蒂和左胃网膜动、静脉。取出含右胃网膜动、静脉为供区血管的大网膜。将大网膜平铺于头部创面，在手术显微镜下行右胃网膜静脉与颞浅静脉，右胃网膜动脉与颞浅动脉端端吻合。网膜血液循环重建后，在股部取中厚皮片覆盖于网膜上，间断缝合固定，适当加压包扎。

切取大网膜面积应较创面大 1/4 为宜，以保证既无张力又不折叠。游离大网膜，结扎胃-网膜血管应紧贴胃大弯进行，保证血管结扎牢固，避免出血。手术操作宜轻柔，避免腹内过多操作导致术后腹腔粘连。尽可能使切取的大网膜血管蒂够长，以便于无张力吻合血管，并使皮片与网膜紧贴，不留无效腔。对皮片的加压包扎松紧度适中，避免过紧压迫血管，影响大网膜血液循环。

大网膜游离移植中厚植皮由于手术难度较大，对身体创伤也较大，且修复后效果并不优于颅骨钻孔植皮法，故不作为修复全头皮缺损的首选方法，仅在有大块颅骨坏死、需行颅骨修补时选用。

3.游离皮瓣移植

游离皮瓣移植适用于较大面积的头皮缺损，有颅骨或脑膜外露，不能接受游离植皮或皮瓣转移术的治疗者。彻底切除头皮的病变组织，切开颞侧耳前皮肤，解剖出颞浅动、静脉。根据缺损范围，可选用肩胛皮瓣、背阔肌皮瓣、腹股沟皮瓣、前臂皮瓣和股前外侧皮瓣等作为供区。以皮瓣营养血管束为轴，按略大于缺损区的皮瓣轮廓线切取皮瓣。将游离皮瓣平铺于头部创面，皮瓣缘与创缘缝合数针固定。在显微镜下，皮瓣的静脉、动脉与颞浅静脉、动脉行端端吻合。血管接通后彻底止血，缝合创缘。

供区宜选择较为隐蔽的部位。移植皮瓣在血管吻合成功后，常渗血较多，应注意止血和防止失血性休克，并在皮瓣下放置引流条。术后严密观察血液循环情况，若出现血管危象，应即时处理。

（三）头皮撕脱伤

头皮撕脱伤常发生于女性工人，常因违反安全生产操作规程，头发披卷入车轮或皮带中，而致头皮全部或部分撕脱，严重的可连同耳、额部皮肤甚至连同部分眉毛、上睑及面侧部皮肤等一并撕脱。通常皮肤、皮下组织和帽状腱膜一起撕脱，严重时连同颅骨骨膜也一起撕脱，甚至伴有颅骨损伤。由于头皮血液丰富，受伤后有大量失血，加之疼痛，伤者易发生休克，有的还伴有颅脑损伤，接诊时应仔细检查。头皮撕脱后如未能得到妥善处理，可造成严重感染，以致颅骨骨髓炎、颅内感染和败血症等，或造成慢性溃疡，长期不愈，最后发生严重挛缩，导致上睑外翻及面部其他严重畸形，并遗留永久性秃发。头皮撕脱伤的治疗按受伤后早期、晚期和后期 3 个不同阶段进行不同的处理。

1.早期处理

(1)抗休克:大片或全部头皮撕脱伤,患者常因疼痛及大量失血而发生休克,故首先应测定其血压、脉搏、呼吸等,并仔细检查其头皮撕脱区有无活跃的出血点,如有应立即结扎。同时检查头颅骨有无骨折,脑损伤的症状、体征及身体其他部位的合并伤。若患者已处于休克状态,则应予输血、输液,以纠正其血容量的不足,并给以镇静止痛药物,使其能配合治疗。在休克被纠正前严禁行头颅清创术。

(2)清创缝合:一般应争取在受伤后12小时以内行清创治疗,伤口可望一期愈合。如超过12小时,但创面较为清洁,仍可按早期治疗原则处理;如头皮未完全脱离,则尽可能保留其相连处的头皮;如果与头皮相连的蒂部较宽,并有知名血管相连接时,虽大块撕脱,也可保留;如头皮完全撕脱,则应用游离皮片覆盖;若有较大的骨膜缺损(大于3 cm),则应考虑皮瓣或其他方法修复之。

(3)处理步骤及方法:手术宜在全身麻醉下进行。先彻底清创,剃净头发。有油污的头皮应用汽油或肥皂洗净后,按以下方法进行处理。①部分撕脱:如被撕脱的头皮仍有部分与头部相连,而无严重挫伤,可观察头皮远端血运情况,逐步修剪,直至出血旺盛为止,然后将撕脱的头皮缝回原处。②完全性撕脱:国外曾有人报道将完全撕脱的头皮于清创后缝回原处,加压包扎可重新成活。但在绝大多数情况下,包括帽状腱膜的全层头皮,在撕脱时常伴有挤压与挫伤或撕裂伤,原位缝合后,很难重新建立血运,结果将导致头皮坏死、继发感染,反而延误了创面早期愈合。故除游离头皮中知名动、静脉可与受区血管作吻合者外,目前一般不主张将撕脱的头皮进行简单的回植。有人主张将撕脱的头皮修去皮下组织和帽状腱膜后作为全厚皮片进行移植,以期能使毛发重生,但因组织仍然过厚、不易成活或成活后毛发难于再生致效果不佳,若头皮挫伤严重更不易采用该法,否则将导致头皮坏死和感染。目前临床上对全头皮撕脱伤常采用下列方法处理。

游离皮片移植法:游离头皮无挫伤或擦伤,可以考虑将其切为中厚皮片再回植于头部创面上,如仍嫌不足可再在其他部位切取皮片移植修复。该法在骨膜完整时效果较好;如果撕脱的骨膜面积较小,则植皮片也有可能存活;如果骨膜大片撕脱,邻近可形成筋膜或肌肉瓣,可将其转移覆盖裸露的颅骨,再在其上植游离皮片;如无组织瓣可转移时,可凿去一层骨外板或骨皮质,直至有较密的出血点时,再在其上植游离皮片也有可能存活。

血管吻合法:若撕脱的头皮有一定完整性,其上又可分离出知名动、静脉者,则具有显微外科手术的条件可采用此法。方法为先对撕脱的头皮组织块剃发,用0.1%苯扎溴铵(新洁尔灭)和生理盐水反复清洗头皮,再在其相应的颞部、耳后、枕部皮下组织与帽状腱膜之间解剖出颞浅血管、耳后血管和枕部血管断端,用肝素和生理盐水冲洗,修整断端。头部创面常规清创后,解剖显露颞浅动、静脉,耳后动、静脉,枕动、静脉等受区血管。将撕脱的头皮组织块原位放回头部创面,端端吻合颞浅静脉和颞浅动脉,间断缝合头皮创缘。如血管过短也可用静脉移植的方法补救。再植头皮一般选择颞浅血管吻合,成功率高。接通血管后,若部分头皮血运不良,应在相应部位再吻合一组耳后或枕动、静脉。用此种显微外科吻接血管的方法,将撕脱的头皮再植成功后头发能再生,是一种理想的修复方法,国内外均有成功报道。但临床多见撕脱的头皮毁损严重,失去了再植条件。

游离皮瓣法:在身体适当的部位,设计大小合适的带蒂皮瓣,待头部清创完毕,并将一侧颞浅动、静脉蒂部解剖后,再将皮瓣血管蒂切断,与受区(颞部)血管吻合。

大网膜游离吻接血管移植皮片移植法:若有大片骨膜撕脱,无法移植游离皮片时,如患者条件允许,可考虑用大网膜血管吻合加皮片移植的方法覆盖头部创面。

上述几种血管吻合的方法必须首先考察创区血管情况,若切取皮瓣后无法取得良好血管重建效果,无疑将增加患者的伤痛,贻误治疗。颞部受区动、静脉应避免使用有撕裂或挫伤的部分,如有损伤应切去已损伤的部分,选择血液循环良好的动脉端进行吻合;若血管蒂长度不足,可行静脉移植术。有条件时应力争多吻接 1～2 条静脉,以保证皮瓣的血液循环。全头皮血管吻合再植时,动静脉吻合比率宜为 1∶2～2∶3。另外,为尽量缩短手术时间,保证手术的成功率,可分两组人员同时进行头颅清创和头皮(皮瓣)准备。

2.晚期处理

早期患者未能得到合适的治疗,如将撕脱的头皮原位缝合,可致头皮坏死,进一步引起创面感染,患者有疼痛、发热、食欲缺乏等全身症状,治疗时应首先控制感染,给予必要的抗生素,再输液或输血维持体液平衡,并加强营养。但最主要的还是要除去感染源,切除坏死或感染的头皮,创面进行湿敷引流,以控制局部感染。待创面出现鲜红肉芽组织时,即可用中厚皮片覆盖,以封闭创面。在头皮植皮应以大块移植为主,而不应用小块或邮票状植皮,因这种植皮后,皮片间隙处常有较多的瘢痕组织,其上为一层极薄的上皮,由于基底血液供应较差,表皮容易受损而溃破,从而形成慢性溃疡。

在有颅骨外露时,待感染控制后,可凿除骨外板直达出血的创面,或用密集钻孔的方法,达到出血的骨松质即可,但不可钻入内板。肉芽逐渐从钻孔处长出,待肉芽布满创面,即可植以薄皮片。有时可等待坏死的骨外板脱落后再行植皮,这往往要等待较长的时间。

3.后期修复

头皮缺损修复的目的包括创面的消除和头发的恢复。头皮撕脱伤有头皮缺损的患者经早期植皮,皮瓣修复,创面愈合后就可装配假发,一般可达到满意效果。但在未经妥善处理的患者中,如皮片移植后有部分坏死或以小块(邮票)皮片移植的患者,经过很长时间,虽然创面最后愈合,但往往出现一种不稳定性的瘢痕,反复发生慢性零星溃疡,脓痂积滞,并有瘢痕挛缩,造成上睑外翻等畸形。对于这种遗留的瘢痕,无论有无溃疡,都宜再做整复手术,将瘢痕全部切除,重新行组织移植。对部分头皮缺损患者,特别是缺损部位位于额颞区者,而残留头皮面积足够,可采用头皮转移瓣或头皮扩张术后头皮移位的方式修复缺损区,以达到恢复暴露区头发、改善外形的目的。

(四)头皮和颅骨的烧伤

头皮是烧伤的常见部位,颅骨烧伤则多见于电击伤。两者的治疗原则与身体其他部位的烧伤处理原则相同。头皮由于厚实,血运丰富,又富于毛囊、皮脂腺等上皮结构,故大部分浅度烧伤创面愈合迅速。通常采用暴露疗法,保持创面干燥,促进干痂形成。

Ⅰ度烧伤创面争取痂下愈合,如继发痂下感染或积脓时,应及时湿敷,脱痂引流。

Ⅱ度烧伤者由于早期深度不易辨认,且头面部血运丰富、毛囊多而深,故不宜早期切痂。头皮Ⅱ度烧伤创面在保持局部清洁后,其愈合时间较其他部位烧伤短。

头皮Ⅲ度烧伤的处理较复杂。单纯头皮Ⅲ度烧伤,应尽早争取切痂,然后在健康的骨膜上进行植皮,如能行局部皮瓣或吻合血管的游离皮瓣转移修复,效果更好。头皮全层烧伤时,需待界限清楚后方可进行坏死头皮切除和植皮消除创面,待二期再应用带发头皮瓣作秃发区修复。

头皮和颅骨同时烧伤的患者,传统的治疗多趋向于保守。钻孔或凿除颅骨外板或等待坏死的颅骨分离脱落,创面生长肉芽组织后再行植皮,不仅拖延时间,而且愈合的瘢痕和皮片常因轻微的创伤而反复破溃,常需多次手术整复使创面愈合稳定。近二十年来,对头皮合并有颅骨烧伤患者多采用积极的治疗方法,即早期切除坏死的头皮,用邻近的头皮皮瓣一期覆盖失去活力的颅骨,以保护颅骨。在缺乏局部皮瓣利用的患者,则争取应用远处皮瓣或借小血管吻合游离皮瓣、肌皮瓣、肌肉瓣、筋膜瓣或大网膜的移植覆盖颅骨。裸露或烧伤的颅骨如能及时应用带血运的软组织覆盖,即使是全层颅骨烧伤,仍可作原位骨移植而保存下来,使之重建血运,形成新骨,避免了颅骨因裸露继发感染、坏死或因早期切除死骨的危险性,以及由于颅骨缺损带来的并发症和后遗症。

(五)先天性头皮发育不全

先天性头皮发育不全以女性多见,80％发生在顶枕部中线或中线附近。通常为一个部位,多部位的占28％。部分患儿合并有身体其他部位的畸形,如先天性心脏病、唇腭裂、手指畸形等,若合并有脑积水或脑脊膜膨出则预后较差。其发病原因至今未明,可能与染色体异常、胎盘梗死或羊膜粘连等因素有关。

临床表现为患儿出生时头皮存在秃斑或溃疡,大小不等,直径一般小于2 cm。常合并有相应大小的颅骨缺损,此时基底可见脑膜。小面积的头皮缺损经缺损边缘的上皮爬行可自行愈合。缺损较大时常因感染、出血而导致死亡。

治疗以保守为主。保持头皮溃疡湿润,用生理盐水或抗生素溶液纱布湿敷,以防感染和出血,促进溃疡边缘上皮生长,使创面自行愈合。合并有颅骨缺损的患者,如面积不大,可以用局部头皮瓣覆盖者,可考虑早期手术。新生儿的头皮薄而娇嫩,血运较差,手术时应注意皮瓣血运。在头皮缺损自行愈合或经手术修复后,较小的颅骨缺损常能自行闭合。较大的颅骨缺损常难以自行闭合,应依据缺损大小择期行缺损的修复术。

(六)瘢痕性秃发

头发的缺损严重影响人的容貌和仪表,尤其对中青年,秃发会造成精神上的巨大痛苦。

瘢痕性秃发是指由各种原因,如头皮烧伤、创伤、病损切除植皮或远位皮瓣转移修复后遗留瘢痕,而产生的秃发畸形。瘢痕性秃发的治疗主要采用手术疗法,治疗原则是将残存的健康有发区进行重新分布,尽量缩小和消除秃发区,或将明显暴露部位的秃发区转移至隐蔽的部位,以达到美容的效果。

1.头皮再植术

头皮完全撕脱或部分撕脱有严重血液循环障碍、撕脱的头皮有一定完整性、有可供吻合血管者,可接受头皮再植术。

2.游离皮片回植术

无条件行头皮再植术者,可将撕脱的头皮,用鼓式取皮机制成中厚或刃厚大张皮片,回植于头皮缺损区,与创缘间断缝合固定,加压包扎。术后10天皮片可成活。

3.局部皮瓣转移

对于较小的瘢痕性秃发,可先切除瘢痕,再在其两侧作S形切口,形成2个头皮瓣,沿切口切至帽状腱膜下间隙,掀起皮瓣旋转至秃发区。供瓣区可直接拉拢缝合。

4.带毛囊全厚头皮游离移植术(插秧法)

对秃发区广泛,而其深层有较丰富的皮下组织,即有良好的受植床,而正常头皮头发生长茂密者可用此方法。手术方法如下所述。

在秃发区切割边长4 mm的方形受植床,以左右间距2 mm,前后间距4 mm为宜,深达皮下组织层。在耳后枕部头发茂密区帽状腱膜浅面,沿毛囊生长方向,切取 1～2 cm 宽的头皮条,肉面朝上,分割成边长 4 mm 的小方块,平整嵌入已形成的受植床内,缝合固定 1 针。(图 8-32)用油纱布覆盖、加压包扎。供区直接拉拢缝合。

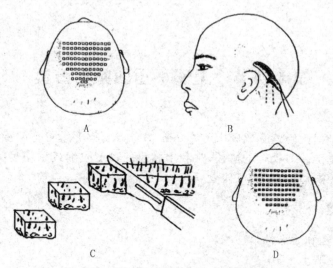

图 8-32 全厚头皮游离移植术修复秃发畸形

A.秃发区受植床的准备;B.切取带头发的全厚头皮条;C.修剪头皮
条,切割成边长 4 mm 的方形;D.移植于准备好的受植床

近年来有用毛发再植器械,在秃发区作出受植床,在供发区进行束状毛发切取。每束毛发 5 根左右,插入受植床,不缝合,油纱布加压包扎,其头皮成活率较上述带毛囊全厚头皮游离移植略差,但操作简单,无供发区创面暴露为其优点。

5.带蒂轴型皮瓣移位法

对于额顶部秃发,可以颞枕部较隐蔽区的皮瓣来修复秃发。手术方法为:以颞浅动脉顶支、枕动脉主干为轴心线,自颞侧耳上经顶结节弧形转向枕部粗隆外侧,设计皮瓣宽 3 cm、长 15 cm,蒂在颞侧耳上的头皮瓣。从远端向蒂端掀起皮瓣,旋转至额顶部,修复无发区,供瓣区直接缝合。若秃发区宽,在对侧可用同样方法形成皮瓣,覆盖残余无发区。此法为有血供的头皮移植术,由于移植全层皮片小,容易成活,并有毛发再生。但移植皮片的数量及再生毛发的数量均有限,对严重秃发者难以满足毛发再生的需要。为使植皮成活,适当固定皮片十分重要。

6.头皮扩张法

任何原因引起的秃发,在秃发区周围有生长良好的头发区、无颅骨缺损或病变者可用该法修复。手术方法为在与正常头皮交界的秃发瘢痕侧做小切口,向正常头皮方向钝性分离帽状腱膜下间隙,形成一略大于扩张器的腔隙,置入扩张器。切口愈合拆线后 3 天开始注水,每周 2 次,每次注水量为扩张器容量的 10%～20%。达到预期扩张容积后,行二期手术。在瘢痕与正常头皮交界处切开头皮,直达扩张器留置间隙,取出扩张器,切除无发区。将扩张的头皮掀起,以推移、旋转、交错方式移位,覆盖无发区,形成平整自然的发际线。供瓣区直接缝合。

该方法要选择好合适的扩张器,一般 3 mL 容量可修复 1 cm² 的缺损。要求被扩张的头皮面积一半用于修复缺损,一半用于覆盖供区。一个扩张器不够,可放置两个,甚至多个。在扩张过程中,若发生头皮坏死,扩张囊外露,应停止注水,取出扩张器,提前行修复手术。头皮是扩张术适用的特区,是治疗效果最好的部位。正常头皮经扩张后,可获得额外头皮,既修复了缺损区,又避免了供瓣区继发秃发。一次扩张不一定能完全修复缺损,可行多次扩张,直到完全消灭秃发。

(王艳丽)

第十四节　上睑下垂的整形修复

正常人双眼平视时,上睑遮盖角膜上方2 mm左右。上睑下垂者上睑缘的位置低于这个界限,患者为了摆脱下垂上睑对视轴的遮盖,常利用额肌的过度收缩或采用吊头姿势束增加视野,久之造成额部皱纹加深,眉毛上抬,可伴发弱视。

一、病因和分类

睑下垂分为先天性和后天性。

(一)先天性上睑下垂

先天性上睑下垂最常见,可发生于单眼或双眼。由于上睑提肌发育不全或支配上睑提肌的神经中枢性或周围性缺损所致,常与遗传有关。上睑提肌所含横纹肌纤维量越接近正常,下垂越轻;反之,越少,下垂越重。少数病例是由于上睑提肌外角和内角及节制韧带太紧,限制上睑提肌运动所致,此类下垂较轻,单纯松解上睑提肌内、外角及切断节制韧带可基本上矫正睑下垂。根据先天性上睑下垂的发病情况分为:①单纯性上睑下垂;②上睑下垂合并上直肌功能减弱;③上睑下垂合并下颌瞬目联运运动;④上睑下垂合并眼部其他先天性畸形,如内眦赘皮、小睑裂、睑缺损、眼睑狭窄、小眼球、斜视或斜位、小角膜、虹膜缺损、脉络膜缺损等。

(二)后天性上睑下垂

根据不同的原因分为5种。

1.外伤性

外伤性后天性上睑下垂常见于上睑撕裂伤、切割伤、重睑术后等,可以部分或全部离断上睑提肌及其腱膜,造成不同程度上睑下垂。

2.神经源性

动眼神经的核上性、核性或周围性病损,都可能造成上睑下垂,常可伴有其他眼外肌的麻痹或瞳孔集合运动的异常。此种上睑下垂是神经系统疾病的体征之一。

从丘脑下区发出的交感神经支配Müller肌,经路上任何一处受损害,都可造成Müller肌麻痹,呈现轻度上睑下垂,伴有眼球内陷、瞳孔缩小、同侧面部无汗和温度升高,称Horner综合征。这种上睑下垂属交感性上睑下垂。

3.肌原性

以重症肌无力最为常见,可以是单侧或双侧,伴有或不伴有眼外肌运动障碍。上睑下垂下午比上午重。

4.机械性

外伤后遗留的睑部瘢痕增厚、上睑肿瘤等可使上睑重量增加,引起机械性上睑下垂。

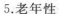

5.老年性

老年性多由于老年人的上睑提肌腱膜出现裂孔甚至与睑板分离而造成,此外上睑皮肤松弛症时也可出现上睑下垂。

二、手术治疗

(一)手术时机

1.先天性上睑下垂

一般应在5岁以前进行手术为宜。年龄过小,患儿不合作,各部分组织发育尚不完善,增加手术成功的难度;罹病日久,易发生视力减退等并发症。单侧上睑下垂,宜在3岁左右手术,以防发生弱视。如为双眼严重下垂,可提前在1岁左右手术,因为患儿的皱额、耸肩、头向后仰伸的特殊姿态一旦养成,不易矫正。

如合并其他眼睑畸形,应先矫正眼睑畸形。

2.后天性上睑下垂

外伤或手术所致的上睑下垂由上睑提肌断裂所致,应于外伤当时及时寻找断端重新修合,否则应在病情稳定瘢痕软化后再进行手术。神经性疾病引起的上睑下垂,且伴有斜视,则应先矫正斜视后再考虑矫正上睑下垂。对麻痹性上睑下垂必须临床确认一切功能不再可能恢复时,才考虑手术治疗,一般至少非手术治疗半年后方能确认。

(二)术前准备

要选择好适当的上睑下垂矫正术,术前必须了解。

1.下垂程度

两眼平视前方,上睑缘的正常位置应遮盖上方角膜2 mm左右。如果遮盖6 mm,则其下垂量为4 mm。

按测量结果上睑下垂分轻度(1～2 mm)、中度(3 mm)和重度(≥4 mm)3种类型。

2.上睑提肌功能

用拇指压于双眉弓处,摒除额肌的代偿作用,令患者向下看,此时将米尺"0"刻度放在睑缘水平,然后让患者向上看,测得上睑缘上提的幅度。有些学者统计我国正常人的上睑提肌活动幅度为13.37±2.55 mm。

上睑提肌肌力可分为良好(8 mm)、中等(4～7 mm)、弱(0～3 mm)3级。弱者只宜选用额肌作为动力的手术。

凡具有上睑皱襞的,其肌力必定良好。但小儿无法测定,可观察小儿有无上睑皱襞及额肌收缩情况来判断。有学者建议翻转上睑后,不能自行复位者,说明肌力弱。

3.上直肌功能

提起双眼上睑,使患者眼球向各方向运动,比较两眼是否对称,以观察外眼肌与上直肌的功能。如有上直肌麻痹或不全麻痹(即眼球不上旋,角膜仍在原来位置里),表明患者缺乏Bell现象,不宜做上直肌移植的上睑下垂矫正术。

4.视力与屈光

由于上睑下垂往往伴有眼外肌的不平衡或眼球发育异常而可能产生弱视,因此对每个合作的患儿均应做视力检查和屈光测定。

5.外眼肌平衡测定

提起双眼上睑,眼球向各个方向运动。若协调一致,无斜视、复视,可做手术。

6.其他

排除重症肌无力、下颌—瞬目现象或 Horner 综合征引起的睑下垂。重症肌无力的上睑下垂具有上午轻、下午加重及稍事休息又好转的特点,肌内注射新斯的明 0.5 mg,15～30 分钟好转;下颌-瞬目现象即咀嚼时眼睑下垂消失;Horner 综合征的交感神经下垂,用可卡因滴眼后好转。

(三)手术方法

目前,矫正睑下垂的手术方法甚多,可分为:①缩短或增强上睑提肌力量的手术,这种手术合乎生理和美容的要求,但条件须是上睑提肌功能尚未完全消失的患者;②借用额肌力量的手术,当上睑提肌功能消失或特别差(肌力在 3 mm 以下)者,则需借用额肌力量来矫正上睑下垂,这类手术中以形成额肌瓣后直接悬吊效果最为理想;③凭借上直肌力量的手术。最后一种手术因其严重的并发症,一般不宜采用。

1.上睑提肌腱膜内外角间横向束带松解术

上睑提肌腱膜内外角间横向束带松解术适用轻度的上睑下垂,多数患者表现为一大一小眼裂。

按重睑线切开皮肤,去除切口下唇部一条眼轮匝肌,暴露眶隔和上睑提肌腱膜。在上睑提肌内外角部即近内外眦角部,可见横向细条索状纤维,将其纵向分离切断,患者微有睁眼可见眼裂较术前增大。令患者坐起,如上睑缘遮盖角膜位置已达正常,则可按重睑术缝合伤口。如上睑仍有部分下垂,可将睑板上缘中点约 3～5 mm 处的上睑提肌腱缝合于睑板中 1/3 处,再观察上睑位置是否正常。直至调整到预定位置后,再于该缝线内外分别各固定 2 针,使睁眼时上睑缘呈自然弧度,然后按重睑术法缝合伤口。

2.上睑提肌缩短术

上睑提肌缩短术适用于轻、中度上睑下垂,上睑提肌肌力在 4 mm 以上的患者。其方法大致分为皮肤入路、结膜入路或两种入路联合操作。经皮肤入路手术野大,上睑提肌暴露较为满意,术后重睑也美观,但缺点是分离暴露结膜面的上睑提肌不方便。经结膜切口虽然穹隆结膜面分离上睑提肌方便,但暴露该肌受到一定限制,上睑提肌缩短量较小,而且对泪腺、副泪腺和杯状细胞的影响较大,因此可经皮肤、经结膜联合切口手术操作较为便捷。每矫正 1 mm 下垂量,须缩短上睑提肌 4～6 mm,下垂在 4 mm 者,需缩短 20～24 mm。

(1)经结膜的上睑提肌缩短术:适用于上睑提肌肌力较好(6 mm 以上)而下垂较轻的患者。

露出上穹隆结膜。距睑板上缘 3 mm 处水平切开结膜,用剪刀向上分离结膜,显露出上睑提肌。于颞侧睑板上缘做一纵行切口,腱膜前钝性分离,鼻侧穿出。用血管钳从颞侧切口伸入,一叶置于 Müller 肌后,扣住血管钳。在睑板与血管钳之间切断 Müller 肌和腱膜。用剪刀向上分离上睑提肌至所需要的高度。牵引血管钳测试肌肉的弹性及内外角的位置,确定切除量。在所需切除肌肉的上端 3 mm 处,从后到前做 3 对并列的褥式缝线,留长线头,并在肌肉上绕一圈以防滑脱。切断肌肉,切除上睑板 1～2 mm,将3 对褥式缝线从后斜向前穿过睑板上部,至相当于上睑皱襞处的皮肤穿出,将缝线结扎于小棉花卷上(图 8-33)。球结膜连续缝合。

术后每天换药。睑结膜缝合时其线结暴露于眼内,容易引起角膜损伤,故在换药时要注意观察角膜情况,一旦发现角膜有炎症或损伤可能,应及时予以处理。

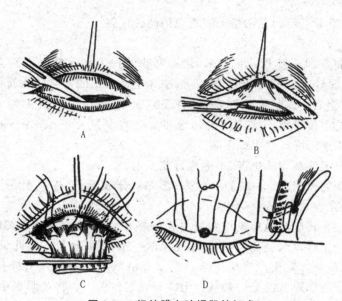

图 8-33　经结膜上睑提肌缩短术

A.切口；B.用血管钳扣住上睑提肌；C.3 对并列的褥式缝线；D.缝线结扎

（2）经皮肤上睑提肌缩短术：适用于上睑提肌肌力在 4 mm 或以上的先天性、老年性、外伤性或其他型的上睑下垂患者。重睑切口，切除部分跟轮匝肌，显露上睑提肌腱膜。向上剥离，在睑板上缘水平，为眶隔与上睑提肌互相交织之处，眶隔受脂肪压迫呈外凸状。向上分离，暴露节制韧带。在上睑提肌的内外侧各切开一小切口，剥离腱膜，沿睑板上缘将腱膜夹住、切断、下牵。上睑提肌游离要充分，否则影响缩短量而矫正不足，但同时要注意避免损伤上直肌、上斜肌及泪腺等组织。于预期位置处做 3 针褥式缝线将上睑提肌固定于睑板前方。嘱患者睁眼，检查下垂是否得到满意矫正，否则重新调整，剪去多余上睑提肌及其腱膜（图 8-34）。将肌肉断端与睑板缝合，间断缝合皮肤。

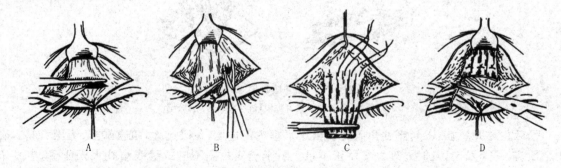

图 8-34　经皮肤上睑提肌缩短术

A.夹住上睑提肌腱膜并切断；B.将眶隔、眶脂肪从上睑提肌腱膜前上方推开；C.做 3 针褥式缝线；D.剪去多余上睑提肌

（3）主要并发症的处理：上睑提肌缩短术治疗中，轻度上睑下垂可获得较满意的效果，但有时可发生如下并发症。①矫正不足，上睑提肌缩短不充分所致，半年后可再次行上睑提肌缩短术或改用额肌悬吊术。②矫正过度，由于上睑提肌切除过多或固定上睑提肌于睑板上位置过低引起。术后早期发现过度矫正在 3 mm 以上者，尽早拆除缝线，可将上睑缘褥式缝线向下牵拉上睑，胶

布固定于眶下缘处；或者重新切开调整上睑提肌的缝合位置。

3.阔筋膜额肌悬吊术

通过悬吊材料将额肌与睑板连接起来，借助额肌的拉力来代替上睑提肌功能而上提眼睑。悬吊材料有丝线、金属丝、硅胶条、真皮、筋膜等，临床上最常用的是自体阔筋膜。

本术式适用于：①上睑提肌肌力在 4 mm 以下或完全消失的先天性和后天性上睑下垂；②伴有睑裂狭窄综合征的上睑严重下垂；③小于 3 岁的儿童重型先天性上睑下垂；④其他不适于上睑提肌缩短术的各种类型的先天性上睑下垂。

额肌瘫痪或额肌瘢痕挛缩的患者，不能施行此手术。

自大腿外侧取阔筋膜，长 10～16 cm，宽约 0.6 cm，分成两条，各宽 0.2～0.3 cm。如为单侧上睑下垂，则只切取宽为 0.3 mm 一条即可。

眉上缘相当于瞳孔正中和内外眦位置处各做一横切口，长约 0.5 cm，暴露额肌。距睑缘约 6～7 mm 标记线切开上睑皮肤，剪除睑前方眼轮匝肌一条，暴露睑板。将筋膜引针从眉部中央切口穿入，经皮下从上睑切口穿出。将长 8 mm、宽 3 mm 的筋膜条穿入引针孔，将筋膜条从眉中央切口引出。用同法将筋膜条的另一端从眉上缘外眦切口引出。将筋膜条中央弯折形成的"V"形，尖端褥式缝合固定于睑板中外 1/3 交界处的腱膜上，并穿透睑板全层 1/2。筋膜条固定在睑板上的位置应在睑板中点偏低处。同法在上睑另一半形成另一个"V"形筋膜条，固定于睑板中内 1/3 交界处（图 8-35）。形成倒梯形，或用筋膜片呈"V"形悬吊。将眉上方的筋膜在适当的拉力下固定在额肌上。通常使上睑缘达到角膜上缘水平，且闭眼时有 3～4 mm 闭合不全为度。缝合切口，术后临睡前应涂眼膏保护角膜，防止发生暴露性角膜炎。

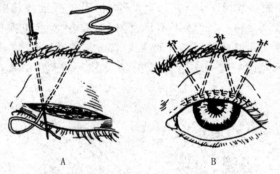

图 8-35 阔筋膜额肌悬吊术
A.将筋膜条引入眉部和上睑切口；B.筋膜条固定缝合

术后主要并发症：①暴露性角膜炎。由于下垂矫正过度，兔眼过大，角膜暴露、干燥引起。应注意预防，早期发现，及时处理。②矫正不足。由于缝线拉紧不够或缝线结扎太松所致，应术中注意测试，一旦发现即刻矫正。③上睑内翻。主要由于筋膜固定在睑板上的位置过于贴近睑板上缘，术中注意测试可以发现，应及时处理。

4.额肌瓣转移悬吊术

额肌瓣转移悬吊术适用于：①上睑提肌肌力在 4 mm 以下或完全消失的任何类型的先天性和后天性上睑下垂；②年龄 3 岁的儿童重型先天性上睑下垂；③其他不适于上睑提肌缩短术者。

额肌麻痹或瘢痕形成等以致额肌功能障碍者，均为本术式禁忌证。

在上睑重睑成形术切口位置、眉下缘处中 1/3（或眶上切迹外侧旁开 1.5 cm 长的眉下）各作标记。按标志切开重睑切口，达眼轮匝肌下层，切开眶隔，切除自然疝出的眶内脂肪，剪除睑板前方宽约 2 mm 一条眼轮匝肌，显露睑板。上推眉部皮肤，使眉下切口线移至眶上嵴处。沿标记作眉下切口，切开此处眼轮匝肌及额肌达骨膜浅面。用薄的剥离子在骨膜表面的疏松组织中向上剥离，直达发际，剥离宽度至少应为 3.5 cm。将宽约 3.5 cm 的额肌连同其上的皮肤一并掀起，将已掀起的额肌与其表面的皮肤相分离，在皮下将已剥离的额肌的内侧自下向上切开，形成额肌瓣。额肌与骨膜分离时注意勿损伤眶上切迹处的眶上神经血管束。额肌瓣的游离要充分，但外侧不宜切断，否则易损伤面神经的额支。将肌瓣自眉下切口拉出，并向下牵引达眶缘至瞳孔的中点处，一般额肌瓣需下移 1.5 cm 左右。自眶隔后间隙伸到眶上缘眶隔在眶骨上附着处，刺破眶隔进入眉下切口，扩大眶隔开口，使额肌瓣能顺利通过达重睑切口。将额肌瓣与睑板做 1 针褥式缝合，嘱患者睁眼平视，测试上睑缘达到角膜上缘水平为标准，必要时须重新调整缝合。然后于内、中、外间断缝合 3 针加固。按重睑形成术缝合重睑切口，再缝合眉下切口（图 8-36）。额部包扎24 小时，水后 7 天拆线。

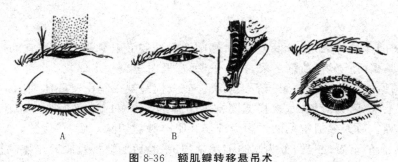

图 8-36　额肌瓣转移悬吊术
A.切口及分离额肌；B.额肌瓣与睑板褥式缝合；C.缝合切口

常见主要并发症有：①矫正不足。术中测试即发现不足应及时矫正额肌与睑板缝合的位置；如拆除缝线后睑缘下降者，可半年后再次矫正。②暴露性角膜炎。由于术中损伤，或矫枉过正，术后兔眼明显而未加保护引起，需及时治疗。③眉区血肿。此区手术操作是盲目分离，难以直视下止血，须警惕血肿形成；一旦发现有血肿，应及时处理以防止血液浸入球后压迫视神经引起失明。④睑迟滞现象。因利用额肌代替上睑提肌作用，所以当眼球下转时，上睑不能随同运动。

5.眉区额肌筋膜瓣悬吊术

按重睑线标记，切开皮肤，在眼轮匝肌浅层向上剥离，依次暴露眼轮匝肌睑部、眶隔前部、眶部、眉部额肌及筋膜，剥离范围达眉上缘 0.5～1.0 cm 处，使眉部额肌及筋膜一并掀起并在骨膜上推移。将掀起的额肌筋膜组织在眉的内中 1/3、外中 1/3 交界处纵行切开，形成一蒂在上方的矩形额肌筋膜瓣。注意保护眶上神经血管束。剪除一条睑板前方的眼轮匝肌，暴露睑板，在眶隔与眼轮匝肌之间分离形成一隧道，将额肌筋膜瓣通过眼轮匝肌深面的隧道向下方推进，达睑板中部水平。分内、中、外三点将额肌筋膜瓣与睑板中下部水平线作褥式缝合固定（图 8-37）。测试以平视时睑缘达角膜上缘水平线，闭眼时有 3～4 mm 闭合不全为准。按重睑术缝合切口。包扎以压眉区为主，眼部轻压。额部眼部包扎 24 小时。术后短期内因有眼睑闭合不全存在，睡眠前应涂眼药膏或戴护眼罩。

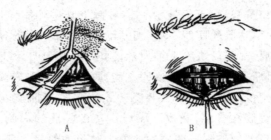

图 8-37 眉区额肌筋膜瓣悬吊术

A.切口及分离额肌筋膜瓣；B.额肌筋膜瓣与睑板缝合固定

（王艳丽）

第十五节 眼睑缺损的整形修复

眼睑是眼球的保护屏障，一旦发生缺损，轻则造成结膜及其邻近组织器官的慢性炎症、泪溢等症状，重则角膜裸露、干燥、溃疡形成，甚至失明，需及时进行手术修复。

眼睑缺损的原因一般分为先天与后天两类。先天性睑缺损是由于胚胎期间中胚叶的发育缺陷所致，多见于上睑，常为双侧性，缺损范围常见为睑的 1/3～1/2，患儿常会并有其他眼部先天畸形，如眉畸形等。后天缺损常见的原因为外伤和眼睑肿瘤切除术后。

根据眼睑缺损的位置、层次，分为眼睑前层缺损、眼睑后层缺损及眼睑全层缺损。

一、眼睑前层缺损

眼睑前层缺损，如果范围不大，可将创面整修为三角形、菱形、方形或矩形，然后两侧作睑缘唇间劈开或潜行分离四周软组织后拉拢直接缝合。如果范围较大，可作移行皮瓣或易位皮瓣进行修复。缺损范围广泛的可以作游离皮片移植。

（一）直接缝合术

直接缝合术将创面形成底在睑缘的三角形缺损，缺损两侧沿灰线劈开前后 2 层，潜行剥离2 侧创缘四周的皮下组织与眼轮匝肌，使之松动后拉拢直接缝合。

（二）移行皮瓣修复术

移行皮瓣修复术使缺损呈正方形。向缺损两侧沿灰线做较大范围劈开，向下及四周潜行分离。于创面两侧做移行皮瓣，充分游离后，相互拉拢，直接缝合（图 8-38）。

（三）易位皮瓣修复术

一般颞侧创面可以用面颊部和上睑颞侧易位皮瓣修复。鼻侧创面可用鼻根部和/或额部易位皮瓣修复（图 8-39）。

（四）游离皮片移植术

较大面积的眼睑前层缺损，可用游离中厚或全厚皮片移植修复，如上下睑同时有创面，例如切除眼睑分裂痣后，可以采用游离皮片移植同时修复上下眼睑。修复方法可参照眼睑外翻中皮片移植术。

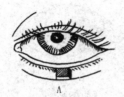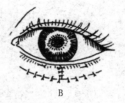

图 8-38　移行皮瓣眼睑修复

A.切口设计；B.缝合完毕

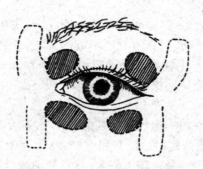

图 8-39　易位皮瓣修复眼睑创面

二、眼睑后层缺损

眼睑后层组织缺损多见于肿物切除后，由于眼睑前层组织仍存在，可利用残存的睑板结膜形成组织瓣作移行或易位移植进行修复。

（一）睑板睑结膜移行瓣修复术

睑板睑结膜移行瓣修复术适用于创面后部存留有部分睑板睑结膜者。

修整创面呈矩形，沿矩形创面两侧向后做垂直切口，切口向穹隆结膜做适当的伸延，分离睑板面的眼轮匝肌，形成睑板结膜移行瓣。将该瓣向睑缘部推移并与睑缘对齐，与两侧睑板残端缝合（图 8-40）。

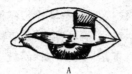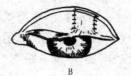

图 8-40　睑板睑结膜移行瓣修复眼睑后层缺损

A.切口设计；B.睑板睑结膜瓣向睑缘推进移植

（二）易位睑板睑结膜瓣修复术

适用于创面位于一侧的部分睑板全段缺损，宽度不大于 1/3 睑长者。

修整创面呈矩形。于邻近的正常睑板组织的后 1/2 处作睑板睑结膜瓣，其宽度与创缘相等，分离其表面的眼轮匝肌和后方的结膜下组织。将睑板睑结膜瓣易位至缺损创面的睑缘部，与两侧的睑板断端间断缝合。供区创面用穹隆结膜覆盖，间断缝合（图 8-41）。

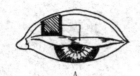
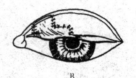

图 8-41　易位睑板结膜瓣修复眼睑后层缺损

A.切口设计；B.睑板结膜瓣易位修复缺损

三、眼睑全层缺损

眼睑全层缺损不超过全睑长的 1/4，可以直接拉拢缝合，或切断部分外眦韧带后拉拢缝合。缺损的长度不超过睑缘全长 1/2 时，可以本眼睑形成的旋转、推进睑板结膜瓣结合全厚皮片移植法修复。缺损超过睑缘全长 1/2，上睑缺损适于利用正常下睑来修复，而下睑缺损适于取鼻中隔黏膜软骨复合组织游离移植结合颊部推进式旋转皮瓣法修复。

(一)直接缝合法

直接缝合法适用于下眼睑缺损不超过全睑长的 1/4，老年人不超过 1/3。

使下睑缺损呈"V"形。缺损两侧眼睑沿灰线劈开，将内片做"V"形切除部分组织，使内外两片缝合后不在同一处平面。将内片做结膜下缝合，外片分别缝合肌层及皮肤(图 8-42)。

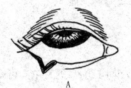
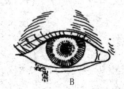

图 8-42　眼睑全层缺损直接缝合

(二)推进式睑板结膜瓣加皮瓣修复术

推进式睑板结膜瓣加皮瓣修复术适用于眼睑缺损超过全眼长度的 1/4 者。

修剪睑缺损边缘，使呈整齐的方形或其他形状。在缺损处沿肌层与睑板间分离至穹隆部，按缺损形状切开分离的睑板结膜，即形成睑板结膜瓣。注意在穹隆部剥离结膜要充分，使之足以推进达到睑缘而无张力。瓣蒂部两侧附加切口，各切除一块三角形结膜，其大小以睑板结膜瓣推进修复睑缺损部能缝合为度。将睑板结膜瓣镶嵌于睑缺损部。先将睑板结膜瓣之睑板牵前并与残存睑板左右各做褥式缝合固定。睑结膜下间断缝合，缝线不可穿透睑结膜。于皮肤侧同样设计一推进皮瓣，两侧也各切除三角形皮肤组织。将皮瓣推进入睑缺损部，缝合固定(图 8-43)。

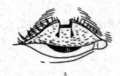
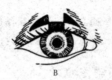

图 8-43　推进式睑板结膜瓣加皮瓣修复眼睑全层缺损

A.睑板结膜瓣形成；B.皮肤侧形成推进皮瓣

(三)外眦及韧带切开松解缝合术

外眦及韧带切开松解缝合术适用于睑缺损水平宽度小于 1 cm。

　　修剪睑缺损呈"V"形。根据缺损是上睑或下睑,在距外眦角0.5 cm处的灰线做1 cm长与之垂直切口,分离外眦韧带脚及轮匝肌,予以剪断,但不切开结膜。切断外眦韧带下脚或上脚可以水平方向松解眼睑5～10 mm。肌肉分离切断的宽度视缺损大小而定,以缺损处眼轮匝肌能无张力缝合为度。将睑缺损外侧组织向缺损部推进牵拉。逐层缝合睑部组织,外眦角部的垂直切口横行缝合以延伸其长度(图8-44)。

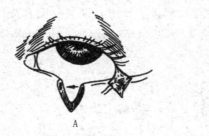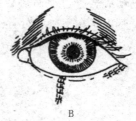

图8-44　外眦及韧带切开松解缝合术修复眼睑全层缺损
A.暴露外眦韧带下支;B.外眦角部缝合

(四)半圆形旋转皮瓣法

　　半圆形旋转皮瓣法适用于睑缺损达睑长40%者。

　　在颞侧设计直径约20 mm的半圆形皮瓣,皮瓣的内侧与外眦相接。切开皮肤皮下组织形成皮瓣,潜行分离。暴露外眦韧带并切断睑缺损侧的外眦韧带脚及睑结膜。将缺损部的颞侧部分眼睑连同半圆形皮瓣向内侧旋转,分别缝合睑板及皮肤肌肉层。剥离穹隆部结膜并向前移,衬于旋转皮瓣内面的睑结膜缺损区,与皮瓣睑缘连续缝合。旋转皮瓣与外侧眶缘内面骨膜间缝合固定,伤口缝合(图8-45)。

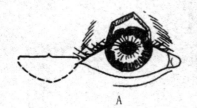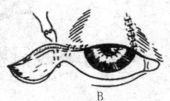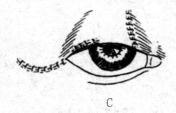

图8-45　半圆形旋转皮瓣法修复眼睑全层缺损
A.设计皮瓣;B.切断外眦韧带脚及缝合;C.缝合完毕

(五)颞部推进皮瓣

　　颞部推进皮瓣适用于下睑缺损小于全睑长度的1/2者。将缺损区边缘修剪成"V"形。自外眦角向颞部发际方向弧形切口,外端附加"Z"形切口。颞部皮瓣形成,皮下剥离松解。暴露外眦韧带下脚并切断(图8-46)。将睑外侧组织向内推移至缺损内侧缘并分层缝合固定。穹隆部结膜剥离前移作皮瓣衬里修复睑结膜,并与皮瓣睑缘侧缝合。"Z"形三角瓣交错缝合。下睑缺损较大者,可结合黏膜软骨片移植修复睑板结膜层,以增强支撑。

(六)颊部旋转皮瓣

　　颊部旋转皮瓣适用于下睑次全或全缺损。下睑缺损修成三角形,三角形的鼻侧缘近于垂直。颊部旋转皮瓣切口,从外眦部斜向颞上方(平眉毛水平),至发际前转向下,沿耳前与颊部间的皱襞垂直向下至耳垂处。切开皮下组织,皮下潜行分离,至皮瓣旋转后能覆盖下睑缺损为度。注意避免损伤面神经颞额支。于鼻中隔一侧的前下方,距鼻小柱和鼻梁不小于 6 mm 距离做切口,切开黏膜、软骨,达对侧软膜下层,并在对侧软骨膜下行广泛剥离,达 1.5 cm×2 cm 大小后,再扩大原切口,将黏膜软骨片取下。两侧鼻孔填以碘仿纱布,让其自然上皮化愈合。将黏膜软骨片的软骨削切至约 1.5 mm 厚度,修剪移植片睑缘侧黏膜略突出软骨,另一侧黏膜超过软骨一半宽度。将移植片的软骨与下睑板残端行褥式缝合固定,黏膜与下穹隆结膜用 5-0 可吸收线缝合(图 8-47)。将颊部皮瓣旋转推进至鼻侧缺损缘,用 4-0 丝线分别将皮瓣真皮层与眶内缘骨膜缝合固定。将黏膜与皮瓣皮肤在下睑缘处连续缝合,其余伤口缝合,上下睑临时缝合固定。

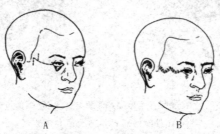

图 8-46　颞部推进皮瓣修复眼睑全层缺损

A.切口设计;B.缝合完毕

手术可能并发下睑外翻下垂,系睑水平张力不足及重力牵拉引起。术中用不吸收缝线将皮瓣皮下固定于内、外眦可减轻外翻下垂;软骨与睑板残端固定缝合也有利于防止其发生。

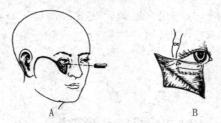

图 8-47　颊部旋转皮瓣修复眼睑全层缺损

A.皮瓣切口及黏膜软骨片;B.黏膜软骨片与睑板残端缝合

(七)前额岛状皮瓣

前额岛状皮瓣适用于下睑次全或全缺损。术前用多普勒听诊标记颞浅动脉额支走行,标记颞浅血管额支,并按睑缺损形状大小设计额部颞浅动脉岛状皮瓣(图 8-48)。沿颞部颞浅动脉及额支走行标记线切开,形成血管蒂,并掀起皮瓣。于血管蒂近端与下睑缺损部间做皮下隧道,将皮瓣转移至下睑。切取修剪鼻中隔黏膜软骨片。将黏膜软骨片与下睑睑板残端褥式缝合固定修复睑板结膜缺损区,其前面覆盖岛状皮瓣修复下睑肌肉皮肤缺损。将皮瓣皮下与内外眦眶缘骨膜缝合固定。缝合睑部伤口,额部皮瓣供区植中厚皮,打包固定。

(八)Hughes 睑板结膜瓣下睑再造术

Hughes 睑板结膜瓣下睑再造术适用于下睑缺损超过 60% 或全部缺损者。将缺损修剪成长方形。在睑结膜距睑缘 4～5 mm 做水平切口,其长与缺损长度一致,两端各做睑板、睑结膜的垂直切口,切口延伸至穹隆部。于睑板部与轮匝肌及 Müller 肌间充分分离,形成睑板结膜瓣。将上睑的睑板结膜瓣移至下睑缺损处,睑板与睑板褥式缝合,睑结膜与下穹隆结膜连续缝合,线头从下睑皮肤穿出。取耳后或锁骨上全厚皮片植于睑板结膜瓣上,皮片打包略加包扎(图 8-49)。

术后8周,于睑裂处剪断睑板结膜瓣,切口略向上弯曲,以适应上睑原水平切口的弧度,并使下睑保留较多睑板结膜组织。剪开处的下睑缘予以修整,使结膜比睑板长1~2 mm,使多余睑结膜将来角化形成下睑缘的灰线。

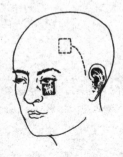

图 8-48 前额岛状皮瓣修复眼睑全层缺损

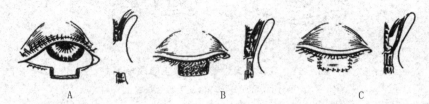

图 8-49 Hughes睑板结膜瓣下睑再造术

A.将缺损修剪成氏方形;B.上睑睑板结膜瓣移至下睑缺损处;C.全厚皮片植于睑板结膜瓣上

术后可能发生的主要并发症:①上睑内翻、倒睫,系上睑板保留过少引起;②上睑不正常,系穹隆部结膜下分离不充分,术后可能产生上睑垂直径缩短退缩引,已如设计正确,操作仔细,可以避免发生这些并发症。

(九)Cutler-Beard 桥式瓣法

Cutler-Beard桥式瓣法适用于上睑中部次全或全缺损。将上睑缺损修成矩形。距下睑缘5 mm做下睑水平切口,切开全层,切口长度与上睑缺损水平宽度一致。自水平切口两端用直剪刀垂直向下将下睑全层剪开至下穹隆在颊部隆起之上处,即形成皮、肌、睑板及结膜的组织瓣。自组织瓣剥离睑板结膜层,形成睑板结膜瓣,穿经下睑缘桥下面达上睑缺损处,用可吸收线与上睑残存结膜缘连续缝合(图8-50)。取耳软骨,其形状与上睑缺损一致,将软骨片嵌入上睑内外侧睑板残端间褥式缝合固定,修复睑板,软骨上缘与上睑提肌腱膜缝合。全厚组织瓣皮肤、肌肉层与上睑缺损残留对应组织间断缝合。8周后,在下睑缘稍上方,用直剪刀剪断全厚瓣,形成上睑缘,缝合伤口。

(十)旋转交叉带蒂组织瓣部分上睑成形术

旋转交叉带蒂组织瓣部分上睑成形术适用于上睑缺损达全睑长度的1/3。手术分两期完成。将上睑缺损修剪成三角形。于下睑设计蒂在内眦角侧,蒂宽约5 mm,面积略小于上睑缺损的三角形组织瓣。按标记全层切开,掀起包含睑全厚组织瓣。将皮瓣旋转180°角,使皮瓣三角顶端嵌于上睑缺损区,交叉皮瓣与上睑各层对应精细缝合,下睑供区分层直接拉拢缝合(图8-51)。上下睑做临时性缝合,眼内涂眼膏。术后3~4周行第2期手术,即将旋转组织瓣的蒂部于下睑缘水平切断。将创缘修整对合缝合,敷料包扎患眼。

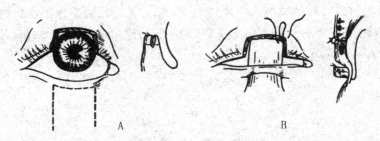

图 8-50　Cutler-Beard 桥式法修复上睑缺损

A.缺损修剪成矩形,下睑复合组织瓣设计;B.下睑复合组织瓣穿经睑缘桥下达上睑缺损处

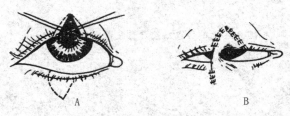

图 8-51　旋转交叉带蒂组织瓣上睑成形术

A.设计;B.将皮瓣旋转修复上睑缺损区

术后如并发眼裂较狭小,可行外眦部成形术矫正。

(十一)旋转交叉组织瓣全上睑成形术(Mustarde 法)

旋转交叉组织瓣全上睑成形术适用于上睑全缺损。手术分两期完成。

第 1 期手术:修整缺损,按缺损形状大小,设计下睑全层组织瓣,组织瓣的蒂位于外眦角下方,蒂宽大于 6 mm。在颞侧颊部设计皮瓣,皮瓣蒂向近心侧,瓣宽略大于下睑全层组织瓣的长度(图 8-52A),并使之与下睑全层组织瓣相连接。按设计切取下睑全层组织瓣,掀起颊部皮瓣,使皮瓣携带睑部组织瓣。将颞侧颊部皮瓣向内侧推进,同时将下睑全层组织瓣旋转 180°,交叉嵌入上睑缺损区。以颞部皮瓣形成新的下睑前层组织,另切取鼻中隔黏膜软骨片修复下睑后层组织。切除颞部皮瓣向内侧推进转移后出现的"猫耳",缝合切口(图 8-52B)。

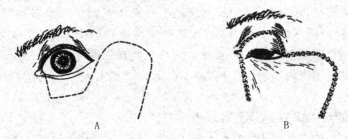

图 8-52　Mustarde 全上睑成形术

A.皮瓣设计;B.皮瓣旋转推进修复缺损

第 2 期手术:前次手术后 3～4 周施行,将睑瓣蒂部切断,睑缘对齐缝合以恢复上下睑缘的自然弧度。

(张景坤)

第十六节　眦角畸形的整形修复

正常内眦钝圆；外眦呈锐角，其位置比内眦高 1～2 mm。东方人的睑裂走向略呈外上斜，称为蒙古样倾斜。

眦角的形态，内、外眦高度的变异，两眦间的距离，以及内、外眦韧带断离等，都会影响眼的外观。

一、内眦赘皮

内眦赘皮是内眦部垂直向的皮肤皱襞，将内眦角遮盖。内眦赘皮患者的内眦间距明显加宽，即内眦间距大于两瞳孔间距的一半，或内眦角在鼻正中线到瞳孔中心连线中点的外侧。

先天性内眦赘皮是一种常见病，多为双侧性，具有人种特点，属显性遗传。小儿较多见，随着年龄增大和鼻部发育，内眦赘皮逐渐减轻，至 10 岁左右渐稳定。

内眦赘皮可以分为原发性和继发性两大类。原发性（先天性）内眦赘皮可分为上睑赘皮、内眦部赘皮、下睑赘皮。先天性内眦赘皮患者同时伴有上睑下垂，小睑裂者称眼睑综合征。继发性内眦赘皮多由于各种外伤所致，形成粗大条索状或蹼状瘢痕，也可由局部感染所引起。

既往认为内眦赘皮是内眦部皮肤过多所致，曾有人仅将赘皮切除，结果疗效不佳，不久局部又形成瘢痕，赘皮复发。目前一般认为内眦赘皮是内眦部皮肤垂直方向缩短紧张所致，合理的矫正手术都是用皮瓣转位来加大垂直方向皮肤长度，缓解垂直方向的张力。

手术矫正内眦赘皮的方法如下。

（一）"Z"成形术

用美蓝标记内眦赘皮的纵轴线，在线两端各设计一方向相反呈 60°角的三角瓣。沿标记切开皮肤及皮下组织，并进行剥离。两个皮瓣互相换位，用 5-0 丝线缝合（图 8-53）。

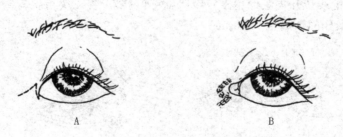

A　　　　　　　　　　B

图 8-53　"Z"成形术矫正内眦赘皮

A.设计；B.皮瓣换位缝合

（二）"V-Y"成形术

在内眦部做"Y"形切口，"Y"的两臂与上下睑缘平行，"Y"长轴在内眦角平面，向鼻侧延伸，其长度依赘皮程度而定（"Y"形两短臂应超过赘皮纵行皱褶线）。切开后皮下分离。将"Y"形切口缝成"V"形，可行皮下缝合以减少皮肤张力（图 8-54）。

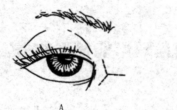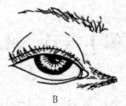

图 8-54 "V-Y"成形术矫正内眦赘皮
A."Y"形切口;B.缝成"V"形

(三)双"Z"成形术(Spaeth 法)

沿内眦赘皮皱襞切开皮肤及皮下组织,在内眦角处向内上、内下做垂直上下睑缘的切口,长度为 1/2 皱襞。在皱襞切口上、下端各做一斜向上、下睑的切口,其长度亦为 1/2 皱襞。所形成的双"Z"皮瓣,分离后转位缝合(图 8-55)。

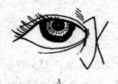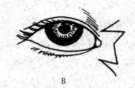

图 8-55 Spaeth 双"Z"成形术矫正内眦赘皮
A.设计;B.术毕

(四)墨氏(Mustarde)内眦赘皮矫正术

适用于严重的内眦赘皮。原位注视时,瞳孔中央与鼻梁中线连线的中点为设计的内眦所在部位P 点。将内眦赘皮皮肤拉向鼻侧,使赘皮消失,以内眦角为 P' 点。连接P-P',在此连线中点 O,向上下睑各作一 60°角的直线,其长度短于 P-P' 连线 2 mm;于此二直线末端向鼻梁各作一 45°角脚塑裁,长度也短于P-P'线2 mm,然后从内眦角距睑缘 3 mm 向上下睑做短于 P-P'线 2 mm的弧线。沿标记线切开皮肤深达眼轮匝肌,游离皮瓣。将 4 块组织瓣适当修剪,互换位置,先将 P,P'点缝合,余作间断缝合(图 8-56)。

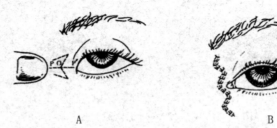

图 8-56 Mustarde 内眦赘皮矫正术
A.切口设计;B.伤口缝合

二、外眦钝圆畸形

外眦角钝圆大多由于局部软组织撕脱伤同时伴有外眦韧带断裂,在伤后缝合皮肤时未予修复位所致。整复治疗时宜重新复位缝合外眦韧带,可采用箭头状皮肤切除术、V-Y成形术或眶缘骨膜瓣修复术。

(一)箭头状皮肤切除术

箭头状皮肤切除术适用于外眦部垂直瘢痕所造成的外眦钝圆的矫正。距外眦角外10 mm处做一箭头样皮肤切除,其长度依整复要求而定,两侧切口与睑缘弧度相应。分离眦角部钝角皮瓣皮下组织,尖端皮下对合缝合1针,间断缝合切口。

(二)"V-Y"成形术

在外眦部做一横行"Y"形切口,剥离后缝成"V"形即可。

(三)眶缘骨膜瓣修复术

视情况选择箭头或横"Y"形皮肤切口,切开皮肤与眼轮匝肌,暴露颞侧眶缘。向上下睑潜行分离,暴露上下睑外眦部睑板组织。于外侧眶骨缘做基底在眶缘的骨膜瓣,宽为5~6 mm,长度依需要而定,向眶缘剥离骨膜,瓣中央部水平切开。将两骨膜瓣交错与上下睑板缝合,牵拉程度对照对侧眼裂情况(图8-57)。皮肤按切口要求调整修复缝合。

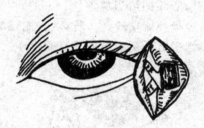

图8-57 眶缘骨膜瓣修复术整复外眦钝圆畸形

三、眦角移位

正常睑裂多呈水平。内外眦韧带是保持睑裂长度与外形的关键。严重的颜面部或头皮撕裂伤,常可引起内外眦韧带撕裂或断离,造成内眦外移,眦角变为圆钝,睑裂缩小。也可由于颜面部瘢痕收缩及外眦韧带的作用,使内眦向颞侧移位。外眦部撕裂伤,外眦部可向外上方或外下方移位。

整复眦角移位,需进行韧带修复及眦角复位。

(一)内眦韧带断裂整复术

内眦韧带除分上下两股连接上、下睑板外,又分为前后两叶。前叶较粗大,附着于前泪嵴;后叶较菲薄,附丽于后泪嵴。但因与睑板张肌(Horner肌)混在一起,有牵引睑板向后的力量。正常眼睑临近内眦角之前,先略呈后凹才向前凸。仅将内眦韧带复位于前泪嵴,失去韧带后叶的反抗力量,则内眦变为平坦,失去原来的美观。因此,内眦韧带整复时,以复位于后泪嵴为佳。

于鼻根部做内眦皮肤切口(视局部瘢痕畸形而设计),钝性向下分离软组织达泪骨,并充分将其暴露,切除局部瘢痕,寻找内眦韧带两侧断端。如果发现原韧带断端,可用不锈钢丝扭转缝合。如发现部分韧带断裂,可将韧带的断端缝合于残留内眦韧带上。如原内眦韧带断端无法寻找,可于后泪嵴用骨钻做两个相距0.5 cm的骨孔,钻孔时尽量不穿透鼻黏膜。不锈钢丝由一侧骨孔穿入,在鼻黏膜与骨壁之间通过,另一骨孔穿出,与相当于内眦水平的比较坚韧的结缔组织缝合,做扭转固定,注意两眼内眦部距离是否对称。修整局部软组织及皮肤,分层间断缝合(图8-58)。术后包扎48小时。

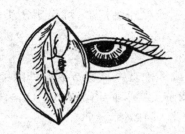

图 8-58　内眦韧带断裂整复术

(二)外眦韧带断裂整复术

外眦韧带不如内眦韧带致密、强韧,位置较深,附着于颧骨眶结节上,前方与眼轮匝肌混合,上缘与提上睑肌扩张部连结,下缘与下斜肌下直肌的扩展部汇合,后方与外侧节制韧带相联系。临床上外眦韧带断裂较少,断裂后可导致外眦角变圆钝、睑裂变短或上下移位。

整复时沿眶外侧缘做弧形皮肤切口,暴露眶骨外缘,清除局部瘢痕组织,寻找原韧带残端,用3-0 尼龙线将此残端缝于外侧眶缘骨膜的适当位置(图 8-59)。如外眦向下移位,则可缝高一些。若韧带鼻侧残端找不到,则可与睑板外侧端缝合。若鼻、颞侧残端均找不到,可在外侧眶骨缘做基底在眶缘的骨膜瓣,将骨膜瓣水平劈开交错与上下睑板缝合。分层间断缝合软组织与皮肤,压迫包扎 48 小时。

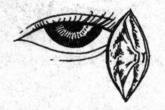

图 8-59　外眦韧带断裂整复术

(三)眦角移位整复术

眦角韧带受伤断裂,眦角常被瘢痕组织牵引向上或向下移位。单纯用眦角韧带断离整复手术,往往不足以整复眦角的位置,常需用"Z"成形术予以矫正。有时眦角韧带并未断离,只须做一"Z"成形术即可。

(张景坤)

第十七节　鞍鼻的整形修复

一、定义

鞍鼻指鼻背的骨和软骨向内呈程度不等的凹陷,鼻尖上翘,鼻孔朝前,形如马鞍而得名,是鼻部最常见的畸形之一。鞍鼻主要系构成鼻支架的鼻骨和中隔破坏所致或还有鼻腔内壁黏膜损伤的原因,有鼻外伤、鼻中隔偏曲矫正手术不当或由梅毒、麻风等特异性感染或严重化脓性感染

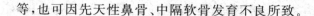

等,也可因先天性鼻骨、中隔软骨发育不良所致。

二、分型

鞍鼻按其原因分为先天性和后天性鞍鼻,国内以先天性鞍鼻多见;按畸形的程度分为单纯性和复杂性鞍鼻。

三、临床表现与诊断

单纯性鞍鼻:仅表现为鼻梁平坦或轻度凹陷,可伴有鼻尖圆钝低平,鼻腔多无生理功能障碍。

复杂性鞍鼻:多由外伤、鼻部组织切除或感染引起,表现为鼻梁部的骨和软骨明显内陷,形如马鞍,鼻中轴短缩,鼻尖上翘、后仰,鼻前孔朝前上方,出现碟状脸畸形。鞍鼻畸形多只有损容貌,但伴有严重中隔弯曲增厚变形或内壁严重瘢痕挛缩,也可妨碍鼻呼吸和发音。

X线检查可确定鞍鼻的程度和范围,有助于诊断和治疗。

四、治疗

单纯性鞍鼻由于没有明显的皮肤、黏膜组织缺损,因此,可通过隆鼻术充填适当的材料,来达到垫高鼻梁、抬高鼻尖的目的。复杂性鞍鼻由于同时存在鼻骨和皮肤软组织等不足,不能实施简单的隆鼻术,手术的重点和难点是选用适当的组织,以增加皮肤、黏膜等软组织量,并可覆盖填充组织。

目前,矫治鞍鼻常选用的充填材料有自体骨、自体软骨,医用硅橡胶和膨体聚四氟乙烯(e-PTFE)等。单纯性鞍鼻多采用医用硅橡胶。但对伴有鼻尖圆钝低平或复杂性鞍鼻患者来说,选用L形硅橡胶充填鼻部易造成鼻尖部皮肤张力过大,出现皮肤穿孔、破溃等并发症,应慎重。建议选用自体软骨或自体骨移植。

需要说明的是,正常人的鼻梁也有高、中、低之分,后者表现为从鼻根至鼻尖均显低平,为先天发育不良所致。国内要求隆鼻者除鞍鼻外,有相当一部分的低鼻梁和中鼻梁者,仍希望通过隆鼻术来改善容貌,增加鼻部的立体感。鞍鼻与低鼻梁者是隆鼻的绝对适应证,而中鼻梁者则是隆鼻的相对适应证。

(一)单纯性鞍鼻矫正术

1.适应证

适用于单纯性轻、中度鞍鼻,无明显的鼻中隔偏曲者。

2.操作要点

(1)假体定位:画出眉间至鼻尖的纵轴线,两眉头与内眦连线中点的水平线,两线相交处为鼻假体的上缘,假体的宽度应根据患者鼻的长宽度及脸型而定。

(2)假体选择:常用的充填材料有医用硅橡胶、自体骨及软骨、e-PTFE等。

(3)假体准备:根据设计需要雕塑假体。消毒后备用。

(4)麻醉:在鼻头、鼻小柱和鼻背筋膜处注入局麻药。

(5)切口:一般选用侧鼻孔缘切口、飞燕状切口等。①鼻内切口:切口隐蔽,无明显瘢痕,术中出血少。②鼻外切口:手术操作方便,可抬高鼻尖皮肤,远期瘢痕不明显。切口选择以隐蔽且利于操作为佳。

(6)分离:用细长剪刀经切口沿鼻背软骨表面潜行分离至鼻骨下端,然后,用骨膜剥离器将鼻骨骨膜分离形成相应的假体植入腔隙,以保证假体位于鼻背筋膜的深层。分离范围上达鼻根部,下至鼻尖,两侧根据假体宽度而定,应稍大于假体宽度,以植入后软组织无过大张力为度。若为L形植入物,则需将鼻翼软骨内侧脚后方分离直至鼻前棘。

(7)植入假体:压迫止血后,将雕塑好的鼻假体放入腔隙内。确认无误后,缝合切口。

(8)术后24～48小时换药,术后6～7天拆线。

3.并发症

(1)感染及血肿。

(2)排斥反应或鼻假体下移造成皮肤破溃外露。

(3)鼻假体偏斜、松动、两端翘动。

(4)鼻假体显露透亮影。

(二)复杂性鞍鼻矫正术

1.鼻横断延长法

(1)适应证:鞍鼻畸形明显,鼻下端结构完整。

(2)操作要点。①鼻下端复位:在鼻翼及鼻头上方做弧形切口,切开鼻全层组织,形成一个与鼻腔相通的洞穿性缺损,将鼻下端向下复位,延长鼻中轴。②修复洞穿缺损:在鼻根部翻转一个适当大小的皮下组织蒂瓣,四周与鼻腔黏膜创缘缝合,修复鼻衬里缺损,然后,以一侧滑车上血管为轴的额部岛状皮瓣旋转覆盖鼻部创面,供瓣区直接缝合或取全厚皮片移植覆盖或在两侧鼻唇沟处各掀起一适当大小的皮瓣或岛状皮瓣,以一瓣翻转为衬里,另一瓣旋转修复鼻部皮肤缺损,两瓣瓦合。两侧鼻唇沟供区创面直接缝合。

2.皮肤、黏膜松解延长植骨法

(1)适应证:严重鞍鼻畸形、皮肤及黏膜完整者。

(2)操作要点。①延长鼻部皮肤:于鼻翼缘及鼻小柱做U形切口,紧贴软骨及骨膜表面做广泛的皮下剥离,上至眉间,两侧至上颌部、颧部,下至上唇,使得皮肤松动,向鼻部牵移。②延长鼻部衬里:牵开切口,显露鼻骨及软骨,在梨状孔上缘约1.5 cm处弧形切开骨膜,向下剥离并掀起骨膜瓣,至梨状孔上缘。将鼻骨骨膜与鼻中隔黏膜分开,并横行切开中隔黏膜,梨状孔上部与鼻腔相通。沿梨状孔两侧继续向下剥离,使骨膜瓣连同鼻下部一并向下转移,将骨膜瓣覆盖在洞穿性缺损上,其创缘与梨状孔上缘缝合。③矫正鞍状畸形:切取自体髂骨或肋软骨,雕刻成"L"形支架,将其置于鼻梁位置,其深面与鼻骨紧密贴合,鼻小柱基部抵于鼻前棘。④矫正碟面畸形:在龈颊沟做切口,在骨膜下沿梨状孔两侧向上剥离,形成骨膜下间隙,将切取的骨块修成与梨状孔弧度一致的形态,植于梨状孔两侧及上牙槽凹面,用钢丝固定。关闭龈颊沟切口。

3.额部皮瓣矫正严重鞍鼻、臭鼻症

(1)适应证:严重鞍鼻、臭鼻症患者,鼻部皮肤完整。

(2)操作要点:①从鼻孔内鼻侧软骨上缘做切口,两侧贯通,用剪刀向鼻背及鼻尖部做广泛分离,充分松解挛缩,将粘连、移位的组织复位,延长鼻部。②再按鼻延长后留下的创面大小,切取以一侧或两侧滑车上血管为蒂的额部岛状皮瓣,在额部、鼻腔之间打一隧道,将皮瓣由其中引入鼻腔内,向内翻转,边缘与鼻腔内创面的黏膜对应缝合。在鼻中隔处,可将皮瓣中间皮肤剖开向两侧掀起,与中隔部黏膜缝合。供瓣区稍加分离即可直接缝合。③术后鼻腔内应适当填塞碘仿纱条,7～10天拆除缝线。

(张景坤)

第十八节　面正中裂的整形修复

面正中裂是很少见的先天性面裂畸形，约占各种面裂总数的 4‰。可表现为上唇正中裂、鼻裂或双重鼻。此症是胚胎第 6 周时两侧球突部分或全部未联合，或球突未发育所致。属 Tessier 的"0"号裂。其裂隙程度轻重不一，可仅为上唇红裂，也可伴有鼻裂。如裂继续向上到眉间、颅部，则为"14"号裂。如为下唇正中裂和舌裂，则是胚胎第 3~7 周时，两侧下颌突因故部分或全部未连接所致，属 Tessier"30"号裂。

早在 1823 年 Bechard 第 1 个报道了上唇正中裂，1935 年，后 Davis，Weaver，Braith-waite，Kazan jian，Millard，Benton 等相续报道了同样患者。在 70 年代初发现了正中鼻额部的畸形，并开始对"14"号裂进行了研究。而下颌正中裂（"30"号裂）是 1819 年 Couronne 第 1 个报道，以后在 1966 年、1969 年、1970 年相继有人报道计 50 余例。

一、临床表现

"0"号裂可仅表现为上唇正中唇红裂口，裂口也可累及整个上唇正中直到鼻小柱，故人中消失，前颌骨也可裂开，但很少会影响到门齿孔以后的腭板。这时前鼻嵴分列于裂两侧，牙齿与正中线成角（图 8-60）。鼻小柱变宽，中有一沟状凹陷，鼻尖呈分裂状。鼻阈无什么变化，但两侧可能不对称。鼻翼及鼻软骨向外移位，发育不良，甚至破坏。鼻中央可见宽沟状凹陷。1972 年，Krikum 发现，在发育不良的鼻翼软骨和鼻骨之间有一条皮下纤维化肌束将鼻小柱向上牵拉，如早期切除此束条，将有利于鼻尖的发育。鼻背部变宽而平坦，鼻骨变厚而大，鼻中隔可变厚，变成两块或者消失。1970 年 Convers 指出这时筛窦前面的窦腔数量增加并变大。一般双内眦间距没明显变化，而眼眶的容量增大，这时从"0"号裂进展到"14"号裂了。

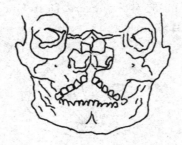

图 8-60　"O"面裂

"14"号裂，向上正中裂开，两侧上唇变小且斜向鼻底。鼻小柱发育不良或缺损，鼻中隔很小，并和腭部毫无联系。这时往往伴有完全性腭裂。鼻尖中央凹陷，有的患者鼻骨和中隔软骨不存在。正中骨上有凹陷，并可延伸到筛窦，引起眼眶发育不良，这样常伴有眼畸形。头顶部皮肤缺损，前脑特别嗅球部位可有畸形，这种患儿往往很难成活。"30"号裂患者的裂隙可仅为下唇正中软组织裂，也可发展到下颌骨、舌、口底，甚至累及颈部、舌骨及胸骨。舌前端常分裂，裂缘附着到下齿槽裂隙上，也可出现小舌或无舌。舌骨常缺如。常同时有甲状软骨发育不良。颈前肌常萎缩，代之为密集挛缩的纤维束,类似瘢痕条索,并牵拉颌使之移位。在严重患者,胸骨柄消失,锁骨头间距变宽。下颌骨裂有时也可影响到面上半部,如出现软腭裂、唇裂、上齿槽裂、颅面发育不良等。

二、修复时间的选择、术前准备和术后处理

同先天性唇裂。

修复的目的主要是外形,但也不能忽视功能的修复,所以有时为了功能的修复,有的部位可推迟到发育较好后再做修复。原则上早期仅做人中修复,手术时要切除不正常组织,直抵正常缘,这样有利于对合。超过中线的修复一般采用一到几个 Z 改形。

上唇正中裂和鼻裂根据裂隙情况以 Z 改形原则进行修复,以防缝合后人中部形成直线瘢痕而引起挛缩。在缝合时要按层次逐层缝合。尤其注意唇红缘的对合,以及口轮匝肌的功能性复位后缝合。

下唇正中裂可按下唇、舌系带、颈部、下颌骨的顺序分期修复。修复原则同上唇正中裂。舌系带短缩和颈部正中条索可按 Z 改形术原则及早纠正,以便使舌和下颌骨得到正常发育。颈部正中条索也可切除后用局部旋转皮瓣插入以做出正常的颏颈角。

下颌骨裂可于学龄前施行植骨术,骨片来自自体髂骨和肋骨,也可应用经过处理的异体骨移植。舌裂可切除裂隙后相互缝合,但注意缝合时要带入较宽的组织,以防撕脱。

(张景坤)

第十九节　面横裂的整形修复

面横裂是一种先天性第 1 腮弓畸形,也是 Tessier 颅面裂分类中的"7"号裂(见图 8-61)。临床上有许多不同的称谓,1940 年,Kaith 称此为坏死性面部发育不良;1949 年,Braithwaite 和 Watsor 称为半面短小伴小耳畸形;1961 年 Longacre,Destefano 和 Holm-strand 称之为第 1、第 2 腮弓综合征、面侧裂或口、下颌、耳综合征。

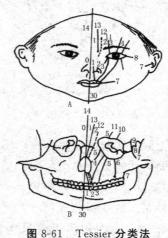

图 8-61　Tessier 分类法

A.颅面裂(以号数命名)发生部位示意图;B.颅面裂骨骼病损部位示意图

历史上最早记录此畸形是 1869 年,此后有许多关于此畸形的记录。Gorlin 和 Pindborg (1964)报道了巨口症的发病率在男性多于女性。1965 年,Grabb 总结了他所碰到的 102 例巨口症,证实了男性发病率高于女性,并报道了在这 102 例中,12 例为双侧性巨口症。到 1973 年 Converse 也报道了 280 例,其中 15 例为双侧性。

面横裂的发病率,Grabb(1965)报道在新生儿中为 1∶5 642,Poswillo(1974)报道为 1∶3 000。所以总的来讲,面横裂的发病率较唇腭裂为低,但多于面中裂,且以单侧男性为多见。

一、临床表现

临床表现有较大差异,轻者仅表现为面部稍不对称,外耳轻度异形,仅在头颅定位 X 线测量时才发现两侧不对称,所以在临床检查时,如发现患儿的耳垂似乎不很正常时,必须提高警惕,并进行仔细检查。口部畸形可能是极轻微的,仅口角稍向外,也可口角到外耳前全部裂开。事实上此类完全性裂开是很少见的,而大部分患者的裂隙都终于颊部,故也称为巨口症。重者可裂到嚼肌前缘,但可发现有一横行凹陷的沟越过颊部直到耳前,如超过嚼肌前缘到耳屏,则为严重的面横裂。这时常伴有同侧颜面萎缩、外耳畸形,可无腮腺及腮腺导管,面神经、三叉神经、面部肌肉都可受累。同时腭和舌也可发育不良。下颌支髁突和颧弓发育不良,甚至可部分缺如。如颧肌受累、喙突也相应改变。由于颧骨发育不良,可引起外眦下降。此外,还可伴有外眦裂(Tessier "8"裂)等第 1、2 腮弓畸形。

患儿可表现流涎,吸吮困难,发音不清,牙咬合关系异常等症状。

二、手术修复时间、术前准备及术后处理

巨口症的手术修复时间、术前准备及术后处理同先天性唇裂。

手术前首先要确定口角位置,单侧裂可以健侧口角为标准进行定位。双侧裂则在双眼平视正前方时,自瞳孔向下作垂线与口裂水平线相交点为口角。如患儿不能合作时,可以睑裂中、内 1/3 交界处向下做垂直线与口裂水平线相交点为口角点。1969 年,Boo-Chai 提出可按黏膜色泽来定位,即在出现唇黏膜处稍向近中侧皮肤、黏膜交界处定点。

自定出的口角点沿上、下缘裂隙的皮肤黏膜交界处作切口。切开皮肤、肌层,直达黏膜下层。作黏膜下分离,将上、下方黏膜瓣翻入口腔,缝合黏膜裂缘作为口腔衬里组织。将口角部的唇红组织尽量保留,相互缝合,使口角的唇红组织松弛,张口时不受牵拉限制,并尽量使口角形成圆形为度。肌层缝合至为重要,一定要有良好的对合。最后缝合皮肤。如裂隙较短小者,可仅做皮肤直线缝合;如裂口较长,则在皮肤切口上做 Z 改形缝合,以防将来直线状瘢痕牵拉口角;1962 年 May 报道了自下唇做一个小的 Estlander 皮瓣转到上唇,此瓣的蒂成为新的口角。同年也有报道沿裂隙做上(下)唇红黏膜瓣,越过口角到达下(上)唇红部位进行修复。也有报道在正常口角外侧做小三角瓣旋转插入到口角黏膜中,其目的是使口角松弛,张口时呈圆形(图 8-62)。

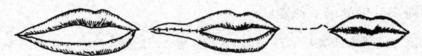

图 8-62 巨口症缩小术

对颌骨畸形及下颌部凹陷可作为第二期手术进行整复。幼年期可应用异体骨、软骨或假体

做暂时性充填,其目的是除了改善外形外,并有助于软组织的正常发育,为成年期做进一步手术创造有利条件。到发育后再进行自体肋骨移植或补充性骨移植,移植部位包括颧骨、下颌骨升支、下颌骨体等部位。移植方法仅限于局部覆贴和充填以达到外观改善。有时也可考虑做患侧升支截骨及骨移植术,以增进外貌及改善咬合功能。在严重畸形时,可做游离皮瓣或皮管移植以丰满患侧外形。此外,也可靠根据情况而选用脂肪、真皮脂肪等组织移植充填。

耳赘可在口角整复时同时切除,耳郭整复待 10 岁后进行为好。手术原则尽量利用残存耳组织。通过复位、成型、补充等方法进行再造。

(张景坤)

第二十节　耳郭切割伤与撕裂伤的整形修复

耳郭位置突出颅侧,易受暴力造成切割与撕裂伤。早期处理非常重要,处理不当,可导致耳郭软骨、皮肤坏死感染,造成严重的耳缺损与畸形。早期处理的要点,包括彻底、细致的清创和无创伤缝合,血肿和感染的防治,截落的耳郭组织再植和利用等。

耳郭早期挤压撕裂伤,因耳郭血管丰富,易于形成血肿,如处理不当可导致继发感染和耳软骨炎,一旦耳软骨炎发生,常需切除较多的炎症或坏死软骨方能治愈,且局部纤维组织增生,日后耳郭皱缩增厚变形,形成菜花状耳,修复非常困难。

对被截落的耳郭组织的处理,要遵循彻底的清创和无菌操作技术,爱惜每一块组织。耳郭的血供十分丰富,因此耳郭部分的切割或撕裂伤,即使面积较大,只要还有一部分皮肤组织相连,特别是耳后动脉主干未被切断时,经过彻底清创后原位缝合,一般多能成活。小块耳郭组织完全断离,如较为完整无挫伤且伤口污染不严重,长宽不超过 1.5 cm,可按复合组织游离移植,细致地缝合复位,适当包扎固定,可能成活。大块耳郭组织完全断离,如条件适当,应用显微外科技术行吻合血管的耳郭再植术。游离移植方法,在目前条件下难成活,但为了保留软骨支架,可用下述方法处理。

一、剥离断离耳郭的后侧皮肤

暴露软骨后侧面,并将软骨开多个小窗孔,制成只留前侧皮肤和软骨的复合组织片。按组织块的大小,在耳后乳突部掀起皮瓣,断耳复位缝合,使断耳后侧创面与乳突创面紧贴,断耳皮肤创缘与乳突皮瓣创缘缝合(图 8-63)。借以软骨上的小窗孔有利于血液循环的建立,使游离移植的复合组织片易于成活。2~3 个月后,再从颅侧掀起耳郭,乳突区皮瓣复位,耳后侧创面皮片移植。

二、剥离断离耳郭的前后侧皮肤

暴露软骨面,保留耳轮部宽约 1 cm 皮肤,按全耳再造一期修复的方法原则,在乳突区设计一皮下蒂皮瓣,蒂在耳甲区,再在乳突掀起一蒂在耳前的乳突筋膜瓣,两瓣的面积应比缺损大些。将两瓣分别覆盖耳郭复合移植片的软骨前后面,并与耳轮部创缘皮肤缝合,筋膜瓣创面用全厚皮片移植。

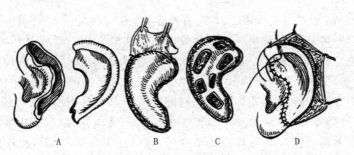

图 8-63　耳郭断离，耳后皮肤切除软骨开窗再植

A.大块耳郭组织离断；B.剥除耳后面皮肤；C.软骨开窗；D.断耳复位缝合

三、剥去断离耳郭皮肤组织

将软骨支架缝合复位，切取同侧含颞浅动脉的颞筋膜瓣转移包裹软骨支架，在筋膜面上行全厚或中厚植皮。

四、将断离耳郭全部皮肤剥除

将其软骨埋植在耳后乳突区相应部位皮下，并与缺损缘的软骨相缝合。2 个月后将耳郭与颅侧分离，创面行皮片移植或埋入腹壁皮下为以后耳再造时用。

（张景坤）

第二十一节　招风耳畸形的整形修复

招风耳为一种常见的先天性耳郭畸形，畸形的原因，主要是由于胚胎期对耳轮发育不全，不能很好卷曲，耳甲软骨过度发育的结果。多见于双侧，但两侧畸形严重程度常有差异。

正常耳郭的耳甲与耳舟成 90°（图 8-64），耳甲壁与颅侧的距离约为 2 cm。招风耳畸形，表现为耳甲与耳舟之间的角度大于 150°，对耳轮上半部扁平，耳甲壁增宽，严重者，耳舟与耳甲间的角度完全消失成 180°，耳郭与头颅间成 90°，对耳轮及其上下脚形态消失。手术在 5～6 岁后施行，双侧同时手术。一般在局部麻醉或氯胺酮分离麻醉下进行。手术原则主要是重新形成对耳轮及其上脚，缩小耳甲壁宽度，有时还需矫正耳垂前倾。手术时应根据畸形的具体情况进行相应的矫正，方能获得良好的手术效果，而不是遵循某一特定手术模式进行手术。

招风耳修复方法较多，下面介绍 3 种常用的修复方法。

先将耳郭向颅侧壁轻压折叠以显现出对耳轮及其上脚的轮廓，用亚甲蓝或龙胆紫标出其轮廓，注意它的上方距耳轮缘必须留有 4 mm 软骨组织，以免因软骨过窄造成耳轮变形。用注射针头按轮廓从皮肤刺入，贯穿软骨穿出耳后皮肤，针头上涂以亚甲蓝溶液，退出针头，这样耳郭前后皮肤及软骨膜上均留有亚甲蓝标志。在耳后两排亚甲蓝点中间纵行切开皮肤及皮下组织，将皮肤和皮下组织在软骨膜表面向两侧分离，显露软骨两排染色点，依点切软骨，使两切口向下逐渐靠近，向上逐渐分离。上方切口间的上部软骨必要时可横行切开，但不可完全切断与两侧切口相连，必须保持一定间隔，如对耳轮下脚也有发育不全，可在对耳轮下脚处做一切口。用 3-0 丝线作内翻缝合，将切口两侧软骨缘缝合一起使软骨向前卷曲成管状。形成对耳轮及其上脚，如下脚部位也作了切口，也应缝合成管状。若因软骨太厚不易形成管状时，则应将其削薄后再缝合成管状。软骨下端狭窄部可不缝合成管状，如耳轮尾部出现突起不平时，应做切除修整。如耳甲软骨过大，可在对耳轮下方耳甲软骨缘处切除一块椭圆形耳甲软骨片，使耳轮与颅侧距离在 2 cm 左右。以矫正耳甲过宽畸形，此时软骨塑型修整手术基本完成，如耳轮下脚外侧边缘或耳郭下部出现突起不平时，应予剪除修整。切除耳后多余皮肤，有时还需在耳垂部切除较多的皮肤以矫正耳垂外翻，分层缝合皮肤，按耳郭形态加压包扎固定，7～10 天打开敷料拆线，以后继续塑型固定 2～3 周(图 8-65)。

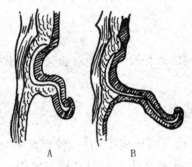

图 8-64　正常耳郭与招风耳剖面图

A.正常耳郭，耳舟与耳甲之间角度为 90°角；B.招风耳，耳舟与耳甲之间角度大于 150°角

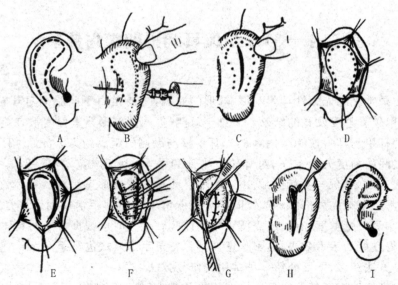

图 8-65　招风耳整复术之一

A.将耳郭向后折叠，用亚甲蓝画出轮廓；B.用注射针头依此轮廓从皮肤刺入，穿透软骨于耳后皮肤穿出；C、D.于两排染色中间纵行切开耳后皮肤；E.按点切开软骨；F.将切口两侧软骨作内翻缝合在一起；G、H.切除一块椭圆形耳软骨及多余皮肤；I.术后

另一种方法是先按前法在耳郭上画出对耳轮及其上脚的轮廓，用注射针头刺穿耳郭并涂以亚甲蓝溶液使皮肤及软骨膜蓝染定点，于耳后内侧面两排亚甲蓝点中央纵行切开皮肤及皮下组

织,在软骨膜表面向两侧分离皮肤,显露软骨两排染色点,依点斜行切开软骨,将软骨切成 4～5 条,向下逐渐靠近,往上逐渐分离,用 3-0 丝线作内翻缝合,分别在各软骨条的一个边上缝针打结,使软骨向前呈扇形突起,形成新的对耳轮及耳轮上脚(图 8-66)。切除 1 条耳甲软骨及多余皮肤,分层缝合皮肤。耳郭包扎固定同前述。

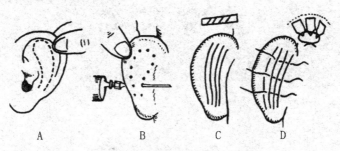

图 8-66 招风耳整复术之二

A,B.用亚甲蓝画出对耳轮及上脚轮廓并使皮肤和软骨染色;C.在软骨上做4个斜切口,
D.分别在各软骨条的一个边上缝针打结,使软骨向前面呈扇形突起

对畸形较轻、耳郭软骨薄的招风耳,可用搔刮软骨的方法进行修复。先按前法,在耳郭前面画出对耳轮及其上脚轮廓,然后在对耳屏上方相当耳轮尾部的耳后做一小切口,切开皮下及软骨,通过软骨切口,用小弯剪刀按对耳轮及其上脚轮廓在耳前软骨膜下广泛剥离,用小锉或带小齿器械搔刮软骨,再在耳前相当于对耳轮及上脚的标记处,做 2～3 个 1～2 mm 的小切口,用 3-0 丝线作穿经软骨的横行褥式缝合结扎使其形成对耳轮(图 8-67)。缝合皮肤,按前法进行包扎固定。搔刮软骨方法的原理,是认为软骨膜对维持软骨表面张力起着十分重要的作用,当一面软骨膜受到破坏及软骨面变薄时,使软骨弯向正常软骨面。此法尤其适合儿童或软骨较薄容易弯曲成形的患者。

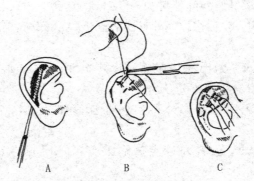

图 8-67 招风耳整复术之三

A.于对耳轮处的耳后皮肤做小切口;B.在耳前作 2～3 个小切口,作穿透软
骨的横行褥式缝合;C.准备结扎缝线形成对耳轮及上脚

(张景坤)

参 考 文 献

[1] 郝鹏.泌尿外科治疗精要[M].北京:中国纺织出版社,2022.

[2] 周辉,肖光辉,杨幸明.现代普通外科精要[M].广州:广东世界图书出版有限公司,2021.

[3] 曹政.美容外科常见并发症分析与治疗[M].沈阳:辽宁科学技术出版社,2022.

[4] 黄翼然.泌尿外科临床实践[M].上海:上海科学技术出版社,2021.

[5] 王文鹏,陈德强,李宗枝,等.外科医师临床必备[M].哈尔滨:黑龙江科学技术出版社,2022.

[6] 仲崇柏.普通外科临床实践[M].北京:华龄出版社,2021.

[7] 曾谷清,卢中秋,汤珺,等.外科护理学[M].长沙:中南大学出版社,2022.

[8] 赵彦宁,党治军,马苏朋,等.外科疾病诊疗[M].北京:华龄出版社,2021.

[9] 程勇,吴英昌,李成林,等.外科疾病诊断与手术[M].青岛:中国海洋大学出版社,2022.

[10] 黄仁平.实用外科手术治疗要点[M].长沙:湖南科学技术出版社,2021.

[11] 龚仁蓉,许瑞华,冯金华.肝胆胰脾外科护理[M].北京:科学出版社,2022.

[12] 王文杰,谈山峰,罗洪海,等.现代神经外科疾病诊治[M].郑州:河南大学出版社有限责任公司,2021.

[13] 曹龙滨,尹永胜,欧仁杰,等.现代泌尿外科诊疗实践[M].哈尔滨:黑龙江科学技术出版社,2022.

[14] 徐冬,肖建伟,李坤,等.实用临床外科疾病综合诊疗学[M].青岛:中国海洋大学出版社,2021.

[15] 周福生,徐存东,刘大成,等.普外科疾病临床实践[M].哈尔滨:黑龙江科学技术出版社,2022.

[16] 刘西禄,王忠立,赵法军,等.精编外科常见疾病诊疗思维[M].西安:世界图书出版西安有限公司,2021.

[17] 张宏伟.骨科疾病外科处置方法[M].北京:中国纺织出版社,2022.

[18] 杨东红.临床外科疾病诊治与微创技术应用[M].北京:中国纺织出版社,2021.

[19] 王海峰,于秀月,王立霄.外科疾病诊疗与临床护理[M].沈阳:辽宁科学技术出版社有限责任公司,2022.

[20] 杨军.神经外科诊疗基础与手术实践[M].北京:中国纺织出版社,2021.

[21] 李明军.现代神经外科治疗精要[M].北京:中国纺织出版社,2022.

［22］陈宁恒,周剑,牛文洋,等.临床普通外科疾病诊断与治疗［M］.郑州:河南大学出版社有限责任公司,2021.

［23］李文光.临床泌尿外科疾病新进展［M］.郑州:河南大学出版社有限责任公司,2021.

［24］袁智,周成富.泌尿外科疾病诊疗指南［M］.北京:化学工业出版社,2022.

［25］牛刚.普外科疾病诊治与治疗策略［M］.郑州:河南大学出版社有限责任公司,2021.

［26］吴金术.肝胆胰外科手术难点与攻克［M］.北京:科学出版社,2022.

［27］王利滨.普通外科疾病临床诊疗分析［M］.北京:科学技术文献出版社,2021.

［28］李亮,谢肖俊.腹部外科疾病代谢与营养支持治疗［M］.广州:广东科学技术出版社,2022.

［29］张祁,吴科敏.普外科常见病临床诊疗方案与护理技术［M］.北京:中国纺织出版社,2021.

［30］高善语,王次保,邹俊卿,等.普通外科特色技术与微创治疗［M］.哈尔滨:黑龙江科学技术出版社,2022.

［31］平晓春,李孝光,邢文通.临床外科与诊疗实践［M］.汕头:汕头大学出版社,2021.

［32］田浩.普通外科疾病诊疗方法与手术要点［M］.北京:中国纺织出版社,2022.

［33］董林波.外科疾病诊疗进展与实践［M］.长春:吉林科学技术出版社,2021.

［34］李辉正.整形外科诊疗技术与护理［M］.北京:科学技术文献出版社,2021.

［35］宋奇锋,裴秀荣,潘天生.临床普外科诊疗实践［M］.沈阳:辽宁科学技术出版社有限责任公司,2021.

［36］王静坤,计美妮,马斌林,等.腔镜下乳腺癌根治假体植入乳房再造手术与传统乳腺癌根治性手术的对比研究［J］.新疆医学,2023,53(1):5-9.

［37］高武林.环乳晕切口手术治疗乳腺纤维腺瘤的效果观察［J］.医药前沿,2022,12(7):10-12.

［38］杨萌,王立峰.甲状腺结节患者应用小切口甲状腺切除术治疗的临床疗效分析［J］.中外医疗,2023,42(22):77-80.

［39］刘春生,罗建斌,卢华荣.多沙唑嗪联合帕罗西汀治疗非细菌性慢性前列腺炎的疗效［J］.中外医疗,2023,42(14):98-101.

［40］陈龙平,郑林福,陈志平,等.内镜下放射状切开联合局部注射曲安奈德治疗食管良性狭窄的疗效观察［J］.中国内镜杂志,2023,29(8):72-77.